现代主治医生提高丛书

# 泌尿外科主治医生
# 614 问

## （第4版）

主　编　高治忠　祝青国
副主编　史沛清　陈照彦　孙世平　李翼飞　张春影　李学东
编　者　于　雷　王志春　王真儒　王晓东　王晓蕾　仇　宇
　　　　尹　明　尹水晶　史东民　史沛清　付宜鸣　刘白鹭
　　　　刘爱武　孙世平　孙佳威　杜琳瑶　李　莉　李学东
　　　　李翼飞　张春影　陈照彦　周　力　赵亚昆　侯秀娟
　　　　姜学文　祝青国　夏育竹　高治忠

中国协和医科大学出版社

**图书在版编目（CIP）数据**

泌尿外科主治医生 614 问／高治忠，祝青国主编 . —4 版 . —北京：中国协和医科大学出版社，2017.11

（现代主治医生提高丛书）

ISBN 978 - 7 - 5679 - 0881 - 9

Ⅰ . ①泌…　Ⅱ . ①高…　②祝…　Ⅲ . ①泌尿系统疾病—外科学—诊疗—问题解答　Ⅳ . ① R699 - 44

中国版本图书馆 CIP 数据核字（2017）第 171316 号

现代主治医生提高丛书

**泌尿外科主治医生 614 问（第 4 版）**

主　　编：高治忠　祝青国
责任编辑：许进力　高淑英
出版发行：中国协和医科大学出版社
　　　　　（北京东单三条九号　邮编 100730　电话 65260431）
网　　址：www.pumcp.com
经　　销：新华书店总店北京发行所
印　　刷：北京新华印刷有限公司
开　　本：787×1092　1/16 开
印　　张：31.25
字　　数：720 千字
版　　本：2017 年 11 月第 1 版
印　　次：2017 年 11 月第 1 次印刷
定　　价：80.00 元

ISBN 978 - 7 - 5679 - 0881 - 9

# 第 4 版前言

为了帮助泌尿外科主治医生提高业务素质，尤其是在基本理论，专业知识和基本技能方面的提高。我们曾以问答的形式，组织编写了"现代主治医生提高丛书——泌尿外科主治医生300问（第1版），417问（第2版），533问（第3版）"。该书出版后，受到广大外科医生，尤其是泌尿外科年轻医生的喜爱，也收到一些褒扬和中肯的建议。在此，对阅读过本书，提出意见和建议的专家，同行们表示诚挚的谢意。

自1988年（第1版）出版至今，泌尿外科领域的专业知识、操作技能等方面有了很大的提高。根据我们目前掌握的泌尿外科进展、新技能等方面的知识，对该书进行再版。此次再版，各位编者对以前所写的内容进行了审查，在影像学、泌尿生殖系肿瘤、急性肾衰竭、肾移植等方面进行了修订，并新增添了前列腺癌、肾自体移植、全民逝世后器官捐献（DCD）供肾移植等章节，将此书扩增至614问。

由于编者们水平有限，书中难免有不足和欠妥之处，请各位专家、读者和同行们多给予批评和指正。

哈尔滨医科大学附属第二医院　泌尿外科

高治忠　祝青国

2017 年 7 月

# 目　　录

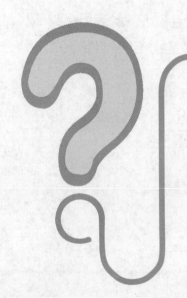

一、

泌尿及男性生殖系统疾病
常见的症状分析

## 1

### 血尿鉴别前应明确哪几个问题？

1. **血尿的程度**　尿液中含有一定量的红细胞时称为血尿。仅在显微镜下才发现红细胞者称为"显微镜下血尿"，肉眼看到血样或呈洗肉水样尿，称为"肉眼血尿"。一般 1000ml 尿中含 1ml 以下的血液，肉眼不能辨认，仅微浑；含 2ml 血时尿呈轻微红色；含 4ml 血时则有明显的血色。

2. **排尿时有无疼痛**

（1）疼痛性血尿　多系炎症所引起。某些情况下，若泌尿系肿瘤病人合并泌尿系统感染，亦可出现上述情况。

（2）无痛性血尿　无痛性血尿一般为泌尿系统肿瘤的特点，其中以膀胱肿瘤最多见。在少数情况下，肾结核、肾结石、前列腺增生、多囊肾等也可引起无痛性血尿。

3. **血尿应与尿色异常、血红蛋白尿、邻近器官出血混入尿液相鉴别**

（1）尿色异常　正常新鲜尿液为淡黄色至深黄色透明的液体。尿色主要来源于尿色素。当饮水过多时，尿液稀释，呈淡黄色；摄入液体过少时，尿液浓缩而呈深黄色。有时由于磷酸盐在碱性尿中沉淀出来，尿呈灰白色，在冬季常见。这种尿加热后，其中的磷酸盐可被溶解，故与蛋白尿引起的尿混浊不同。某些肝、胆系疾病，因尿内有胆红素或胆绿素使尿液呈浓茶色；尿中若混有淋巴液，因含有大量脂肪微粒，使尿液呈乳白色混浊，又称乳糜尿。值得注意的是，尿色的改变不仅见于以上各种病理情况，而且见于使用某些药物后，例如使用呋喃唑酮、四环素、维生素 $B_2$、甲基多巴及小檗碱（黄连素）等药物，尿可呈深黄色；使用氨苯蝶啶尿可出现淡蓝色；使用亚甲蓝尿可呈蓝绿色；注射酚红后，碱性尿可呈粉红色，这些都属于正常现象。

（2）血红蛋白尿　尿液呈酱油色。多为体内溶血，红细胞大量破坏引起血浆中血红蛋白含量升高，当其含量高于 0.15g/L（15mg/dl）时，血红蛋白即能从尿中排出，形成红褐色的血红蛋白尿。常见于血型不合的输血、严重烧伤、蚕豆病、恶性疟疾及某些溶血性疾病等。

（3）邻近器官出血混入尿液　如炎症（前列腺炎、精囊炎、急性输卵管炎等）、肿瘤（子宫肿瘤、直肠肿瘤）等，这种血尿是炎症或肿瘤侵入到膀胱或尿道，引起毛细血管通透性增高的结果。

4. **根据血尿排出时间，推断病变部位**

（1）初期血尿　排尿开始时尿内有血，以后逐渐转清。病变多在尿道或膀胱颈部。

（2）终末血尿　排尿终末时尿内有血或血色加重。病变多在膀胱三角区、膀胱颈或后尿道。

（3）全程血尿　自排尿开始至终末，全部尿液均为血色。病变多来自膀胱或膀胱以上部位。

5．血尿与症状、体征的关系

（1）血尿伴肾绞痛　血尿伴肾绞痛是肾、输尿管结石的特征。血尿常在绞痛发作时出现，绞痛缓解后随即消失。肾脏肿瘤出血多时，血液经输尿管形成细条形凝血块，也可引起肾绞痛，应与肾、输尿管结石相鉴别。此外，瘤组织、肾乳头坏死脱落、乳糜凝块等造成输尿管急性梗阻时，均可引起肾绞痛。

（2）血尿伴膀胱刺激症状　血尿伴膀胱刺激症状多表明病变在下尿路，以急性膀胱炎最多见。急性肾盂肾炎、急性前列腺炎、精囊炎急性期、肾结核也可出现上述症状。膀胱肿瘤患者如瘤体较大，尤其肿瘤侵入深部肌层，也可出现膀胱刺激症状。抗癌药物环磷酰胺膀胱灌注，可引起出血性膀胱炎；宫颈癌或膀胱癌放射治疗后，可引起放射性膀胱炎，亦可出现此类症状。

（3）血尿伴下尿路梗阻症状　此种情况病变多在前列腺或膀胱。常见的疾病有前列腺增生症、前列腺炎、膀胱结石、尿道结石。尿道肿瘤或膀胱颈部肿瘤阻塞尿道或尿道内口，可引起血尿及排尿困难。

（4）血尿伴腹部肿块　单侧上腹部肿块多为肾肿瘤、肾结核、肾积水、肾损伤、肾下垂、肾囊肿、异位肾等；双侧上腹部肿块常为多囊肾。下腹部肿块应考虑膀胱尿潴留或膀胱肿瘤。

（5）血尿伴水肿、高血压、发热、出血倾向等全身症状　以上情况多见于肾实质疾患或血液疾患。

（6）运动性血尿　是指与运动有直接关系而找不到其他肯定原因的血尿。其中以跑、跳项目和球类运动员多见。其临床特点如下：①运动后突然出现血尿，其血尿程度与运动量呈一致关系；②血尿不伴其他症状和体征；③血生化、肾功能及 X 线检查均正常；④血尿一般在运动后 24～72 小时内即消失；⑤为自限的良性过程，预后良好。

**2**

## 血尿如何鉴别？

引起血尿的原因很多，可归为三类。

1．泌尿系统本身病变　如炎症（肾盂肾炎、膀胱炎、肾结核等）、免疫反应性疾患（肾小球肾炎、肾病综合征等）、结石（膀胱、输尿管、肾）、肿瘤（膀胱癌、肾癌等）、外伤、肾梗死、肾下垂、药物和毒物（如磺胺药、庆大霉素、卡那霉素、新霉素、汞撒利以及水杨酸盐、升汞、四氯化碳中毒）等。这种血尿主要是肾脏血管破裂或毛细血管壁通透性增高所引起。

2. 泌尿系统邻近器官的病变　如炎症（前列腺炎、精囊炎、急性输卵管炎等）、肿瘤（子宫肿瘤、直肠肿瘤）等，这种血尿大多是炎症波及尿道，引起尿道毛细血管通透性增高的结果。

3. 全身性疾病　感染（败血症、急性感染性心内膜炎、钩端螺旋体病、流行性出血热等）、血液系统疾病（白血病、再生障碍性贫血、血友病、过敏性紫癜、血小板减少症）、心血管疾病（充血性心力衰竭、肾动脉硬化症）、结缔组织疾病（系统性红斑狼疮、结节性多动脉炎）等。

根据临床观察，肉眼血尿以泌尿系统中的肿瘤、结核和结石最为常见。遇到血尿病人应结合临床情况，确定出血的部位，明确出血原因。

以下是血尿常见疾病的鉴别诊断。

（1）肾肿瘤　多见于 40 岁以上的患者，无痛，全程血尿（无诱因、呈间断性），当血块通过输尿管有梗阻或不全梗阻时，可发生肾绞痛。

（2）膀胱肿瘤　其特点为全程血尿，多无痛，但病史中有终末血尿；先有血尿，后有尿频的膀胱刺激症状。

（3）肾结核　为终末血尿、伴顽固性膀胱刺激症状。

（4）泌尿系结石　具有活动后绞痛和血尿相继出现的特点。

（5）血尿应与血红蛋白尿相区别　血红蛋白尿在显微镜下可看不到红细胞或很少有红细胞，大量红细胞破坏溶血，尿的颜色不是呈红色而呈酱油色，但隐血试验为阳性。

## 3

### 特发性血尿的原因有哪些？

约 10% 的血尿患者除经膀胱镜检查发现一侧肾脏有出血外，其他检查包括 X 线肾盂造影、B 超、CT、尿细胞学检查等均未能明确血尿的原因，临床称这类血尿为特发性血尿。因持续大量出血，可引起贫血、休克或凝血块阻塞输尿管引起肾绞痛而需紧急处理。由于血尿的原因不能明确，给诊断和治疗造成很大的困难。

根据文献资料，引起特发性血尿的原因有以下几种。

1. 肾小球损害　在一组 80 例特发性血尿患者中，经肾活检 2/3 患者有灶性肾小球肾炎，其余 1/3 有播散性增殖性肾小球肾炎。另一组 4 例病人因血尿不能控制而切除患肾，病检患肾黏膜及黏膜下有灶状或弥漫性出血。

2. 肾血管异常　在一组 42 例特发性血尿患者中，21 例有各种类型血管病变而引起的血尿，多数病例做了外科手术（病因为血管病变），均获得较好的结果。肾血管病变如肾动静脉畸形、动静脉瘘、动脉瘤、肾盂输尿管静脉曲张、肾梗死等都是上尿路出血的重要原因。这些血管病变可引起血流淤滞、组织缺氧、感染、血管破裂等，从而导致血尿。有的学者对特发性血尿产生的原因提出新的解释，认为在肾盏部位的静脉与集合系统中间有一层很薄的隔膜，将两侧分隔开，任何一侧压力增高，都会造成两侧压力不均而引起隔膜破裂出血。

3. 微结石 此类结石体积小，密度低，X线平片往往不易发现，肾断层X线片有时可确定结石的存在。

4. 坏死性乳头炎 由于糖尿病变态反应、创伤或有毒因子的作用，肾乳头黏膜缺血、缺氧、坏死而引起大量血尿。

近年来由于内腔镜技术的发展，特别是可弯输尿管肾盂镜的问世，开辟了特发性血尿的诊断和处理的新途径。在一组32例特发性血尿患者中28例使用可弯内腔镜观察了全部肾内集合系统，发现16例有限局性病变，其中肾乳头血管瘤11例，小血管病变2例，静脉曲张、结石及肿瘤各1例。另一组12例患者中，9例有限局性出血，其中肾乳头血管瘤4例，小静脉破裂1例，早期移行细胞癌1例。作者认为血管瘤是特发性血尿的重要原因。可弯输尿管肾盂镜对肾盂及各个肾盏的微小病变均能直接观察，因而比硬的内腔镜更为优越，可作为特发性血尿患者上尿路检查的首选工具。必要时仍应考虑应用DSA等检查，寻找血尿原因。

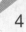

## 4

### 白色混浊样尿液应考虑哪些疾病?

常有许多病人因白色混浊样尿液而前来就诊，有的病人在晨起时发现在便器底部有较多的白色沉淀物。其原因如下。

1. 脓尿 多见于肾脓肿向肾盂穿破；肾积脓、严重肾结核、肾肿瘤合并感染、泌尿生殖系邻近器官或组织的脓肿向尿路穿破或并发于结石、肿瘤、憩室等的膀胱化脓性感染者；亦可由于女性白带或其他化脓性疾病（如肛瘘、阴道炎、会阴部疖肿等）的脓性分泌物污染尿液而造成。若肉眼不能鉴别，可做显微镜检查，见有大量脓细胞、白细胞，或尿液加热，加酸性物质后尿液无变化。

2. 乳糜尿 如加乙醚尿液即可澄清，则表示为乳糜尿。

3. 盐类增多的尿 如尿中含有大量磷酸盐或碳酸盐而尿又呈碱性，尿可混浊。但显微镜检查无多量的白细胞，加热、加酸后尿液即可澄清，有助于鉴别。

4. 尿中混有精液 显微镜检查尿中有精子，而无管型尿和蛋白尿。

## 5

### 出现深黄色尿是什么原因?

食用胡萝卜，服用维生素 $B_2$、呋喃唑酮、甲硝唑、大黄等中西药，可出现尿液黄色加深的情况，一旦停止服用，尿色会随即消失。

发热或有呕吐、腹泻的病人，常因水分随汗液或粪便排出，尿浓缩减少，因而尿色亦可呈深黄。

还有可能是某些肝脏或胆囊疾病所致。因为胆汁向外排泄的渠道通常有两个：一是从尿中排出，二是从肠道排出。当肝脏或胆囊患病时，胆汁排泄出现障碍，从尿中排出增多，所以尿中胆红素的含量增加而呈深黄色。正常人尿色呈淡黄色，其色素的来源是人体红细胞新陈代谢的结果。人体红细胞的寿命是 120 天，衰老的红细胞首先在血液中以间接胆红素的形式存在，经血液循环到达肝脏后，在葡萄糖醛酸的作用下转为直接胆红素，然后经胆汁分泌排入肠腔。一部分经肠道细菌氧化形成粪胆素从粪便中排出，所以粪便呈黄色。另外一部分由肠道血管重吸收回肝脏，再经循环系统到达肾脏，然后以尿胆原的形式排出体外，因而尿呈浅黄色。肝炎的早期，还没有出现黄疸，即可看到尿液颜色似浓茶，这是胆红素代谢发生了障碍，往往是肝炎的一个信号。

## 6

### 蓝、绿、黑色尿是什么原因?

蓝色尿可见于霍乱、斑疹伤寒以及原发性高血钙症和维生素 D 中毒者。另外，这种蓝色尿与服用某些药物有关，如使用氨苯蝶啶、亚甲蓝、靛卡红、木榴油、水杨酸之后均可出现。停药后即可消失。

绿色尿见于尿内有铜绿假单胞菌（绿脓杆菌）滋生时，或胆红素尿放置过久，氧化成胆绿素所致。淡绿色尿有时也可因大量服用吲哚美辛所致。

黑色尿比较少见，常常发生于急性血管内溶血的病人，如恶性疟疾病人，医学上称黑热尿，是恶性疟疾最严重的并发症之一。这种病人的血浆中含有大量的游离氧，血红蛋白与高铁血红蛋白，随尿排出而造成尿呈暗红或黑色。另有少数病人服用左旋多巴或含有甲酚、苯胼类物质的药物后，也会引起排黑色尿，停药后即会消失。

## 7

### 棕褐色尿是什么原因?

棕褐色尿如同酱油色，尿内含有游离的血红蛋白，又称为血红蛋白尿。是血管内溶血的证据之一。急性溶血时，血浆内游离血红蛋白含量超过 $0.15 \sim 0.25 g/L$ （$15 \sim 25 mg/dl$），则游离血红蛋白从肾脏排出而发生血红蛋白尿。

棕褐色尿可见于急性肾炎，急性黄疸型肝炎、肾脏挤压伤、大面积烧伤、溶血性贫血、错血型输血，甚至剧烈运动后，尿液也可似酱油色。有时睡眠起床后尿呈棕褐色，这是阵发性睡眠性血红蛋白病的特征。如果这种尿液出现在吃青蚕豆以后，就要考虑此人是否患有蚕豆病。此种病人的红细胞内缺乏葡萄糖-6-磷酸脱氢酶，该病具有一定的遗传性，所以食用蚕豆后即发生棕褐色尿，并伴有疲乏、头晕、恶心、皮肤和眼睛发黄。

## 8

### 尿有霉臭味或鼠尿样气味是什么原因？

有些小儿出生时尚正常，而出生后4个月左右却发现有智力低下、表情呆滞、易激惹。如未经治疗，患儿大都发展为严重的智力障碍，只有少数智力可接近正常。约25%的患儿有抽搐发作，多见于智力障碍严重及年龄较小者。有些患儿还有肌无力症，甚至可瘫痪，并且毛发颜色在新生儿期尚正常，后转为黄褐色，最突出的是尿中有霉臭味，或鼠尿样气味。这是一种遗传性代谢性疾病，称之为苯丙酮尿症。它是少数可治疗的遗传病之一。如能早期诊治，预后尚好。怀疑本病的患儿应做以下检查。

尿三氯化铁试验：取尿液5ml，滴入10%三氯化铁数滴，如尿中存在苯丙酮酸，便出现绿色，持续时间长短，依尿中苯丙酮酸浓度而定。患儿尿中苯丙酮酸的排泄可呈间歇性，故一次阴性结果不能排除本病，需多次检查。

血清苯丙氨酸浓度测定：正常小儿苯丙氨酸浓度为 $0.06 \sim 0.18mmol/L$ （ $1 \sim 3mg/dl$ ），当血清浓度达 $0.36mmol/L$ （ $6mg/dl$ ）以上时，即可诊断为本病。

## 9

### 尿比重的含义，尿比重的高低见于哪些疾病？

尿的比重随饮水量、排尿量、饮食性质等因素而改变。氯化钠和尿素是尿液的两种主要固体物质，因而它们对尿比重有重大影响。

尿比重是尿液中溶解物质浓度的指标，不仅取决于尿液中质点的数量，也取决于质点的密度和溶解度。比重被用于度量肾脏在维持机体内环境稳定中的浓缩与稀释能力。肾脏的浓缩能力是肾小管功能的重要指标。肾脏浓缩在病态时，尿比重的增减，主要根据肾脏的浓缩功能而定，因而可鉴定肾功能的损害程度。肾脏浓缩能力丧失，出现于严重缺钾、高血钙、肾髓质疾病、急性肾衰竭及肾小管内存在缺陷。稀释能力丧失亦出现于肾髓质疾病，但出现于病程较晚的时期。

健康成人尿比重的波动范围介于 $1.002 \sim 1.035$ 之间，在普通饮食条件下多为 $1.015 \sim 1.025$ 。

1. 高比重尿　见于脱水、蛋白尿、糖尿、惊厥和脂性肾病变。尿中含葡聚糖和 X 线造影剂时，尿比重可呈假性增高。X 线造影术后立即收集尿标本，此时比重可超过 1.050。因肾脏的浓缩能力有一定限度，尿比重 >1.035 时，应怀疑为异常物所引起。

2. 低比重尿　见于尿崩症、蛋白质营养不良、肾盂肾炎、高血压、结缔组织病和烦渴等。此外，使用利尿药物和自然利尿剂（咖啡、茶等）可使尿液比重偏低。

尿比重的高低可作为糖尿病和尿崩症这两种多尿疾病的鉴别方法之一。在尿崩症时，抗利尿激素缺乏，尿比重很低；而在糖尿病时，胰岛素缺乏，血中葡萄糖超过肾糖阈从尿液中排出，葡萄糖分子密度大，因而尿液比重高。

## 10

### 哪些疾病可引起血红蛋白尿？

血红蛋白尿的产生主要是血管内溶血所致。其发病原因很多，有以下疾病。

1. 先天性也可称遗传性溶血性疾病所致的血红蛋白尿，如蚕豆病、遗传性球型红细胞增多症等。

2. 后天获得性溶血性贫血所造成的血红蛋白尿进一步又分为与人体免疫机制有关或无关的两组疾病。

（1）与免疫机制有关的疾病　阵发性寒冷性血红蛋白尿症、慢性冷凝集素病，二者均为寒冷刺激所发病。还有血型不合或输错血而致溶血产生的血红蛋白尿也包括在内。

（2）非免疫性溶血性贫血所造成的血红蛋白尿　药物化学物品中毒、中毒性感染所造成的血红蛋白尿；少见的疟疾、伤寒并发的血红蛋白尿；以及阵发性睡眠性血红蛋白尿和阵发性行军性血红蛋白尿等。

另外，一些毒蛇咬伤，蛇毒素造成的溶血，毒蕈中毒及重度烧伤都可引起血红蛋白尿。

## 11

### 血尿和血红蛋白尿、肌红蛋白尿如何进行鉴别？

血红蛋白尿常被误以为是血尿。因尿内含有游离的血红蛋白，故称为血红蛋白尿，这是血管内溶血的证据之一。如在急性溶血时，血浆内的游离血红蛋白含量超过 $0.15 \sim 0.25$g/L（$15 \sim 25$mg/dl），则游离血红蛋白就会从肾脏排出而发生血红蛋白尿。血红蛋白尿与血尿颜色颇为相似，但血红蛋白尿呈酱油色，而血尿常呈洗肉水色。如取新鲜的尿液标本做常规离心、沉淀及显微镜下检查，血红蛋白尿一般不见红细胞或仅有少数红细胞，而联苯胺试验呈强阳性。血尿则不然，镜下可发现较多或大量红细胞。

肌红蛋白尿系挤压伤所造成。一肢体或多肢体经历数小时的严重挤压，从受伤的肌肉中渗出氧合肌红蛋白与变性的肌红蛋白，由于肌红蛋白分子量小，易从肾脏排出而发生肌红蛋白尿。如血中肌红蛋白含量增加，在肾脏有缺血的情况下，就可出现急性肾衰竭。肌红蛋白尿常呈暗红色，其尿的联苯胺试验显示阳性，在尿液常规显微镜下检查无红细胞，而且于淀粉凝胶或醋酸纤维纸进行尿液电泳试验时，能分离出肌红蛋白，这是诊断肌红蛋白尿的最好依据。

## 12

### 红色尿如何鉴别?

红色尿除与血尿、血红蛋白尿相鉴别外，尚应与紫质尿来进行鉴别。

紫质尿是新陈代谢障碍或铅中毒时产生大量紫质所引起。在阳光的照射下，尿色变为红色或棕红色或葡萄酒色，均匀不混浊，显微镜下检查无红细胞，尿紫胆原试验呈阳性。

红色尿还与应用某些药物、染料试剂有关：如山道年、大黄、酚红试剂、氨苯磺胺、氨替比林等药物色素所致的红色尿。一般这些试剂及药物造成的红色尿，在显微镜下无红细胞，经滤纸滤过后仍呈红色。

## 13

### 乳糜尿及乳糜血尿形成的原因是什么?

乳糜尿是指尿内含有乳糜或淋巴液，尿呈乳白色，含有脂肪、蛋白质、红白细胞及纤维蛋白原。红细胞多，尿呈红褐色，称为乳糜血尿。

乳糜尿的原因可分为寄生虫性和非寄生虫性两大类。寄生虫性乳糜尿，又以丝虫病引起常见；非寄生虫性乳糜尿病因有肾结核、泌尿道上皮性肿瘤和淋巴系统的先天性畸形，反复的腹膜感染也是一个不可忽视的病因。其共同的发病原因是由肠至胸导管的任何一段淋巴管梗阻，由于机械性或动力性的原因造成淋巴管远心端内压增高，最容易使肾乳头穹隆部淋巴管破裂，因而产生了淋巴系统与泌尿道的异常通道，致使乳糜及淋巴液从尿路排出。

乳糜尿与进食脂肪有密切的关系。因高脂肪食入后，在小肠内被水解后与磷脂、胆固醇及载脂蛋白结合而形成乳糜颗粒，当乳糜液不能沿正常途径进入血液而发生反流时，淋巴液流入尿路就增多，乳糜尿就更明显，某些病人乳糜尿的发生与体位也有明显的关系，当然，首先病人应患有淋巴管梗阻的病症，患有此病时应限制脂肪的摄入量。乳糜尿尚与劳累、剧烈运动及妊娠有关。在丝虫病流行地区应注意，但近些年来较以前明显减少。轻型病人通常采用保守治疗，如中医中药，用1%硝酸银肾盂灌注。严重顽固的乳糜尿病人，经严格控制脂肪饮食，保守治疗无效的可行手术治疗。肾蒂淋巴管剥脱术曾盛行一时，认为是根本的治疗方法，但不尽合乎生理。之后曾开展的胸导管奇静脉吻合术，又进一步开展精索静脉或卵巢静脉与腹膜后淋巴管吻合术、大隐静脉或其属支与腹股沟淋巴管或淋巴结吻合术，均取得了较好的效果。

## 14

### 气尿产生的原因是什么?

排尿时尿中出现气体，称为气尿。它是气肿性膀胱炎或气性肾盂肾炎所致。气肿性膀胱炎是膀胱壁或腔内有气体存在的一种炎症，在糖尿病患者中发病率较高。病原菌为大肠杆菌、产气杆菌（包括变形杆菌）、金黄色葡萄球菌、链球菌及酵母菌等。病原菌由胃肠道、肺或皮肤原发灶，经血行或尿路上皮损伤处进入泌尿系病变部位，酵解葡萄糖而产生二氧化碳。非糖尿病患者长期接受葡萄糖注射或由于留置尿管，引起膀胱损伤及感染，均有利于细菌繁殖。气性肾盂肾炎为罕见的突发性肾脏感染，肾内及肾周围均有气体，常并发脓毒血症、肾积脓等。但临床较多见的气尿则是来自肠管与泌尿系之间相交通。除外伤或手术引起者外，尚有病理性的，如肿瘤、结核、局限性结肠炎所致。尿中除有气体外，尚可排出粪渣、食物碎屑、瘤块、干酪样物质等。

## 15

### 尿三杯试验的意义有哪些?

尿三杯试验可用于鉴别混浊尿的性质及其程度，常用于男性泌尿系不同部位疾病的初步诊断。其方法是在一次排尿中，人为地把尿液分为三段排出，分别盛于三个容器内，并分别直接肉眼观察和显微镜检查。其因果关系见下表所示。

**尿三杯试验结果与病因**

| 第一杯 | 第二杯 | 第三杯 | 初步诊断 |
| --- | --- | --- | --- |
| 有弥散脓液 | 清晰 | 清晰 | 急性前尿道炎 |
| 有脓丝 | 清晰 | 清晰 | 亚急性或慢性尿道炎 |
| 有弥散脓液 | 有弥散脓液 | 有弥散脓液 | 后尿道泌尿系感染 |
| 清晰 | 清晰 | 有弥散脓液 | 前列腺炎、精囊炎 |
| 有脓丝 | 清晰 | 有弥散脓液 | 尿道炎、前列腺炎、精囊炎 |

尿三杯试验用于鉴别出血部位。

1. 全程血尿　说明血液来自膀胱颈以上病变（肾脏、输尿管），该部位出血很早即与排泄出来的尿混合在一起，故是全程血尿。

2. 终末血尿　即在排尿的最后一部分出血明显，病变多在膀胱三角区、颈部或后尿道。由于出血发生在排尿快结束的膀胱排尿，故呈终末性血尿。但是，在膀胱肿瘤大量出血时，也可呈全程血尿。

3. 初期血尿　即排尿开始时，尿中就有血，以后排出的尿液逐渐变清，则病变多在尿道或膀胱颈。这是由于尿道中有血，排尿初期尿液将已存在于尿道中的血冲出来，故呈初期血尿。

## 16

## 如何区别体位引起的蛋白尿及肾病引起的蛋白尿？

体位性蛋白尿是一种功能性蛋白尿。此种蛋白尿的发生与体位改变有密切关系。其特点是清晨尿中无蛋白，起床活动后渐出现蛋白尿，长时间直立、行走或加强脊柱前凸姿势（患者取直立位，腹部向前突出）时，尿蛋白含量增加。平卧休息 1 小时后，尿蛋白减少或消失。24 小时尿蛋白一般少于 1g，尿沉渣可含有少量其他病理成分。在多数病例中找不到肾脏疾病发生的证据。

有些不典型的肾脏病患者，也可以在直立时出现蛋白尿，卧位休息后蛋白尿显著减少甚至消失，如慢性肾炎、肾盂肾炎等。因此，诊断体位性蛋白尿时应十分慎重，常从以下几方面鉴别。

1. 临床表现　体位性蛋白尿无任何临床表现，而肾脏性蛋白尿患者常有间歇性的水肿、夜尿增多、高血压、腰酸、尿频、尿痛等症状。

2. 尿沉渣检查　体位性蛋白尿一般无异常变化，只偶见 2 ~ 3 个红、白细胞。慢性肾病患者常有红细胞及管型尿。肾盂肾炎的尿检查可有间歇性脓尿及白细胞管型尿。

3. 其他实验室检查　肾脏疾病时可伴有胆固醇增高，尿比重低而固定，尿素氮增高，尿培养可见致病菌等。而体位性蛋白尿除尿蛋白呈阳性外，其他实验室检查均无异常。

4. 立卧位试验　对于慢性肾炎、肾盂肾炎、肾病综合征等肾脏疾病均可使尿蛋白减少或显著减少，但不能使尿蛋白完全消失。而体位性蛋白尿时立卧位试验常可使尿蛋白完全消失。

## 17

## 尿道扩张的适应证和注意事项是什么？

尿道扩张的适应证：

1. 探查尿道有无狭窄，或确定狭窄的程度和部位。

2. 探查尿道或膀胱内有无结石。

3. 作为尿道狭窄、慢性尿道炎或前列腺炎的治疗措施。

如泌尿生殖系有急性感染或尿道内有不明原因的严重出血时，应禁忌施行。

注意事项：

1. 尿道扩张或尿道探查不宜用过细的尿道扩张器，因为细的尿道扩张器顶端锐利，容易损伤尿道。更不宜使用暴力强行通过。

2. 尿道扩张时，每次只宜调增 1~3 个号码，否则容易造成尿道损伤出血。

3. 扩张的间隔时间为 3~5 天，使经扩张后的尿道狭窄段黏膜的水肿和充血反应逐渐消退。多次扩张后，尿道渐次增宽，扩张时间间隔也可逐渐延长。如 F24 号能通过（女性 F26~F28）则可按 1 个月、2 个月、3 个月、6 个月等间隔定期扩张，除非有特殊需要，一般不宜用更粗的尿道扩张器。

4. 每次扩张后，应适当休息，多饮水，观察有无尿道出血等，可给予抗生素 1~2 天。

5. 如扩张后患者有发热、疼痛、严重出血等反应，则在 2~4 周内暂停扩张。再次扩张前应仔细检查，证实急性炎症已消退，方可再行扩张。

## 18

### 膀胱镜检查的适应证和禁忌证有哪些?

膀胱镜检查是诊断和治疗泌尿外科疾病的一个重要方法，但在检查前必须严格掌握适应证。检查时手法应轻巧，尽可能缩短检查时间，以减少病人不必要的痛苦。

适应证：

1. 泌尿系统的病变用其他检查方法不能明确诊断其病变性质、部位和范围，且需要了解膀胱内部情况者。

2. 需要进行输尿管插管，以备逆行性尿路造影，或收集分肾尿液，测定分肾功能，或盆腔手术前准备等。

3. 需经膀胱进行治疗操作者，如取出异物、碎石、电灼、电切、输尿管扩张、向肾盂内灌注药物、采取膀胱内活体组织标本等。

禁忌证：

1. 泌尿生殖系急性感染时。

2. 包茎并包皮外口狭窄、尿道狭窄、尿道内结石嵌顿等，无法插入膀胱镜者。

3. 由于骨关节疾病、体位异常、不能进行检查者。

4. 以下情况属于相对禁忌 妊娠 3 个月以上，体质衰弱，肾功能严重减退而有尿毒症征象，高血压而心功能不佳，以及膀胱容量小于 60ml 者。

## 19

### 多发性骨髓瘤为什么会出现大量蛋白尿?

大量蛋白尿是多发性骨髓瘤的主要表现。病人可没有水肿,尿中除蛋白、少许管型、上皮细胞外,无其他异常情况。据统计,约有60%的病人仅以孤立性蛋白尿为表现。尿蛋白最多可高达20g/24h,故做本周蛋白试验常呈阳性。

多发性骨髓瘤引起大量蛋白尿常见的因素为:骨髓瘤时尿中可出现一种轻链,它是多发性骨髓瘤产生过多免疫球蛋白的其中之一。它分子量小,很容易滤过肾小球,进入肾小管。平时仅有小量的轻链从尿中排出,其余全部由肾小管回吸收。但如滤过量过多,小管回吸收达到饱和,此时的肾小管腔内就会存在大量轻链蛋白质,因此容易聚合,发生沉淀,形成许多管型,阻塞肾小管腔内的流通。此外,过多的轻链对肾小管上皮细胞直接发生毒害作用,所以造成肾小管的损伤引起蛋白尿。

骨髓瘤的病人常表现为骨痛,轻重不一,有的为一时性,有的呈持续性,好发于颅骨、肋骨、腰椎骨、骨盆等,除疼痛外,还可有骨质的疏松、骨质的破坏和病理性骨折。另外,常伴有不同程度的贫血、淋巴结肿大、不规则的发热,甚至由于脊柱压缩性骨折可出现截瘫。但出现这些症状以前,病人往往会有很长一段时间的临床前期,历时1~2年,或有长达10年、20年者,在此时期没有任何特殊症状仅有少量的异常蛋白尿。临床上确诊为多发性骨髓瘤时已处于晚期者居多。所以对于40岁以上,尤其男性病人,一旦出现蛋白尿,要尽量查清原因,不要等到肾脏已有损害时才发现有多发性骨髓瘤的病因,以免丧失治疗机会。

## 20

### 常见泌尿道寄生虫病有哪些?

1. **丝虫病** 可以引起乳糜尿、乳糜血尿、阴囊象皮肿及鞘膜积液等。

2. **滴虫病** 可引起男性和女性泌尿生殖系感染,如滴虫性尿道炎。男性病人在排尿时和排尿后尿道有发痒及烧灼感,随后有少许白色分泌物排出;并发感染时可变为脓尿;女性病人可表现为尿频,排尿烧灼感及排尿困难,滴虫性膀胱炎与滴虫性尿道炎同时存在。

3. **埃及血吸虫病** 这种血吸虫在膀胱静脉丛的小静脉内产卵,主要侵犯膀胱黏膜,使膀胱发生充血及溃疡,有时可以虫卵为核心而形成团块或膀胱结石;有时还可以发生癌变;有时检查终末血尿可见虫卵。这种病在我国极少发现。

4. **肾包虫囊肿**　此病一般都伴有体内其他脏器的包虫囊肿，当肾包虫囊肿向肾盂内穿破或继发感染时，就可出现泌尿系感染的症状，如尿频、尿急、尿痛等。其主要特点是可触及肿大的肾脏，尿中可找到包囊蚴头。

5. **阿米巴原虫**　可通过血行感染或由肝或结肠阿米巴脓肿破裂，直接蔓延到肾周围而引起肾周围脓肿，亦可造成泌尿系以内的感染。

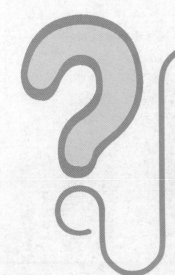

二、

泌尿及男性生殖系统疾病的诊断技术

Ⅱ. 超声波检查

## （三）放射性核素检查

## （一） 实验室检查

### 21

### 正常人每天尿液酸碱度的波动范围如何？其升高和降低分别见于哪些疾病？

尿液的酸碱度（pH）检测是尿液常规分析项目之一。尿液中存在的酸性盐和碱性盐，能显著地改变尿液的 pH。体内可通过尿液排出大量酸性或碱性物质，以维持体内的酸碱平衡。

正常人 24 小时混合尿呈酸性，pH 值约为 6.0，波动范围在 4.6～8.0 之间，这是因为尿中含有酸性磷酸盐类和一些有机酸等。主要进食蛋白质食物时，磷酸盐和硫酸盐即增多，尿偏向酸性；主要进食蔬菜时，尿液 pH 值常在 6.0 以上。尿液搁置过久，污染的细菌可将尿液中尿素分解，产生氨，从而使尿液变碱性。

了解尿液 pH 的改变情况，可为某些肾脏疾病和代谢性疾病的检查提供重要的线索；尿液 pH 也用于监测某些药物的使用，以维持酸性或碱性尿液。当有形成肾或泌尿系其他部位的结石趋势时，或结石已经存在的情况下，常常需要保持尿液酸性或碱性的饮食疗法，测定尿液的 pH 值即用于指示这些疗法，如对草酸钙、尿酸、胱氨酸形成的结石，治疗时应保持尿液呈碱性。当考虑到病人是否存在酸中毒或碱中毒时，尿液 pH 的检测也是非常有用的。尿路感染使用抗生素治疗，亦需利用调整尿液的 pH 值。

1. 尿 pH 值降低　见于酸中毒、痛风、慢性肾小球肾炎、白血病、坏血病、结石和急性风湿性关节炎。糖尿病酸中毒时，尿的酸度可明显增加。呼吸系统疾病时，因二氧化碳潴留而产生的呼吸性酸中毒，尿液常呈酸性。

2. 尿 pH 值升高　多见于呕吐，服用碱性药物（如碳酸氢钠）所致的碱中毒。肾盂肾炎、膀胱炎及长时间冷水浴后，其尿液可呈碱性。呼吸道疾病合并换气过度，因失二氧化碳过多而导致呼吸性碱中毒，尿液也常呈偏碱性。尿路感染时，尿标本多呈碱性，是细菌繁殖将尿素分解出碱性氨之故。

### 22

### 尿培养的临床意义是什么？

正常人的尿液，一般是没有细菌的。尿培养多用于检查泌尿系感染，如膀胱炎、肾盂肾炎等的病原菌，并可检出病原菌对药物敏感的情况，帮助选择有效的抗菌药物。

收集尿培养的标本，应严格避免杂菌污染，可用无菌导尿技术取尿或采取中段尿液。采取中段尿液时，先用肥皂水或温开水洗净尿道口，再用新洁尔灭等消毒。将中段尿排至无菌容器内即检。亦可将尿液离心，取沉渣涂片检菌。凡尿液培养菌落计数每毫升 10 万个以上，均有诊断意义。

膀胱炎、肾盂肾炎等泌尿道感染性疾病的患者尿内，常可查到大肠埃希菌、副大肠埃希菌、变形杆菌、葡萄球菌、粪链球菌等病原菌。但是，如果尿液内查不到病原菌，也不能否定泌尿系感染性疾病，因为有许多因素影响培养的结果，如应用抗菌药物治疗后或应用利尿药及大量饮水稀释了尿液，均可使尿液内细菌大为减少，以致培养不出细菌。所以，临床上必须根据病史、症状、体征、尿常规检查及尿液细菌学检查等多方面情况进行综合分析和判断。

尿培养除了能帮助诊断泌尿系感染性疾病外，还可帮助诊断某些传染病。伤寒、副伤寒、布氏杆菌病、钩端螺旋体病等传染病的患者尿内，均可查到相应的病原体；肾结核或膀胱结核的患者尿内可查到结核杆菌，但是这些病原菌的检出率不高，现已不为临床所常用。

## 23

### 产生尿中纤维蛋白原降解产物（FDP）的原因是什么？

人体除了凝血系统以外，尚有抗凝系统。正常抗凝是机体为保证血液能在血循环中正常运行的重要功能，因为即使在正常情况下，不可避免地会有极少量的凝血因子被激活，或促凝物进入血液循环，最后形成凝血酶，使纤维蛋白原转变为纤维蛋白，产生血栓。因此，凝血过程需要有抗凝功能来对抗，已形成的纤维蛋白需要通过纤维蛋白溶解系统使其溶解，故抗凝及纤溶系统与凝血处于动态平衡状态。若平衡失调，则发生出血倾向（抗凝系统占优势），或血栓形成（凝血系统占优势）。

纤维蛋白溶解系统是最重要的抗凝系统。纤维蛋白形成后，又可被纤维蛋白溶解系统溶解。纤维蛋白溶解过程大致可分为两个步骤：第一步是血浆中的纤维蛋白溶解酶原在各种激活物作用下，转变为纤维蛋白溶酶；第二步是纤维蛋白溶酶使纤维蛋白原降解，产生纤维蛋白原降解产物。该产物由 X、Y、D、E、$B_{\beta 1 \sim 42}$、A$\alpha$ 链羧基端的附属物（A、B、C 及 H 碎片）组成，统称为纤维蛋白原降解产物或 FDP。

正常情况下，纤维蛋白不断形成，又不断裂解，移除，保持着动态平衡。纤维蛋白形成的速度，取决于凝血酶的浓度；纤维蛋白降解的速度，则取决于纤溶酶的浓度和网状内皮系统的活力。正常人血浆内纤维蛋白原降解产物定性试验呈阴性，定量 $<6\mu g/ml$。

关于尿中 FDP 来源，有如下看法：有人认为在肾炎过程中，纤维蛋白在肾小管沉积，同时继发激活了纤维蛋白溶解系统，降解后从尿液中排出，即受血凝支配。另有人认为是血液中纤维蛋白原经渗透性增加的肾小球基底膜滤出，在尿液中经纤溶系统作用下降解为FDP。还有人认为是肾小管和肾小球毛细血管内外沉积的纤维蛋白原被降解。

尿中出现 FDP 意味着体内或肾脏局部有血管内凝血，纤维蛋白沉着和纤溶的变化，也表明肾小球基膜通透性增高。

Hall 等观察到尿中的 FDP 与选择性蛋白尿指数（SPI）有密切关系，尿中 FDP 排出量随 SPI 增高而升高，因此认为 FDP 与肾小球基膜通透性有关。中山医科大学则报道尿 FDP 与 SPI 无明显关系。

正常人尿液中 FDP 含量 <0.25mg/L（<0.25μg/ml）。

尿中出现 FDP 的病因：尿中 FDP 值测定，在临床上可作为诊断肾脏疾病时了解病理变化、指导治疗和判断预后的指标。

1. 慢性肾脏病　江钟等用红细胞凝集抑制试验法检测尿 FDP >0.25μg/ml 为阳性，测不出为阴性。在慢性肾炎普通型（轻型）尿 FDP 阳性检出率为 7.7%；慢性肾炎肾病综合征为 42.3%；慢性肾炎终末期尿毒症为 73.7%；尿毒症患者中尿 FDP 阳性率最高，病情严重者，尿 FDP 含量高达 80μg/ml，并且持续不降。

2. 原发性肾小球病中尿 FDP 含量　肾小球病时尿 FDP 阳性率为 62.5%，肾炎为 67.6%，肾病为 33.3%，表明在肾炎患者中尿 FDP 阳性率比肾病的高。

尿中出现 FDP 提示肾脏内有凝血和纤溶现象，并可能存在炎症病变，因而，可用于鉴别肾炎与肾病，因前者有炎症，尿 FDP 应呈阳性；而后者基本没有炎症，应呈阴性。

Chirawong 等观察活检肾标本，发现尿 FDP 升高程度与纤维蛋白沉积的数量和病理损害程度有密切关系。FDP 值升高者，病理表现为弥漫性肾小球肾炎，或系膜毛细血管性肾小球肾炎。尿 FDP 含量增加，反映肾功能损害的程度。在慢性肾炎的治疗过程中，临床症状缓解，肾功能恢复时，尿 FDP 含量逐渐减少或转阴。如尿 FDP 仍呈阳性，表示肾脏病变炎症过程仍在进行中；病变活动经治疗后仍持续呈阳性者预后较差。

3. 有人认为尿 FDP 检测可用于了解肾小球基底膜通透情况。当病变轻微时，仅出现 FDP 小分子片段 D（分子量为 83000）、E（分子量为 50000）透过肾小球基底膜；当肾小球基底膜发生严重损害时，FDP 大分子片段（分子量 240000）和 Y（分子量 155000）透出。Hedner（1974 年）认为尿中出现大小不同 FDP，并不能反映肾小球基底膜的通透性，尿 FDP 值和选择性蛋白尿之间并不存在正相关关系。Hall（1975 年）报道，尿中出现 FDP，除肾小球毛细血管内血液凝固外，也有肾小球低选择性的原因。

4. 吴竞生等用 ELISA 法检测妊娠中毒症尿 FDP 含量，尿 FDP 随妊娠进展而不断增高。在妊娠中毒时尿 FDP 值显著增高，并能敏感地反映妊娠中毒症的轻、重程度。子痫时尿 FDP 含量可达先兆子痫的十几倍，故当发现尿 FDP 持续显著增高时，应高度警惕子痫的发生。

5. 急性肾炎时，尿 FDP 增多的阳性率不高。

6. Hulme 等提出 FDP 含量检测，可用于判断肾移植患者有无排异现象。北京大学第一医院内科肾炎研究室观察 2 例肾移植前后尿 FDP 含量变化：2 例移植后出现急性排斥，尿中 FDP 含量均逐渐增加，其中 1 例尿 FDP 含量达高水平时死亡，另 1 例在移植前尿 FDP 值为 5μg/ml，移植后尿 FDP 值增高到 20μg/ml，当出现明显异常时，尿 FDP 值上升至 40μg/ml，将移植肾切除后，尿 FDP 值即逐渐下降，病情也很快好转。病理报告肾脏内有广泛毛细血管内凝血，符合急性排异反应。

## 24

### 补体 C3、C4 的含义是什么？如何应用于临床？

补体是存在于人和脊椎动物体液中的一种不耐热、有非特异性免疫作用、能加强抗体作用、具有酶原活性的糖蛋白。激活后的补体，可以表现出复杂的生物学效应，既参与防御、免疫调控等正常免疫反应，也在某些疾病状态下，参与对组织的免疫病理损伤。补体占血清球蛋白总量的 10%，主要有 9 种成分。这些成分都是不同的血清蛋白质。这些成分全部同时起作用，就具有补体溶解细胞的活性。

临床上做补体系统的检测，可帮助了解体内补体的被激活（消耗）情况、合成功能、调节平衡能力以及某些先天性缺陷等，并可作为某些自身免疫性疾病和 II 型（细胞毒性反应型）与 III 型（免疫复合物型）变态反应疾病的辅助诊断，估计病情和疗效等的客观指标之一。由于补体系统包括的成分较多，一般可选择进行总补体（CH50）、C1q、C3、C4 和 B 因子的测定。目前尿液中仅测定补体 C3 和 C4 两种成分。

补体 C3 是补体第三成分，它在补体系统中含量丰富，作用也最关键，是连接补体传统途径（CP）与旁路途径（AP）的枢纽。它主要由肝细胞合成与分泌，巨噬细胞和单体细胞也能合成。

补体 C4 是一种多功能蛋白质，是 C1s 的作用底物。

从理论上推测尿中 C3 出现，可能与下述情况有关：机体存在细菌、立克次体、梅毒螺旋体、病毒、疟原虫等感染，以及某些蛋白质（癌瘤蛋白）、毒物（蛇毒）和药物等抗原时，这些抗原刺激机体产生抗体并与相应抗体形成复合物。在血循环中，中度大小的复合物沉积于肾小球基底膜受到破坏，于是 C3 随尿蛋白从肾小球漏出。C3 以这种形式出现在尿中最为常见。

临床应用：

1. 尿中 C3 含量增加　表明肾小球基底膜通透性增加，将使正常情况下不易滤过的大分子物质 C3 也得以通过。尿中 C3 的测定和选择性蛋白尿检查结果相比，也得到类似的结论，即高度选择性蛋白尿者（SPI < 0.1）尿中排出 C3 的机会明显低于非选择性蛋白尿者（SPI > 0.2）。

2. 用于鉴别原发性肾小球肾病和慢性肾病型　前者尿 C3 绝大多数为阴性，而后者往往呈阳性。在组织形态学上，微小病变肾病尿 C3 常为阴性，而膜增生性肾炎全部呈阳性。尿中 C3 的检测也有利于急性肾小球肾炎的诊断：急性肾炎、膜增生性肾炎和狼疮性肾炎等三种肾炎，血中 C3 含量均下降；然而尿中 C3 检测时，只有急性肾炎常呈阴性，其余两种肾炎，尤其是膜增生性肾炎常为阳性。

3. 尿中补体 C3 检测可用于估计激素疗效和预后　南京军区总医院报告：24 例尿中 C3 检测阴性的肾病综合征患者，全部病例对泼尼松治疗敏感；而在 22 例尿 C3 阳性病例中，有 16 例不敏感。

4. 用于判断疗效　南京军区总医院报告，有许多尿中 C3 检测呈阳性的肾炎（各种原发性和继发性患者）病例，应用激素或雷公藤之后，病情虽未缓解，但尿中补体 C3 可转为阴性。

## 25

## 免疫球蛋白的含义是什么？如何应用于临床？

免疫球蛋白（Ig）是抗体的表现形式和物质基础。它是人体受抗原刺激后所产生的一种具有抗体活性的蛋白质。免疫球蛋白由浆细胞、前浆细胞或淋巴细胞产生，在血浆和血管外体液中的分布大致相等。循环中免疫球蛋白每日约更换 1/4。健康人每日合成 Ig 一般为 2～5g。但是，在对感染发生反应时，合成可增加 7 倍。

1. 免疫球蛋白 G（IgG）　在正常人血清中含量最多，占 Ig 达 85%。它具有多种免疫作用，概括起来有两个方面，即免疫保护和免疫损伤作用。

2. 免疫球蛋白 M（IgM）　约占 Ig 的 5%～10%，它的主要功能有抗感染、抗肿瘤和免疫损伤作用。

3. 免疫球蛋白 A（IgA）　在血清中的含量占第二位，在分泌物中是最主要的免疫球蛋白，约占免疫球蛋白总量的 10%～20%。分泌物中的 IgA 多为双体，称为分泌性 IgA（SIgA）。SIgA 由局部淋巴结或黏膜下浆细胞合成。SIgA 是局部黏膜的重要防卫机制。

4. 免疫球蛋白 E（IgE）　主要由位于消化道、呼吸道黏膜下的浆细胞产生。IgE 与调理人体的各种速发型超敏反应的反应素抗体有关，约有 50% 变态反应性疾病患者 IgE 增加；在某些情况下，它也可能对机体有防卫作用。

5. 免疫球蛋白 D（IgD）　作为膜受体存在于 B 淋巴细胞表面，其作用可能与参与启动 B 淋巴细胞产生抗体。它可能与同时存在于 B 淋巴细胞表面的 IgM 产生协同或拮抗作用。

其检测法有酶联免疫吸附试验（ELISA）和放射免疫分析法（RIA）两种，均应收集新鲜晨尿送检。

临床应用：

1. 肾小球性蛋白尿　由于病变引起肾小球通透性增高，或滤膜上带负电荷的涎酸蛋白减少或消失，从而引起滤膜静电屏障作用丧失。以尿中出现高分子量蛋白为特征，可在尿中检出 IgA、IgG 和 IgM。

2. 当尿中出现所谓"分泌性蛋白尿"　由泌尿生殖系统分泌后，进入尿中的有分泌性 IgA（SIgA）。

3. 溢出性蛋白尿　因生成过多超过正常肾阈，如多发性骨髓瘤时，血中存在过多 Ig 轻链（本周蛋白），溢出后从尿中排出。

Fairely 等用荧光抗体法分析管型含蛋白的临床意义时，认为管型中如含有 IgG、IgA 时，常提示肾脏病变，因而原发性高血压患者尿中管型内无免疫球蛋白成分。

## 26 尿液酶的来源及分类有哪些？

1. 来自血浆中　血浆中含有许多酶，其分子量 < 69000 者可通过肾小球滤过膜进入原尿，此种被滤过的酶，全部或大部分被近曲小管重吸收，只有极微量随尿排出，故健康人尿液中只含有极少量来自血液的酶。来自血液的酶有溶菌酶（Lys）、核糖核酸酶（RNase）、淀粉酶（AMS）、脂酶和胃蛋白酶等。

2. 来自肾脏组织中　肾脏是代谢活跃的器官，有丰富的酶参与机体代谢，尤其是在近曲小管上皮细胞刷状缘和细胞内溶酶体中，都含有种类繁多的酶。用组织化学法证明刷状缘含有多种高活性酶，如 ATP 酶、丙氨酸氨肽酶（AAP）、碱性磷酸酶（ALP）、γ-谷氨酰转换酶（GGT）等。溶酶体本身，有 N-乙酰-β-D 氨基葡萄糖苷酶（NAG）、β-半乳糖苷酶（Gal）、芳基硫酸酯酶（ASA）等。

3. 来自输尿管、膀胱、尿道的黏膜　这些酶活性一般不高，对尿酶活性影响甚微。

4. 来自泌尿生殖腺　如前列腺内的酸性磷酸酶（ACP）、精液内 NAG、LDH 等。如混入尿液中会影响测定结果值。

5. 来自尿路细胞分解。

此外，炎症时细菌、中性粒细胞和淋巴细胞浸润，分解后也能释放少量酶，渗出和漏出的细胞液以及血尿时尿中红细胞均含有丰富的酶。

尿液酶的分类：根据酶的理化性质，尿液中酶可分为 6 类：①氧化还原酶，如乳酸脱氢酶（LDH）；②水解酶，如 ALP、Lys、AMS、β-GA 和 NAG；③转换酶类，如 GGT、GOT；④氨基肽酶，如 LAP 和 AAP；⑤蛋白酶类，如尿激酶；⑥裂解酶类，如醛缩酶和透明质酸酶类。

根据酶的功能，尿液中酶可分为：属于反映代谢的酶，有 LDH、ALP、LAP；属于反映近端肾小管刷状缘功能的酶，有 GGT、AAP；属于溶酶体的酶，有 Lys、β-G、NAG 和 Gal。

## 27 常见的几种尿液酶，其临床意义如何？

1. 乳酸脱氢酶（LDH）　尿中 LDH 约 75% 来自血浆，22% 来自肾脏和血细胞，3% 来自其他组织。正常人尿中 LDH 含量仅为血清中的 1/40。

尿 LDH 活性异常的病因：

（1）LDH-5 同工酶主要来自肾脏，是肾实质病变可靠指标。肾小球肾炎活动期 LDH 升高，连续检测 LDH 可作为肾脏疾病时判断病情好转和恶化的指标。

（2）LDH 也可作为肾移植急性排斥的诊断指标，在早期可出现升高。有人曾检测肾移植后患者的尿酶，一例尿液 LDH 在移植后 1 周以后逐渐降低，2 周后恢复正常；患者术后病情稳定，未发生急性排斥反应，肾功能逐渐好转。而另一例在术后 4 个月中尿 LDH 活性一直增高，在此期间不间断地发生急性排异和感染。

（3）尿液中 LDH 也可应用于泌尿系恶性肿瘤诊断的筛选试验。

（4）肾下垂患者 LDH-1 降低，而 LDH-5、LDH-4 均可升高。

2. 碱性磷酸酶（AKP、ALP）  正常尿液中的 ALP 66% 来自肾脏（肾小管刷状缘特别丰富），此外 30% 来自肠道，4% 来自其他组织。

尿 ALP 活性异常的病因：

（1）肾小球滤过功能障碍、肾脏缺血、肾小管上皮细胞坏死或过度脱落时，ALP 活性可显著升高。

（2）尿液中 ALP 活性可作为药物性肾功能损害的早期诊断指标。有人认为，当 LDH 和 ALP 的活性正常时，则因药物所致的严重肾损害的可能性很小。

（3）尿液中 ALP 活性升高可见于妊娠和产褥期。心肌梗死时可因肾脏缺血，肾小管刷状缘的变性脱落和肾小管基膜通透性改变而升高。此外，在高胆红素血症时，因胆红素对肾脏毒性可致尿酶升高。

（4）糖尿病性肾硬变患者，尿中 ALP 活力也可见升高。

3. 溶菌酶（LZM）  LZM 是一种小分子量蛋白质，来源于吞噬细胞、中性粒细胞和单核细胞的溶酶体，广泛分布于体液中，如血清、泪液、唾液、鼻腔分泌物、乳汁、阴道分泌物和精液中。

尿溶菌酶排泄异常的病因：

（1）肾小管–间质性疾病。

（2）慢性肾功能衰竭伴肾小管病变，溶菌酶含量均增高。

（3）急性少尿性肾衰竭时，尿溶菌酶是否增高，可反映肾衰竭潜在的病理生理。

（4）尿溶菌酶检测可用于了解移植肾的功能，判断是否存在早期急性排斥。出现排斥反应时，即出现活力升高。

（5）急性单核细胞性白血病、单核细胞增多症时，溶菌酶活力也见增强。

4. γ谷氨酰转移酶（GGT）  正常人尿 GGT 活性较血清高 26 倍，男性较女性高 50%。GGT 是细胞分泌酶，此酶在人体内分布甚广，以肾脏中含量最高。目前，尿 GGT 已作为肾功能检测的指标之一。

尿 GGT 排泄异常的病因：

（1）多数肾小球肾炎患者 GGT 活性增高。

（2）肾血管性高血压时，GGT 活性较原发性高血压增高明显，因而有助于鉴别原发性高血压和肾血管性高血压。

（3）重金属所致肾小管损伤时 GGT 活性升高，尤其是在镉中毒和汞中毒时。

（4）使用庆大霉素、妥布霉素后尿 GGT 活性升高，使用链霉素时仅轻度升高。使用造影剂和邻碘马尿酸后，也可使尿 GGT 短暂升高。

（5）肾移植后如有急性排斥，常有 GGT 升高。配合其他检测，可判断移植肾的早期排异。

（6）肾肿瘤时，GGT 活性明显下降。因此，有人认为尿 GGT 可作为肾肿瘤的标志酶。

5. β-葡萄糖苷酸酶（β-glucuronidase，β-G）　β-G 分布广泛，但以肾组织近曲小管上皮细胞溶酶体含量最高。尿中 β-G 主要来源于肾小管上皮细胞，少量来源于衬附在尿道上的过渡细胞。尿液中 β-G 的另一来源是细菌，主要是大肠埃希菌、梭形藻属、类杆菌属产生此酶。

β-G 活性异常的病因：

（1）肾盂肾炎、狼疮性肾炎、急性肾小管坏死等尿 β-G 活性增高，以急性肾衰时尿 β-G 活性增高最为显著。

（2）90% 泌尿系恶性肿瘤患者，尿 β-G 活性显著升高，甚至在手术切除后仍然很高。肾脏和膀胱癌患者的 β-G 活性可随病情加重而大幅度升高。因而，测定 β-G 活性不仅可作为肾和膀胱癌的辅助诊断指标，而且可用于估计膀胱癌病情的预测参数。

（3）肾移植后急性排异呈显著升高。通常肾移植后尿 β-G 明显升高。如无排异，在手术后 3 周内恢复正常。

（4）膀胱血吸虫病患者，虫卵侵入膀胱壁后，可引起 β-G 活性显著升高。

6. N-乙酰氨基葡萄糖苷酶（NAG）　NAG 是人体内和泌尿系一种重要的溶酶体水解酶。它广泛存在于各脏器内，但以肾脏的含量最高。尿中 NAG 主要是来源于近曲小管的溶酶体，对于肾实质损害它是一个很灵敏的指标，是肾脏疾病诊断的特异性酶之一。

尿中 NAG 活性异常的病因：

（1）对肾小球疾患做多种酶测定，发现 NAG 活性最高（88%）。

（2）肾小管–间质病变时，尿 NAG 明显升高。NAG 是标测肾小管缺血、坏死的敏感指标。

（3）肾移植后发生排异时，尿 NAG 增高，而且在排异迹象出现以前已见尿酶升高；部分病例尿 NAG 与血肌酐同时上升。肾移植排异的早期诊断较困难，而尿 NAG 酶活性升高较其他指标早 1~3 天，故能早期预测排异反应，可作为肾移植后监测排异反应的指标。

（4）在先天性肾小管病变、两侧肾发育不良、肾囊肿和肾积水时，尿 NAG 酶活性升高，则反映病变的活动性。

7. 淀粉酶（AMS，AMY）　淀粉酶存在于唾液腺、胰腺和肝脏、肾脏、肺脏、肌肉等组织中。这些组织受损后，均可令血清或尿液中淀粉酶增高。

尿 AMS 排泄异常的病因：

（1）急性胰腺炎发作时，尿 AMS 升高。

（2）阑尾炎、腹部外伤、腹膜炎、Oddi′s 括约肌痉挛（特别是使用吗啡治疗后）等疾病时，可见 AMS 增高。

（3）在唾液腺疾患时，尿酶活力增高。

（4）尿淀粉酶减少，见于重症肝炎、肝硬化、糖尿病、胆囊炎和重症烧伤等。肾功能不全患者，由于淀粉酶排泄受阻，血清淀粉酶可增高，而尿淀粉酶则减低。

8. 丙氨酸氨基肽酶（AAP）　人体内很多器官都含有 AAP，如肝脏、肾脏等。尿液中 AAP 来源于肾单位中近曲小管上皮细胞内刷状缘，在肾脏损害过程中，常常首先受累，病人在临床上未出现明显体征以前，尿酶活性已出现明显异常升高。

尿 AAP 排泄异常的病因：

（1）当肾脏病，尤其在肾小管损伤时（如急性肾小管坏死、中毒），肾单位内近曲小管上皮细胞内 AAP 大量渗出，尿中 AAP 活性增高，故是肾小管损伤的一个灵敏指标。

（2）急性肾衰竭和急性肾盂肾炎时，AAP 活性显著增高。

（3）某些药物（如甘露醇、放射造影剂、氨基糖苷类抗生素、磺胺）引起肾小管损伤时，尿 AAP 可出现暂时性增高。

（4）用于观察肾移植后有无排斥。据资料统计：临床诊断为急性排斥反应者，89% 的患者 NAG 升高，91% 患者 AAP 升高，所有早期排斥反应都有高尿酶，出现时间早于临床表现 1 ~ 5 天。

## 28

## 尿脱落细胞的判断标准是什么？

尿脱落细胞的判断标准有多种方法，一般采用巴氏（Papanicolaou1959）五级分类法，诊断标准如下：

Ⅰ级：未见非典型或异常细胞（正常）。

Ⅱ级：有非典型细胞，但无恶性象征（包括良性变形细胞、炎症增生细胞、核异质细胞等）。

Ⅲ级：有可疑恶性细胞：①性质不明，细胞可疑（如未分化和高度退化的细胞和裸核等）；②怀疑恶性（如有严重核异质细胞、未分化和退化的恶性细胞、裸核等）。

Ⅳ级：有癌细胞（如有少数已分化圆形癌细胞和/或未分化或退化的高度可疑的恶性细胞等）。

V级：有癌细胞，形态典型（如有大小形态不一的已分化圆形癌细胞和蝌蚪形或纤维形癌细胞，有分化的腺癌细胞等）。

## 29 肾移植的尿脱落细胞检查的意义是什么？

同种异体肾移植术后发生的急性排异反应，对移植肾的组织结构和功能有严重影响，肾移植患者的尿脱落细胞学检查可提供是否将发生排斥的诊断线索。临床上以淋巴细胞尿作为判断排异反应的重要指标，发生排异反应时尿中出现多数淋巴样细胞，在甲基绿派洛宁染色的涂片上见两种淋巴细胞；小淋巴细胞核大着绿色，胞质少呈淡红色，在 HE 染色涂片上核着色较深，胞质嗜碱性增强，胞膜边界不清或有小突起；另一种淋巴细胞，胞体较大，胞质丰富着红色，并含有大小不等的鲜红色颗粒，核被染成绿色或黑蓝色，这种淋巴细胞称为嗜派洛宁淋巴细胞。在 HE 染色下，这种嗜派洛宁淋巴细胞形似骨髓内的淋巴母细胞，细胞体积约为小淋巴细胞的 2～3 倍，核呈圆形或梭形，边缘不整齐，核膜尚清楚，核内染色质疏松呈网织状，可见核仁，胞质丰富，胞质突起像伪足，核周围可见光亮晕，这种嗜派洛宁淋巴细胞的百分比值急剧增高提示可能发生排异反应。此法在早期诊断上的作用尚有待研究。

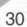

## 30 流式细胞术在肾移植中的应用如何？

1. 应用流式细胞术监测肾移植排异反应　淋巴细胞亚群的比例，能反映人体的基本免疫状态，在肾移植时，表现出宿主抗移植肾的反应程度。肾脏移植后，受肾者外周血淋巴细胞中，辅助性与杀伤性 T 细胞比例显著下降，短期内若这一比例明显上升，常为肾排异反应的先兆。研究认为，处于稳定免疫抑制状态下的病人，辅助性 T 细胞相对减少，而肾移植后，T 淋巴细胞亚群比例的改变，主要受辅助性 T 细胞的影响。当急性排异反应发生时，受抗原激活的 T 细胞表面活化抗原呈阳性，细胞比例上升，其中辅助性 T 细胞群中，DNA 合成期至有丝分裂期细胞比例增加，辅助性 T 细胞增生活跃，致使辅助性与杀伤抑制性 T 细胞比例升高，宿主抗移植物反应增强。应用流式细胞仪测量荧光标记的单克隆抗体，可确定淋巴细胞亚群的分类情况及细胞动力学特性，因而对肾移植起到监测作用。

2. 流式细胞术交叉配型　流式细胞术交叉配型是以受肾者血清中抗供肾者淋巴细胞抗体效价为指标，用以估计移植排异的可能性。不同于以监测细胞损伤为指标的细胞毒类型配型方法的是，它能显示宿主血清抗体与供者淋巴细胞的结合能力。

供者外周血淋巴细胞与受者血清共同孵育后，血清中抗淋巴细胞抗体将特异性地与淋巴细胞结合，此种抗体含量越高，预示宿主抗移植物反应也越强。选用高温灭活人血清代替待测血清为阴性对照，与抗体结合的淋巴细胞经过间接免疫荧光染色，可使用流式细胞仪进行测量，通常以待测血清与阴性对照血清的荧光强度的差值作为判断指标。

自 Garovoy 采用流式细胞术交叉配型方法预计移植肾排异反应以来，许多文献肯定了流式细胞交叉配型在肾移植前配型中的价值。虽然在对首次移植排异反应的分析中，由于统计学结果强度不同，对于这一指标是否优于其他指标还有异议，但仍认为这一指标，可以筛选出常规补体依赖细胞毒反应阴性，而仍有移植排异倾向的病人。在对再移植肾排异的估计中，流式细胞术配型不和者，发生不可逆移植排异反应的趋势更加明显。

此外，流式细胞分析术作为术前组织配型、术后监视肾移植排异的方法，具有快速、敏感的特点，为肾移植免疫学研究和临床观察，提供了良好的条件。

## 31

### 何谓聚合酶链反应（PCR）？如何应用？

聚合酶链反应或称多聚酶链式反应（polymerase chain reaction，PCR），又称无细胞克隆技术（"free bacteria" cloning technique），是一种对特定的 DNA 片段在体外进行快速扩增的新方法。该方法一改传统分子克隆技术的模式，不通过活细胞，操作简便，在数小时内可使几个拷贝的模板序列甚至一个 DNA 分子扩增 107～108 倍，大大提高了 DNA 的得率。因此，现已广泛应用到分子生物学研究的各个领域。

1. PCR 技术的原理　PCR 是体外酶促合成特异 DNA 片段的新方法，主要由高温变性、低温退火和适温延伸三个步骤反复的热循环构成：即在高温（95℃）下，待扩增的靶 DNA 双链受热变性成为两条单链 DNA 模板；而后在低温（37～55℃）情况下，两条人工合成的寡核苷酸引物与互补的单链 DNA 模板结合，形成部分双链；在 Taq 酶的最适温度（72℃）下，以引物 3′端为合成的起点，以单核苷酸为原料，沿模板以 5′→3′方向延伸，合成 DNA 新链。这样，每一双链的 DNA 模板，经过一次解链、退火、延伸三个步骤的热循环后就成了两条双链 DNA 分子。如此反复进行，每一次循环所产生的 DNA 均能成为下一次循环的模板，每一次循环都使两条人工合成的引物间的 DNA 特异区拷贝数扩增 1 倍，PCR 产物以 2n 的指数形式迅速扩增，经过 25～30 个循环后，理论上可使基因扩增 $10^9$ 倍以上，实际上一般可达 $10^6$～$10^7$ 倍。

2. PCR 应用领域

（1）遗传病的产前诊断　对于高发的遗传病，如地中海贫血、镰状细胞贫血、凝血因子缺乏、进行性假肥大性肌营养不良等已在临床应用多年。

（2）致病病原体的检测　其范围包括细菌、病毒、原虫及寄生虫、真菌、立克次体、衣原体和支原体等一切微生物。

（3）癌基因的检测和诊断　虽然对癌基因的研究大部分还属于基础阶段，但癌变是由基因变异所导致的这一基本事实已毋庸置疑。

（4）DNA 指纹、个体识别、亲子关系鉴别及法医物证。

（5）动、植物检疫。

（6）高科技生物医学领域中的应用。

## 32

### 常用的肾功能及分肾功能检查方法有哪些？其临床意义如何？

总肾功能测定：

1. 肾小球滤过功能测定

（1）血尿素氮（BUN）测定　尿素为人体蛋白代谢的终末产物，主要由肾脏排泄。血尿素氮含量的高低取决于机体蛋白质的分解代谢与肾脏的排泄功能。在一般活动和比较稳定的情况下，血尿素氮与肾小球滤过功能呈反比关系。

临床意义：

引起 BUN 增高的原因有：

1）肾前性　生成增加（假性氮质血症）：高蛋白饮食、消化道出血、组织分解加快、感染、高热、外伤、手术、使用激素、饥饿早期、蛋白合成受抑制。增高程度与原有肾功能有关，例如肾功能正常时，消化道出血 800ml 时 BUN 才增高，而肾功能损害时，出血 200ml 即可升高。

肾血流灌注减少：由于小球滤过减少，重吸收增加。①绝对血容量减少（脱水、失血等）；②有效血容量减少（心衰、肝硬化、肾病综合征等）。

2）肾性　各种肾实质病变，如肾小球肾炎、间质性肾炎、急慢性肾衰等。

3）肾后性　如结石等引起尿路梗阻导致滤过减少和重吸收增加。

引起血 BUN 降低的原因有：

1）生成减少、低蛋白饮食或肝衰竭。

2）排出增多（吐、泻、多尿）。

血尿素氮结果不如血肌酐稳定，影响因素较多，因此，在判断结果时，要进行综合分析。

（2）血清肌酐（Scr）　肌酐是肌酸的代谢产物。在肌肉容积相对固定、肌肉活动相对稳定的情况下，其生成量非常恒定，其绝大部分从肾小球滤过后排出体外且不被肾小管重吸收，能较好反映肾小球滤过功能。

临床意义：血肌酐受肾前后性因素影响较血 BUN 小，因此更能反映肾实质性小球功能损害。但较迟钝，当肾小球滤过率降到 50% 以下，血肌酐才开始升高。只有当滤过率降到

25%以下时，血肌酐才会急剧增高。

血中肌酐浓度明显上升，90%以上系肾功能不全所致，即肾源性。心功能不全所致血肌酐浓度增高也很常见，但大都小于 $22\mu mol/L$（$2.5mg/dl$）。妊娠、肌肉萎缩或肝功能障碍时，则血肌酐值较低；此时，血肌酐浓度正常并不意味着肾功能正常。肌酐也能弥散到肠腔，正常时其量甚微，但在尿毒症时其量可观，可达总量的16%～66%。尿毒症病人上消化道的链球菌和肠球菌繁殖时可产生肌酐酶裂解肌酐。肌酐排入肠道或裂解的量有波动，因此有些尿毒症病人血浆和尿肌酐浓度以及内生肌酐清除率呈现波动，此时并不意味着肾功能的好转或变坏。

（3）内生肌酐清除率（Ccr）　由于血肌酐反映肾小球滤过率下降较迟钝，肾小球滤过率降到50%以下，血肌酐才开始升高，所以临床上还需用内生肌酐清除率来较精确反应肾小球功能。

临床意义：Ccr是目前临床上最常用的肾功能试验。它的降低与降低程度能基本上反映肾实质损害程度。一般认为当降低到正常值的80%时，表示肾小球滤过功能已有减退，如降至 $51～70ml/min$ 时，提示轻度损伤；若降至 $31～50ml/min$ 时，提示中度损伤；降至 $20ml/min$ 时则提示重度损伤。

（4）肾血浆流量测定　如果血浆中某一物质，既能从肾小球滤过，又能从肾小管排泄，但不被重吸收，测定其清除率则可反映肾血浆流量。

临床意义：急性肾炎早期，肾血流量正常或超过正常。慢性肾炎患者肾血流量减低，高血压患者肾血流量减低。急性肾盂肾炎伴发热时肾血流量增高，晚期可减低。

2. 肾小管功能测定

（1）酚红（PSP）排泄试验　静脉注射酚红以后，80%从肾脏排出，留取分次尿液（15、30、60、120分钟）用比色法测定其排泄量可以了解近曲小管功能及肾血流量。

临床意义：

PSP减低原因：

1）所有肾血流量减低的肾脏疾病和肾外因素（如心衰、血压降低）。

2）近曲小管疾病（如范可尼综合征）。

3）高度水肿，PSP随水肿液到组织间隙。

PSP增高原因：

1）低蛋白血症无水肿时。

2）肝功能损害，使肝脏排出量减少而增加肾脏排出量，表现为2个小时的总排泄量增加。

（2）尿浓缩与稀释试验　肾脏有强大的浓缩与稀释功能，而且主要在远曲小管和集合管进行。正常人在缺水、血容量不足的情况下，肾小管增加对水分重吸收，使尿液浓缩，尿比重增加，相反在大量饮水后，水分重吸收减少，尿液稀释，尿比重下降。在日常或特定饮食下，分次留取尿标本，测定尿量及比重，可以了解肾小管浓缩与稀释功能。

临床意义：急性肾炎尿比重增加。慢性肾炎早期尿量增多，比重最高低于 1.018，比重差小于 0.009，晚期尿比重固定在 1.010。慢性肾盂肾炎常先多尿、夜尿增多，尿比重降低或固定。

（3）尿渗透压测定　尿液的渗透压是由其内溶质的浓度决定的。可以直接反映肾小管的浓缩与稀释功能。

临床意义：如果低于正常值，表示肾脏浓缩功能障碍。

（4）尿比重测定　尿液的比重系指尿液与纯水的重量之比。正常成年人在普通膳食情况下，波动于 1.015 ~ 1.025 之间，清晨第一次尿比重通常大于 1.018。尿液的比重与所含的溶质浓度成正比，受饮水量和出汗量的影响。尿比重的高低在无水代谢紊乱情况下，取决于肾脏的浓缩与稀释功能。

临床意义：尿比重增高可见于急性肾小球肾炎、高热脱水、心功能不全等疾病。糖尿病患者尿中含有大量糖，尿量多而比重高，可高达 1.040 以上。尿比重降低常见于慢性肾小球肾炎肾功能不全患者。尿崩症患者尿量多而比重低，常低于 1.005。尿毒症患者，肾实质受到严重损坏，浓缩与稀释功能丧失可造成尿比重固定，固定于 1.010 左右。

分肾功能的测定：

1. 静脉肾盂排泄造影　常用的造影剂是从肾小管排出或肾小球滤过的，因此可以从 X 线片上造影剂的浓度和显影时间的快慢，估计肾功能，并分别观察两侧肾脏的功能。

2. 膀胱镜检查　通过膀胱镜检查，可分别测定左右肾脏功能。

膀胱镜检查中静脉注射靛胭脂或酚红，直接观察左右侧输尿管口染料排泄时间，分别判定左右侧肾功能。

经膀胱镜分别行输尿管插管，分别留取左右侧肾盂内尿液，测定肾脏单位时间内排出的尿量和尿钠、钾、氯以及两侧马尿酸清除率。

3. 放射性核素肾图　可分别表示左右侧肾脏分泌与排泄功能。

（于　雷　李翼飞）

## （二）影像学检查

Ⅰ. CT、MRI、PET/CT 检查

### 33

在现代各种影像如 CT、MRI 等广泛应用的情况下，泌尿系 X 线片还有哪些诊断价值？

近年来，由于影像学的迅速发展，如 CT、MRI 及超声学等影像方法的广泛应用，一般 X 线检查有被忽略的倾向，特别是常规腹部 X 线片的诊断价值逐渐被遗忘。实际上，尽管目前有各种新影像学方法的广泛应用，但普通泌尿系 X 线片既简单经济又方便患者，仍有一定的诊断价值，是某些疾病诊断的首选方法，如泌尿系结石及钙化等。一张准备充分、影像清晰的腹部 X 线片应包括双肾、双输尿管及膀胱影像，两侧腰大肌显影清楚，可供观察双肾大小、形态、轮廓及位置等，根据情况可加拍腹部侧位平片。泌尿系 X 线片可观察：

1. 肾脏大小形态的变化

（1）肾脏缩小　多为单侧，可以是肾脏发育不全——胚胎期血液供应不足，肾脏未能充分发育，有肾盂肾盏但较小，整个肾脏可是正常肾脏的 1/3～1/6。肾不发育——无肾盂肾盏形成，只有一不定形的肾块状物。肾萎缩——后天病变如肾结核，慢性肾盂肾炎，肾动脉狭窄等导致肾脏破坏、组织退化、肾皮质髓质界限不清或消失，对侧肾多有代偿性增大。

（2）肾脏增大　先天性肾肥大或代偿性肾肥大多为单侧弥漫性增大，但肾结构及密度无异常。肾肿瘤、囊肿、炎症、结核及肾盂积水等均可导致肾脏增大，需进一步检查明确诊断。

2. 肾脏位置的变化　肾脏异位——可以位于下腹部，髂窝内、盆腔内，甚至可疝入胸腔内。游走肾和活动肾，常见者为肾下垂，病人由卧位变为立位时肾脏移动范围超过 5.5cm 即可诊断为肾下垂。马蹄肾，同时可有肾脏增大及肾轴旋转异常。

3. 肾脏密度的变化　最常见的高密度影为双侧或单侧肾区内单发或多发的钙化和结石。肾脏钙化最常见的原因是肾结核，表现为斑点状、圆形、云朵状，甚至全部肾脏钙化，形成"自家肾截除"。其次肾肿瘤、肾钙化症等均可有肾脏钙化。肾结石由于位置不同可表现为大小不等，形态各异，如圆形、分支状及鹿角状。影像典型的诊断较易，但肾区高密度影需与下列疾患鉴别。

（1）肾上腺钙化　多为结核，位置高，在肾上极上方，呈颗粒状或分散点状钙化。

（2）胆囊结石或钙化　结石可为环形、分层状或多角形，胆囊壁钙化呈条状或蛋壳状。最重要的鉴别点是胆囊位于前方。

（3）胰腺钙化　多为慢性胰腺炎所致，呈散在小点状钙化，可横行分布，跨越中线。

（4）肠系膜淋巴结钙化　不规则斑点状，沿肠系膜走行分布。

（5）肝或脾脏钙化　位于腹腔两侧边缘带，根据形态及位置鉴别不难。

4. 输尿管结石　表现为在输尿管走行区内条状高密度影，长轴与输尿管平行，多位于生理狭窄（下 1/3 或膀胱入口）处。

5. 膀胱结石　呈圆形、椭圆形或分层状高密度影。

## 静脉尿路造影与逆行肾盂造影各有什么优缺点？

静脉尿路造影是利用生理性尿路排尿的机制，将造影剂注入静脉内经肾脏及输尿管、膀胱排出，由于造影剂是有机碘制剂，其中含有不同程度的碘（一般是 76%），所以在肾盂及尿路中显影，表现为高密度，在不同时间将肾盂、输尿管及膀胱显示出来便于观察。而逆行肾盂造影是通过尿道膀胱镜，将输尿管导管插入输尿管和肾盂内，通过导管将造影剂逆行注入肾盂内进行造影。

静脉尿路造影的优缺点是方法简单，病人痛苦小，无需插管，无感染危险，可在不同时间观察尿路全程并了解排尿功能情况，但影像不如逆行性造影清楚。有碘过敏史、严重甲状腺功能亢进、心肾衰竭及多发性骨髓瘤患者易发生危险，不宜使用。逆行造影优缺点是影像清楚，但病人痛苦较大，需在膀胱镜检查时完成插管。注入造影剂压力大时可产生各种逆流，在某些病人如肾盂肾炎、肾小球肾炎及肾动脉硬化患者尚可诱发尿闭。

## 35

### 一般造影剂碘过敏时应选用什么样的造影剂为宜？

目前 X 线检查通过静脉应用的阳性造影剂多为有机碘制剂，分为离子型和非离子型。前者是高渗造影剂，使用前应做过敏试验，易有各种不同副作用，注入后患者均有全身灼热感。其他副作用分轻度如恶心、呕吐、红斑、腹痛等，中度如血压突然升高或降低，不同程度荨麻疹、水肿、烦躁不安、痉挛等，重度如休克、循环衰竭，甚至心脏骤停等。这种造影剂主要有泛影葡胺（angiografin）、碘卡明（iocarmate）。自 1970 年开始有非离子型造影剂生产。所谓非离子型造影剂是在水溶液中不离解成离子，是等渗或低渗造影剂，副作用极少，基本无副作用，如优维显、amipaque，最近又推出 omnipaque 等效果更好。因此，病人一般应用离子型造影剂，对碘有过敏时应选用非离子型造影剂。

## 36

### 选择性肾动脉造影的适应证是什么？

肾动脉造影分为腹主动脉－肾动脉造影和选择性肾动脉造影两种方法。前者是将导管（多从股动脉插管）放在腹主动脉内（肾动脉分出点上方）进行造影，同时显示腹主动脉及两侧肾动脉影像，能显示腹主动脉及其分支情况，同时观察两侧肾动脉和肾脏血供全部情况。缺点是由于显示血管较多，容易互相重叠以至影像不够清晰。一般多采用选择性肾动脉造影。方法是将导管经腹主动脉选择性地插入肾动脉内进行造影，一侧做完后再进行另一侧，分两次进行。优点是影像清楚，无血管互相重叠影响，便于观察微细结构；缺点是一次只能插入一根肾动脉内，特别是肾动脉正常变异较大，有时肾动脉自腹主动脉起始部就有两根或以上，这样容易漏掉 1~2 根，不能观察全部肾脏血供情况，这时需用第一种方法补充。

肾动脉造影的适应证是：

1. 肾性高血压、肾血管性疾病及大动脉炎疑肾动脉狭窄患者。
2. 肾脏肿瘤患者，了解血供情况以确定肿瘤性质，鉴别良、恶性。
3. 肾移植术后了解肾脏血液循环情况。
4. 准备进行部分肾切除患者，需了解肾脏血管分布情况。
5. 肾先天畸形、异位肾等。
6. 肾外伤。
7. 肾脏介入治疗前均需做肾动脉造影。

## 37

### 肾上腺动脉造影的方法及适应证是什么？

肾上腺动脉由肾上腺上动脉、中动脉及下动脉3个分支组成。肾上腺上动脉来源于膈下动脉或腹腔动脉，供应腺体中上部；肾上腺中动脉来自腹腔动脉，供应腺体前中部；肾上腺下动脉起源于肾动脉或腹主动脉，供应肾上腺下部、后面和侧面。肾上腺动脉分支较复杂又有变异，因此在造影时较困难，应依次循序进行。应首先做腹主动脉造影了解全貌，然后行选择性的腹腔动脉造影，再进行选择性肾动脉造影，如能显示肾上腺上及下动脉则基本能满足要求。因肾上腺中动脉较细，变异大，不易显示。

肾上腺动脉造影的适应证：
1. 疑肾上腺肿瘤患者观察动脉期及实质期以了解血运情况，鉴别腺瘤或腺癌。
2. 疑嗜铬细胞瘤患者。
3. 鉴别肾上极、肾上腺及附近肿瘤。

## 38

### 肾上腺静脉造影的方法及适应证是什么？

肾上腺静脉造影分右肾上腺静脉及左肾上腺静脉造影。右肾上腺静脉起自下腔静脉后外侧，位于右肾静脉上2~4cm处，因此插管时先将导管插入下腔静脉，然后根据上述位置将导管尖端弯入右肾上腺静脉。为了鉴别导管是否误入肝静脉，可即刻自导管抽血化验，肾上腺静脉内血氧含量高于肝静脉，以兹鉴别。

左肾上腺静脉造影是先将导管自股静脉插入下腔静脉，再送入左肾静脉，继续向左超越脊柱左侧约4~5cm，将导管尖端送入左肾上腺静脉开口内，不可送入太深，由于静脉壁薄弱，操作时应慎重细致，以免刺破静脉。

造影剂用量是6~8ml，注射速度3ml/s。

肾上腺静脉造影的适应证：适用于诊断微小腺瘤，血管不丰富的小腺瘤动脉造影可显示正常，而肾上腺静脉造影可显示静脉网移位、包膜静脉扭曲等，可诊断数毫米的小腺瘤，如原发性醛固酮增多症。肾上腺静脉造影除了解形态变化外，更重要的是采血化验直接测量肾上腺血中的激素含量。在插管过程中，自下腔静脉、肾静脉和肾上腺静脉中不同位置分段采取血液样本，做定量生化分析，如诊断嗜铬细胞瘤等。

## 39

### 选择性髂内动脉造影方法及适应证是什么？

髂内动脉造影可以通过同侧股动脉插管或对侧股动脉插管来完成，根据不同情况采取不同术式进行单侧或双侧髂内动脉造影。为了明确髂内动脉开口位置，可先行低位腹主动脉或髂总动脉造影，再行髂内动脉造影，待插管完成后即可进行造影。造影剂用量：髂总动脉 15～20ml，髂内动脉 10～15ml，注射速度为 4～6ml/s。选择性髂内动脉造影的适应证：适用于了解子宫肿瘤，子宫颈癌的浸润范围，血管性疾病，鉴别良、恶性葡萄胎和绒毛膜癌的侵犯范围及寻找出血原因，进行介入性治疗等。

## 40

### 精索静脉造影的方法及适应证是什么？

精索静脉造影是通过直接穿刺精索静脉或暴露精索静脉后注入造影剂来完成的。穿入静脉后注入 30% 泛影葡胺 10ml，快速注完后摄片。精索静脉造影的适应证：明确有无精索静脉曲张及其范围和程度，观察结扎是否妥善以及追踪观察手术后疗效等。

## 41

### 大剂量静脉点滴肾盂顺行造影适应证及其注意事项有哪些？

大剂量静脉点滴肾盂造影是在常规静脉肾盂造影不满意的情况下应用，短时间内迅速从静脉注入大量造影剂，血液内造影剂浓度迅速增高，肾脏排泄量增加，超过输尿管的下泄量，使肾盂、肾实质及全部尿路显影清楚满意。造影准备基本同常规静脉肾盂造影。造影剂用量为 60% 泛影葡胺 2ml/kg 体重，再加上等量 5% 葡萄糖或生理盐水静脉滴注，造影剂最大剂量不应超过 140ml，溶液总量不超过 250ml。快速滴注一般要求 5 分钟内滴完。滴注完后立即拍片，以后 5、10、15、20、25 及 30 分钟分别拍全腹部片，包括肾、输尿管及膀胱。

选用大剂量静脉滴注肾盂静脉造影时要慎重，严格掌握适应证，对有碘过敏者、尿闭、肝功能严重损害及多发性骨髓瘤患者禁用，有糖尿病的病人应用生理盐水稀释造影剂。

大剂量静脉点滴肾盂顺行造影的适应证：

1. 常规静脉造影效果不满意者。

2. 梗阻性疾病所致氮质血症，血尿素氮高达 35.6mmol/L（50mg/100ml）血浆，亦可显示尿路。

3. 输尿管疾病。

## 42

## 淋巴管造影的方法及临床应用如何？

淋巴管造影是将造影剂引入淋巴管系统，使淋巴管和淋巴结显影的方法。体内大部分淋巴系统均可进行造影，常用的有四肢淋巴造影，腹股沟、髂部、主动脉旁淋巴造影及胸导管造影和精索淋巴造影。由于要显示的淋巴系统部位不同，造影剂的注射部位也不同。如两侧腹股沟、髂部及主动脉旁淋巴造影，应先在两侧足趾蹼之皮内注入染料，显示和暴露两足背淋巴管，注入造影剂进行造影。具体方法是先显示淋巴管，可用染料如商品蓝，局麻下切开皮肤暴露淋巴管，切开，插入导管，注入造影剂。注射速度宜缓慢均匀，以免淋巴管破裂导致造影失败。最好使用缓慢而恒速的注射器，每分钟注入 0.1～0.5ml。造影剂为油脂类碘制剂，如碘苯酯，用药量为 6～8ml，注射后立即拍片，观察淋巴管，24 小时拍片可显示引流淋巴结的细节。也可用水溶性有机碘制剂（离子型或非离子型均可），注入后立即拍片，以后每隔 30 秒拍 1 张，直至 5 分钟。

淋巴管造影的适应证包括淋巴系统的各种疾病：

1. 各种原因所致的淋巴管阻塞性疾病　如淋巴性水肿。淋巴性水肿分原发及继发两种：原发者多为发育异常、发育不全所致。淋巴管变细，数目减少，淋巴结数目也少，淋巴管排列不规则呈网状分布。继发性淋巴水肿多由于肿瘤、感染、放射治疗后及损伤等原因引起淋巴管阻塞和中断所致，表现为淋巴管主干扩张和迂曲，主干周围有扭曲扩张的小淋巴管，分布广泛，造影剂渗透淋巴管外，有时可显示淋巴侧支循环、淋巴管－静脉分流和淋巴管囊肿等表现，24 小时后摄片淋巴管内仍有造影剂滞留。

2. 乳糜尿　多为丝虫感染或为其他感染及损伤所致。它表现为肾门区淋巴管扭曲扩张，肾门区有多数迂曲扩大的淋巴管，呈网状分布，肾内淋巴管逆行显影，显示网状小淋巴管，在外围呈环状、半环状或珊瑚状。有时尿路亦显影，即有淋巴和尿路相通征象，肾盂、肾盏、输尿管和膀胱均可显影。胸导管亦扭曲扩张。

3. 淋巴瘤　常侵犯多数、多组淋巴结，表现淋巴结增大、移位，淋巴结密度不均，淋巴结中央有各种形态的低密度区或充盈缺损区，有的呈颗粒状或多发小囊状形如泡沫，而淋巴结的周边带轮廓仍整齐，有造影剂显影呈环状。其他尚有淋巴管阻塞征象，有淋巴管扩张反流及淋巴管–静脉交通等。

4. 转移癌　主要是某种癌确诊之后，了解淋巴转移情况时应用淋巴造影。原发癌的瘤栓沿淋巴管蔓延，首先侵及淋巴结的边缘淋巴窦，逐渐生长扩大，因此表现为淋巴结边缘充盈缺损，此点与淋巴瘤不同。边缘性充盈缺损也可见于纤维化、脓肿及干酪样变等，应注意区别。此外，淋巴管有中断、变形和移位等表现。肿瘤继续增大时可有各种淋巴阻塞性表现，如淋巴结闭塞、侧支淋巴管显影、淋巴–静脉分流等。

5. 淋巴结肉芽肿　有结核、真菌及丝虫等，表现为淋巴结增大，内部结构不均紊乱，显影较深，也可有多个边缘性充盈缺损。至晚期纤维化阶段，淋巴管减少，淋巴结仅部分充盈或完全不显影，而有侧支淋巴显影。

## 43

### 静脉注射 DSA 与动脉注射 DSA 有何不同？其方法及适应证有哪些？

数字减影血管造影（digital subtraction angiography，DSA），已广泛应用于临床。早在 20 世纪 80 年代初期，DSA 开始应用时人们曾企图通过静脉注射造影剂进行 DSA 来代替各种选择性血管造影，但事实上由于造影剂用量大，影像不够清楚等缺点，逐渐认识到仍然需要插管进行 DSA。目前采用静脉性数字减影血管造影（IVDSA）及动脉性数字减影血管造影（IADSA）两种方法。IVDSA 是通过静脉导管注入造影剂，一般经过肘前静脉将导管插入上腔静脉、右心房、少数甚至右心室注射造影剂。造影剂用量是 76% 泛影葡胺 30~45ml（等量非离子型造影剂更佳），注射速度为 12~20ml/s，然后在不同部位（感兴趣区）进行快速连续摄片。有时也可通过股静脉，在下腔静脉注射造影剂。IADSA 是通过动脉插管注入造影剂，一般是通过股动脉插管将导管顶端置于主动脉弓水平，观察上腹部置于腹腔动脉，观察肾脏则置于肾动脉开口部，进行各种选择性 IADSA。造影剂用量根据部位不同而异，如腹主动脉用 30%~60% 泛影葡胺 30ml，腹腔动脉 20ml，肾动脉 4~5ml，髂总动脉 5~8ml。投照体位和方法一般同血管造影。IVDSA 的优点是安全、简便、损伤性小，但造影剂用量大，图像质量不如 IADSA。IADSA 造影剂用量明显减少，造影剂浓度降低，影像质量好，但方法较复杂。目前这两种方法均已广泛应用于头颈、心脏大血管、内脏血管及四肢血管造影来诊断各种疾病。

1. 头颈部　IVDSA 对颅外颈动脉病变大部具有诊断价值，颈总动脉为 97%，颈内动脉 93%，颈外动脉 90% 均较满意。对多血管性肿瘤的肿瘤染色，IVDSA 也较满意，并能显示 1.0cm 以上的动脉瘤。IADSA 对颅内小动脉的显示已赶上或超过常规选择性血管造影，对 1.0cm 以下小动脉瘤显示也较满意，对显示肿瘤的供养血管也以 IADSA 为好。

2. 肾脏　IVDSA 可满意地显示肾动脉及肾内一级分支，从股静脉插管还可从肾静脉内采血测量肾素含量。IVDSA 可作为肾血管性高血压的筛选性检查，能准确判定肾动脉有无狭窄及其程度。IVDSA 能满足对肾移植术后的各种改变如肾动脉狭窄等的评估，肾动脉旁路术后随访检查，通过肿瘤染色还可诊断多血管性肿瘤，了解下腔静脉、肾静脉受累情况。IADSA 对显示肾动脉数目，肾内小动脉分支，如叶间动脉显示较满意。对不能接受大量造影剂的严重肾功能障碍的病人可慎重选用 IADSA。

3. 心脏大血管及外周血管　IVDSA 对胸腹主动脉观察效果较好，如主动脉瘤、主动脉夹层动脉瘤、先天性主动脉缩窄、主动脉硬化及肺动脉主干等的显示均能达到满意的效果，影像质量好，具有诊断价值者可达 95% ~ 100%。对先天性心脏病有分流者亦较满意。IADSA 对冠状动脉病变的诊断效果较好。DSA 在外周血管的应用不如内脏血管，因血管行程长，膝肘以下的较小血管分支用 IVDSA 难度较大，不如 IADSA。

## 44

## 磁共振在诊断泌尿系统疾病中的应用如何？

磁共振成像（magnetic resonance imaging，MRI）自 20 世纪 80 年代初应用于临床以来，发展迅速，日趋成熟，现已在各系统疾病中得到广泛应用。MRI 是利用磁共振现象人体内各组织氢核（质子）密集度及分布情况不同产生不同信号而成像，其成像因素较 X 线成像复杂，MRI 的成像因素有：

1. e 值　受检组织的质子密集度不同，e 越大，磁化的核子多，能量大则信号强，反之，e 越小则信号弱。

2. T1　即纵轴的弛豫时间，T1 越长，磁化程度低，信号弱，T1 短则信号强。

3. T2　即横轴的弛豫时间，T2 越长，磁化程度高，信号强，T2 短则信号弱。

4. 流空效应　液体的流动速度。

信号的回收方式有：饱和回收（SR）、反向回波（IR）及自旋回波（SE）。根据回波时间（TE）及脉冲重复时间（TR）不同可有各种不同图像。

T1 加权图像：短 TE，短 TR。

T2 加权图像：长 TE，长 TR。

MRI 图像的灰阶：

脂肪：e 值最高，信号强，T1 短呈白色。

脑、脊髓及骨髓：e 值较高，T1 略短呈灰白色。

内脏、肌肉：e 值中等，T1 长呈灰色。

液体：信号低，呈黑色。

骨骼及气体：e 值甚小，T2 短呈黑色。

MRI 在泌尿系统各种疾病中的应用：

1. 肾脏　多采用自旋回波（SE）技术，T1 加权图像较好，即短 TE = 30ms 和短 TR = 250ms。能清楚显示肾皮质、髓质及其交界。肾周筋膜表现为一层菲薄的低信号暗影，肾周肾旁及肾窦脂肪信号强，呈白色。由于流空效应肾血管呈黑色，一般肾静脉位于肾动脉前方。

（1）肾实质性肿瘤　肾细胞癌的 MRI 图像根据肿瘤组织不同，有无出血及坏死等情况可有不同表现，一般在 T1 加权像上肿瘤呈等信号或略低信号。在 T2 加权像上呈混杂信号。如肿瘤内有坏死，囊变为 T1WI 低信号，T2WI 高信号。有出血为 T1WI，T2WI 均为高信号。肿瘤周围有包膜表现为 T1WI 及 T2WI 上均为一低信号薄环。增强检查，肿瘤呈不均一强化。MRI 对肾恶性肿瘤分期很有帮助，可以发现后腹膜淋巴结肿大及附近器官受侵，并可发现静脉内的瘤栓。血管平滑肌脂肪瘤大多数含肉眼可见的脂肪，在 T1 加权像呈高信号，T2 加权像信号减弱，其变化与腹膜后脂肪相似。肾脓肿表现为肾实质内液体信号病变，即 T1 加权像呈低信号，T2 加权像呈高信号灶。增强 T1WI 检查，病变周也可见环状强化。收集系统扩张，脓尿的信号高于一般尿液。肾囊肿在 T1 加权像呈低信号，T2 加权像呈高信号，边缘光整，密度均匀，囊壁不显影，与肾实质肿块很好鉴别。

（2）肾实质弥漫性疾病　两侧肾脏缩小，少数者可正常甚至增大，皮髓界限消失。

（3）肾移植　肾移植的急性排斥表现为移植肾不同程度肿胀，肾外形轮廓模糊，肾窦脂肪消失。T1 加权图像皮髓界线消失。移植肾旁的积液、淋巴囊肿 T1 加权图像为低信号，而 T2 加权图像为中等强度信号或高信号。急性肾小管坏死 MRI 表现类似肾移植急性排斥反应，不易区别。

2. 肾上腺　亦多采用 SE 序列。T1 加权及 T2 加权图像，层厚及间隔均为薄层，以 3 ~ 5mm 为宜。肾上腺信号强度略高于膈肌脚，少数可显示正常肾上腺的皮质和髓质，皮质信号略强，包绕于髓质周围，髓质信号较弱。肾上腺的形态、大小、位置与 CT 图像类似。

（1）肾上腺增生　双侧腺体增厚增大，形态不变，厚度超过同侧同水平膈肌脚厚度，信号强度同正常肾上腺。

（2）腺瘤　表现为单侧肾上腺类圆形或椭圆形肿块，边缘光整，与肾上腺相连，大小多为 2 ~ 3cm，在 T1WI 上信号强度类似肝脏，在 T2WI 上信号强度类似或略高于肝脏。

（3）嗜铬细胞瘤　瘤体多较大，90% 在肾上腺内，MRI 图像 T1 加权信号强度类似肌肉，低于肝脏。T2 加权像上信号明显增加，强度甚至可以高于脂肪。10% 为异位嗜铬细胞瘤，可在腹腔甚或胸腔内，10% 为恶性的。

（4）肾上腺恶性肿瘤　多数表现为肾上腺增大变形，长脉冲序列时为高信号，且不均匀，相当于囊变及坏死区，并可显示血管有无受侵，为判断手术适应证提供重要依据。

3. 膀胱、前列腺　病人做盆腔 MRI 时，检查前应做一些必要准备，如病人不要排尿，使膀胱充盈，作为良好的自然对比剂。如直肠、乙状结肠内处于排空状态时，最好用水灌肠作为对比或用顺磁物质，如直肠内有气体存留，也可用做对比剂，不需再灌肠。检查方法亦多采用自旋回波（SE）序列。在 SE 序列 T2 加权图像可分辨尿液和膀胱壁，在 T1 加权图像上，尿液表现为低信号，随着脉冲序列延长，尿的信号强度增加，而膀胱壁的信号强度相对下降。

膀胱肿瘤表现为自膀胱壁突向内的肿块和（或）膀胱壁局限性不规则增厚。在 T1WI 上肿瘤信号强度类似正常膀胱壁，在 T2WI 上信号强度高于正常膀胱壁。因此，可显示肿瘤侵犯范围，用短 TR 可观察周围淋巴结增大和膀胱周围脂肪层受侵情况，有利于肿瘤分期。

前列腺正常时表现为均匀的中等强度信号，随着脉冲序列时间延长，信号强度也增加。年轻人在 T2 加权图像上可分辨前列腺周围区（约占腺体的 75%）信号较强和中央区（约 20%）信号较低，老年人则难以分辨清楚。前列腺周围有一圈薄层低信号影，如铅笔画的细边，可将前列腺大小显示清楚。前列腺周围的脂肪和静脉丛均能显示清楚。

前列腺增生表现为弥漫性增大，信号强度和正常前列腺相同，均匀一致。前列腺癌时表现为局限性肿块，在 T1 加权图像上信号强度与前列腺相等，在 T2 加权图像则信号强度增加，边界模糊，信号亦不均匀。由于二者可同时存在，特别是老年人，有时二者区分有困难。利用多方向成像，可同时观察横、冠及矢状面图像，对了解前列腺及其周围组织和器官的关系甚为有利。

## 45

### 肾周围间隙如何划分及诊断意义有哪些？

后腹膜腔是一个充满脂肪的腔隙。肾实质外有肾包膜，包膜外为脂肪，脂肪外有肾筋膜。前、后肾筋膜将后腹膜腔分成肾前旁、肾周和肾后旁 3 个间隙。

1. 肾前旁间隙 肾前旁间隙位于后腹膜和肾前旁筋膜之间，侧缘为侧腹筋膜，上缘右侧起自肝后上裸区，肾前、后旁间隙间有潜在的交通。肾前旁间隙内有胰腺、十二指肠和升、降结肠。十二指肠降段在胰头外侧向下达右肾前方，升结肠斜行走向右肾下极，降结肠在左肾前旁筋膜前方，胰腺横越中线。这些器官病变可导致肾前筋膜增厚。常见病变有胰腺炎、胰腺癌等。急性胰腺炎时可引起肾前旁间隙积液，左侧较多见，偶可为双侧。

2. 肾周间隙 肾周间隙位于肾前、后旁筋膜之间。肾筋膜在上方与膈筋膜、侧方与侧椎筋膜、下方与髂筋膜融合，内侧肾后旁筋膜与腰大肌筋膜融合，肾前旁筋膜与主动脉、下腔静脉和系膜根周围的致密连接组织汇合。肾周间隙下角与髂窝相通。中下部肾前、后旁筋膜在输尿管周围融合，此处为肾周间隙最弱点，肾周积液最易自此溢出。两侧肾周间隙可在下腔静脉前方跨中线相互交通。肾周间隙内有肾上腺、肾脏、肾集合系统近段、肾血管及脂肪等。上述器官病变可延及肾周间隙，使肾周脂肪消失、肾筋膜增厚。另外，肾癌时肾周间隙是否有改变是对其进行分期的主要依据之一。

3. 肾后旁间隙 肾后旁间隙位于肾后旁筋膜与横筋膜之间。内侧横筋膜与腰大肌筋膜融合，外侧与腹膜外脂肪相连续。两侧肾后旁间隙无交通，向下在髂窝处与盆腔腹膜外组织相通。肾后旁间隙内无重要器官，只有脂肪、血管和淋巴结。邻近组织病变时，可累及肾后旁间隙，如外伤、肋骨结核、脊椎结核或骨髓炎、肾结核或肿瘤时，可出现积液等改变。

以往常规放射学检查方法对肾周围间隙的观察和病变范围的估计价值有限，CT 及 MRI 的应用可清楚显示肾周筋膜和肾周围间隙，对该疾病的诊断和病变范围的估计具有重要价值。

## 46

### 在 CT 影像上肾正常变异有哪些？如何鉴别？

1. 肾驼峰状隆起　左肾上极外前方近脾侧可见三角形或驼峰状隆起，此为肾脏正常变异，要注意与肾实质占位性病变鉴别。鉴别点为驼峰状隆起，在增强扫描时驼峰状隆起部的密度与肾实质完全一致，增强早期可见隆起部增强，皮髓质交界清晰，肾实质占位性病变一般在增强扫描时病变轻度强化，而肾实质强化明显，将病变边缘清楚地勾画出来，同时增强早期见不到皮髓质交界。

2. 胚胎分叶　新生儿肾表面可见各肾叶间小沟，10 岁左右各叶融合，表面皮质沟消失。如患者肾叶不能完全融合成为永存分叶，即为胚胎分叶。胚胎分叶在 CT 上表现为肾脏大小正常，肾表面可见皮质沟。增强扫描肾皮质密度均匀，皮髓界限清晰，皮质沟正对着正常 Bertin 柱，在两个致密肾盏之间。

3. Bertin 柱增生　Bertin 柱增生实质上是肾皮质柱的增生肥大，位于两个肾锥体之间，需注意与肾实质肿块区别。CT 增强扫描时，Bertin 柱与肾皮质一致强化，而肾实质肿块为轻度强化，与明显强化的肾皮质之间可见清晰界限，因而易于区别。

4. 肾窦脂肪增多症　肾窦脂肪增多症亦称肾窦脂肪异常增多。正常人肾窦内脂肪少到中等量，可将肾盂、肾盏和肾门周围的纤维组织衬托出来。当肥胖、衰老、肾萎缩时，肾窦内脂肪量可增加。另外，肾盂肾炎、肾结核、动脉粥样硬化、缺血等病变也可造成肾窦脂肪量增加。CT 表现为肾窦内脂肪量明显增加，肾盂、肾盏有变形。肾窦脂肪增多症要注意与肾血管平滑肌脂肪瘤及肾盂旁囊肿进行鉴别。肾血管平滑肌脂肪瘤为肾实质内的肿块，肿块内含有脂肪组织；而肾盂旁囊肿的密度为水样密度。

## 47

### 先天性马蹄肾的影像改变有哪些？

马蹄肾是肾脏在胚胎发育过程中两侧肾脏胚基在两脐动脉之间被紧挤而融合的结果，其融合部称峡部，由肾实质或结缔组织组成，融合大多在下极，发生在上极的很少。马蹄肾一般位置较低，大多位于盆腔或第五腰椎水平，其长轴斜向内下，两肾各自有独立的肾盂、输尿管。

1. X 线平片　肾脏形态异常，两肾上极远离，两肾下极靠拢斜向内侧。在峡部横跨中线处，局部腰大肌影中断。

2. 肾盂造影　肾盂位置低，靠近中线，肾脏长轴斜向内下，呈向上开角。肾脏旋转不良，肾盂转向前方，肾盏向内或向后。输尿管较正常短，被峡部抬起推向前内方，在肾盂内下方与肾盂相连。

3. CT　CT 检查可完整显示马蹄肾，表现为两肾脏位置较正常明显降低，两肾上极距离无明显改变，但越向下层面越靠拢，并在肾下极显示融合的峡部。肾脏明显旋转不良，肾盂直接向前，略偏内。有时可合并结石、积水、炎症。

4. MRI　MRI 冠状面图像可显示马蹄肾的完整形态，两下极于脊柱前方相连。横断面图像表现与 CT 所见相似。

### 48

### 肾脏肿块的影像学检查程序如何？

肾脏肿块的影像学检查方法有很多，如静脉肾盂造影、超声、CT 及 MRI 等。检查应先易后难，先简单后复杂。顺序应为：

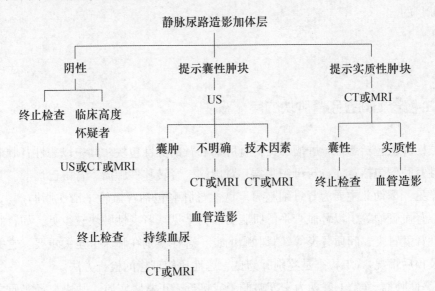

静脉肾盂造影因不能显示较小未引起肾盂肾盏形态、位置改变的肿块及不能对肿块的性质进行确定，故目前已很少用于肾肿块的诊断。

超声检查对肾肿块的显示及囊实性肿块的鉴别较为容易。如肿块内无回波，肿块传导良好，后壁清楚，囊壁光滑无增厚，诊断囊肿的可靠性可达 100%。肿块内有回波，传导欠佳，后壁不清，囊壁局部或全部增厚，与周围实质分界不清时，超声检查有一定限度。如患者脂肪或腹腔内气体较多，可造成图像质量不佳，影响诊断。

CT 检查主要根据肿块的密度及血供情况（增强扫描）来确定肿块的性质。典型囊肿呈液性低密度，边缘光滑，增强后无强化。而肿瘤密度较高，多稍低于或等于肾实质密度，增强后肿块有轻度强化。如囊肿内有出血、高蛋白质和黏液时，密度增高；肿瘤有出血、大片坏死或囊变时密度减低，则 CT 诊断有一定限度。

MRI 检查在形态上与 CT 基本相似，对病变的诊断率也十分接近。囊性病变时在 T1 加权图像为低信号，信号强度低于肾实质信号强度，T2 加权图像为高信号，并随回波时间延长，信号强度升高，往往超过肾实质信号强度，如囊内有出血，T1 加权图像则为高信号。肾肿瘤 T1 加权图像为与正常肾实质相似或稍低信号，T2 加权图像有信号增高，如果肿瘤有坏死，则 T1 加权图像为低信号，T2 加权图像为高信号。肿瘤有出血 T1、T2 加权图像均为高信号。

肾脏肿块超声或 CT 检查大多数可做出明确诊断。对超声或 CT 检查的未定型肿块，两者合用可互补双方的不足，若再辅以 MRI 检查则可使诊断更为可靠。如 CT 检查中的未定型肿块，在超声上可为典型囊肿。对超声确诊的实质性肿瘤，最好再做 CT 检查，因 CT 可进一步确定肿瘤的性质，并对其进行分期，以指导临床治疗。有一些肿块经上述方法检查仍不能确定性质（如肾癌伴出血或大片坏死液化时），则应在超声或 CT 引导下做穿刺抽吸检查，通过组织学、生化学及细菌培养明确诊断。也可做血管造影，通过对肿块血液供应情况的了解达到诊断目的。

## 49

### 行 CT 检查如何鉴别肾肿块的良、恶性？

肾实质性肿块包括恶性肾肿瘤、良性肾肿瘤和肾的炎性包块。其中以恶性肾肿瘤占绝大多数。恶性肾肿瘤包括肾癌、肾母细胞瘤、肾肉瘤、肾转移性肿瘤、肾淋巴瘤等，其中成人以肾癌最常见，婴幼儿主要为肾母细胞瘤。良性肾肿瘤包括肾血管平滑肌脂肪瘤、肾腺瘤、肾纤维瘤、肾血管瘤等，以肾血管平滑肌脂肪瘤为常见。肾炎性肿块较少见，如肾脓肿、黄色肉芽肿性肾盂肾炎、间质肾炎等。肾肿瘤的良、恶性鉴别在临床上至关重要，它关系到病人的治疗及预后情况。CT 检查是鉴别肿瘤良、恶性比较理想的检查方法。

1. 肾恶性肿瘤　CT 上表现为密度略低于或接近于正常肾实质，肿块与肾实质之间界面不规则；而肾良性肿瘤因肿块有完整包膜，表现为肿块与正常组织分界清楚；肿块密度不均，其内含有脂肪组织是诊断血管平滑肌脂肪瘤的重要依据。

2. 恶性肾肿瘤　肿块可超过肾筋膜，如在肾筋膜出现巨大结节，则为恶性肿瘤倾向。

炎性病变倾向于向肾周扩展及顺肾筋膜延伸，使肾筋膜增厚，肾轮廓模糊。

3. 钙化　恶性肾肿瘤肿块内钙化多为点状钙化，钙化外有软组织肿块成分，如见钙化并有强化的软组织肿块为恶性肾肿瘤征象，而良性病变的钙化多为周边弧形钙化。

4. 有肾静脉侵犯、癌栓形成、局部淋巴结及远处转移则支持肾恶性肿瘤。

5. 肾盂和肾窦的脂肪消失而无收集管系统阻塞或肾窦脂肪浸润则为良性病变的特征。

肾脏常见的肿瘤和炎性肿块多数可做 CT 检查获得正确诊断。但少数 CT 表现不典型患者，诊断仍有一定困难，如低度恶性肿瘤或分化较好的恶性肿瘤与良性肿瘤；合并出血的良性肿瘤与恶性肿瘤等，仍需结合临床及其他影像学检查方法进行综合分析。

## 50

## 肾细胞癌的 CT 检查有何表现？如何分期？

肾细胞癌又称肾腺癌或肾癌，起源于肾小管的上皮细胞，是肾脏最常见的恶性肿瘤，约占肾肿瘤的 75%。肿瘤多发生于一侧，肾上极多见，生长缓慢，有假包膜时，与肾实质界限清楚。肿瘤大小不等，常突出于肾实质表面，呈形态不规则实质肿物，瘤内血管丰富，瘤中央可有纤维条索将其分隔成不规则小叶。肿瘤可伴有出血、坏死，少数可见钙化。

CT 上肾癌表现为肾实质内圆形、椭圆形或不规则形软组织密度肿块，如肿瘤较小，肾轮廓可无改变，肿瘤增大可出现肾局限性膨隆及肾外形扩大。多数肿瘤与正常肾实质分界不清，但当肿瘤有包膜时，边界较为清楚。平扫时肾癌与正常肾实质密度较接近，或稍低于正常肾实质，偶尔可见高密度者。当肿瘤有不同程度出血、坏死、囊变时则表现为肿块内密度不均匀。少数肾癌可见钙化，钙化为弧形、无定形或斑点状，钙化以外常有软组织肿块成分。当肾癌较小，没有明显肾外形改变时，平扫很容易漏诊，增强扫描非常必要。

肾癌增强扫描时皮质期肿瘤有明显强化，强化 CT 值可增加 40HU 左右或更高，肿瘤轮廓清晰，密度均匀或不均匀。少数病例皮质期为轻度强化。实质期肾实质强化明显，肿瘤表现为低密度病灶，边缘清楚。同时增强扫描还可清楚显示肾癌与肾包膜及周围结构的关系。

肾癌呈浸润性生长。向内生长可压迫和侵犯肾盂、肾盏，使之出现变形、移位及部分肾积水征象，严重者可填塞肾盂、肾盏使之不显影；向外生长可突破肾包膜，侵入肾周间隙和肾筋膜，表现为包膜外结节，肾周脂肪层模糊消失，肾周间隙内肿块及邻近肿瘤处筋膜局限性增厚。

肾癌晚期时可发生肾静脉、下腔静脉受侵，淋巴结转移和侵犯邻近器官。肾静脉、下腔静脉受侵时主要表现为增强扫描血管内低密度区及受累血管管腔扩大。

CT 扫描能准确估计病变大小、范围、有无肾周浸润、淋巴结及远处脏器有无转移，为肾癌分期提供重要依据。肾癌分期见下表。

**肾癌分期（Robson）**

| 分期 | 病理表现 |
| --- | --- |
| I | 肿瘤位于实质内，包膜未受侵 |
| II | 肿瘤穿破包膜，侵犯肾周脂肪，但仍在肾周筋膜内 |
| IIIA | 肿瘤侵犯肾静脉和（或）下腔静脉 |
| IIIB | 肿瘤侵犯局部淋巴结 |
| IIIC | 肿瘤侵犯局部淋巴结及血管 |
| IVA | 邻近器官受侵 |
| IVB | 远处转移 |

CT 对肾癌 I 、II 期诊断的准确性较差，对 III 、IV 期的准确性较高。肾包膜是否受侵犯是鉴别 I 、II 期的关键。肾周间隙内有 1cm 以上软组织肿块，可以肯定有包膜侵犯。多层面肾周脂肪模糊和较多的条影应高度怀疑肿瘤浸润。

## 51

### 小肾癌的影像学检查有哪些？如何诊断？

小肾癌是指最大直径在 3cm 及 3cm 以下的肾癌。由于超声和 CT 的广泛应用，小肾癌的检出率明显提高。在无症状的患者中早期检出小肾癌对早期治疗及预后极为有利。

1. 静脉肾盂造影　表现为一个或数个肾盏，包括肾盏颈部受压、伸长，边缘可规则或不规则，肾盏末端多狭窄、破坏，甚至消失。当肾盏破坏不明显时，则不易与肾囊肿及肾良性肿瘤区别。

2. 超声　超声检查小肾癌主要表现为肾实质内回声略高，且均匀的实质性肿块。肿块外突时肾轮廓有变形，边缘有局限性突起。肿瘤内部伴发出血、坏死或钙化时，呈不均匀声像图。超声检查可以早期发现病灶，区别肿块为囊性或实性，但对实质性肿块的定性价值不大。

3. CT　平扫多数肾癌呈圆形、椭圆形、密度均匀的等密度或稍低密度肿块。低密度肿块边界清晰，局部可轻度外突，少数病灶轮廓不规则，边界不清，密度不均，部分可伴有出血或钙化。钙化为弧形或点状钙化，钙化之外可见软组织肿块成分。增强扫描肿瘤明显强化，CT 值升高 20HU 以上，在血管显影期，肿块密度增高，等于或高于肾实质，以后造影剂很快排出，在肾实质期呈低密度灶，肿块与肾实质分界更加清晰。CT 是检出小肾癌的最佳方法，它可检出位于肾前后方和完全位于肾实质内的小肿块，薄层扫描（≤5mm）可以克服部分容积效应的影响，是提高小肿块的检出率和定性能力的关键。

4. MRI　MRI 可区分高密度囊肿和实质性肾癌，对小肾癌的检出率与 CT 相仿。小肾癌在 MRI 上一般信号不均匀，在 T1 加权图像上与肾实质相似或略低，T2 加权图像上，大多数信号增高。MRI 可发现肿瘤是否有坏死囊变，但对钙化发现不如 CT 敏感。

5. 血管造影　血管造影目前已很少用于肿块的检出和诊断，主要应用于当超声、CT 难以定性时，显示肿块多血管特征，有利于良、恶性的鉴别和提供肿块的供血情况。小肾癌血管造影时通常可见到病理的网状肿瘤血管，原来的供应血管因受压而围绕在肿瘤周围，呈"握球征"，局部排空延迟，瘤区可见到动静脉瘘，静脉早期显影。如血管受肿瘤浸润，可见到血管闭塞，出现充盈缺损、血管中断等。在肾实质期，因病变区造影剂较少，与周围正常肾实质对比较为透亮，但边缘多不清晰。

## 52

### 肾盂癌的影像诊断有哪些？如何分期？

肾盂癌是指发生于肾盂、肾盏上皮的癌肿，病理分移行细胞癌、鳞状细胞癌和腺癌，多数为移行细胞癌。

1. 尿路造影　X 线平片检查对肾盂癌一般无阳性所见。静脉尿路造影为本病首选检查方法，表现为肾盂、肾盏内有不规则充盈缺损，充盈缺损起始于肾盂一侧壁，有时可伴有肾盂、肾盏积水。静脉尿路造影对较小病灶往往遗漏，而且不能显示肾盂、输尿管以外的病变，有时定性诊断较困难。如肾功能不良，则需做逆行造影进行诊断。

2. CT　肾盂癌时肾盂、肾盏内可见软组织肿块，呈圆形、不规则形或分叶状，密度高于尿液，低于肾实质，肾盂扩大，肾窦脂肪层变薄或消失。增强扫描肿块有轻度强化，随时间推移，肾盂内被造影剂充盈后表现为肾盂内充盈缺损或肾盂壁弥漫性增厚。肿瘤侵犯肾组织表现为肾体积增大，占位效应不明显，多保持正常肾脏轮廓，受侵部位肾组织密度减低。肾盂癌较大时，可伴有肾功能减退，显影延迟，很少伴有钙化。CT 将肾盂癌分 4 期：

Ⅰ期：肿瘤局限于肾盂内。

Ⅱ期：肿瘤侵犯肾实质。

Ⅲ期：肿瘤浸润肾盂外周和肾周脂肪。

Ⅳ期：肿瘤有区域淋巴结转移，输尿管膀胱种植或远隔转移。

3. MRI　肾盂癌的 MRI 检查价值与 CT 相似，表现为肾盂扩大，肾盂内出现与尿液信号不一致的肿块，T1 加权图像上肿块信号较尿液稍高，T2 加权图像上肿块与尿液不易区分。

## 53

### 肾良性肿瘤的影像学诊断有哪些？

1. 肾血管平滑肌脂肪瘤　肾血管平滑肌脂肪瘤也称错构瘤，由平滑肌、血管、脂肪 3

种成分构成，是最常见的良性肾肿瘤，约 20% 伴有结节硬化。CT 表现为肾实质占位，边界清楚，密度不均，可呈多房分隔表现。肿瘤内有脂肪组织是诊断本病的关键，即使少量也具有确诊意义。增强后部分瘤组织强化，尤其是血管组织成分，而脂肪组织和坏死区不强化。MRI 形态学表现与 CT 相似，因肿瘤内含有脂肪，即 T1 加权图像上为高信号，T2 加权图像上亦为高信号，但随 TE 时间延长，T2 权重加重，脂肪组织的信号强度随之下降，有利于肿瘤的诊断。

2. 肾腺瘤　肾腺瘤很少见，一般较小，临床往往无症状，被认为是潜在恶性肿瘤或癌前病变。肾腺癌 CT 平扫为等密度或稍高密度小肿块，边界清楚光整，直径一般不超过 3cm。增强扫描，肿瘤局部密度均匀增高，呈网格状。MRI 对肾腺瘤无特殊性，诊断价值有限，表现为 T1 加权图像为低信号，T2 加权图像为低或高信号。血管造影表现为肿瘤与正常区分界清楚，包膜光滑清晰，可见车轮辐射状血管，血管行程相对较直，管腔口径一致，无湖状或池状肿瘤血管。

3. 肾球旁细胞瘤　肾球旁细胞瘤极为罕见，因能分泌肾素，故又称肾素瘤。肾球旁细胞瘤一般较小，CT 平扫多为等密度肿物，易漏诊。增强扫描可见圆形占位病变，密度低而均匀，边缘光滑、清楚，常位于肾盂旁，偶可见于肾皮质下或肾周间隙。血管造影为多血性肿块。MRI 无特征性。

4. 肾血管瘤　病变较小，位于肾髓质，超声为高回声肿块，CT 扫描病灶有增强，血管造影可见迂曲成团的肿瘤血管。

5. 肾纤维瘤　病变甚小，多发生于肾髓质，为无血管性肿块。CT 无特殊表现。在 MRI 上 T1 加权和 T2 加权图像均表现为低信号。

## 54

### 肾感染性病变在 CT 及影像学上有哪些表现？

1. 肾急性炎症性病变

（1）急性肾盂肾炎　根据炎症累及的范围分为弥漫型和局灶型两类。

1）弥漫型　肾外形增大。增强扫描一侧或两侧肾实质内不同形状，不同大小的无强化区，形态不规则，境界不清，肾皮髓交界边缘模糊，肾实质内可见一至数条条纹影，从髓质至皮质呈放射状分布。

2）局灶型　平扫病灶呈略低密度灶性肾肿块，边缘不清，如伴出血可有小斑片状高密度影。增强扫描病灶轻度不均匀强化，边缘模糊，与周围正常肾组织比较呈明显低密度，呈楔形或圆形。

急性肾盂肾炎如炎症超出肾实质可引起肾筋膜增厚，经抗生素治疗后，肾内病灶及增厚的肾筋膜均可消失，恢复正常。

（2）气肿性肾盂肾炎　气肿性肾盂肾炎以肾实质内气体产生为特征，CT表现为肾外形增大，肾内及肾周气体与低密度软组织影合并存在，肾周及肾旁筋膜增厚，肾功能明显减退或丧失。

（3）化脓性肾盂肾炎　为肾盂的化脓性感染。CT表现为肾外形增大，肾功能明显减退和丧失，肾盂肾盏扩张积水，密度较高，CT值在20HU以上。

（4）肾脓肿　急性肾脓肿早期CT表现肾影明显增大，平扫为等密度或略低密度的软组织占位病变，边缘可清楚也可模糊。增强扫描略有强化，呈低密度病灶，其内可见小的液性低密度脓肿。

当肾的小脓肿逐渐增大，互相融合时，CT平扫为圆形低密度占位，密度均匀，CT值略高于水，边缘尚清，增强后病灶周围轻度强化，中央无强化。

慢性肾脓肿时，CT平扫表现为中央低密度，周边围以等密度或高密度环影。增强扫描为中央无强化的液性低密度区和周围宽窄不等的环状强化带。

肾脓肿扩展可蔓延至肾周间隙和肾旁间隙，形成肾周脓肿及肾旁脓肿。CT表现为肾周、肾旁间隙消失，肾影增大，肾前及肾后筋膜增厚。

2. 肾慢性炎症性病变

（1）慢性肾盂肾炎　双侧肾体积缩小，外形不规则。增强扫描肾皮质变薄，薄厚不均，肾盏常有变形，肾功能减退。

（2）黄色肉芽肿性肾盂肾炎　为一种少见、原因不明的慢性肉芽肿性炎症，80%伴有肾结石，CT上分弥漫型和局灶型两种。

1）弥漫型　肾脏增大，肾实质内多发囊状占位，CT值-10~30HU。增强后囊状肿块边缘强化，肾皮质明显变薄，肾功能较差或无功能，肾盂内可见结石。

2）局灶型　病灶局限分布，CT表现同弥漫型，病变常发生于有结石的狭窄的肾盏部位。

病变可侵犯肾间隙及邻近组织形成肾周、肾旁或腰大肌脓肿。

影像学比较：

（1）静脉尿路造影　为肾炎性病变的常用检查方法，对肾急性炎症性病变价值不大。如发现肾区存在气体影和肾外形增大，对气肿性肾盂肾炎有一定价值。对慢性肾盂肾炎可根据肾轮廓改变，肾皮质变薄，肾盏变钝而做出特征性诊断。但当肾功能减退，显影不良时，诊断则有一定难度。

（2）超声　超声对肾轮廓、肾周蔓延的程度和范围，肾内改变，如肾的炎性水肿、病灶内液化坏死等较敏感，且不受肾功能限制，有较高实用价值。但对肾盏形态改变显示不佳，不能判断肾脏功能。

（3）CT　CT对肾炎性病变较敏感，可对肾功能做出判断，对病变的位置、范围、程度的判断较超声优越，对肾盏的显示不如静脉尿路造影，但优于超声。

（4）MRI　MRI在病变的表现上与CT相仿。

## 55

### 肾结核的 CT 诊断及影像学诊断的优缺点如何？

肾结核通常继发于肺结核，其 CT 表现主要为：

1. 肾实质内单个或多个外形不规则，边缘模糊低密度病灶，与之相通的肾盏可有不同程度变形。

2. 肾内多个囊状低密度影，围绕肾盂排列，肾盂不扩张，多为肾盏梗阻积水所致。病变可限于肾脏一极或累及整个肾脏。

3. 肾脏外形缩小，皮质变薄，增强扫描可有一定程度强化或不强化。

4. 肾盂肾盏移位、变形，肾盂、输尿管壁增厚，或肾盂肾盏显示不清。

5. 肾内可有不规则斑点状或壳状钙化。晚期全肾弥漫性钙化，输尿管闭塞，肾影可缩小或增大，为"自家肾截除"。

6. 病变破溃出肾包膜外，可见肾周或肾后间隙弥漫性软组织影增厚。

在肾结核的各种影像学检查方法中，以静脉肾盂造影效果最佳，尤其对早期肾结核的诊断。它可以显示肾结核早期肾盏侵袭变形及结核性脓肿的形成，并可显示肾盂肾盏狭窄所致积水程度的全貌，因此应作为首选检查方法。当静脉肾盂造影显示不满意时，则应做逆行肾盂造影进行诊断。一般在静脉造影不显影、逆行插管失败时，或造影检查诊断不明确，需与其他肾脏疾病进行鉴别时，考虑 CT 检查。CT 检查可以观察肾脏全貌，对钙化的显示、管壁增厚的显示、肾功能的评估和肾周病变蔓延程度，效果最佳。但对早期病变的发现、肾盏改变的显示不如静脉肾盂造影。对结核所致的肾盂、肾盏积水与其他原因所致的积水有时难以鉴别。超声检查可显示肾轮廓的改变及肾内脓肿，但难以区别囊肿与集合管的关系及评估肾脏功能，一般只作为补充检查方法。MRI 对肾结核的诊断价值有限，故一般不采用。

## 56

### 肾结石的种类及 CT 表现有哪些？

肾结石一般不需要 CT 及 MRI 检查。传统的尿路 X 线平片及静脉尿路造影对大部分肾结石均可做出确切诊断。肾结石根据其所含的化学成分不同，密度差异较大，多数结石含钙，密度较高，在 X 线平片上可显影，称阳性结石。少数结石含钙量较少或不含钙盐，在 X 线平片上不能显影，称阴性结石。阴性结石在做静脉尿路造影时显示为充盈缺损。

肾结石根据所含化学成分不同可分：①磷酸钙和草酸钙结石；②磷酸镁铵结石；③胱氨酸结石；④尿酸结石。无论何种结石在 CT 图像上均表现为高密度，位于肾实质内或收集系统内，其中以磷酸钙结石密度最高，CT 值可达 1350HU，尿酸结石密度最低，CT 值在 300HU 左右。磷酸钙结石密度致密，边缘光滑，可呈层状或鹿角状；草酸钙结石密度致密，边缘不光，呈桑葚状或星状；磷酸镁铵结石密度稍致密，边缘欠光，可呈层状；胱氨酸结石密度欠均匀，外缘尚光滑；而尿酸结石密度不均，外缘欠光整。肾结石可阻塞尿路，产生肾盂、肾盏积水，扩张。积水严重时，肾盂、肾盏扩张可呈囊状，肾实质萎缩、变薄。

## 57

## 肾和输尿管积水 CT 的表现？ CT 与其他影像学方法比较有何优缺点？

尿路梗阻和由于排尿功能障碍而引起的肾和（或）输尿管积水是常见的泌尿系统疾病。尿路梗阻可发生于肾收集管道至尿道的任何部位，梗阻原因很多，如发生于腔道内的结石，发生于腔道壁的炎症、肿瘤、先天发育异常，或泌尿系腔外肿块、异常血管、纤维带压迫等，都可为梗阻原因。CT 对肾和输尿管积水检查的目的在于：①确定有无积水的存在及积水的程度；②明确梗阻原因及部位。

1. CT 表现

（1）轻度肾积水时，CT 可无阳性表现。

（2）中度肾积水时，CT 可显示肾盂、肾盏和（或）输尿管扩张，如增强扫描则造影剂排泄缓慢，肾实质密度减低。

（3）重度肾积水时，肾影增大，肾皮质变薄，肾盂、肾盏明显扩张，呈囊性或分叶状。增强扫描造影剂排泄极缓慢，皮质轻度强化，扩张的肾盂、肾盏需延迟扫描才可见造影剂充盈，但密度较低。

静脉肾盂造影是肾、输尿管积水的最主要检查方法，它可以初步明确肾脏功能及积水程度，并将阻塞的部位显示出来。但肾功能明显减退者，静脉肾盂造影则不显影，可采用逆行肾盂造影以显示梗阻部位及梗阻性病变。如显影仍不满意或无法插管，做经皮穿刺肾盂造影可达到诊断目的。

超声检查可判断肾脏大小及积水程度、梗阻部位，但对正常肾脏与轻度肾积水、肾外型肾盂和肾积水的鉴别有一定难度。

MRI 检查其冠状面图像可大致显示积水情况，横断面图像与 CT 基本相似。MRU（磁共振尿路造影）是一种较新的磁共振成像技术，它使含尿液的肾盏、肾盂、输尿管和膀胱等皆呈高信号，而背景结构均呈低信号，所得图像与静脉肾盂造影相似。它的优点是无需造影剂和 X 线辐射，适用于造影剂过敏、严重肾衰竭、儿童和妊娠者等。但图像空间分辨率相对较低。

2. CT 检查的优点

（1）可明确积水程度及梗阻部位。

（2）寻找梗阻原因，如结石、肾盂输尿管肿瘤或腔外梗阻性病变，如后腹膜肿瘤、淋巴结肿大压迫等。

（3）鉴别肾外型肾盂和肾积水，区分单纯肾积水、感染性肾积水或肾盂积脓。

（4）评估肾脏功能。

（5）不受肾功能限制。

3. CT 检查的缺点

（1）对轻度肾积水不敏感，易漏诊。

（2）CT 图像为横断面图像，不能显示肾积水全貌。

## 58

### 肾脏缩小的原因有哪些？如何鉴别诊断？

引起肾体积缩小的原因很多，常见的病变主要有：

1. 慢性肾盂肾炎　慢性肾盂肾炎的病理改变以肾瘢痕形成为特征，病变涉及肾间质、肾小管和肾小球。纤维瘢痕伴残留肾组织增生导致肾萎缩和肾变形。X 线片上可呈单侧或双侧肾脏缩小，边缘不规则，凹入处与肾盏相对应为本病特征。肾盂肾盏变钝而平，有扩大积水现象。

CT 检查可显示肾内瘢痕和萎缩凹陷的皮质相连续，肾皮质薄厚不均，以变薄为主，相应肾盏扩大。

2. 肾动脉狭窄　肾动脉狭窄是由于各种原因引起肾动脉管腔狭窄、肾脏血流量减少，使肾实质，特别是肾皮质萎缩而致肾体积缩小。常见的原因是大动脉炎。

X 线平片及常规静脉尿路造影仅能显示肾脏大小的变化，对该病诊断价值不大。一般在常规尿路造影后静脉内滴入含利尿剂的 5% 葡萄糖盐水 250ml（10 分钟内），然后摄片，可见患侧肾盂、肾盏内造影剂密度高，充盈好，而健侧密度较低。

肾动脉造影是诊断该病最准确的检查方法。它不但可以显示狭窄的肾动脉，而且可以显示是否有侧支循环及根据肾实质的显影浓度来估计肾功能。

3. 先天性肾发育不良　即肾发育不全，多为单侧，对侧肾脏代偿性增大。先天性肾发育不良时肾脏外形很小，但边缘光滑规则。静脉肾盂造影肾功能明显减低，肾盂容量小，肾盏亦小，但与肾脏缩小成比例，肾小盏多缺如，输尿管亦细小。

4. 肾结核　一部分肾结核晚期时，广泛的纤维瘢痕可使肾体积缩小，并可伴有钙化。其主要表现为肾体积缩小，外形不规则，肾功能明显丧失，肾盂、肾盏变形或不显影，多伴有大量钙化。

5. 肾静脉血栓形成　各种原因引起肾静脉血栓形成，使肾血液回流障碍，出现肾淤血性梗塞，肾组织高度水肿，间质纤维化，肾小管变性、萎缩，肾小球体积增大等。早期肾影可以增大，通常在 2 个月以后肾影变小。

X 线表现无特异性，静脉肾盂造影多不显影，逆行造影时肾盂、肾盏多正常。选择性肾静脉造影是诊断肾静脉血栓形成最可靠的方法，在血栓部位可见充盈缺损征象。CT 检查，肾静脉内可见软组织阴影，薄层动态增强扫描，可显示肾静脉内和下腔静脉内血栓，表现为充盈缺损影。肾周静脉侧支循环形成表现为肾周脂肪间隙内点状、弧线状或蜘蛛网状高密度影。

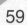
## 59

### 肺肾综合征的影像学检查有哪些？如何诊断？

肺肾综合征（Goodpastre syndrome）为少见病，最早于 1919 年 Goodpaster 首先报道，亦称肺出血 – 肾炎综合征。病因不明，是一种自身免疫性疾病，与病毒性流感有一定关系。由于肺泡基底膜与肾小球基底膜化学成分相类似，二者具有交叉抗原性，所以可同时受累。肾脏损害主要为肾脏肿大、苍白、柔软，表面光滑并有出血点，镜下病灶呈局灶性，进而呈弥漫性分布。肾小管上皮细胞混浊，间质中有炎细胞浸润以及间质纤维化等，最后类似慢性肾炎。肺体积增大，表面多数出血点，新旧不等，切面呈肺水肿状。镜下肺泡内出血，肺泡毛细血管基底膜断裂、溶解、间质纤维化。

临床上主要为反复咯血并伴有进行性肾衰竭的一系列变化，如咳嗽、发热、气促等，痰内可查出含铁血黄素细胞，以及出现血尿、蛋白尿、尿毒症等表现。

影像学检查以超声、X 线及 CT 为主，无特征性，需结合临床资料。肾脏表现为双肾增大，有出血性肾炎变化。超声检查特点是肾增大，表面不平整，肾皮质和中心区界限不清，回声增强，进而形成萎缩肾。肺检查以 X 线胸片及胸部 CT 为主，表现以双肺弥漫性结节状、斑片状及索网状阴影为主，病灶大小多为数毫米，大者可达十余毫米，边界不清，沿肺门周围向周边散布，肺尖部少见，类似肺水肿。病变吸收快，一般数日内吸收，但反复出现，最后形成两肺间质纤维化，可有肺动脉高压，右心增大等征象。

## 60

### CT 在诊断肾衰竭中的作用如何？

1. 在肾衰竭时，CT 扫描可以显示肾脏的大小和形态，动态 CT 扫描可以反映肾脏的功能状态。

2. 肾积水是肾衰竭的常见原因，CT 扫描可以确定是否是由肾积水引起的肾萎缩，以及肾萎缩的程度，梗阻的部位和病变。

3. 对肾结核自截肾、多囊肾、黄色肉芽肿性肾盂肾炎所致的肾衰竭，CT 可做出明确的病因诊断。

4. 对其他引起肾衰竭的病人，可提出初步诊断意见或进行鉴别诊断。如一个均匀缩小、边缘光滑的肾脏可为单纯性肾发育不全或肾供血不足所致的肾萎缩，如肾动态 CT 扫描显示肾动脉有狭窄时，则诊断明确；慢性肾小球肾炎进行肾移植后，肾脏也可缩小，边缘光整；而肾脏缩小、皮质变薄且不规则时，应考虑为慢性肾盂肾炎。

5. 对一些诊断不明确的病人，可根据 CT 扫描选择合适部位，做 CT 引导下的肾穿刺活检。

**61**

### 肾移植后影像学检查的意义如何？移植肾的正常 CT 及影像学表现怎样？

肾移植是目前治疗慢性肾衰竭最有效的方法。在新的免疫抑制剂应用之后，肾移植的两年存活率明显提高，可达 95%，但仍存在着术后并发症导致肾衰竭问题。影像学检查对肾移植术后的随诊观察，早期发现并发症有重要作用。超声检查为肾移植术后最常用的检查方法，它的最大优点是方便，可多次重复，而且无害。它可以观察肾脏大小、形态的变化，肾实质及肾盂结构，了解移植肾的血供情况及有无并发症的存在。

放射性核素检查可以了解移植肾的血流状况，肾小球的滤过状况及大致解剖形态。对急性排异反应、肾小管坏死等并发症的鉴别有很大帮助，尤其是尿漏。

CT 图像分辨率高，可清楚显示移植肾及其与周围结构的解剖关系，但不能准确显示肾脏的功能状况，动态 CT 因造影剂对肾功能有影响，使用受到一定限制。

MRI 被认为是有潜力的诊断肾移植术后并发症的检查方法，敏感性高，对肾周积液性质的鉴别有价值。例如，淋巴囊肿和尿性囊肿在 T1 加权图像上为低信号，T2 加权图像上为高信号；而脓肿和血肿在 T1 和 T2 加权图像上均为高信号。但 MRI 仍缺乏特异性，图像分辨率不及 CT。

移植肾的正常 CT 表现：

正常情况下移植肾位于髂窝内，多位于右髂窝。肾轴可以是水平的，也可为垂直。移植肾脏轮廓光整，密度均匀，CT 值在 30~40HU 之间。增强扫描皮髓质分界清楚，肾盂、肾盏形态正常，无受压及积水征象。移植肾与腰大肌界线清楚，如与膀胱接触可造成膀胱压迹。

**62**

### 肾移植术后并发症的 CT 表现有哪些？

肾移植术后的多种并发症是导致肾衰竭的主要原因，如排异反应、急性肾小管坏死、泌尿系统及血管系统并发症等。CT 检查对早期发现和诊断并发症有重要意义。

1. 排异反应　是受者体内对移植肾抗原产生的一系列免疫反应，按发生时间和程度可分 4 种类型。

（1）超急性排斥反应　异体移植肾一遇到受体的血，马上发生肿胀和青紫，在手术台上即可诊断，无需 CT 检查。

（2）加速性排斥反应　反应发生在手术后 1～2 天。CT 表现为肾显著增大，密度不均，肾窦受压，甚至可以发生肾脏破裂。

（3）急性排斥反应　在术后 1 周左右发生，极少数患者可为 1～2 天。CT 表现为肾体积增大，密度减低及肾窦受压。

（4）慢性排斥反应　发生在术后 6～12 个月。CT 表现为移植肾大小正常或缩小，密度增加。增强扫描时肾皮质增强不明显，皮髓质界限不清，如肾实质有坏死时，则密度不均，亦可表现为肾脏增大，甚至呈球形。

2. 肾周积液　肾移植后 50% 左右的病人可出现肾周积液，淋巴积液最为常见，其次为尿性囊肿、血肿及脓肿。

（1）淋巴积液　常见于术后 2～3 周，以移植肾的下极下部和内侧最常见。CT 上为水样密度积液围绕于移植肾下极。增强扫描无明显强化。

（2）尿性囊肿　常因血管损伤所致吻合口瘘或输尿管瘘所致。CT 表现为肾周囊性肿块，CT 值近于水。如移植肾分泌和排泄功能良好，增强扫描造影剂可进入囊内。

（3）血肿　肾移植后血肿多发生于肾包膜下或肾脏周围。新鲜出血 CT 表现为肾周点状、月牙形或弧形高密度影，如反复出血，则血肿密度不均。出血 2～3 周以后血肿密度逐渐减低。

（4）脓肿　较为少见，CT 无特异性。CT 上见移植肾周围含有液体肿块，肿块内可有分隔，如肿块内有气体存在，则有助于诊断。

3. 肾盂积水　可由输尿管吻合口水肿、狭窄，输尿管过长、扭曲、粘连，输尿管内血块、结石阻塞或肾周积液压迫等造成。CT 表现为肾盂、肾盏扩张积水。

4. 血管系统并发症　为晚期重要并发症之一。最常见的为肾动脉狭窄。肾静脉栓塞、吻合口出血、动-静脉瘘及假性动脉瘤等较少见。CT 对此诊断价值不大，如发现可疑，需做血管造影确诊。

## 63

### 膀胱癌的影像学表现有哪些？各种方法比较各有何特点？

膀胱癌绝大多数来源于膀胱黏膜上皮，以移行上皮癌最多见。肿瘤形态多为带蒂的乳头状，少数为广基底肿瘤，也有溃疡和浸润型。发生部位以膀胱三角区和两旁的侧壁最为常见，膀胱顶部和前壁极少发生。

膀胱癌的分期对指导临床正确治疗非常重要，目前国内最常用的分期法为 TNM 及 Jewett-strong-Mavshall 分期，见下表：

膀胱癌的分期

| TNM | J-S-M | 侵及层次 |
| --- | --- | --- |
| Tis | O | 表浅，局限于黏膜 |
| $T_1$ | A | 肿瘤局限于黏膜下层 |
| $T_2$ | $B_1$ | 膀胱壁表浅肌层受累 |
| $T_3$ | | 膀胱壁深层肌层轻度受累 |
| $T_{3a}$ | $B_2$ | 膀胱深部肌层浸润 |
| $T_{3b}$ | C | 膀胱周围浸润 |
| $T_4 M_1$-$N_3$ | $D_1$ | 邻近器官及盆腔淋巴结转移 |
| $T_4 M_1$ | $D_2$ | 远处转移 |

1. 静脉尿路造影　静脉尿路造影为膀胱癌最基本的检查方法。表现为膀胱内充盈缺损。较小者可呈乳头状，边缘较光整，偶可见蒂。较大者边缘多不规则，浸润生长可使膀胱内壁不整、僵硬，失去正常形态。广泛癌肿浸润可使整个膀胱内腔缩小。如肿瘤侵犯输尿管口，可产生输尿管、肾盂积水。静脉尿路造影在观察膀胱病变的同时可以发现泌尿系其他部位存在的病变，但对较小的肿瘤容易漏诊。不能对膀胱癌进行分期。

2. 逆行膀胱造影　逆行膀胱造影膀胱癌的表现同静脉尿路造影。一般应用较低浓度造影剂，以免掩盖较小病灶。但对较小肿瘤仍可漏诊，不能同时观察泌尿系其他部位的情况。

3. 双重对比膀胱造影　双重对比膀胱造影可更好地显示肿瘤，对早期病灶的显示优于静脉尿路造影和逆行膀胱造影。

4. 超声　超声检查表现为膀胱透声暗区内出现肿瘤光点，并可根据肿瘤附着的轮廓光带来大体判断肿瘤对膀胱壁的侵袭。但对浸润程度的估计能力不够理想，对有膀胱刺激征及膀胱容积较小者检查不满意。

5. CT　CT 检查一般无需使用造影剂即可显示突入膀胱腔内的肿瘤，检查时一定要使膀胱充盈良好，对较小肿瘤要采用薄层扫描。

膀胱癌表现为突入腔内的肿块，可为单个或多个，肿块较小时为乳头状，密度均匀，轮廓较光整。肿块较大时则边缘多不规则，呈菜花状。中央可有液化坏死区。较大表浅肿瘤可牵拉膀胱，使轮廓发生改变。晚期可见肿瘤组织充满膀胱。增强扫描肿瘤有轻度强化。当肿瘤累及黏膜下层及肌层时，可表现为膀胱壁增厚。

正常膀胱与其外脂肪有一清楚的分界，当肿瘤突破膀胱壁向外侵袭时，出现此分界模糊，并在膀胱周围脂肪内出现软组织密度块影。

膀胱癌晚期可侵袭其他邻近器官。累及前列腺表现为前列腺增大、变形，与膀胱肿块相连接。侵及精囊时，膀胱精囊角可被软组织充填、消失，精囊后移。盆腔淋巴结转移时可使其增大，一般 > 15mm 有意义。

CT 检查对肿瘤分期有一定限制，不能区别限于黏膜及侵袭黏膜下层病变，对侵及肌层病变，亦不能区分肌层的深度，故对区分 A、B 期病变较困难，可将 $B_2$ 期以前与 C、D 期病变区分开来。对壁外浸润和向盆腔侧壁蔓延估计较准确。

6. MRI　MRI 在形态上与 CT 表现相似。T1 加权图像呈中等信号，信号强度介于尿液与脂肪之间，T2 加权图像上肿瘤组织信号升高，与尿液相似或稍低。正常膀胱壁为低信号环，当此环中断、破坏时，就应考虑膀胱壁受累。如膀胱壁与高信号脂肪界面模糊或脂肪信号中出现灰色信号团块，则为肿瘤穿破膀胱壁侵袭周围组织。侵及精囊时表现为 T2 加权图像上正常高信号精囊被低信号的肿瘤组织所取代。

MRI 可显示肿瘤在肌层浸润的深度，能较好显示深部肌层受累情况，可将 $B_2$ 期与 O、A、$B_1$ 期分开。对肿瘤壁外侵袭具有较高的敏感性及特异性。故 MRI 在肿瘤的分期判断上优于 CT。

CT 与 MRI 可随诊发现肿瘤的复发。MRI 在鉴别复发与纤维瘢痕上优于 CT。MRI 能区别 CT 不能判定的积液和软组织肿块，积液在 T2 加权图像上显示为高信号，较一般软组织肿块信号强度高。

对侵袭黏膜或黏膜下层（$T_1$）的膀胱癌 MRI 亦难以与侵袭肌层表面者（$T_2$）区别。如低信号强度的膀胱壁不连贯可诊断为肌层深部受侵（$T_{3a}$）。

## 各种影像学方法在检查正常肾上腺及诊断肾上腺病变的价值怎样？

肾上腺位于腹膜的后方，附着在两侧肾脏上极前上方，包在肾旁筋膜内。左侧多为半月形，右侧为三角形或锥形。长约 5cm，宽约 3cm，厚 0.5~1.0cm，重 5~7g。

1. X 线表现　X 线平片除发现明显钙化外，一般不能发现病变。静脉尿路造影只有当肾上腺肿块较大时，可推移肾脏，在与肾肿瘤鉴别时有一定价值。

2. 后腹膜充气造影　右侧肾上腺为三角形，略小于并低于左侧。左侧肾上腺似三角形或半月形。肾上腺周边呈内凹状，棱角较尖锐，密度均匀，部分隐约可见有网状间隔。正常肾上腺的正面面积右侧平均为 4.2cm²（正常范围为 2.0~7.8cm²），左侧平均为 4.3cm²（正常范围为 2.0~8.7cm²）。该方法因操作复杂，现已被超声、CT、MRI 等取代。

3. 肾上腺动脉造影　肾上腺动脉变异较大，通常有肾上腺上动脉、肾上腺中动脉和肾上腺下动脉几支供给。肾上腺下动脉为最主要的供血来源。肾上腺实质在采用大剂量造影时可表现为均匀性密度增高影，显影时间较肾实质显影略迟。该方法目前主要用于当肿瘤很大不能确定起源时和肿瘤很小，超声、CT 未能发现或怀疑有移位肾上腺时。

4. CT　肾上腺的位置比较固定，右侧肾上腺位于右肾上极上方，肝右叶内侧，右膈肌角外侧，下腔静脉后方，常呈倒置的 Y 形和线条形，三角形罕见。左肾上腺位于左肾上极上方，但可伸展到上极前方，左膈角外侧，脾血管及胰尾后方，多为三角形和倒置的 V 字形。正常肾上腺密度均匀，边界清楚。内、外侧支厚度均匀，边缘稍稍内凹或平直。CT 可清楚显示肾上腺的大小、形态及密度，是肾上腺病变影像学检查最佳方法之一，对皮质增生及小结节或腺瘤的显示远较超声敏感。

5. 超声　正常肾上腺声像呈新月形或三角形，隐约可见灰白色边缘；约（1.0~1.5）cm×3cm，内部回声呈致密、均匀细小光点。超声对肾上腺病变的定位、定性能力不如 CT。

6. MRI　肾上腺在 MRI 横断面上的形态表现、位置及大小与 CT 相仿。在冠状面图像上，位于双肾上极内上方，多为人字形和三角形。肾上腺在 T1 加权图像上表现为均匀一致的中等信号强度，比肝信号更低一些，T2 加权图像上信号增高，比肝脏信号更高，与周围的后腹膜脂肪和肾周脂肪不易区别。MRI 目前作为一种补充检查手段用于肾上腺病变的诊断，对肾上腺肿瘤的显示率较高，对原发性醛固酮增多症和皮质醇增多症的鉴别也有一定意义。

## 65

### 肾上腺肿块如何定位诊断？

肾上腺病变几乎都是以肿块的形式出现。当肾上腺区出现肿块时，鉴别肿块是起源于肾上腺还是肾上腺外其他脏器非常重要。在各种影像学检查中，CT 对肾上腺区肿块的定位诊断较其他影像学检查方法准确。一般情况下，肾上腺肿块小于 2cm 时，一部分肾上腺形态和大小仍正常，肿块与肾上腺关系明确；肿块在 2~5cm 时，正常肾上腺形态消失，但肿块仍局限在肾上腺区域，周围解剖关系清楚；当肿块进一步增大，该区域解剖间隙消失，对肿块的定位诊断有一定困难。

常见的易与肾上腺肿块混淆的病变有：

1. 肝脏肿瘤　肝右叶内下段和尾叶肿瘤向外生长，占据 Glission 窝时，可与肾上腺肿块混淆。鉴别点为：

（1）肝脏肿瘤很少出现下腔静脉移位，如有移位为向后移，而大的肾上腺肿块将下腔静脉向前、内推移。

（2）肾上腺肿块中心层面扫描可见与肝脏之间有脂肪层间隙。

（3）肝脏肿块常侵袭和推移肝内血管。

（4）肾上腺肿块可越过中线向对侧生长，肝肿瘤则极少见。

2. 肾上极　较大的肾上腺肿块可压迫肾上极向下移位而类似肾肿块。但肾上腺肿块将肾向下推移，肾内结构正常，而肾上极肿瘤往往压迫、推移肾盂、肾盏，矢状或冠状面图像重建，可将肾上腺和肾肿块区别开。如肿块与肾上极交界面存在或交界角为锐角，则为肾上腺肿块。

3. 脾肿大　脾肿大，尤其是脾结节肿大时易与左肾上腺肿块混淆。脾结节肿大在平扫及增强扫描时其密度与脾一致。

## 66

### 肾上腺肿块如何定性诊断？

CT 及 MRI 检查除了可以了解肾上腺肿块的部位、大小外，对肾上腺肿块的性质，尤其是良、恶性肿瘤的鉴别较为可靠。常见的肾上腺肿块有：

1. 肾上腺腺瘤　在 CT 上肾上腺腺瘤一般较小，呈圆形或椭圆形肿块，可有分叶，边缘清楚，密度均匀，呈等密度或稍低密度。增强扫描肿瘤可有轻度强化。

MRI 在肾上腺腺瘤的诊断上不如 CT。它主要是依靠形态学改变进行诊断。肿瘤的信号与正常肝非常接近，T1、T2 加权图像上分别为低信号和等信号，偶尔在 T2 加权图像上可为高信号。

2. 嗜铬细胞瘤　嗜铬细胞瘤一般较大，在 CT 上表现为圆形、椭圆形或分叶状肿块，边界清楚，密度多不均匀，以等、低密度为主。如有出血、钙化可出现高密度。增强扫描肿块有明显不规则强化，使病变密度更不均匀，肿瘤边缘多明显增强。嗜铬细胞瘤的强化幅度在肾上腺肿块中最高。

嗜铬细胞瘤在 MRI 的形态表现与 CT 相仿，但因其血供丰富，信号的改变有一定特点。T1 加权图像上为与肝、肾相似的等信号，T2 加权图像上为明显高于肝、肾的高信号。因有 10% 左右的嗜铬细胞瘤为异位嗜铬细胞瘤，MRI 多平面直接成像，可较全面地反映后腹膜腔全貌，显示范围大，故在寻找异位嗜铬细胞瘤方面有较大优势。

3. 肾上腺腺癌　肾上腺腺癌一般体积较大，多大于 5cm，密度不均，与周围器官分界不清。增强扫描强化不明显。MRI 上 T1 加权图像多为等信号，与肝脏信号相仿，有坏死为低信号，有出血为高信号。T2 加权图像上信号明显增高，大大高于与之相邻的肝脏信号强度。与嗜铬细胞瘤不易鉴别。

4. 肾上腺转移癌　肾上腺转移癌双侧发病多见，病灶常较小，呈圆形或椭圆形肿块，密度较均匀，边缘清楚。单发者与其他肾上腺肿瘤不易鉴别。MRI 表现与肾上腺癌相似，T1 加权图像为等信号，T2 加权图像信号明显增高。

5. 肾上腺髓性脂肪瘤　肾上腺髓性脂肪瘤为罕见无功能肾上腺良性肿瘤。肿瘤内含有大量脂肪组织。CT 表现为病灶大小不一，类圆形，边界清楚，混杂密度，内含有脂肪，CT

值在 -30 ～ -40HU 及以下。增强扫描软组织部分有强化，脂肪区无明显强化。

MRI 可显示脂肪组织特征。T1 加权图像上为高信号，T2 加权图像上亦为高信号，并随回波时间延长，信号逐渐减弱。

6. 肾上腺囊肿　肾上腺囊肿较少见，为圆形、卵圆形肿物，CT 上呈均匀水样密度，增强扫描无强化。

MRI 检查 T1 加权图像上为低信号，T2 加权图像上为高信号，并随回波时间延长，信号逐步增强。

7. 肾上腺结核　肾上腺结核分增生性改变和萎缩性改变。增生性改变表现为肾上腺区肿块。在 CT 上主要表现为双侧肾上腺增大，出现肿块，形态不规则，密度不均匀，其内可见钙化及低密度干酪样坏死区。

MRI 检查，在 T1 加权图像上信号较肝脏高，T2 加权图像上信号增高更明显。

## 67

### 皮质醇增多症如何定性诊断？

皮质醇增多症是肾上腺皮质分泌糖皮质激素过多所致。其病因主要有：①肾上腺本身病变引起肾上腺皮质激素分泌过多；②垂体 ACTH 或异位 ACTH 分泌过多，促使肾上腺皮质增生和皮质醇分泌增加。肾上腺本身引起皮质醇增多症的病变主要有肾上腺皮质腺瘤、肾上腺皮质增生和肾上腺皮质腺癌。

临床表现为向心性肥胖、满月脸、水牛背、锁骨上脂肪垫增厚、高血压、皮肤紫纹、骨质疏松、月经紊乱等。

CT 表现：

1. 肾上腺皮质增生　CT 上通常为双侧改变，肾上腺腺体增粗、延长，轮廓圆钝或外缘轻度隆起，腺体密度均匀。增强扫描强化不明显。

2. 腺瘤　10%～15% 的皮质醇增多症为腺瘤。CT 表现为 2cm 以上境界清楚，密度均匀的低密度实质性肿块，多为圆形或椭圆形，增强后可有轻到中度强化。

3. 肾上腺皮质腺癌　肿瘤多较大，可有出血、坏死和钙化，故病灶密度常不均匀。增强后强化不均匀。如肿瘤突破包膜，边缘则模糊，可有邻近脏器的侵犯和肝、肺、淋巴结等转移灶。

## 68

### 肾缺如的影像学表现有哪些？

肾缺如双侧者难以存活，生后短期死亡，故临床上肾缺如为单侧，亦称孤立肾。肾缺如常合并泌尿生殖系统畸形。临床上肾缺如常无症状,因对侧肾有代偿性肥大,可被误认为腹部肿块。

1. X线表现　平片可见一侧肾影缺如,对侧肾影相对增大;静脉尿路造影示一侧肾脏不显影,对侧肾脏包括肾盂及输尿管均有扩大;逆行性尿路造影,缺如侧的输尿管呈盲端且管径较正常为细;腹主动脉造影可见缺如侧无肾动脉发出。

2. CT、MRI表现　CT平扫示缺如侧肾床内肾影缺如,其空间为周围组织如腹内脂肪、胰体尾或肠管所充填,同侧肾上腺多明确显示,对侧肾即孤立肾则较正常为大;增强检查,孤立肾正常强化,其他部位找不到正常肾影。MRI表现同CT。

肾缺如需与一侧肾发育不全及肾异位鉴别。

## 69

## 异位肾的影像学表现有哪些?

异位肾多位于盆腔、骶髂部,极少数位于胸腔。临床上多无症状,但易并发感染和结石,或以腹部肿块就诊。

1. X线表现　平片可示异位侧肾区无肾影,而于盆腔、下腹部、膈下或膈上可见软组织肿块影。静脉尿路造影,可见异位肾的肾盂、肾盏及输尿管显影,由于多同时伴肾旋转异常,所以肾盂、肾盏的形态有别于正常。低位的异位肾显示同侧输尿管较短,且无明显折曲。腹主动脉、肾动脉造影异位肾动脉多有起源异常,常起源于髂动脉。

2. CT、MRI表现　CT平扫显示肾床内无肾影,而为脂肪、肠管、胰腺等结构占据,肾上腺位置正常。于盆腔、下腹部、膈下或胸内可见肿块影,其密度类似正常肾脏。增强检查,其强化形式和程度与正常肾脏相同。MRI表现同CT。

异位肾需与肾下垂进行鉴别。

## 70

## 游走肾的影像学表现有哪些?

游走肾是异常的肾动脉供应及肾脏被异常的腹膜包裹所致。因有较长的异常血管,肾在腹腔内有较大的活动度。临床上可有腰腹部疼痛,易并发感染和结石,腹部可触及肿块。

1. X线表现　静脉尿路造影检查,改变体位的正、侧位摄影显示游走肾的肾盂、肾盏有很大的活动度。输尿管长度正常。

2. CT、MRI表现　可显示位于腹膜腔内异常位置的肾脏及可能并发的肾盂积水。肾脏形态大致正常,但有明显的旋转不良。

## 71

### 额外肾的影像学表现有哪些？

额外肾又称附加肾，极为少见。额外肾有独立的血供、收集系统和肾被膜，它与同侧正常肾完全分开，或有疏松结缔组织与它相连。额外肾常较正常肾小，可位于正常肾的头侧或尾侧，可合并输尿管异常。一般无临床症状，合并感染、积水、下垂、结石的机会较正常肾脏为多。临床上常以发热、疼痛、尿路感染、腹部肿块就诊。

1. X 线表现　平片往往不能显示。静脉尿路造影可清楚显示本病。同一侧肾区有两套肾盂及输尿管，对侧肾同时存在。若上方肾盂和输尿管扩张积液，则静脉尿路造影可不显影。腹主动脉造影可见来自腹主动脉的供血动脉。

2. CT、MRI 表现　可见同一侧有两个分离的肾和输尿管，对侧肾同时存在。额外肾常较正常肾小。

## 72

### 融合肾的影像学表现有哪些？

融合肾中最常见的是马蹄肾，其特点是两肾的上极或下极融合，以下极融合多见。如果两肾上下极均融合则成盘状肾，一侧肾的上极与另一侧肾的下极相融合成乙状肾或"L"形肾，但均少见。马蹄肾因肾盂受肾融合的影响，不能正常旋转而位于肾盂前方，输尿管较正常为短。肾动脉可来自髂动脉或腹主动脉分叉处，少数可来自肠系膜下动脉。临床上可无症状或因腹部肿块就诊。部分病人可有尿路梗阻、感染表现。

1. X 线表现　平片上肾影位置较低且肾脊角发生改变，两肾下极斜向内侧，在峡部横跨中线处可见局部腰大肌影中断。静脉尿路造影两侧肾盂位置比正常低且靠近。肾脏长轴延长线与正常相反，两肾下极向中线内收，呈倒"八"字形。因旋转不良，肾盏可与肾盂相重。

2. CT、MRI 表现　CT 和 MRI 能完整显示马蹄肾。两肾位置较正常明显降低，两肾上极相互距离无明显改变，向下逐渐靠拢，并在下极显示两肾融合的峡部。肾脏明显旋转不良，肾盂直接向前，略偏向内。

## 73

### 肾发育不全的影像学表现有哪些？

肾发育不全指肾体积发育小，小于正常的 50% 以上。临床上可无症状或有高血压、结石、感染等表现。

1. X 线表现　平片示一侧肾影小，对侧肾影增大。静脉尿路造影检查，病侧肾功能较差，肾盂、肾盂及输尿管均显示细小，肾皮质菲薄，肾大盏常缺如，肾小盏呈杵状，可直接自肾盂分出。输尿管亦相应变小。

2. CT、MRI 表现　CT 上可以看见肾实质和肾窦普遍有缩小，边缘可以光滑和形态不规则，增强 CT 扫描肾皮质变薄，肾盂小，肾血管细小，输尿管也细小。但有时肾脏过小，为 1～2cm，又是异位肾，CT 上可能显示困难。MRI 与 CT 表现相似。

肾发育不全需与肾萎缩进行鉴别。

**74**

## 肾盂、输尿管重复畸形——重复肾的影像学表现有哪些?

肾盂、输尿管重复畸形又称重复肾，较为常见。为一个肾脏分上下两部，各有一套肾盂和输尿管，重复输尿管可相互融合也可分别汇入膀胱。一般上段肾盂小于下段，上肾段肾盂输尿管常有积水。

1. X 线表现　平片无特殊发现。静脉尿路造影是确诊本病的最佳检查方法，可显示同一侧肾区有两套肾盂、肾盏及输尿管，并可见两支输尿管汇合或分别进入膀胱。一般上肾盂小，发育不良，肾盏短粗，并可有肾盂积水，而下肾盂形态多近似正常。有时上方肾盂和输尿管扩张积水，则静脉尿路造影可不显影。

2. CT、MRI 表现　CT、MRI 扫描可见患侧肾较长，有两个肾盂，其中一个肾盂常常发育不良，可呈球形扩张，与之相连的肾盏显示不清，两肾盏移行至肾门与两条输尿管相连，两输尿管可分别下行入膀胱，也可合二为一形成一条输尿管入膀胱，但是 CT 扫描图像不够直观，不典型者可能漏诊。MRI 冠状位可清晰显示肾盂及输尿管形态，以明确诊断。

**75**

## 肾旋转不良的影像学表现有哪些?

最初胎儿期肾门是前位的，位于肾的腹侧，当肾上升时，肾门转向前内侧，若旋转受阻即为肾旋转不良。临床上一般无症状，但可发生肾盂积水、结石和感染等并发症，产生相应症状。

1. X 线表现　静脉尿路造影可见肾盏转至肾盂内侧，肾盏指向前、后或内侧，且部分或大部与肾盂重叠。输尿管从前位发出，输尿管上段或上中段有不同程度外移。

2. CT、MRI 表现　CT 和 MRI 可见肾门的朝向异常，向前或其他方向。

## 76

### 单纯肾囊肿的影像学表现有哪些？

单纯肾囊肿非常常见，临床上一般无症状，囊肿较大时可有腹部肿块、血尿、高血压等。囊肿可为单发，亦可双侧多发，多位于肾皮质内。

1. X 线表现　X 线平片，较大囊肿可使肾轮廓发生改变，肾外形局部扩大呈圆形或椭圆形。囊肿壁发生钙化表现为肿块边缘处有弧形条状钙化影。尿路造影检查，单纯性囊肿的表现与囊肿的位置及大小有关，较小的或主要向肾外方向生长的囊肿不造成肾盂、肾盏改变；若囊肿位置较深，可使相邻肾盏、肾盂明显变形，如拉长、缩短、扩大和压扁等，但不造成肾盂肾盏破坏，肾盏的末端多完整。

2. CT 表现　为肾皮质内圆形、椭圆形低密度灶，多为水样密度，CT 值介于 0 ~ +15HU 之间。囊肿与肾实质分界锐利，轮廓清晰，边缘光滑，囊肿壁薄，一般难以显示。囊肿可以单发或多发，累及一侧或双侧肾脏。增强检查，病变无强化。单纯性囊肿偶可发生出血、感染和钙化而转变为复杂性囊肿，表现囊壁增厚、钙化，囊内密度增高，并偶可见气泡影，增强扫描无强化。

3. MRI 表现　为肾皮质内圆形、类圆形异常信号，可凸出于肾表面，形成囊样突起，边界清晰，内壁光滑，T1WI 呈均匀低信号，T2WI 呈明显高信号，病变大小变化很大，可小至两三毫米，也可大至七八厘米。增强扫描，肾囊肿薄壁及囊液均不强化，依此与肾脓肿厚壁强化相鉴别。肾囊肿发生出血，则 T1WI 信号呈稍低、中等至高信号，T2WI 在急性期呈低信号，以后信号逐渐转高；可出现液平面；出血机化后可形成纤维带，易误诊为肿瘤。如发生感染，因蛋白成分增多，T1WI 信号也将增高，T2WI 呈不均匀高信号，囊肿内亦可出现纤维条索，需与多房分隔肾肿瘤鉴别。

肾囊肿发生出血，则 T1WI 信号呈中等至高信号，如发生感染，T1WI 信号也将增高，两者有时鉴别困难。

## 77

### 多囊肾的影像学表现有哪些？

1. 成人型多囊肾　成人多囊肾为常染色体显性遗传病，双侧肾脏同时发生。尿毒症为主要临床表现，其次为腹部肿块、高血压、疼痛、血尿和尿路感染。多囊肾常合并多囊肝。病理上多囊肾表现双肾有多发大小不等囊肿，早期囊肿间仍有正常肾实质，晚期全部肾实质几乎完全为大小不等的囊肿所替代。

（1）X线表现　平片可示双肾影明显增大，轮廓成波浪状。静脉尿路造影可见双肾功能减低，因此肾盂肾盏显影不够满意，需做逆行肾盂造影。尿路造影表现为双侧肾盏的缩短、消失、受压、延长及肾盂受压、扭曲、移位或扩大，如肾盂、肾盏移位、拉长、变形和分离，可呈"蜘蛛足"样改变。

（2）CT表现　为双肾体积增大，肾实质内有多发大小不等的圆形和卵圆形低密度区，CT值可与水相似或为高CT值，后者可因囊内出血，内含高密度黏液、蛋白，囊内感染或部分容积效应所致。囊壁可有钙化。肾盂、肾盏由于多发性囊肿受压变形，收集系统内可有结石并存。增强扫描后囊肿本身密度无变化，囊肿间肾组织根据肾功能情况可有不同程度的增强，如患者同时有肝、胰的囊性病变也能一并显示。

（3）MRI表现　为双肾增大，表面凸凹不平，外形欠规则，肾内满布大小不等肾囊肿，呈长T1长T2信号，肾实质萎缩、结构紊乱。如发生出血，游离稀释的正铁血红蛋白（MHb）在所有序列均呈高信号。

2. 婴儿型多囊肾　为常染色体隐性遗传型多囊肾，多见于6个月以下的婴儿，均为双肾受累，肾脏基本病变为肾小管增生及囊柱状扩张，常伴肝门周围纤维化及肝内胆管囊状扩张。

（1）X线表现　平片双侧肾影对称性增大，下极可达盆腔，肾外形成分叶状。静脉尿路造影肾实质显影期明显延长，肾实质增厚，密度不均，见自肾门向周围呈弥漫性放射状排列的条状及斑状小囊构成的致密影。造影剂分泌期延迟，肾盂、肾盏影淡，轮廓不清，可延迟至3~8小时渐充盈，常有变形，拉长。

（2）CT表现　双侧肾脏对称性明显增大，肾实质密度减低，肾盂较小，多数无囊性发现。增强扫描肾实质显影期延长，皮髓质分界不清，随后可见多发的、扩张的肾小管密度增高，呈放射状分布。

（3）MRI表现　双肾增大，T1加权像呈细蜂窝样结构，T2加权像呈不均匀高信号。

## 78

## 髓质海绵肾的影像学表现有哪些？

髓质海绵肾是一种以收集管扩张为特征的肾髓质发育异常，80%以上双侧患病，多发生在40~50岁，易继发感染和结石。临床有反复发作的肉眼和镜下血尿，可出现肾绞痛、腰痛、尿路感染症状，多数肾功能正常。

1. X线表现　平片表现为肾脏增大或正常，可见钙化或结石影，位于肾小盏锥体部分，呈簇状、放射状，自沙粒状至1.0cm大小，个别结石可破入肾盂肾盏内。静脉尿路造影显示造影剂在肾锥体扩张的小管内形成扇形、花束样、葡萄串状和镶嵌状阴影，肾小盏可增宽，杯口可扩大突出，囊间互不相通，由于结石密度不均匀，边缘不整齐，环绕于肾盂肾盏周围的多数囊腔似菜花状。大剂量静脉尿路造影更能清晰显示上述特点，逆行肾盂造影意义不大。

2. CT 表现　平扫两肾正常或髓质钙质沉着，典型者呈花束状排列。增强扫描可见钙化周围扩张的收集管内造影剂聚集，造成钙化影增大的假象，从乳头伸向髓质的低密度囊状影代表未显影的扩张肾小管，而增强的条影则代表造影剂在扩张肾小管内的聚集，CT 还可显示乳头钙化及其他脓肿并发症等。本病需与肾钙盐沉着、肾盏内散发性小结石鉴别。

3. MRI 表现　MRI 可见双肾髓质内呈长 T1、长 T2 囊状扩张，小结石呈双低信号，薄扫有助于发现病变。

## 79

### 肾髓质囊性病变综合征的影像学表现有哪些？

肾髓质囊性病变综合征是一组形态学和病理学表现相似，但遗传方式、年龄分布、临床表现不同的症状群，包括髓质囊肿性病变、肾萎缩和肾、视网膜发育不全。临床上以隐匿性进行性肾功能不全为特征，有多尿、多饮、严重贫血和肾衰。

因本病伴肾衰，静脉尿路造影应用价值有限。CT 表现为两肾缩小，轮廓光滑，髓质或皮髓交界区处有大小不等的囊肿，肾皮质变薄，皮髓无明显分界。偶尔造影剂积聚于扩张髓质小管，延迟扫描可有类似髓质造影表现。

## 80

### 多发囊肿性肾发育不良的影像学表现有哪些？

多发囊肿性肾发育不良也称肾发育不良或多发囊肿肾。多为新生儿腹部肿块的常见原因。临床特点为患侧泌尿系统先天异常。

CT 可见正常肾组织被异常肿块所替代，肿块大小不等，水样密度，其间可见分隔，并可增强。成人患者可见囊壁钙化。肾脏无功能，有时可血管蒂异常。对侧肾代偿性肥大。

## 81

### 多房囊性肾瘤的影像学表现有哪些？

多房囊性肾瘤为一种少见的良性肾肿瘤，其特点为包膜完整、有纤维基质和多个分隔。发病年龄多见于 3 个月 ~ 4 岁，40 ~ 90 岁，儿童常表现为无症状性腹部肿块，偶尔出现疼痛、血尿、高血压和尿路感染。成人表现为腹部肿块和血尿。

CT 表现为肾内界限清楚的囊性肿块，常有厚包膜构成囊壁。囊内分隔厚度不一，密度常低于正常肾实质。间隔和包膜常有增强。老年者可有钙化。

**82**

## 肾母细胞瘤的影像学改变有哪些？

肾母细胞瘤又称 Wilms 瘤、肾胚胎瘤、肾肌肉瘤，为起源于间胚叶组织的恶性肿瘤，多发生于 1 ~ 5 岁儿童。早期无症状，肿块常为最早的发现，少数可有腹痛、血尿、高血压、贫血及低热等。

1. X 线表现　X 线平片可见腰部膨隆，并可有病变区腹壁脂肪线的消失，肾轮廓增大失去正常形态。静脉尿路造影可见肾功能减退，肾盂肾盏显影欠佳或不显影，显影的肾盂肾盏有受压移位，肾盂肾盏可有单向偶尔多向移位、伸长、分离、变形、旋转和扩张等改变。其中伸长、变形、分离、即所谓"爪形征"尤为重要，常由此提示为肾内肿物。残余的肾脏绝大多数向内后、上或下移位，偶见外移，向内侧可越过中线。肿瘤压迫或侵入肾盂、肾盏或输尿管时，引起部分或全部肾盂肾盏轻至中度扩张，扩张的肾盏大多聚集在肾的中央和一端或呈杂乱排列，不同于其他尿道梗阻的肾盂积水。肾盂肾盏被肿瘤侵袭时外形模糊，形态不完整，或呈散在小块致密影，难以分辨出肾盂肾盏的结构。

2. CT 表现　CT 可清楚显示肿瘤的位置和范围。平扫时表现为肾区向周围生长的实性或囊实性肿物，少数以囊性病变为主（囊肿型）。肿瘤累积肾的一部分或几乎整个肾脏，瘤体一般较大，巨形者向前可抵腹壁向内超越中线；同时向上、下伸展，压迫肝右叶后段或居胰、胃、脾间区，向下进入盆腔。轮廓多较光滑，或大分叶，截面呈边缘清楚的圆形或椭圆形肿块，肿瘤密度低于或接近肾脏，瘤内密度不均匀，出血、坏死、囊变形成瘤内更低密度区。少数病例肿物内可见钙化或低密度的脂肪组织。残余的肾脏见于瘤体周围或上、下极内，平扫时与肿瘤的分界不清。部分病例肾盂肾盏扩大。当肿瘤突破包膜时，则表现为边缘毛糙不清，并推移侵入邻近组织、器官及腹膜后淋巴结肿大。增强扫描，肾母细胞瘤血供不丰富，肿瘤实体部分强化较轻，与明显增强的肾脏形成鲜明对比，勾出清楚的肿物边界，未受累肾部分的 CT 值可高达 120HU 以上，表现为肿瘤周边的新月形或厚薄不等的半环状高密度影，称边缘征。肿瘤起自肾中部时，肾可外移。瘤包膜可强化，肿瘤内出血、坏死，囊变区无强化，显示更清楚。在肾盂显影期可见肿瘤对肾盂、肾盏的压迫、撑长、移位、扩张等表现。肿物包膜的边缘不规则，或肾周脂肪模糊、狭窄、消失、肾筋膜增厚，提示肿瘤外侵。IVU 不显影的肾脏，在 CT 扫描可显示巨大肿瘤取代了全部肾脏结构，并常伴有出血和坏死。

3. MRI 表现　MRI 表现与 CT 类似，其 T1WI 呈稍低信号，T2WI 呈稍高信号，肿瘤较大时内部因发生出血、坏死，信号常不均匀。

### 83

#### 肾淋巴瘤的影像学改变有哪些？

肾淋巴瘤较为少见，由于肾脏缺乏淋巴组织，原发性肾淋巴瘤较少，多为继发于全身淋巴瘤，最常见者为淋巴瘤的血行播散累及肾脏。在临床上肾淋巴瘤累及肾时，常无明显症状。病理上肾淋巴瘤起始时为肾皮质部的单发或多发的淋巴瘤结节，肾附近腹膜后腔的淋巴瘤也可直接侵犯肾脏的肾盂附近，继而进入肾髓质或直接穿透肾包膜而进入肾皮质。原发的肾淋巴瘤常与腹膜后肿大的淋巴结同时存在。X 线表现有时可像多囊肾。

1. CT 表现　肾淋巴瘤 CT 上可表现多发结节、单发结节、邻近组织淋巴瘤直接蔓延及弥漫性浸润。CT 平扫见肾内多发结节，大小不一，较小的位于肾皮质，较大时使肾外形发生变化，形成外隆起或整个肾脏增大。这些结节平扫时呈稍低密度，与肾实质分界模糊，增强扫描轻度强化，CT 值增加 10～30HU。肾孤立性结节表现为其外形为不规则的低密度区，增强时密度仍低于正常肾实质。邻近组织淋巴瘤直接蔓延时肾门附近可见巨大的淋巴瘤肿块存在，与肾融合不易分开，也可将肾包围或推压移位。肾或输尿管可受累，形成梗阻性肾积水。其 CT 表现不易与肾细胞癌鉴别。

2. MRI 表现　患肾显著增大，皮髓质界限不清，坏死少见。肿瘤 T1WI 像呈等或低信号，有文献报道 Burkitt 淋巴瘤在 T1 上呈较高信号；T2WI 各家报道不甚一致，可呈长 T2 高信号，也可呈等或略低信号或不均匀的等信号。肾周常受累，部分肿瘤与后腹膜肿大淋巴结融合成一体，腰大肌常受侵。因淋巴瘤为少血供肿瘤，增强扫描强化程度不明显，呈轻微不均匀弥漫性强化，始终低于肾实质，无中心坏死及极少出现瘤栓。约 50% 的肾癌为少血供肿瘤，无法与肾淋巴瘤鉴别。

### 84

#### 肾转移癌有哪些影像学特点？

肾转移癌并不少见，常见的原发恶性肿瘤为肝、乳腺、肺、胃、子宫颈、结肠、胰腺等。常为多发、双侧。

X 线无特征性，血管造影时典型表现为小的、多发的无血管区。CT 扫描平扫肾实质内单发或多发等密度或稍低密度结节，如结节较小无肾轮廓改变时，难以发现，如结节较大，可出现肾轮廓改变。增强扫描，病灶轻度均匀强化，CT 值常提高 5～15HU，呈密度均匀、边界光滑清晰的低密度灶。MRI 表现为多发或单发实性肿物，MRI 信号缺乏特异性，常表现为等或长 T1、长 T2 信号。单发时与肾癌无法鉴别。

## 肾静脉血栓形成在影像学上有何特点?

肾静脉血栓形成最常见的原因为肾病综合征,也可见于高凝状态、腹膜后肿瘤、炎症及下腔静脉血栓蔓延等。临床表现主要有肾病综合征、腰痛和上腹部痛、血尿、肺梗死及其他部位的静脉血栓形成。

1. X 线表现　静脉尿路造影急性期患侧肾脏增大,肾实质显影时间明显延长。慢性期如静脉阻塞程度严重,肾脏可萎缩,少数病人静脉尿路造影结果可正常。当侧支循环形成后输尿管静脉可扩张压迫输尿管产生压迹。下腔静脉造影可显示肾静脉阻塞,选择性肾静脉造影,肾静脉内可见充盈缺损。

2. CT 表现　CT 可见肾静脉内低密度条状影或充盈缺损,肾静脉近端增粗,肾影可增大,如慢性期肾影可变小,肾皮髓交界时间延长。如肾周静脉侧支循环形成,可见肾周脂肪间隙内点状、弧线状或蜘蛛网状的高密度影。

3. MRI 表现　正常肾静脉因血流速度较快,MR 上呈流空无信号影,血栓形成导致血流减缓或湍流形成,因此,肾静脉内血流信号增高,及见高低相混层流信号,以上征象提示肾静脉内血栓形成。血栓亦可由肾静脉波及下腔静脉,冠状位较明显,流空的下腔静脉中见等信号软组织影;FLAIR 序列下腔血流呈高信号,血栓呈低信号,对比非常清晰。

## 肾梗死的影像学表现有哪些?

肾梗死可分为动脉性梗死和静脉性梗死,前者发病率高,临床表现主要为腰痛、血尿、低热、恶心、呕吐和白细胞增多。

1. X 线表现　平片完全性肾动脉梗死的急性期,肾外形可正常或稍缩小。静脉尿路造影,由于肾功能完全丧失故不显影;逆行肾盂造影两侧肾盂肾盏完全正常。节段性肾动脉梗死平片见肾外形大小正常或局部略有缩小,静脉尿路造影亦可不显影,但在多发小梗死时造影所见可完全正常,有时亦可见局部梗死处肾盏不显影。肾动脉造影可见明确的肾动脉梗死,肾动脉或分支呈完全或不完全截断或充盈缺损,远侧肾动脉不显影。

2. CT 表现　CT 平扫常无异常改变或肾轮廓略变形。增强扫描显示边缘清晰的圆形或楔形低密度区,楔形灶直达肾包膜,梗死灶无强化,与周围正常强化的肾组织分界清晰。较大的病灶皮质边缘可见环状的高密度强化带,即皮质边缘征,为梗死后周围侧支循环建立所至。

3. MRI 表现　肾动脉或其分支狭窄梗阻造成楔形或圆形病灶，MRI 无明显异常信号，增强扫描动脉期不强化，可与肾实质相区别，"皮质边缘征"是其典型征象，是皮质侧支循环形成的表现，同时无肾周改变，此两点与局灶性肾盂肾炎相鉴别。慢性期梗死区纤维化，局部挛缩引起肾轮廓改变。MRA 可显示肾动脉及较大分支的截断。

### 87

#### 肾动静脉瘘的影像学表现有哪些？

肾动脉与肾静脉之间的异常通道称为肾动静脉瘘。肾动静脉瘘极为少见，可是先天性亦可以发生在肾的手术后。临床上主要表现为血尿、蛋白尿或高血压。局部肾区可闻杂音及震颤。

X 线平片多无阳性发现，当有局部肾萎缩时可见局部肾外形有缩小。静脉尿路造影可正常或肾盂肾盏可见多发圆形充盈缺损。肾动脉造影显示肾动脉分支有明显扩大，特别是通向静脉瘘的则有很明显的扩大扭曲，并有肾静脉在动脉期时早期显影。这是因为病变远侧的肾实质血流减少造影剂染色相对较淡。CT 扫描肾内可有一个或数个环状钙化。MRI 可见肾实质内软组织肿块，肾动、静脉增粗，并可见畸形增粗的血管团呈流空影，明确诊断不难。

### 88

#### 肾血管瘤的影像学表现有哪些？

肾血管瘤罕见，多数为单侧，位于肾髓质，病变一般较小，多无临床症状或有间歇性血尿。尿路造影表现正常，偶有肾盏充盈缺损。动脉造影可见肾区迂曲成团的肿瘤血管，及与动脉的关系。CT 平扫肾内或肾周有略高密度肿块，CT 值与同层面血管的 CT 值相同，其边缘清楚锐利，有时肿块周边可见弧形钙化。增强扫描肿块明显均匀强化，高于肾实质而等同于动脉，可见同侧血管增粗并与肿块相连。肾盂肾盏及肾实质呈受压改变。MRI 检查 T1WI 呈等信号，无特异性，T2WI 呈明显长 T2 信号，边界清晰，有助于诊断。

### 89

#### 肾动脉狭窄的影像学表现有哪些？

肾动脉狭窄是指各种原因引起的肾动脉起始部、肾动脉主干或其分支的狭窄。肾动脉狭窄是引起继发性高血压的最常见原因。

腹部平片肾影缩小。肾动脉造影是诊断该病最准确的方法，可显示动脉狭窄的部位、范围及肾脏形态，并能估计肾脏功能。MRI可清晰显示狭窄的肾动脉。

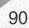

### 90

### 肾动脉瘤的影像学表现有哪些?

肾动脉瘤少见，常同时伴动静脉瘘存在。X线腹部平片25%～50%可见肾区异常钙化影。尿路造影瘤体较小时无异常，较大时肾影可缩小，病变部位造影剂集聚，排空延迟，肾盂肾盏受压变形。血管造影肾动脉瘤瘤体多为囊状，膨出于肾动脉管壁之外，或呈梭形膨大，边缘光滑整齐。动脉瘤的供血动脉代偿性增粗。

### 91

### Fraley 综合征的影像学表现有哪些?

Fraley 综合征是异常的肾血管分支压迫上肾盏漏斗部引起上肾盏积水扩大所致。病人可有发热、腹部疼痛、尿路感染等症状。静脉尿路造影可见巨大的肾盏积水或囊肿样改变与收集系统相通，逆行肾盂造影肾上极有扩大的肾大盏，排空延迟，并见边缘清楚细线状的充盈缺损样压迹横过肾盏漏斗部，选择性肾动脉造影可见异常横过的肾动脉分支位于上肾盏漏斗部。

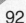

### 92

### 肾外伤的影像学特点有哪些?

肾外伤是肾区受到直接或间接暴力所致。临床上视损伤程度而异，主要表现为疼痛、血尿、伤侧腹壁强直和腰部肿胀，重者可发生休克。肾损伤包括:

1. 包膜下血肿 CT检查，肾包膜下血肿早期表现为与肾实质边缘紧密相连的新月形或双突状高密度区，常致邻近肾实质受压和变形。增强检查无强化。随诊CT检查，由于血肿液化和吸收，而密度逐渐减低并缩小。MRI检查，血肿的形态学表现类似CT检查所见，其T1WI和T2WI上的信号强度随血肿期龄而异。亚急性期血肿MHB T1WI呈高信号，且与肾周脂肪高信号不同，必要时使用脂肪抑制序列可鉴别；T2WI呈高信号，符合血肿演变规律。

2. 肾周血肿 CT检查，肾周血肿早期表现为肾脏周围的新月状高密度病变，范围较广，但限于肾筋膜囊内。常合并有肾包膜下血肿。复查 CT，血肿密度减低。

3. 肾实质内血肿　CT 检查，视出血量的多少及并存的肾组织水肿及尿液外溢情况而有不同表现，可为肾实质内高密度、混杂密度或低密度灶。增强检查病灶多无强化，偶可见对比剂血管外溢或由于肾集合系统损伤而致含对比剂的尿液进入病灶内。MRI 检查急性期血肿与肾实质相比，T1WI 呈等或稍低信号，T2WI 呈低信号，为脱氧血红蛋白及游离未稀释正铁血红蛋白的表现，进入亚急性期血肿呈双高信号，特异性较强，易于识别。

4. 肾实质挫伤　肾撕裂伤 CT 检查表现为肾实质不连续，其间有血液和（或）外溢的尿液而呈不规则带状高密度或低密度影。增强检查，撕裂的肾组织发生强化，但如撕裂的肾组织完全离断时则不再有强化。肾撕裂伤通常合并有肾周血肿。

## 93

### 膀胱结石的影像学表现有哪些？

膀胱结石多见于男性，90% 以上为阳性结石，主要成分为草酸钙、磷酸钙，临床上以尿频、尿急、尿痛、排尿困难、血尿为特征。

1. X 线表现　因膀胱结石多为阳性结石，平片即可显示，表现为耻骨联合上方圆形、卵圆形或星状致密影，单发或多发，大小不等，边缘光滑或毛糙，密度均匀、不均匀或分层。结石常随体位改变有一定活动度，而膀胱憩室内结石偏于一侧且位置固定。阴性结石平片难以显示，但在阳性造影剂的膀胱造影检查时，可表现为膀胱内圆形低密度充盈缺损。

2. CT 表现　多数结石表现为膀胱腔内圆形高密度影，由于对钙化的敏感性高，CT 能识别许多平片未能显示的等密度结石。即使阴性结石，密度也显著高于其他病变。

3. MRI 表现　结石的含水量极低，在 MRI 各加权序列上均为极低信号。

## 94

### 膀胱结核的影像学表现有哪些？

膀胱结核多由肾结核下行感染所致，少数继发于生殖系统结核。

1. X 线表现　平片价值有限，偶可发现膀胱壁不规则线状钙化。尿路造影检查，病变仅累及输尿管口部时，可见膀胱壁局部不规则及变形，甚至形成充盈缺损，此时应与肿瘤性病变鉴别。病变侵及全部膀胱黏膜时，由于水肿、溃疡和肉芽组织形成，致膀胱壁内缘不规则。晚期，膀胱发生挛缩，体积变小，边缘不规整而呈锯齿状改变。逆行尿路造影可见膀胱输尿管反流。

2. CT 表现　膀胱壁增厚，内缘不规则，膀胱腔变小。膀胱壁内有时可见沙粒样钙化。

MRI 很少应用，表现类似 CT 所见。

## 95

### 前列腺增生症的影像学表现有哪些？

前列腺增生症为老年男性常见病，临床上主要表现为尿频和排尿困难。

1. X 线表现　膀胱造影检查，前列腺增生可致膀胱底部产生向上的弧形压迹，明显时可突入膀胱腔内。

2. CT 表现　CT 显示前列腺弥漫性、一致性增大。正常前列腺的上缘低于耻骨联合水平，如耻骨联合上方 2cm 或更高层面仍可见前列腺，或（和）前列腺横径超过 5cm，即可判断前列腺增大。增大的前列腺密度无改变，边缘光滑锐利，增强检查增大的前列腺呈均一强化。

3. MRI 表现　MRI 同样能显示前列腺均匀对称性增大。T1WI 像上，增大的前列腺信号均匀，轮廓光整，T2WI 像上，增大前列腺的周围区仍维持正常较高信号，并显示受压变薄；而中心区和移行区体积明显增大。当以腺体增生为主时，增大的前列腺呈结节性不均一高信号，当以间质组织增生为主时增大的前列腺表现为不规则低信号区至筛孔样低信号灶。

## 96

### 睾丸肿瘤的影像学表现有哪些？

睾丸肿瘤多发生在青中年，分为原发性和继发性，其中绝大多数为原发性，而继发性者罕见。睾丸原发性肿瘤多为恶性，又分为生殖细胞肿瘤和非生殖细胞肿瘤，其中前者占 90%~95%，包括精原细胞瘤、胚胎癌、绒毛膜上皮癌等，而以精原细胞瘤最为常见。睾丸恶性肿瘤易发生腹膜后淋巴结转移。睾丸良性肿瘤少见，主要为成熟型畸胎瘤。

1. X 线表现　常规 X 线检查对睾丸肿瘤的诊断价值不大，仅偶可发现睾丸畸胎瘤内钙化影。

2. CT 表现　很少用于检查睾丸局部肿块，然而常用来检查恶性睾丸肿瘤的腹膜后淋巴结转移和远隔性脏器转移。前者表现腹膜后淋巴结增大，治疗（放疗）后复查还可显示增大淋巴结变小，用以观察治疗效果。

3. MRI 表现　睾丸局部成像均可发现睾丸肿块，其中不同类型睾丸肿瘤还各具一定信号特征。睾丸精原细胞瘤质地均匀，很少有坏死和出血，因而 T1WI 上与正常睾丸组织呈等信号，而 T2WI 上则低于正常睾丸组织。非精原细胞瘤类的肿瘤含有不同组织成分，易有出血、坏死而致信号不均，典型表现为 T2WI 上与正常睾丸组织相比，呈等信号或略高信号肿块，内有多发长 T1 或短 T1、长 T2 或短 T2 信号灶，代表出血、坏死或肌肉成分。成熟畸胎瘤表现为内含脂肪成分的混杂信号肿块，但仅据 MRI 检查不易与畸胎癌鉴别。

## 97

### 精囊炎的影像学表现有哪些？

精囊炎很少见，分急性和慢性两类，急性精囊炎可伴有尿潴留，病人感觉胀痛，慢性精囊炎则常伴有血精。急性精囊炎在 CT 和 MRI 常显示双侧精囊对称性增大，MRI 在 T1 加权像上示精囊对称性肿大，信号较低，T2 加权像上示精囊内迂曲的管状结构明显扩张，呈较强的 T2 高信号。CT 上较易发现精囊内的点状钙化和纤维化。影像学检查对精囊炎的诊断特异性较低，需结合临床检查正确诊断。

（刘白鹭）

## 98

### 何谓 CT 血管成像？

CT 血管成像（CT angiography，CTA）是近年来发展起来的一种非创伤性血管成像技术。是根据血液循环时间在靶血管内对比剂高峰期进行螺旋 CT 扫描，采集容积资料，然后在 CT 工作站通过影像后处理技术，获得血管三维立体影像的一种检查方法。其后处理主要包括多平面重建（multiple planar reformation，MPR）、最大密度投影（multiple intensity projection，MIP）、表面遮盖法重建（surface shaded display，SSD）、容积再现（volume rendering，VR）、曲面重建技术（curve planar reformation，CPR）、血管 CT 仿真内镜（CT virtual endoscopy，CTVE）等。

## 99

### CT 血管成像的适应证包括哪些？

1. 肾动脉狭窄 引起肾动脉狭窄的最常见原因是动脉粥样硬化，其次为纤维肌性发育不良，其他罕见的原因有神经纤维瘤病、大动脉炎以及肾动脉先天性狭窄等。CTA 可清晰显示肾动脉图像，判断是否有肾动脉狭窄、动脉壁粥样硬化斑块及钙化等，可以对狭窄的原因进行鉴别。有文献报道 CTA 诊断肾动脉狭窄的敏感性、特异性可达 98% 和 94%。动脉粥样硬化所致的肾动脉狭窄病变多位于肾动脉开口及肾动脉近段，肾动脉有偏心斑块状改变，明显狭窄者伴有狭窄后扩张、侧支血管形成及受累肾的体积缩小。肾动脉纤维肌性发育不良病变见于肾动脉中远段，多双侧发病，CTA能较好地显示肾动脉串珠样、动脉瘤样改变。

2. 肾动脉支架术后随访　对于肾动脉狭窄血管内支架植入术后患者，CTA是首选的无创性随访检查方法，具有安全、方便、重复性强的优点。可以确切显示支架的位置、血管壁的情况、支架内是否有狭窄及再狭窄的程度。

3. 肾移植前后的评价　术前全面了解供体的肾血管解剖在肾移植中具有重要的临床意义。需要证实的肾动脉变异是副肾动脉及肾门前动脉分支，CTA的VR、MIP、SSD、MPR检出副肾动脉和肾门前动脉分支的敏感性接近100%，与DSA相比、在评价肾血管解剖方面的准确度相近。此外，CTA还可以确认主动脉周围型肾静脉、完全性主动脉后位型肾静脉等静脉变异。对肾移植后的病人，CTA可显示移植蒂及是否有血管狭窄。

4. 肾动脉瘤　CTA可明确肾动脉瘤的大小、位置、形态及瘤颈，有利于治疗方式的选择。

5. 肾动脉夹层　肾动脉夹层多为医源性损伤或主动脉夹层累及肾动脉，CTA可证实撕裂的内膜瓣、真腔及假腔。

6. 肾细胞癌　CTA可评价肿瘤血供及与邻近血管关系。对较大的肾区肿瘤，根据供血来源可区别肿瘤是起源于肾上腺还是肾脏。

## 100

### CT 血管成像可能有哪些局限性?

1. 对肾动脉狭窄程度有高估现象。
2. 所应用的碘对比剂具有潜在肾毒性，肾衰竭者应禁用。
3. 血管成像尤其SSD可能产生假象。
4. 对细小动脉如肾段动脉显示远不及DSA。

## 101

### 何谓 CT 尿路造影?

CT尿路造影（CT urography，CTU）是一种新的非侵袭性检查技术，它利用造影剂经肾脏分泌排泄的原理，在尿路高密度对比剂充盈高峰进行全泌尿系的螺旋CT快速容积扫描，经计算机软件对图像进行后处理，获得全泌尿系三维立体图像。CTU的后处理技术基本上同CTA，包括MPR、MIP、SSD、VR、CPR、CTVE等。

## CT 尿路造影的适应证包括哪些?

1. 输尿管结石　CTU 可直观显示结石，并可检出 X 线检查阴性的结石，如尿酸、胱氨酸、黄嘌呤结石。确定结石的数目、大小、形态、位置，并可对输尿管附近的动脉壁钙化和盆腔内的静脉石与输尿管结石进行鉴别，明确结石与输尿管的关系。

2. 肾盂、输尿管肿瘤　肾盂、输尿管肿瘤主要的 CT 表现是肿瘤所引起的管壁不规则增厚、腔内肿块、输尿管增粗及管腔狭窄或闭塞等，多数病变轴位即可确诊。CTU 可多方位显示肿瘤的大小、形态、上下界等，以及输尿管的变形、狭窄、破坏程度，为临床医师提供更直观的图像。CTU 还能够显示轴位 CT 不易显示的小肿瘤，使病变在早期得到诊断。

3. 泌尿系先天性畸形　CTU 能够立体显示泌尿系统先天异常的解剖形态，准确显示泌尿系统各种复杂畸形。对肾盂、输尿管重复畸形，能显示重复肾盂的位置、重复输尿管的走行及重复输尿管汇合的部位或输尿管在膀胱异常开口的位置，为医师拟定手术方式提供信息。对腔静脉后输尿管，可清楚显示腔静脉与输尿管的关系。输尿管先天性狭窄、输尿管囊肿、输尿管憩室、先天性巨输尿管等先天异常在 CTU 图像上均可确切显示。

4. 输尿管炎性狭窄、输尿管外压性病变等。

## 何谓肾脏 CT 灌注成像?

肾脏 CT 灌注成像（CT perfusion imaging）是指在静脉注射对比剂的同时对选定层面进行同层动态扫描，以获得该层面内每一体素的密度随强化时间变化的曲线，称为时间 – 密度曲线（time-density curve，TDC），根据该曲线利用不同的数学模型计算出各种灌注参数并得出各种灌注图像，以此来评价肾脏的血流灌注状态。CT 灌注成像反映的是肾脏生理功能改变，因此是一种功能成像技术。

## 肾脏 CT 灌注成像的原理是什么?

CT 灌注成像的理论基础为核医学的放射性示踪剂稀释原理和中心容积定律：$BF = BV/MTT$。注入对比剂后动脉及组织的时间 – 密度曲线横坐标为时间，纵坐标为注药后增加的

CT 值，其变化反映的是对比剂在该器官中浓度的变化，即碘聚集量的变化，从而间接反映组织灌注量的变化。通过测定局部肾组织的碘聚集量，可获得局部肾组织的血流灌注量。在 CT 中，由于 1mg/ml 的碘浓度相当于 25HU，即 1mg 碘可使 1ml 组织的 CT 值增加 25HU。因此，注入造影剂的量可用 HU×ml 来表示。通过测定局部肾组织的碘聚集量，即可获得局部肾组织的血流灌注量。

## 105

### 常用的肾脏灌注参数包括哪些?

血容量（blood volume，BV）：为局部区域的血流量，受血管的大小和毛细血管开放数量的影响。血流量（blood flow，BF）：为单位时间内流经定量组织的血容量。平均通过时间（mean transit time，MTT）：血流从动脉流入到从静脉流出的时间。表面通透性（permeability surface，PS）：对比剂经由毛细血管内皮进入细胞间隙的单向传输速率。达峰时间（time to peak，TTP）：组织达到强化峰值所用的时间。另外还有强化高峰时间（PT）、CT 值上升时间（RT）、高峰 CT 值（PV）、CT 值增幅（RV）、相对强化程度（ED）等。根据所得数据可对肾脏进行定量、半定量分析，评价其灌注情况。

正常肾脏灌注的 TDC 具有一波峰较高的陡直的上升段，波峰高，双侧肾脏的 TDC 基本相似，双侧肾脏皮质或髓质灌注相近，达峰时间和强化峰值对称而且相似，标准差小。双侧肾脏皮质或髓质的 BF、BV、MTT、PS 无显著性差异，但同侧肾脏皮质的 BF、BV、PS 数值明显高于髓质，而 MTT 无明显差异。

## 106

### 肾脏 CT 灌注成像的临床应用有哪些?

1. 判断缺血性肾病　肾皮质具有丰富的血管，CT 值变化能够充分反映其血流灌注情况，PV、RV 和 ED 为判断缺血性肾病的敏感指标，特别是 ED，反映的是肾灌注强化与主动脉强化的相对强度，排除了许多干扰因素。当三者下降时，高度提示有肾皮质缺血性肾病的存在。

缺血性肾脏的 TDC 曲线开始上升时间向后推移，上升段明显平缓，波峰出现延迟，波峰高度明显降低。判断一侧肾脏缺血的方法主要是比较双侧肾脏皮质血流，如一侧肾脏皮质血流小于对侧 25%，可以考虑肾缺血存在。如双侧肾脏缺血则缺乏客观评定指标。肾病患者肾血流灌注减少时，皮质 PT 和 RT 均有所延迟。

2. 肾脏肿瘤的诊断、鉴别诊断　肾肿瘤多为恶性，成人绝大多数为肾癌，其次是肾盂癌，血管平滑肌脂肪瘤为常见肾脏良性肿瘤。肾癌的病灶实质部分血流灌注 BF 值低于正常肾皮质，与肾髓质相近，而肿瘤坏死区低灌注或无灌注。肾癌的 MTT 显著延长，MTT 值高于肾皮质。肿瘤的 TDC 强化高峰时间略早于两侧肾皮质，BV 有所增加。肾癌的灌注值明显高于肾盂癌和肾血管平滑肌脂肪瘤的灌注值，可用于进行鉴别。

3. 判断肾癌的生物学特性及预后　肿瘤血管生成可引起 BF、BV、PS 增加，因此可根据其改变判断肿瘤血管生成情况，进一步推断肿瘤的生物学特性及预后。转移性肾癌的灌注值显著高于局限性肾癌的灌注值，中高度活性肾癌的灌注值显著高于低度活性肾癌的灌注值，较低的肾癌灌注值通常对应较低的临床分期和肿瘤细胞增殖活性程度。因此，肾癌的灌注值较低，在局限和低活性组肾癌灌注范围之内，说明其临床分期和肿瘤细胞增殖活性亦较低，预后较好。

4. 肾移植术前供体的检查和肾移植术后移植肾的监测。

## 107

### 前列腺癌 CT 表现有哪些?

前列腺癌是最常见的前列腺肿瘤，多发生于老年男性，发展慢，早期症状和体征多不明显，临床上一旦出现症状多属病变晚期。

Ⅰ、Ⅱ期前列腺癌肿瘤局限于包膜内，癌组织与正常腺组织间缺乏密度差异，CT 显示癌结节有一定限度。CT 平扫时肿瘤可呈等密度或类圆形低密度结节灶，边界多模糊。前列腺呈不均匀增大，局限性向外突出或边缘波浪状。增强扫描因前列腺癌为乏血供肿瘤，肿瘤强化不明显，表现为强化的前列腺内有低密度或包含低密度的混杂密度病灶，边缘多较清楚。Ⅲ、Ⅳ期前列腺癌肿瘤超出前列腺范围后，CT 表现为前列腺体积明显增大，密度不均匀，轮廓不规则。前列腺癌突破包膜后最常侵犯精囊，表现为精囊增粗，双侧不对称，周围脂肪层消失，膀胱精囊角变钝或消失，有时局部可伴软组织肿块。膀胱受侵亦较常见，CT 表现为局部膀胱壁不规则增厚或膀胱内有软组织肿块。由于有直肠膀胱筋膜的保护，直肠较少受侵，如受侵表现为直肠壁不规则增厚，与肿瘤分界不清。前列腺癌易发生淋巴结转移，最常侵犯髂内外组和主动脉旁淋巴结。

由于 CT 本身对软组织分辨率的限制，不能检测出小的癌灶及区分前列腺包膜，对鉴别良性前列腺增生和诊断 A、B 期前列腺癌价值有限，对于 C 期以上前列腺癌诊断及分期价值较大。

## 108

### 多层螺旋 CT 多层面重建技术在前列腺癌诊断中的作用有哪些?

多层螺旋 CT（MSCT）多层面重建技术（MPR）是指在 MSCT 容积采集数据的基础上，

对某些层面分层重组，得到冠状、矢状或任意角度的重建图像。MPR 可以从不同角度观察组织结构的解剖关系。MPR 在前列腺癌诊断中的作用包括：

1. 可显示前列腺的立体解剖构象与周围的关系。前列腺紧贴膀胱颈的下缘，位于膀胱底及泌尿生殖膈之间，当前列腺病灶较大时，易向上向前突入膀胱内，CT 轴扫难以定位，易误诊为膀胱肿瘤。MPR 可清楚显示前列腺、膀胱、精囊腺和肠道的关系，病灶的起源很直观，对于病灶的定位有很大的帮助。

2. MPR 容易准确测量前列腺的高度，有助于前列腺癌病灶大小的评估。前列腺的上下径在横断扫描中，由于前列腺底与膀胱底相邻，对高度的准确确定有一定的误差，而 MPR 图像前列腺底与膀胱底易于分开，有助于前列腺本身及病灶的测量。

3. MPR 易于显示前列腺形态变化和包膜的完整性。MPR 容易显示前列腺的解剖位置，与周围组织的相互重叠少，因此前列腺的形态、周围关系结构相对清晰，表面是否光滑，有无结节突起很容易确定。

4. MPR 不但能清楚和完整地显示前列腺的大小、密度、表面光滑度、包膜完整性、周围组织界限和转移，更为重要的是 MPR 在前列腺增强扫描的延迟像上，可以清楚地确定肿瘤组织是否对膀胱有侵蚀，对肿瘤分期有一定的帮助。

## 109

### 前列腺癌的磁共振表现有哪些？

MRI 检查是目前诊断前列腺癌最佳的影像学检查方法之一，尤其直肠表面线圈、盆腔相控阵线圈的应用，可以获得高质量、高分辨率的前列腺图像，大大提高前列腺癌诊断的准确性。

T2WI 可显示前列腺的内部结构，为检出前列腺癌的主要序列。70%~75% 的前列腺癌发生于外周带，在 T2WI 上主要表现为高信号的周围带内单发或多发的结节状的低信号区，形态不规则，边界欠清，或一侧前列腺外周带弥漫的低信号影和（或）前列腺带状结构破坏，并且外周带与中央腺体界线消失，若肿瘤浸润或穿透包膜，包膜表面呈不连续、中断或消失等征象。在 T1WI 上肿瘤与前列腺呈等信号，少数较大的肿瘤可见血肿。25%~30% 的前列腺癌发生于中央腺体，基本表现为 T2WI 上中央腺体内不规则形低信号影，病变与周围组织信号对比较差。

当肿瘤局限在前列腺内时，前列腺外缘完整，与周围静脉丛界限清晰。病灶进一步进展突向包膜，可致包膜增厚、局部隆起。局部光滑隆起多提示病灶位于包膜内，而不规则隆起病灶多已穿破到包膜外。前列腺癌可侵犯精囊、膀胱、周围静脉丛及神经血管束等。精囊受侵表现为 T2WI 高信号的精囊内出现低信号，精囊角不对称等。

前列腺一般多呈 T1WI 增强。外周带前列腺癌其周围为正常前列腺组织，动态增强时其信号强度差别容易显示，多数前列腺癌有早期强化，部分强化显著与周围组织的对比度提高，边界较清楚，信号较均匀，增强中期病灶强化仍较明显。

## 110

### 磁共振功能成像有哪些？

磁共振功能成像包括磁共振波谱分析（magnetic resonance spectroscopy，MRS）、磁共振弥散加权成像（diffusion weighted imaging，DWI）、磁共振灌注成像（perfusion weighted imaging，PWI）等。功能成像可从不同角度了解人体器官的分子生物学和组织学信息，通过观察其生理、病理和血供的改变，描述活体器官的功能状态，为疾病的早期发现、不典型疾病的鉴别诊断提供依据。

## 111

### 磁共振波谱成像在前列腺癌中的表现有哪些？

磁共振波谱（MRS）是一种无创检测活体组织内物质代谢及生化物质含量的方法，其原理与 MRI 相似，但 MRS 是充分利用化学位移中微小变化来采集信息，以波谱曲线或数值表达某种代谢产物的浓度，是一种定量分析，也是一种使影像诊断逐步深入到细胞生化代谢水平的方法。

枸橼酸盐（Cit）、胆碱（Cho）是前列腺 MRS 检查中最易观察到的代谢物，也是最有价值的指标。枸橼酸峰（Cit rate）的明显降低和胆碱峰（Cho line）的升高是前列腺癌的特征性改变，前者主要与前列腺癌变时细胞的代谢变化由枸橼酸生成细胞转化为枸橼酸氧化细胞有关；而后者的升高与细胞增殖速率加快有关，这些代谢变化的发生常先于病理形态学的变化，故 MRS 有助于早期前列腺癌病灶的检出。

## 112

### 弥散加权成像在前列腺癌中的表现有哪些？

弥散加权成像（DWI）反映组织内细胞的密集程度，其基本原理是由于人体内水分子的布朗运动，质子在自旋回波序列的脉冲之后不能完全相聚，从而使信号随弥散而衰减。与正常组织比较，肿瘤为细胞高度聚集的组织，使水分子运动受限，因而肿瘤组织的弥散信号要高于周围的正常组织。

前列腺癌在 DWI 的主要表现为高信号病灶。在弥散成像中选择适当弥散权重（即 b 值）

是提高前列腺癌诊断准确率的关键。与 T2 加权成像相比，权重较大的弥散加权成像（b = 1000s/m$^2$）对前列腺癌诊断有较高的价值。此外，表观扩散系数（apparent diffusion coefficient，ADC）也可帮助鉴别前列腺癌，ADC 值增大代表水分子弥散增加，前列腺癌组织的 ADC 值要明显小于正常前列腺组织，且肿瘤的 ADC 值与其细胞密度及恶性程度有很高的相关性，通常高度恶性肿瘤细胞密度较高，ADC 值较低。

## 113

### 磁共振灌注加权成像在前列腺癌中的表现有哪些？

磁共振灌注加权成像（PWI）是将组织毛细血管水平的血流灌注情况通过磁共振成像方式显示出来，能快速、准确、无创地评价微血管内血流动力学变化，并很容易与常规 MR 同时进行检查。

前列腺癌时间－信号曲线特点为增强早期即出现较大幅度的倒置峰，信号值随对比剂到达骤然降低，又在对比剂首次通过后迅速上升，但低于对比剂到达前水平。前列腺癌平均增强时间和达峰值时间明显短于正常前列腺组织，提示前列腺癌组织的对比剂到达速度和浓度高于正常组织，癌组织的血流速度加快，前列腺癌组织在单位时间内通过的血流量增大，为肿瘤组织生长提供了物质保障。

## 114

### 正电子发射断层扫描在前列腺癌诊断中的价值是什么？

正电子发射断层扫描（positron emission tomography，PET）是一种采用正电子核素进行的放射性示踪显像技术，以解剖形态方式显示活体组织器官内生物化学物质的浓度及其随时间的变化。PET 显像可同时显示原发灶及转移灶，目前临床多用$^{18}$F-脱氧葡萄糖（$^{18}$F-fluorodeoxyglucose，$^{18}$F-FDG）作为放射性诊断药物来获得葡萄糖代谢影像。与正常组织相比，恶性肿瘤细胞的分裂增殖加快，能量消耗相应增加，对葡萄糖摄取增加，这也是$^{18}$F-FDG 检测前列腺癌的理论基础。然而$^{18}$F-FDG 在前列腺癌检测中有一定的局限。这主要是由于前列腺癌组织对葡萄糖摄取低于其他恶性肿瘤，加之 FDG 经肾脏排泄后在膀胱内高度聚集造成病灶难以显示；此外，前列腺增生和前列腺炎症组织对$^{18}$F-FDG 的摄取增多，使前列腺癌病灶不易显现造成其检出率降低。目前研究发现 11C-胆碱及 11C-醋酸等物质不经过肾脏代谢，因而不会引起放射性示踪剂在膀胱内聚集，更利于前列腺癌病灶检出。已有研究结果显示，与$^{18}$F-FDG 相比，这些新的放射性诊断药物对前列腺癌病灶的检测具有更高的敏感性。

## 115

### CT 与 MRI 检查如何鉴别前列腺癌和前列腺增生？

1. CT 检查　前列腺癌和前列腺增生主要 CT 表现为前列腺内见结节状或不规则形软组织肿块影，前列腺癌形成的结节或肿块多位于前列腺后叶包膜下区，且常使相应区域的前列腺外凸变形；而前列腺增生的结节多位于中央区，前列腺的外形在横轴位上多无明显改变。增强扫描均可出现不均匀强化。

前列腺癌侵及包膜后容易累及膀胱壁，对膀胱壁的浸润多表现为膀胱壁的不均匀增厚，边缘毛糙。膀胱壁的浸润增厚对前列腺癌的诊断有肯定的价值。前列腺增生多无此征象，如伴有前列腺炎、膀胱炎，可出现膀胱壁的弥漫增厚，临床常有明显的症状可资鉴别。

2. MRI 和 MRS 检查

（1）前列腺癌表现　①T2WI 上前列腺高信号背景上出现低信号结节；②低信号结节突破前列腺包膜、侵犯精囊腺或前列腺周围组织；③MRS 出现较高的 Cho 峰；④前列腺特异性的 Cit 峰明显降低。

（2）前列腺增生表现　①前列腺均匀对称性增大，T1WI 上增大的前列腺呈均一低信号，T2WI 上增大的前列腺周围区仍维持正常较高信号，并显示受压变薄，甚至消失，而中心区和移行区体积明显增大；当以腺体增生为主时，呈高信号结节灶，如果基质增生明显时，则表现为低信号区。有些结节的周围可见一环形低信号带，系结节包膜。②MRS 上无 Cho 峰的升高及 Cit 峰的降低。

## 116

### 什么是 PET/CT？

PET/CT 即正电子发射断层显像/X 线计算机体层成像仪，它将 PET 功能代谢信息与 CT 解剖结构信息结合在一起，可以同时反映病灶的病理生理变化和形态结构变化，实现了 PET 和 CT 的优势互补。PET/CT 具有灵敏、准确、特异及定位精确等特点，已经成为恶性肿瘤诊断、鉴别诊断、分期、随访、监测疗效与预后评估的重要方法。

## 117

### PET/CT 显像常用的示踪剂和半定量指标？

$^{18}$F-脱氧葡萄糖（FDG）是葡萄糖的类似物，在葡萄糖转运蛋白的作用下转运至细胞

内，经己糖激酶磷酸化生成 FDG-6-磷酸，但后者不能进一步参与细胞内反应而滞留在细胞内，因此可以反映活体细胞的代谢活性。恶性肿瘤细胞分裂增殖加快，耗能增加，葡萄糖代谢水平明显高于正常组织细胞，所以，$^{18}$F-FDG 在肿瘤细胞内积聚明显增多，病灶部位表现为放射性浓聚影像。SUV 是 PET 检查中最常用的半定量指标，可反映局部组织代谢情况，通常以 $SUV_{max}$ 值为 2.5 作为诊断与鉴别组织良恶性的一项相对客观指标。

### 118

### $^{18}$F-脱氧葡萄糖($^{18}$F-FDG）PET/CT 显像在肾细胞癌诊断中的应用是什么？

1. 帮助评价肾细胞癌的分化程度。分化程度低、恶性程度高的肾细胞癌摄取$^{18}$F-FDG 程度较高，而高分化的肾细胞癌摄取$^{18}$F-FDG 程度低。

2. 评估肾细胞癌和肾细胞癌不同部位的转移灶的治疗效果，且不受转移病变器官和部位的影响。

3. 评估肾细胞癌的预后，不仅病灶对$^{18}$F-FDG 的摄取程度可以预测生存，早期评估肾细胞癌对络氨酸激酶抑制剂的治疗反应也可以评估预后。

### 119

### PET/CT 显像在肾细胞癌诊断中的不足有哪些？

1. 由于$^{18}$F-FDG 是经肾排泄，导致肾皮质本底偏高，可能会掩盖部分呈轻度高$^{18}$F-FDG 摄取的肾细胞癌病灶，导致假阴性结果。

2. 受细胞膜葡萄糖转运体表达水平、肿瘤细胞$^{18}$F-FDG 获取受限等因素的影响，肾细胞癌$^{18}$F-FDG 的摄取程度变异较大。

3. 肾脏的良性病变，如炎性病变、血管平滑肌脂肪瘤也有不同程度的$^{18}$F-FDG 摄取，与恶性病变有一定重叠，影响$^{18}$F-FDG PET/CT 对肾脏病变定性诊断的准确率。

### 120

### 什么是双源 CT？

双源 CT 即双源 X 线计算机体层摄影（dual-source computed tomography，DSCT），它由两套球管和相对应的两组探测器构成的两套数据采集系统组成，两套数据采集系统呈 90°交叉安装在旋转的机架上，一套探测器覆盖整个完整的扫描野，另一套探测器仅能覆盖中心视野。扫描时，两个球管的管电压和电流可以完全相同，也可完全不同，因此，可以进行双能量数据成像，分析不同能量下采集的物质信息，对机体组织进行区分定性。

## 121 什么是宝石能谱 CT？

能谱 CT 采用宝石作为全新一代探测器，利用单一球管进行瞬时（<0.5ms 时间能量分辨率）实现高低双能（80kVp 和 140kVp）切换，产生双能数据，实现数据空间能谱解析，同时提供物质密度图像、单能量图像，实现物质分离。

## 122 能谱 CT 分析在泌尿系统疾病的临床应用是什么？

1. 泌尿系结石　通过能谱 CT 物质分离技术、单能量图及有效原子序数能较好地检出泌尿系阴性结石，并可以分析结石的主要成分，可以指导临床制定合理的治疗方案。

2. 泌尿系肿瘤　利用能谱 CT 的碘叠加技术和虚拟平扫技术能在降低辐射剂量的基础上明确诊断和鉴别泌尿系肿瘤，如肾透明细胞癌、肾血管平滑肌瘤等良恶性肿瘤鉴别，肾单纯、复杂囊肿与囊性肾癌的鉴别。能谱 CT 特征性定量参数和单能量图像形态学特征还有助于肾透明细胞癌病理分级的诊断。能谱 CT 定量测定前列腺病灶的碘含量对于鉴别早期前列腺癌和前列腺增生具有一定的参考价值。

（刘白鹭　李　莉）

Ⅱ. 超声波检查

## 123 超声如何进行鞘膜积液的诊断？

正常情况下，睾丸的两层鞘膜之间仅有极少量积液。鞘膜腔内的液体超过正常量称为鞘膜积液。鞘膜积液的病因有先天与后天之分，先天性鞘膜积液是腹膜与阴囊之间的积液，多数于生后 18 个月内消失。后天性鞘膜积液由于精索部分的鞘膜突未完全闭合，鞘膜分泌过多或吸收过少，也可继发于创伤、出血、感染、睾丸扭转和肿瘤等。超声检查鞘膜腔内的积液时，临床常见的鞘膜积液分为 4 种类型：

1. 睾丸鞘膜积液　是最常见的类型，超声表现为阴囊增大，睾丸的前方及左右两侧均可见大小不等的无回声液性暗区，一般情况下睾丸及附睾回声正常，附着在无回声区的一侧壁上，不随体位变动而移动。

2. 精索鞘膜积液　位置较高，在精索部位显示一椭圆形的无回声液性暗区，且与睾丸鞘膜腔不相通，阴囊一般不肿大。

3. 睾丸精索鞘膜积液　睾丸鞘膜腔内的无回声液性暗区包绕睾丸，并向上延伸至精索，上端狭窄，纵断面呈"梨形"。

4. 交通性鞘膜积液　特点是液性暗区的大小随体位变化而改变，仰卧位时，阴囊内的无回声液性暗区随时间延长而逐渐缩小，站立位时，液性暗区逐渐增大。

## 124

### 睾丸肿瘤的超声诊断要点有哪些？

睾丸肿瘤分原发性和继发性两类，原发性肿瘤占绝大多数，多为恶性。原发性肿瘤又分为生殖细胞肿瘤和非生殖细胞肿瘤，其中生殖细胞肿瘤占90%以上，有精原细胞瘤、胚胎癌、畸胎瘤、畸胎癌、绒毛膜上皮癌；非生殖细胞肿瘤有间质细胞瘤、支柱细胞瘤，多来源于睾丸的纤维组织、横纹肌、平滑肌、血管和淋巴组织，以良性肿瘤居多。继发性睾丸肿瘤罕见，常见于恶性肿瘤广泛转移者。睾丸肿瘤的临床表现多不明显，可有轻微的疼痛或坠胀感，常因睾丸肿大或触及肿块而就诊。根据肿瘤浸润的范围，临床上将睾丸肿瘤分为3期。Ⅰ期：肿瘤仅限于睾丸及其附件，无淋巴结转移和周围组织浸润。Ⅱ期：有淋巴结转移，但未超出腹膜后淋巴结范围。Ⅲ期：有淋巴结转移且超出腹膜后淋巴结范围，或有远处转移。不同病理类型的肿瘤，其声像图表现也各不相同。

1. 精原细胞瘤　单侧多见，恶性程度较低。睾丸体积多数较正常侧显著增大，睾丸实质内出现单个或多个边界清晰、内部分布较均匀、等回声、低回声的圆形肿块，随病情进展，肿块回声增高为中等回声或高回声，周边有低回声声晕，肿块较大，出现出血、液化坏死时，肿块内部可见边缘不规则液化坏死的无回声液性暗区，彩色多普勒血流图（Color Doppler flow imaging，CDFI）显示肿块内部及边缘丰富的血流信号，以低阻力型动脉频谱为主。该肿瘤对放疗敏感，预后好。

2. 畸胎瘤　较少见，占5%~10%，在儿童中有良恶之分，在成年人中基本上为恶性。肿瘤分叶状，瘤体较小，一般小于2cm，回声强弱不均，当内部有骨骼、牙齿和钙化时，可见不规则的高回声及强回声团，后伴声影，有时肿瘤内部还可见小无回声液性暗区。

3. 畸胎癌　内部回声类似畸胎瘤，只是回声更为不均匀，有时与阴囊壁分界不清，浸润对侧睾丸及周围组织，肿瘤液化坏死，呈混合性回声肿块。

4. 胚胎细胞癌　肿瘤恶性程度高，呈浸润性生长，早期即可侵犯周围组织，引起出血及囊性退行性变。因此，声像图表现为睾丸形态失常，瘤体较大，边缘不规则，内部呈分布不均匀的点状等回声或低回声，1/3 肿瘤合并囊肿，形成混合性回声。该病预后较差，生存率低。

5. 绒毛膜上皮癌　少见，约占睾丸原发性生殖细胞肿瘤的 1%~3%，恶性度高，早期即发生血行转移，肿瘤呈弥漫性浸润性生长，内部常因出血、坏死和钙化呈现不均匀的中等混合回声，与睾丸组织及周围组织分界不清。

## 125

### 睾丸扭转的诊断与鉴别诊断要点有哪些？

睾丸扭转是常见的小儿阴囊急症，又称之为精索扭转。常导致睾丸血液循环障碍，引起睾丸缺血坏死。睾丸扭转的主要原因是鞘状突发育异常，分为鞘膜内型（睾丸扭转）和鞘膜外型（精索扭转）。

薛恩生等将睾丸扭转的超声表现分为 4 型。

1. 不完全扭转型　睾丸大小及回声正常，CDFI 可有睾丸动脉血流信号显示，睾丸实质内有点状的血流信号，PD 表现为睾丸内动脉频谱为低速低阻型。

2. 完全扭转型　睾丸肿大，回声不均，CDFI 显示睾丸内部无血流信号，有时睾丸周围可出现彩色晕环。

3. 慢性扭转型　睾丸萎缩，内部为不均的低回声，可伴有钙化灶。CDFI 表现为睾丸内部无血流信号。

4. 扭转松解型　睾丸大小及回声无明显异常。CDFI 显示精索及睾丸内部血流信号明显增多，PD 检测睾丸内动脉频谱为高速低阻型。

睾丸扭转需要与以下疾病进行鉴别诊断。

1. 与睾丸炎鉴别　睾丸外形饱满或稍增大，内部呈均质低回声，CDFI 显示睾丸内血管增粗，睾丸内动脉流速加快，静脉数目及流速明显增加，以充血为主。但睾丸炎引起睾丸血管梗塞时睾丸内血流信号减少或消失。

2. 与睾丸外伤出血鉴别　多有外伤史，睾丸实质回声不均出现局灶性低回声区，内见小片状液性暗区，可伴阴囊壁水肿。CDFI 显示血流信号分布不一致，液化区内无血流信号。

## 126

### 超声如何诊断精索静脉曲张？

精索静脉曲张是指精索蔓状静脉丛因血流淤积所致的伸长、扩张和迂曲。患病率为 5%~17%。由于左侧精索内静脉呈直角回流入肾静脉，其回流方向与肾静脉方向成 90°，血流阻力增大，所以很容易发生曲张，约占全部病例的90%以上，而右侧精索内静脉血流直接入静脉压较低的下腔静脉，故很少发生曲张。精索静脉急性曲张多为肾脏或后腹膜肿瘤压迫所致。临床表现为阴囊部坠胀不适，并可向会阴部、下腹部或腹股沟放射，站立时阴囊部出现蚯蚓状扩张迂曲的静脉，平卧位后消失。严重的精索静脉曲张可伴有睾丸萎缩和精子生成障碍，导致男性不育。

正常精索静脉的超声显像测值，内径约为2~3mm，发生精索静脉曲张的患者附睾上方可见多个迂回曲折的无回声条索状管道和多个大小不等的圆形或椭圆形的无回声暗区，呈网络状，内径在3mm以上，甚至可达5~8mm，直立、增加腹压或做Val-sava动作，管腔增宽。CDFI检查，典型的精索静脉曲张表现为持续性红、蓝交替出现的双向血流，血流颜色亮，反流持续时间延长。精索静脉曲张的患者，睾丸可有不同程度的缩小，回声与正常睾丸无明显差异，但睾丸内的动脉不能完全显示，收缩期最大流速降低。

127

## 附睾炎与附睾结核的超声鉴别诊断要点是什么？

附睾炎常常继发于后尿道感染，早期表现为一种蜂窝织炎，晚期为纤维增生导致整个附睾硬化。附睾是男性生殖器结核的好发部位，附睾结核的发生常继发于尿路、前列腺、精囊结核，结核菌感染后，可在附睾形成结核结节、纤维化、干酪样坏死、钙化甚至骨化，严重者侵犯睾丸及阴囊，形成寒性脓肿。二者的病理改变不同，因此在声像图上的表现也不一样，为我们利用超声显像手段进行鉴别诊断提供了有利条件。

附睾炎与附睾结核均表现为附睾增大，尾部更为明显。

急性附睾炎时附睾弥漫性均匀增大，内部回声不均匀，较正常睾丸组织回声低，若有脓肿形成，附睾形态就变得不规则，边缘出现透声较差的无回声液性暗区，阴囊壁增厚、回声减低，部分病例合并睾丸鞘膜积液。CDFI检查，可见附睾内血流信号增多，当附睾内或睾丸周围动脉血管的阻力指数小于0.7时，应考虑有附睾炎的可能。

王国田根据超声图像的不同特征，将附睾结核分为3种类型。

1. 中等强度回声型　附睾轻至中度肿大，回声稍低于睾丸，边缘不规整，可呈凹凸不平，部分病例与阴囊皮肤粘连。

2. 钙化型　可分为弥漫性钙化和局限性钙化两种类型，附睾增大失去正常形态，可见弥漫性分布或局限性分布的点线状强回声及强回声光斑和光团，钙化的强回声光团可伴有弱声影。

3. 混合回声型　附睾明显肿大，边界不清晰，表现为强弱不等至无回声暗区相夹杂，多伴有鞘膜积液并与阴囊皮肤粘连，严重病例形成冷脓肿导致局灶性透声差、边界不清、不规则的暗区，部分有阴囊壁瘘道形成。睾丸受累时病灶区表现为斑片状不规则低回声。

CDFI 检查，附睾血流减少，冷脓肿时无血流信号。

## 128

### 隐睾症的检查手段有哪些?

睾丸下降过程中，未能降入阴囊内者称为隐睾。隐睾分为睾丸未降和睾丸异位两种，后者罕见。隐睾症单侧多于双侧，右侧多于左侧，双侧发生率占 10%～20%。单侧隐睾常与精索发育过短、腹股沟管或腹环过紧、提睾肌发育不良等因素有关。双侧隐睾多为内分泌因素所致。隐睾在 20 岁以后容易发生癌变。

隐睾的检查方法有：

1. 睾丸静脉造影　静脉造影用 4－5F 的导管插入静脉，透视下将导管送入睾丸静脉，注入造影剂摄片。显示睾丸静脉和蔓状静脉丛，提示隐睾的存在；若该静脉末端为盲端或未见睾丸静脉者，可考虑为睾丸缺如。

2. 睾丸动脉造影　该方法对隐睾的定位诊断较准确。方法是经股动脉穿刺，经腹主动脉做选择性睾丸动脉造影，以显示睾丸动脉及睾丸。由于睾丸动脉造影的损伤较大，临床很少应用。

3. CT 检查　对成年人隐睾的定位率较高。小儿隐睾或萎缩的睾丸，因其体积小而与附近的软组织结构不容易区别。

4. 超声显像　超声显像对于隐睾具有较高的诊断率，目前已成为隐睾症的首选检查手段。尤其是近年来高频超声探头的临床应用，不仅可以容易地发现腹股沟内和内环附近的隐睾，对于隐睾的定位、大小、内部结构及其并发症的诊断也具有重要价值。但对于某些体积过小或位置深而隐蔽的隐睾，超声显像可能不易发现。

## 129

### 何谓三维图像显示及其临床意义有哪些?

所谓三维图像就是人们通过各种方法利用现有的许多二维（平面）图像来重新构建一个立体图像。目前多是利用电子计算机进行立体图像重构方法，即将通过 B 型超声获得的实时二维（平面）图像，经电子计算机的实时图像平滑处理、实时边界探测、实时内边界消除等一系列复杂的处理过程，然后进行存储、叠加，最后显示出完整的动态三维图像。三维图像因其显示更加符合人体解剖，进一步明确了疾病发生部位及其周围空间结构，诊断疾病更加直观、简便，一出现便引起临床上的重视。它对指导临床诊断和治疗疾病具有重要的意义。

## 130

### 输尿管囊肿及其超声诊断要点是什么？

输尿管囊肿是一种少见的先天性畸形，由于胚胎时期输尿管与生殖窦间的一层隔膜吸收不全或持续存在，导致输尿管口周围炎症、水肿、黏膜膨胀，造成输尿管口狭窄，并不同程度梗阻，在尿液的作用下形成囊肿。由于囊肿突入膀胱，又称为膀胱内输尿管囊肿。囊肿壁菲薄，外覆膀胱黏膜，内衬输尿管黏膜，中间为肌层与结缔组织。

按照输尿管的病理解剖可将输尿管囊肿分为以下 3 种类型。

1. 单纯型　发生在正常输尿管开口位置，为正常输尿管的黏膜脱垂。

2. 异位开口型　为异位开口的输尿管黏膜脱垂。

3. 合并重肾畸形　为上肾输尿管黏膜脱垂，由于开口较小，常伴有该肾与输尿管积水。

输尿管囊肿继发感染或引起尿路梗阻时，可出现尿路感染、腰腹胀痛、排尿不畅、尿流中断的临床表现，甚至导致肾功能衰竭。也有很多患者无任何症状，于体检时偶然发现。

输尿管囊肿的主要超声声像图表现为：膀胱三角区一侧或两侧有圆形或椭圆形环状结构，壁菲薄而光滑，内为无回声区，并呈周而复始的舒缩变化，与输尿管蠕动节律一致，输尿管囊肿均伴有不同程度的囊肿上段输尿管扩张和肾积水。若合并结石，可在囊肿内显示点状或团状强光团，后方伴有声影；若合并肿瘤，囊腔或囊壁外侧出现不规则等回声团，无声影。

超声显像诊断本病时，需要与输尿管憩室相鉴别。输尿管憩室发生在输尿管与膀胱交界处，其特点是不突入膀胱，而位于膀胱外并突向输尿管一侧。

## 131

### 超声如何诊断先天性巨输尿管？

先天性巨输尿管又称为原发性巨输尿管症或先天性输尿管末端功能性梗阻。是由于输尿管神经和肌肉先天性发育不良，造成输尿管蠕动减弱和尿液引流障碍而致的输尿管严重扩张。此病的病因尚不十分明了，多认为本病是由于输尿管膀胱交界处副交感神经节细胞减少、缺乏或发育不良所致。此病在小儿时即发生，临床亦以儿童多见，多为单侧发病。本病临床常无特异性症状，往往以出现泌尿系感染症状或者腹部出现包块就诊。

本病的超声声像图表现为：输尿管显著扩张，以中下段显著，在超声图像上患处显示为带状宽大的无回声暗区，管壁光滑，内径可达 3~5cm，甚至 10cm 以上，向下扫查可见输尿管的无回声区在出口部经由窄小的管道与膀胱的无回声区相连通，患侧肾脏增大，肾盂、肾盏多呈中等程度扩张，与显著扩张的输尿管不成比例。

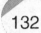

## 132

### 超声诊断输尿管肿瘤的要点有哪些？

超声检查对输尿管肿瘤的检出有重要意义，已经成为诊断输尿管肿瘤的首选检查方法。因为它不仅可以发现肿瘤，还可以进一步对肿瘤进行定位、定性，了解病变的损害程度，与周围组织的关系。1996 年王建宏报道 23 例输尿管癌的超声表现，其中超声确诊 13 例，均经手术病理证实；另外 10 例中有 9 例因肠腔内气体干扰无法进行检查，还有 1 例因肿块小于 5mm 而漏诊。

输尿管的肿瘤泛指原发与继发的输尿管肿物，其中原发性者包括上皮性乳头状瘤、乳头状与非乳头状癌、非上皮性的息肉、平滑肌瘤、淋巴肉瘤；继发性输尿管肿瘤则是指其他脏器转移而来的肿瘤。输尿管肿瘤多发生于输尿管的中下段，息肉则发生于上段，因此，在进行检查时要加强这些部位的扫查。检查时我们发现，患侧输尿管及肾脏有不同程度的积水，梗阻处的输尿管管腔膨大，其内可见等回声或低回声的软组织块影，肿块大小不一，形态各异，肿块的大小与输尿管的梗阻程度呈正比。彩色多普勒超声可显示肿块内部的血流信号。

## 133

### 如何提高超声检查对输尿管结石的检出率？

输尿管结石是指位于输尿管腔内的结石，但原发性的输尿管结石很少见，输尿管结石大多数来自肾脏。输尿管结石可以造成尿流梗阻，引起肾功能损害，同时还可以并发感染，因此，及时诊断以便早期治疗便显得尤为重要。

输尿管结石常常停留于输尿管解剖上的 3 个生理狭窄部，即肾盂输尿管交界处、输尿管跨越髂血管处和输尿管膀胱壁段，除此之外，输尿管与男性输精管或女性阔韧带底部交叉处、输尿管与膀胱外侧缘交界处也是结石容易滞留的部位，因此输尿管的下 1/3 段结石最多见。

对于肾盂输尿管交界处的结石，通常在背部做肾门斜断面扫查，这样在肾门内侧偏下方就可显示结石，如果再纵断扫查或者经前腹部由肾门向下追踪扫查还可显示输尿管上段的结石；分别在腹主动脉和下腔静脉外侧 1cm 左右处寻找左或右侧输尿管回声，并向下追踪扫查至两侧髂血管的前方，可观察到第二狭窄有无结石；对于输尿管盆段的结石，除可以自输尿管腹段向下进行追踪检查外，还可以以充盈的膀胱做透声窗，在耻骨联合上缘做纵断面和横断面扫查。同时，要注意探头加压，变动体位，多切面扫查，甚至隔一段时间复查以确定"病变"的稳定性，以便排除肠管气体的干扰。

## 134

### 前列腺的超声检查方法及注意事项是什么？

1. 经腹壁超声检查方法 探头置于耻骨上缘中线位置，向下倾斜加压做纵横切扫查，可获得前列腺正中矢状断面及斜冠状面。经腹壁检查时，膀胱适度充盈即可，过度充盈，不仅增加皮肤至前列腺的距离，还会妨碍探头向前列腺方向倾斜，减低前列腺的显示效果。

2. 经会阴超声检查方法 分别在会阴前区（阴囊后缘）和会阴后区（肛门前缘）进行冠状、斜冠状及矢状面扫查，获得前列腺相应切面。经会阴进行超声检查时，探头可适当加压，减小探头与前列腺的距离，或在直肠内放置水囊，会进一步提高前列腺的显示率。但在测量前列腺大小时，不宜过分加压，以免影响测值的准确性。

3. 经直肠超声检查方法 经直肠探头涂抹耦合剂后外套乳胶套，再涂润滑剂后缓慢放入直肠，探头长轴与直肠走行一致。缓慢进退并左右转动，可获得前列腺连续纵断面，由于经直肠途径距前列腺近，无干扰，再加之高频探头的应用，大大提高了前列腺的分辨率。经直肠检查时，动作要轻柔，以免损伤直肠黏膜，另外需注意的是排净乳胶套内的气体，以免气体干扰检查效果。

## 135

### 前列腺和精囊超声检查的适应证有哪些？

曹海根等总结了如下前列腺和精囊超声检查的适应证：

1. 有尿频、尿急、尿痛等尿路刺激症状，或有排尿困难、终末血尿者。
2. 会阴部坠胀不适，或有腹股沟区及外生殖器等处隐痛者。
3. 血精。
4. 直肠指诊有前列腺增大者。
5. 前列腺肿瘤。
6. 前列腺囊肿或脓肿。
7. 前列腺结石、钙化。
8. 后尿道结石、息肉、瓣膜及狭窄。
9. 精囊疾病，如精囊炎、结石及肿瘤。
10. 前列腺介入性超声诊断与治疗，如超声导向下经皮前列腺肿块穿刺活检组织学检查，经皮前列腺抽吸脓液、前列腺囊肿穿刺抽吸液体和注入硬化剂治疗等。

## 136

### 前列腺活检禁忌证有哪些？

1. 有出血倾向者。
2. 严重心肺疾病者，或糖尿病患者血糖控制不好，一般情况差。
3. 急性前列腺炎和慢性前列腺炎活动期。
4. 有严重肛门疾病或肛门改道者。

## 137

### 肾创伤的超声声像图表现有哪些？

肾脏创伤是指暴力侵袭导致的肾脏损害。Nunn 根据临床和放射学检查所见与病理改变的关系，将肾创伤分为 4 种类型。

1. Ⅰ型：肾挫伤　有外伤史，肾实质内有挫裂伤，但被膜和集合系统完整，被膜下可有小血肿。此型超声图像改变轻微，肾脏轻度肿大，包膜完整，肾实质内出现局限性不规则稍高回声区，其内还可见小片状的回声区，肾包膜下可见新月形或梭形的低回声血肿。

2. Ⅱ型：肾实质裂伤（包膜破裂）　肾实质和被膜破裂，肾内及肾外血肿形成。声像图表现为肾弥漫性或局限性肿大，破裂处包膜连续性中断，实质内可见低回声至无回声区，肾包膜外为低回声至无回声的血肿包绕。

3. Ⅲ型：肾盏撕裂型（往往与实质病变并存）　肾盏肾盂撕裂，内有凝血块。声像图表现为肾脏明显增大，包膜连续，实质内可见低回声至无回声区，肾窦扩大，回声不均匀，与肾实质分界不清，当血块阻塞集合系统时，继发肾盂扩张，扩张的肾盂透声不好或可见的回声团块。

4. Ⅳ型：肾广泛撕裂型　肾广泛性撕裂，肾被膜、实质和集合系统均有广泛的损伤，甚至肾蒂完全断裂。声像图上除有Ⅱ、Ⅲ型的表现外，肾脏可断裂成数块，肾脏结构模糊不清，肾周大量积液。

## 138

### 超声引导下的穿刺技术在移植肾并发症诊断中有何作用？

介入性超声是现代超声医学的发展方向。它的主要特点是在实时超声的监视和指导下，完成各种穿刺活检、X 线造影、置管引流、抽吸注药等诊断与治疗。

同种异体肾移植术是治疗晚期肾衰竭的有效方法，现已在国内外广泛应用。同种异体肾移植的各种并发症的发生，是导致移植肾功能损害甚至移植失败的最主要原因，因此，早期明确诊断移植肾并发症并给予及时治疗，是保证肾移植成功的关键，对患者预后有重要影响。

目前，临床主要根据血液与尿液的生化检查、免疫学测定、分泌性 X 线造影和核素肾图等，对移植肾进行功能测定和并发症的诊断，但都缺乏特异性。二维及彩色多普勒超声虽然对移植肾多种并发症的诊断和鉴别诊断有很大帮助，但在某些情况如急性肾小管坏死时仍会诊断很困难，肾组织活体检查是诊断肾脏疾病的金标准。超声显像能够动态实时地反映人体内部接近解剖的真实结构，其引导下的穿刺技术不仅避免了盲目穿刺造成的不必要损伤，尤其对一些病变局限，为了明确诊断需要在超声下精确定位活检的情况意义重大。超声引导下穿刺抽吸，对于检验移植肾合并周围积液的性质以及进一步引流、治疗均有重要的意义。在移植肾积水合并尿路感染阻塞时，经皮肾穿刺造瘘，起到了某些外科手术的效果，而且损伤小，可达到及时引流，改善肾功能的目的。

## 139

### 超声引导肾脏穿刺活检的适应证有哪些?

1. 肾弥漫性病变
a. 肾炎或肾病的鉴别和分型。
b. 累及肾的全身免疫性疾病（如红斑狼疮）。
c. 不明原因的肾衰竭。
d. 高血压伴肾功能损害原因不明者。
2. 肾实性占位病变
a. 影像学所见肾实性占位病变。
b. 肾肿瘤不能手术或患者不愿手术而需要获取病理诊断者。
c. 既往其他部位有恶性肿瘤史，发现肾占位性病变，需鉴别转移癌者。
d. 肾外有淋巴瘤或者怀疑肾肿瘤为淋巴瘤者。
e. 原发灶不明的肾转移瘤。

## 140

### 超声引导下肾囊肿无水乙醇硬化治疗的并发症有哪些?

1. 囊内出血　出血多因误伤囊壁及肾脏实质，多数经继续无水乙醇硬化治疗，出血即可停止。

2. 发热　少数患者可因无水乙醇硬化治疗后致热物质吸收而使体温升高，一般不超过38℃，常无需特殊处理。

3. 醉酒样反应　少数患者乙醇耐受性低，可产生皮肤潮红、头晕、呕吐、多语等症状，观察或对症处理即可。

4. 疼痛　少数患者出现较为剧烈的疼痛，多因无水乙醇漏出刺激肾被膜所致，症状常于短时间内消失，可退针前再向囊腔内注入少量2%利多卡因或用少量空气推净针槽内残留的无水乙醇以减少其发生。

5. 血尿　肾囊肿硬化治疗后可有一过性的镜下血尿，多无需特殊处理。

### 141

### 超声引导下肾肿瘤微波消融的适应证与禁忌证有哪些?

1. 适应证

a. 肾皮质近肾表面或外生性肾肿瘤（直径≤5cm）。

b. 双肾癌、孤立肾肾癌、对侧肾功能受损的肾癌患者。

c. 肾肿瘤术后复发者。

d. 手术有风险者，高龄体弱难以耐受手术者。

e. 因各种原因拒绝手术治疗者。

2. 禁忌证

a. 严重凝血功能障碍者。

b. 严重心肺疾病者。

c. 严重感染性疾病者。

d. 意识障碍或恶病质者。

### 142

### 从超声声像图上如何进行海绵肾的诊断及鉴别诊断?

海绵肾又称为肾小管特发性扩张或非尿毒症性髓质囊性病、髓质海绵肾。病因为肾乳头小管先天性发育障碍，进入肾小盏处，类似括约肌的结构肥厚、收缩，使乳头管和集合管弥漫性扩张，呈囊状，在肾髓质形成囊肿，病灶处多有钙质沉积，呈细小结石。此病为先天性常染色体隐性缺陷，好发于壮年男性，有家族倾向，双侧发病多见。

海绵肾患者的肾脏大小形态基本正常，由于本病病变主要在肾实质，因此实质部饱满或增厚，此外，由于病变处多有钙质沉积，因此在声像图上表现为围绕肾窦呈放射状分布的高回声甚至强回声光团。

在超声声像图上海绵肾需要与以下疾病进行鉴别诊断。

1. 多发性肾结石　两者病变部位不同，海绵肾的病变部位在肾实质，而肾结石的病变部位在集合系统的肾盂、肾盏之中。

2. 多发性血管平滑肌脂肪瘤　两者病变部位不同，血管平滑肌脂肪瘤发生在肾实质接近肾被膜处，大小不一，分布不规律，与海绵肾不同。

## 143

### 膀胱异物从超声图像上如何诊断？

膀胱异物均来自外界，大多数由患者本人经尿道逆行放入膀胱，部分是膀胱手术时遗漏的物品，即所谓医源性膀胱异物。膀胱异物的存在，会使膀胱出现炎性改变甚至继发膀胱结石的形成。

膀胱异物的超声表现根据异物种类的不同表现各异，膀胱内金属异物呈强回声，后方伴有声影或彗星尾征；非金属异物呈较高或中等高回声，后方可无声影或淡声影；管状异物呈平行条带状强回声，横断面呈空心圆形；软质异物多呈弯曲状。异物在膀胱内随体位改变而移动。若继发膀胱内出血或感染时，可出现相应的超声表现。

## 144

### 超声如何测定膀胱容量及残余尿量？

膀胱容量指膀胱充盈状态下急于排尿时，膀胱所容纳的尿量，需排尿前测定。残余尿是指排尿后未能排尽而存留在膀胱内的尿量，应在排尿后立即测定。正常成人膀胱容量平均约400ml 左右，残余尿量少于 10ml。测定膀胱容量及残余尿量有助于了解膀胱功能及其病变程度。

测定膀胱容量的方法有很多，常用的有以下两种。

1. 前列腺体积的步进式测量　$V = 0.52D_1D_2D_3$，其中 V 为膀胱容量，$D_1$、$D_2$、$D_3$ 分别代表膀胱的上下径、左右径、前后径。

2. Holmes 公式　$V = 5PH$，5 为常数；P 为膀胱最大横截面积；H 为膀胱颈至膀胱顶高度。

（3）残余尿量达 30ml，应考虑有病理问题；残余尿量达 50ml 以上应考虑有梗阻，需明确原因，进行处理。

### 145

#### 膀胱肿瘤的超声声像图都有哪些表现？

膀胱肿瘤是泌尿系最常见的肿瘤，男性发病率高于女性。肿瘤好发于膀胱三角区，其次为侧壁，顶部少见。肿瘤分为上皮性和非上皮性两类。临床症状多表现为无痛性血尿。在无创性筛查手段中，超声检查已经成为膀胱肿瘤影像诊断的首选方法。对直径大于 0.5cm 的肿块，其检出率高达 90% 以上。其声像图特点为：膀胱壁有等回声或稍低回声不均匀的局限性突起；突起的团块附着于膀胱壁，不能移动或有限移动；较大肿瘤后侧多有衰减；彩色多普勒超声检查肿瘤内部可捕捉到血流信号。

### 146

#### 如何进行膀胱肿瘤的超声声像图分期？

1. 非浸润型膀胱肿瘤（$T_0$，$T_1$）　肿瘤基底部局限于膀胱黏膜层或黏膜下层。声像图表现为肿瘤基底较窄，有细的瘤蒂与膀胱黏膜的高回声线相连续，膀胱黏膜光滑。

2. 浸润型膀胱肿瘤（$T_2$，$T_3$）　肿瘤侵犯至膀胱浅、深肌层及更深组织。声像图表现为肿瘤基底较宽，肿瘤周围膀胱壁不规则增厚，膀胱黏膜的高回声线模糊、不完整或膀胱壁全层连续中断。

3. 侵犯至膀胱壁外及远处转移型膀胱肿瘤（$T_4$）　除上述声像图表现外，肿瘤与周围组织或脏器分界不清，呈不规则的中低回声，肝脏、腹腔淋巴结等处可见转移性病灶。

### 147

#### 在超声声像图表现上膀胱肿瘤应与哪些疾病进行鉴别诊断？

1. 前列腺中叶肥大　前者表面光滑，边缘规整，纵断面能显示呈漏管状的尿道口；后者表面不光整，基底向前列腺浸润生长。

2. 前列腺癌　主要鉴别方法是显示前列腺，如看到正常前列腺，则可判断为膀胱肿瘤，但当肿瘤较大时，很难鉴别。

3. 膀胱内凝血块　凝血块与膀胱壁不连接，改变体位后移动，彩色多普勒超声无血流信号显示。

4. 膀胱结石　膀胱内游离的结石根据其回声及移动性不难与膀胱肿瘤相鉴别；但膀胱

术后，以缝线为附着点形成的结石和肿瘤均为强回声或高回声团，其主要鉴别点为：改变体位，结石基底部不移动但体部移动呈"吊灯"样改变；肿瘤则不移动。

5. 膀胱结核　其超声声像图表现为膀胱容积缩小，膀胱壁增厚，回声增强，若合并肾脏或前列腺结核的征象则高度提示膀胱结核。

6. 腺性膀胱炎　结节型及乳头型在声像图表现上酷似膀胱肿瘤，但其表面光滑，内部回声高，与膀胱壁分界清楚，无浸润征象。最后确诊需经膀胱镜活检。

### 148

#### 超声诊断膀胱憩室的要点有哪些?

膀胱憩室为膀胱壁的袋状外凸，分为先天性和后天性两种。前者的发生有来自多余的输尿管芽及未闭的脐尿管，还有局部膀胱壁发育缺陷。这种憩室常发生于膀胱的侧壁、后壁或膀胱顶部，憩室壁含有膀胱黏膜及肌层，也称为真憩室。后天性膀胱憩室主要为下尿路梗阻病变引起，如前列腺增生、尿道狭窄、尿道瓣膜等，致使排尿阻力增大，膀胱内压增高，导致膀胱壁向外凸出。此种憩室多发生在膀胱两侧壁，憩室壁由黏膜和结缔组织组成，故称之为假性憩室。临床所见的憩室多为后天性憩室，小的憩室常无任何症状，大者可在下腹部触及囊性肿块。"两段排尿"是其特征性症状。5%的膀胱憩室合并憩室内结石，偶可合并肿瘤。

目前，膀胱镜检查和膀胱造影是诊断膀胱憩室的重要手段，阳性率达95%～100%。但膀胱憩室大多数是下尿路梗阻所致，膀胱镜难以插入；静脉尿路造影有可能因为肾功损害造成膀胱不显影。超声检查可以不受上述因素影响，真实地反映膀胱憩室的位置、大小、数目及内部情况，具有独特的优势。

进行超声检查时，我们可在膀胱外（多见于两侧壁或后壁）发现紧靠膀胱壁的囊性物（单发或多发），囊性物与膀胱腔相连通，并可显示相通的开口，而且囊性物的体积及形态在排尿前后随膀胱的充盈状态而发生相应性改变。如果对膀胱或憩室分别加压，彩色多普勒超声可在憩室开口处捕捉到正反流向的彩色血流信号。当憩室合并感染、结石或肿瘤时，则会出现相应的声像图表现。

### 149

#### 腺性膀胱炎的超声声像图表现有哪些?

腺性膀胱炎是慢性膀胱炎的一种特殊类型。好发于中年女性。Patch 及 Rhea 认为此病是膀胱黏膜在长期慢性炎症刺激下，移行上皮呈灶状增生，延伸至固有膜，形成实性的上皮细胞巢，其内柱状上皮腺性化生，形成腺样结构。腺性膀胱炎的发病部位以膀胱三角多见，亦可连接成片，累及整个膀胱。

1990 年，贾建文等将腺性膀胱炎的声像图表现分为 3 种类型：

1. 结节型　突向膀胱内的局限结节状隆起，以向膀胱内生长为主，仅少数向上向外生长。表面平滑，内部呈均匀的中等水平回声，在较大结节内部可伴有小圆形低水平回声。

2. 乳头型　膀胱壁有乳头状或息肉样增生，突向膀胱腔，基底部较窄，回声较强，振动有漂浮感。

3. 弥漫增厚型　膀胱壁不等程度的增厚，轻者只累及三角区及其附近，厚 3～5mm，重者可累及整个膀胱壁，厚达 10～20mm，表面不光滑，回声强弱不均。

腺性膀胱炎的最后确定诊断有赖于膀胱镜检和组织学活检。

## 150

### 膀胱结石的超声诊断要点是什么？

膀胱结石是临床较为常见的一种疾病，男女发病比例为 2.7∶1.0。随着生活条件以及饮食结构的改善，发病率有逐年降低的趋势。膀胱结石有原发性和继发性之分。起源于膀胱者为原发性结石，因肾盂、输尿管结石落入膀胱后逐渐增大者，为继发性结石。膀胱结石多见于膀胱内异物、膀胱憩室、神经源性膀胱以及下尿路梗阻，如前列腺增生、尿道狭窄、膀胱颈硬化的病人。临床表现有尿频、尿急、尿痛、血尿及排尿中断。超声检查对 3mm 以上的结石几乎都能显示，确诊率高于 X 线平片、CT 和 X 线膀胱造影。诊断要点为：膀胱内出现点状或团块状强回声光团，其后方伴有声影，多数膀胱内强回声可随体位改变而移动，少数因结石嵌入膀胱黏膜内而没有移动性。膀胱疾病术后可能以缝线头为核心形成结石，改变体位，结石基底部不移动但体部移动呈"吊灯"样改变。

## 151

### 胡桃夹综合征声像图表现有哪些？

胡桃夹综合征或胡桃夹现象又称左肾静脉压迫综合征。左肾静脉走行于腹主动脉和肠系膜上动脉之间，受到挤压引起临床症状就称为左肾静脉压迫综合征或胡桃夹现象。

1980 年 Buschi、1986 年 Wolfish 分别报道超声检查对此病的检测。本病好发于青春期至 40 岁左右的男性，临床表现为：①一侧即左侧血尿；②由于注入左肾静脉的睾丸静脉或卵巢静脉淤血而出现胁腹痛，并于立位或行走时加重；③男性精索静脉曲张、蛋白尿、女性月经不规则等。

田绍荣自 1991 年 1 月 ~ 2000 年 1 月间，于 1022 例蛋白尿与血尿病人中，查出左肾静脉压迫综合征 728 例，他认为仰卧位左肾静脉受压前，在腹主动脉的左侧缘，扩张部位近端内径比受压狭窄部位内径宽 2 倍以上。脊柱前凸 15 ~ 20 分钟后，左肾静脉受压明显，其扩张部位近端内径比受压狭窄部位内径宽 4 倍以上即可诊断。同时，建议采用以血流速度及夹角为参考值的综合指标进行诊断。脊柱前凸 15 ~ 20 分钟后，左肾静脉扩张前，近端血流流速（≤60°）≤0.09/s；18 岁以上成人 ≤0.08/s；腹主动脉与肠系膜上动脉之间的夹角 ≤9°。

## 152

### 在超声图像上肾周围炎需要与哪些疾病进行鉴别诊断？

肾周围炎是指肾包膜与肾周筋膜之间的脂肪囊内发生的感染性疾病，炎症继续发展，则形成肾周围脓肿。致病菌多为革兰阴性细菌。临床表现为寒战、高热和肾区疼痛。患者常有皮肤化脓性感染、尿路感染或消化道感染等病史。

在超声图像上肾周围炎需要与以下疾病进行鉴别诊断。

1. 肾周囊肿　肾周围可见部分或完全包绕肾脏椭圆形、带状无回声区，囊壁较厚，内部透声良好。此类患者多有肾手术或肾创伤病史。

2. 肾周血肿　声像图表现为肾创伤后肾弥漫性或局限性肿大，破裂处包膜连续性中断，实质内可见低至无回声的挫裂区，肾包膜外为紧贴肾脏的低回声至无回声的血肿包绕，内部散在点状光点浮动。继发感染后出现肾周脓肿的临床症状和声像图表现。超声引导下的穿刺抽吸检查，可对肾周血肿、脓肿和囊肿迅速做出明确诊断。

3. 腰大肌脓肿　在声像图上腰大肌脓肿与腰大肌回声界限不清，腰大肌局部回声不均匀，高分辨率的探头还可见到腰大肌肌束连续性遭到破坏。

## 153

### 肾血管平滑肌脂肪瘤的声像图有何特点？

肾血管平滑肌脂肪瘤又称良性间叶瘤、错构瘤，是最多见的肾脏良性肿瘤，而且多在体检时偶然发现，主要发生于肾脏皮质和髓质。肿瘤由多种分化良好的组织交织而构成，肿瘤内含无数血管，并和平滑肌及脂肪组织相交错，形成无数的小界面。在声学上构成复杂的散射体，形成有特征性的声像图。小肿瘤内部组织界面小，为边界清楚的高回声团，声衰减不明显；较大的肿瘤内界面大，呈高低相间的杂乱回声，可有回声明显衰减，有的成层状分布，形似洋葱切面，有出血、坏死时，内可见较大无回声区。

**154**

### 什么是肾周脓肿？其声像图有哪些特征？

肾包膜与肾周筋膜之间的脂肪囊发生感染性炎症，继发形成脓肿就称为肾周围脓肿。肾周脓肿常继发于身体某一部分化脓性感染，致病菌多为革兰阴性细菌，经血行传播形式而致。其脓液向下可蔓延至腰大肌，向上可蔓延至膈下分别形成腰大肌脓肿、膈下脓肿、脓胸、支气管瘘等。

其声像图表现为：

1. 肾周脂肪囊明显扩大或局限性膨胀，内部回声减低或呈透声不好的无回声液性暗区，并有点状物浮动，紧贴肾脏，由于脓肿的大小和张力不同，其形态可呈圆形、椭圆形、带状或蝌蚪状，通常壁较厚，内壁较粗糙。

2. 肾脏大小、形态多正常，有时肾包膜轮廓线有受压表现，可有局部变形或移位。

**155**

### 多囊肾的声像图特点有哪些？

多囊肾是一种有家族遗传倾向的先天性发育异常疾病，可分为成年型和婴儿型两种。是胚胎发育过程中，肾曲管和集合管的连接广泛发生障碍，液体潴留引起。部分病例合并肝、脾、胰、卵巢等多个脏器的多囊性改变。成人型一般多在 40 岁左右发病，主要症状是腰疼、血尿、局部肿物、高血压和肾衰竭。85% 以上为双侧性。婴儿型囊肿极小，出现症状后多在短期内死亡，因而临床少见。

成人型多囊肾声像图特点如下：

1. 肾脏轮廓增大，增大程度取决于病变的程度和病程的长短。

2. 肾脏外形失去正常形态，包膜凹凸不平。

3. 肾脏被无数个大小不等呈弥漫性分布互不连通的囊状无回声区所占据，后方有增强效应，有时仅可见少许肾实质，肾窦受挤压变形，甚至显示不清。

4. 当合并囊内出血或感染时，囊肿无回声区内云雾状或散在点状低回声。

5. 如果合并多囊肝、多囊脾、多囊胰等其他脏器多囊性病变，诊断更为可靠。

## 156

### 蹄铁形肾声像图有何特点?

蹄铁形肾（马蹄肾）是较为常见的先天性双肾融合畸形，一般学者认为，两侧肾的下极或上极在身体正中线融合，称为蹄铁形肾。融合部位多发生在双肾下极，融合部位横跨下腔静脉和腹主动脉的前方，融合部位回声以肾实质结构为主，肾窦结构不明显。蹄铁形肾常合并轴向旋转不全，肾门位于肾的前面，肾盂输尿管连接部位于高位，使尿液引流不畅，容易导致肾盂积水和肾盂结石形成。

由于肾脏的位置和形态失常，仰卧位探测，沿一侧肾的肾轴自外向内下追踪，其下极在下腔静脉和腹主动脉前与对侧肾脏融合。两肾轴线呈倒置"八字"形分布。俯卧位探测亦能显示出与正常肾轴相反的声像图。如出现肾盂积水和结石，则出现相应的声像图改变。腹部正中线纵切，可显示蹄铁形肾峡部的形态，内呈细小均匀回声，与肾实质回声一致。

## 157

### 什么是异位肾? 其声像图有何特点?

由于肾血管位置异常，使肾在胚胎发育过程中不能上升到正常位置而出现在髂腰部、盆腔、对侧肾下方和同侧膈肌附近。患者大多无明显症状，部分患者有局部疼痛及腹部肿块。在超声检查时，正常位置肾脏声像图不能显示，在下腹部或盆腔、横膈等部位可探及肾脏回声，肾脏位置固定，不易推动。如横过异位肾，在一侧面可探及两个肾脏回声，而另一侧面正常位置不能探到肾脏。由于异位肾常伴有发育不良，形态小于正常肾，外形呈三角形、盘形或椭圆形，肾实质回声呈分叶状，加之有积水等并发症，声像图极不典型。

## 158

### 成人急性肾上腺出血的声像图特点有哪些?

急性肾上腺出血又称肾上腺卒中，与创伤、败血症、高血压、分娩、凝血机制异常或血栓性疾病有关。其中间接外伤是急性肾上腺出血的少见原因。成人特发性肾上腺出血可能与肾上腺髓质内静脉血栓形成和应激有关。还有人认为本病为肾上腺广泛性或局灶性出血，多为双侧性，主要是 ACTH 对肾上腺皮质的刺激所致，常伴发于高度应激情况，如严重败血症、急剧体力消耗和较大的创伤等。成人肾上腺自发性出血少见，可见于单侧或双侧，但右侧更易受累，可能与肾上腺解剖特点有关。肾上腺接受膈下动脉、腹动脉和肾动脉的血供，形成包膜下血管丛，但肾上腺静脉一般只有一条，左侧回流至左肾静脉，右侧至下腔静脉，右侧肾上腺位于肝脏与脊柱间，其静脉直接开口于下腔静脉，易受伤，伤后易受静脉压升高影响而出血，常见原因是长期大剂量抗凝治疗和手术后的应激反应所致。临床可有肾上腺皮质功能减低症状。

肾上腺出血的主要声像图表现：

1. 肾上腺区域出现呈钝三角形、圆形或椭圆形的类实质性回声区及低回声区或无回声液性暗区，有边界，少数患者可以见到部分正常的肾上腺组织存在，其内有散在点状回声。

2. 肾上腺双侧或单侧显著肿大，出血量大者因血凝块，呈实质性回声，冠状切面与肾脏形成了类似于"重复肾"改变。

3. 连续随访观察血肿的动态改变，呈小→大→小的变化规律，内部回声从不规则低弱回声到逐渐变为无回声，以至缩小吸收，血肿壁有不规则纤维化及分隔光带附着。

## 159

### 肾实质性占位性疾病的种类及其在超声图像上的表现有哪些？

肾实质性占位性疾病主要包括肾脏的良性肿瘤和恶性肿瘤，按照发生部位又可分为肾实质肿瘤和肾盂肿瘤两类，约90%以上的肾实质性占位性疾病是恶性的。肾实质恶性肿瘤最常见的为肾细胞癌（成人）和肾母细胞癌（儿童），其他还有纤维肉瘤、脂肪肉瘤、平滑肌肉瘤、横纹肌肉瘤、恶性淋巴瘤和转移瘤等，其他如血管瘤、纤维瘤、平滑肌瘤、脂肪瘤和腺瘤等均少见。肾盂肿瘤主要为移行上皮乳头状瘤，其他鳞状上皮瘤、腺癌均少见。

肾细胞癌又称肾癌，肾腺癌。约占原发性肾脏恶性肿瘤的85%。根据所含细胞成分不同，分为透明细胞型、颗粒细胞型和未分化型。根据癌细胞的排列构型，又分为肾腺癌（腺管状结构为主）和肾乳头状腺癌（乳头状构型为主）。此病病因不清，多见于50～60岁成人，单侧多发，偶有双侧。声像图特点就是在肾内出现圆形、类圆形或表面分叶状的占位性病灶，肿瘤的边缘不一定清晰，但轮廓易于分辨，其内部回声表现多种多样：肿块直径2～3cm时多呈高回声区，在4～5cm时多呈低回声区，较大的肿瘤由于内部常出现出血、液化、坏死、钙化等，表现为回声不均匀。肾癌的占位病灶往往在肾表面形成局部隆起，甚至失去肾脏形态，肾肿瘤组织破坏肾脏被膜时，声像图表现为该处肾脏轮廓线中断、缺损，甚至可以在肾周脂肪囊中看到肿瘤回声；另一方面肿瘤向内推挤或侵蚀肾窦的回声，使其受压变形或缺损，形成假包膜。如肿块侵犯肾静脉和下腔静脉，则能见到静脉增宽，管腔内出现等回声团，有时呈斑块状附着于静脉管壁。CDFI可见栓子处的血流信号受阻或中断，因肾静脉栓塞而形成肾周围侧支者，在肾周可见到曲张的静脉断面，应用CDFI和脉冲多普勒可得到静脉血流频谱。如肾癌伴有淋巴结转移，则在肾门区见到低回声肿块。

肾母细胞瘤又称肾胚胎瘤或 Wilms 瘤，是小儿最常见的恶性肿瘤，2~4 岁多见，90% 发生在 10 岁之前。瘤体大小不一，大者可达患儿头大小，圆形或椭圆形，呈结节状，有包膜包被，界限清楚，周围有低回声带。残余肾组织被挤到一边，肿瘤内部呈中等稍强回声。当肿瘤组织出血、液化坏死或囊性变，内部可见形态不规则的无回声液性暗区。有淋巴结转移者可在肾门附近见到肿大的淋巴结。

肾血管平滑肌脂肪瘤又有错构瘤、良性间叶瘤等多种名称。声像图上分为两种类型：一种为边界清晰的强回声光团，无声影，除较大者，后方回声衰减不明显；另一种呈洋葱样图形，为一层层高回声间隔一层层低回声组成。前一种肿瘤一般较小，后一种肿瘤往往较大。

其他肾实质性肿瘤如肾血管瘤、肾腺瘤等，因较少见且较难发现，故不一一叙述。

## 160

### 肾肿块进行超声引导下穿刺活检的适应证有哪些？

1. 肾脏的实质性肿块的鉴别诊断声像图不典型或与其他检查结果有矛盾者。
2. 双肾肿瘤需要确定性质，指导治疗者。
3. 肾囊性肿块不能除外恶性肿瘤者。
4. 肾严重感染，有炎性包块形成，合并高热，抗生素治疗无效，需确定性质时。

## 161

### 多发性肾囊肿、多囊肾及肾积水在超声图像上如何鉴别？

多发性肾囊肿是指发生于肾实质的多个囊肿。其声像图表现为肾区内有多个无回声区，囊壁菲薄、光滑，后方回声增强，不与肾盂或肾盏相通，就每个囊肿而言，和孤立的肾囊肿回声一致。有时囊肿较多，相互之间互相挤压、重叠，囊肿变形、零乱，与多囊肾相似，但多发性肾囊肿其余的肾实质部分与正常肾脏回声一致，而多囊肾却见不到正常的肾实质回声，不是布满囊肿就是回声增强。

肾积水是指尿路梗阻后发生的一种病理表现，如肾盂肾盏内尿液滞留、肾脏增大及肾实质萎缩。其声像图诊断要点是肾窦回声分离，其内出现无回声液性暗区。另外，根据积水程度不同还可以有如下改变：肾积水的多个液腔相互通连，有如"烟斗"征、"花朵"征、"调色碟"征与"手套"征；巨大的囊状积水，在边缘可见到向内伸入的不完全分隔和漏斗状或鸟嘴样突起，肾实质回声菲薄；液腔与输尿管积水相通连。

二者的鉴别点在于：肾积水的液性区相互通连，肾囊肿的液性区不通连；调色碟型肾积水各肾盏的液性区大小基本一致，排列整齐，呈调色碟型，与多发性肾囊肿或多囊肾的液性区无规则状态不同；肾积水可见到不完全分隔和漏斗状或鸟嘴样突起，而巨大的肾囊肿却不能见到。

## 162

### 超声如何诊断肾盂癌？

肾盂癌是发生于肾盂及肾盏的肿瘤。多见于 40 岁以上的中老年人，男性多于女性。肾盂癌以移行上皮细胞癌为主，其中 80% 呈乳头状，20% 为实性结节状，少数为鳞状上皮癌和腺癌。临床常见症状为无痛性、间歇性、肉眼全程血尿。本病的预后取决于有无转移及其他部位有无并发，因此早期发现、早期治疗尤为重要。超声作为首选的影像诊断方法，普查有助于早期肾盂癌的诊断，人群普查发现率 0.07%~0.20%。其典型的声像图表现是在正常肾窦的强回声区内出现占位性低回声区，有时酷似肾盂积水，当肿瘤阻塞继发肾盂积水时，则在扩张的肾盂腔内看到中等或稍低回声软组织团块，呈圆形、类圆形或不规则形。肿瘤继续发展，向外侵犯肾实质，破坏肾结构，肾脏增大、变形；向下侵犯输尿管、膀胱，甚至扩散至对侧，出现输尿管扩张、局限狭窄、腔内肿物、膀胱内肿物。采用彩色多普勒超声（CDFI），有助于发现肿瘤内不规则分布的异常血流信号，从而提高诊断的准确性。此外，近年来超声引导下肾盂穿刺造影技术的应用，更是进一步提高了某些难以确诊病例的诊断率，越来越受到临床医师重视。

## 163

### 超声引导下肾盂穿刺造影的适应证有哪些？

1. 经影像学检查、静脉肾盂造影及逆行肾盂造影，肾盂病变仍未能明确者。

2. 疑有肾盂或输尿管疾病，因碘过敏、逆行插管失败等原因不能或不宜进行静脉、逆行尿路造影者。

3. 肾积水的梗阻部位和（或）梗阻原因不明，尤其适用于无功能性肾积水者。

4. 测定肾盂压。

## 164

### 如何从声像图上鉴别肾盂肿瘤与肥大肾柱？

肥大性肾柱的形成是由于胚胎期亚肾发育、融合所致，是一种两个亚肾连接部的肾实质融合不完全的发育缺陷，属于肾脏正常变异，本身并无病理意义，也不产生任何与之相关的临床症状。但是当这种解剖变异发展明显时，肥大的肾柱可以突入肾窦回声中，影像学检查常误认为肾内占位病变，尤其以血尿就诊的病例，更容易造成误诊。不能正确诊断时，会给患者带来巨大的精神压力，因此提高诊断率具有非常重要的临床意义。肥大肾柱回声与正常肾皮质相同，实时超声多个切面观察，"肿块"不具有立体感、球体感等占位效应，与正常肾实质在结构上存在连续性，同时，不伴有肾盂、肾盏的破坏或肾积水等继发征象。CDFI检查可见其内血流分布符合正常的肾脏血流规律，无异常血流出现。

## 165

### 肾结核的超声声像图表现如何？

肾结核多发于 20 ~ 40 岁男性，临床上 85% 表现为一侧病变。症状有腰痛、尿频、尿急、尿痛、血尿甚至脓尿。基本病理改变是结核性肉芽肿伴干酪样坏死。结核菌感染肾脏时，主要是在肾小球的毛细血管丛内形成多个微小的肉芽肿，随病情发展，病菌经肾小球到达髓襻，进入肾髓质发生症状，即为临床肾结核，这时病变部位是在肾髓质及肾乳头，其病理表现是病变进行性发展致肾组织破坏，结核结节相互融合，中心坏死，出现干酪样变，以后肾乳头处出现坏死破溃，病变蔓延至肾盏，形成肾盏积脓，干酪样物质液化排入肾盂形成空洞性溃疡，甚至形成无功能的结核性脓肾。结核破坏性病灶可以经血液、淋巴或直接侵袭蔓延，扩散至其他部位。结核病变与不同程度的纤维化、钙化相伴，可以造成局部或多个部位大量钙化。肾结核的声像图表现取决于肾结核的病理改变及其类型。轻型肾结核超声表现可能完全"正常"，或仅有肾实质局限性均匀或不均匀性回声减弱，与正常肾实质分界不清，因此超声检查对于早期肾结核的诊断意义不大。但超声对于中、重度肾结核者和 X 线不显影的重型肾结核有较高的诊断价值。如肾实质内出现大小不等的片状无回声区，代表液化坏死征象，符合早期空洞改变；局限性肾盏、肾盂不规则扩张，伴有肾乳头消失、肾实质变薄等非典型"轻度肾积水征象"；多个肾盏扩张、壁厚显著，却无肾盂显著扩张的非典型"重度肾积水征象"；部分病变内出现的多个团块样强回声和声影则代表钙化。此阶段的肾结核患者多伴有膀胱黏膜的增厚、毛糙甚至膀胱容积的缩小，可作为肾结核与肾肿瘤、肾积水和肾结石等疾病的鉴别点之一。另外，肾盂造影和尿的检验有助于肾结核的进一步诊断，超声引导下的肾脏穿刺组织学活检及抽液检验可以提供明确的诊断及鉴别诊断依据。

## 166

### 肾挫裂伤的超声诊断标准有哪些？

1. 肾脏不同程度增大。

2. 肾实质和（或）肾被膜下出现无回声液性暗区，肾被膜破裂时肾周围出现无回声液性暗区。

3. 创伤严重者肾脏形态失常、肾结构破坏紊乱。

4. 肾集合系统出血时，肾盂肾盏不同程度扩张，无回声区内散在光点或血块形成的低回声团块。

## 167

### 超声引导肾组织穿刺活检的术后处理及并发症有哪些?

1. 穿刺术毕，对穿刺处即刻采取压迫止血 15 分钟，再用沙袋压在穿刺肾区，用腹带紧扎，然后用推车将患者送回病房。

2. 卧床休息 24 小时，并密切观察血压、脉搏、尿色及尿常规化验结果。

3. 常规应用抗生素及止血剂 2～3 天。

4. 一周内避免体力劳动及过度运动。

5. 对于有肉眼血尿者延长腹带的使用时间及卧床时间。

并发症包括：血尿、肾周血肿、动静脉瘘、感染、误穿其他脏器、死亡。

## 168

### 急性肾衰竭（肾前性、肾性、肾后性）在超声图像上如何鉴别?

急性肾衰竭是指各种原因引起的肾小球滤过率急剧下降，水盐代谢紊乱，氮质代谢产物潴留，短期内出现少尿或无尿的急性疾病。按其病因分为肾前性、肾性和肾后性。肾前性肾衰的原因包括血容量不足或血压过低等因素导致肾脏供血不足；各种原因引起的肾小球、肾小管及肾间质疾病都可以引起肾性肾衰；肾后性肾衰的原因是继发于各种原因引起的尿路梗阻。

急性肾衰竭声像图表现：肾前性急性肾衰竭时，两侧肾脏无明显形态上的变化。下腔静脉管腔萎瘪，血流减少，或可发现体腔积液、积血。急性肾性肾衰竭，双肾明显增大，或为肾锥体肿大呈球形，回声极低，呈扇形排列。有时也可见肾周围低回声带和或肝肾隐窝少量积液。肾后性急性肾衰竭，呈两侧肾盂积水声像图，在积水肾脏周围可见到组织水肿引起的低回声带。有时因肾盂黏膜水肿，在积水的肾盂内，水与肾窦回声间有一层低回声带。CDFI 显示肾脏内血流量减少，尤其皮质区明显，肾动脉在舒张期血流减少甚至可以没有血流。

## 169

### 从超声声像图上如何鉴别肾发育不全与后天性肾萎缩?

肾发育不全又称先天性肾畸形，系胚胎期血液供应障碍引起肾未能充分发育所致。可分为：

1. **单纯性肾发育不全** 这是一种非遗传性畸形，一侧肾脏小，对侧代偿性增大，可终生无症状。

2. **阶段性肾发育不全** 女性多见，无家族性，临床上多以严重的高血压就诊。由于病变广泛，病情严重者可出现肾功能不全。

3. **肾单位发育不全** 男性多见，无家族性，2 岁左右开始出现症状，进行性肾功能不全。病变特点是肾小球数量减少，为正常肾盏的 20%，病变肾小球体积为正常的 7～12 倍，后期表现为肾单位萎缩和间质纤维化。两侧先天性肾发育不全者常在婴幼儿期死亡，临床所见往往为单侧。其大小可为正常肾脏的 1/2 左右，但肾结构回声清晰，只是皮质变薄，髓质多显示不清，实质与肾窦界限分明，健侧肾脏代偿性增大。

后天性肾萎缩则是由各种肾弥漫性疾病损害所致，其声像图表现为肾脏缩小，包膜回声增强、凹凸不平，肾皮质回声增强，肾窦与肾实质分界不清，结构紊乱。

## 170

### 重复肾与双肾盂畸形的超声鉴别要点有哪些?

重复肾实际上是一种肾脏结构上的畸形，即一侧肾脏上下重叠的畸形，肾脏融为一体，仍是一个肾脏，但肾盂和输尿管分为两组，各有各自的血液供应。双肾盂是指上下组肾盏过早地分别汇合成两个肾盂，然后再汇集于一个输尿管。二者的共同点是均有两组肾窦回声。其中重复肾上极肾窦明显小于正常，常伴有肾窦分离、扩张甚至积水，下极肾窦类似正常肾窦回声，同时伴有重复输尿管，积水肾窦相连的输尿管扩张，异位开口者多见；而双肾盂畸形两组肾窦大小相近，不伴有重复输尿管，无肾积水和输尿管积水征象。

## 171

### 肾血管性高血压——肾动脉狭窄超声影像的特点有哪些?

肾动脉狭窄是指肾动脉管腔缩窄的一种病理表现，常为全肾血管疾病的肾动脉上的反应。常见病因有三个：多发性大动脉炎、先天性肾动脉发育不全和畸形、动脉粥样硬化。在我国常见的是大动脉炎，此病好发于青年，女性最为多见。病变累及腹主动脉和其他大动脉，呈散在性或局限性，累及肾脏时，狭窄部位常在肾动脉起始点附近，远侧肾动脉常无狭窄。动脉粥样硬化在国外比较常见，该病病变范围广泛，遍及胸主动脉、腹主动脉，管腔不规则，有扩大呈动脉瘤样，多见于老年人。先天性肾动脉发育不全和畸形发病年龄更小，肾动脉狭窄处位置不一，或为整支肾动脉，或累及肾动脉小分支。

肾动脉狭窄主要临床表现为血压升高，但服用一般降压药效果不明显，有部分病人无明显症状，只是在体检时才发现有高血压。

肾动脉狭窄的超声影像特征是：①患肾缩小：不仅表现为长径缩小，与健侧肾相比相差悬殊（1.5~2.0cm或以上），而且其宽度明显减小，往往不到4.0cm。②腹主动脉异常：多发性大动脉炎常累及腹主动脉，然后影响到附近的肾动脉起始段，故常可发现腹主动脉局限性狭窄，管腔不光滑。动脉粥样硬化累及腹主动脉，其管腔不规则的范围较广泛，常有局部扩大呈动脉瘤样改变。先天性肾动脉发育不全和畸形的腹主动脉无异常。③显示肾动脉及肾动脉起始部：在声像图中正常肾动脉的内径为5~7mm，起始部稍粗，管腔粗细均匀。显示肾动脉并测得内径在正常范围者可排除肾动脉狭窄。多发性大动脉炎引起的肾动脉狭窄往往发生在肾动脉起始部，其远侧管腔反而扩大，称后扩张。注意勿见到后扩张部分管腔粗大就排除肾动脉狭窄。

肾动脉狭窄处彩超显示为杂色血流，多普勒超声显示肾动脉血流收缩期峰值流速加快，目前应用最多的指标是峰值大于180cm/s。99%狭窄和全部闭塞则不能检出。

肾动脉狭窄的诊断方法很多，但最终需经皮肾动脉造影或数字减影动脉造影获得直接证据。但超声作为一种非创伤性诊断方法，可以获得多方面佐证，以提示或排除肾动脉狭窄，是其他检查方法的重要补充。

## 172

### 肾移植术后急性排异反应的超声声像图特点是什么？

同种异体肾移植是目前治疗晚期肾衰竭的最有效方法。其术后各种并发症特别是排异反应的发生，是导致肾功能损害乃至肾功能丧失的最主要原因，因此早期发现移植肾排异与其他并发症，指导临床及时治疗，是保证肾移植成功的关键。通过临床表现、血液和尿液生化检查、免疫学测定、分泌性X线造影以及核素肾图等对肾移植术后并发症进行诊断与鉴别诊断都缺乏特征性，超声显像能够反映人体最接近解剖状态的真实结构，而且动态实时、安全无创，并且可以反复多次进行检查，对于肾移植术后排异与其他并发症的诊断及鉴别诊断具有重要价值。通过大量的临床实践，将移植肾急性排异反应的超声声像图特点总结如下：

1. 肾体积迅速增大

（1）径线指标　移植肾各径均可增加，只要前后径大于宽径即认为移植肾异常肿大。

（2）体积指标　移植后 2 周增大大于 25%，或突然增大 25% 以上并持续 5 天以上者。

2. 肾锥体增大，回声减低，由三角形变为类圆形，其高度大于相对的肾皮质厚度，肾窦回声出现明显压迹。

3. 肾窦回声异常　肾窦回声减低，与肾实质的宽度比例小于 1/2，严重时与肾实质分界不清。

4. 肾血流异常　肾动脉血流阻力明显增高，当阻力指数 $RI > 0.90$ 时，提示多由于急性排异引起外周血管阻力增高；当 $RI = 0.80 \sim 0.89$ 时，很大可能性是排异；当 $RI = 0.70 \sim 0.79$ 时，不能确定。

5. 肾窦扩张、肾周围积液等。

## 173

### 单纯性肾囊肿穿刺硬化治疗的适应证有哪些?

1. 出现症状、体征者，如腰痛、腰胀、腰部包块等。

2. 有并发症出现，如因囊肿压迫引起肾积水，或因囊肿的存在，轻轻碰撞、推挤引起血尿者。

3. 囊肿过大，超过 5cm 者。

4. 患者或临床医生对诊断不放心，要求穿刺明确诊断者，可顺便行硬化治疗。

## 174

### 超声引导下经皮肾盂穿刺造瘘术的术前准备有哪些?

术前检查凝血功能，停用阿司匹林等抗凝药物，如患者有凝血功能异常，需先纠正。穿刺局部有感染病灶或皮肤病者，需治疗后才能施行穿刺造瘘。对体质虚弱、高龄等具有感染高危因素的患者，应预防性使用抗生素。

## 175

### 超声引导下经皮肾盂穿刺造瘘术的并发症和注意事项有哪些?

1. 穿刺失败　一步法穿刺失败应改为两步法，对于要通过造瘘口介入其他器械者，可能需要将穿刺通道扩张至较粗（24～26F），难度较高，应在 X 线透视监视配合下进行。并考虑在扩张至一定程度后，再置入 1 根导引钢丝备用，防止引导钢丝滑脱，造成穿刺通道迷失。

2. 出血　穿刺时不要直接穿刺肾盂，应通过中下盏或下盏进入肾盂，这样可以减少损伤较大血管的概率。

3. 邻近脏器损伤　穿刺时应注意进针线路上是否有邻近脏器，如肝脏、脾脏等。穿刺进针点一般位于第 12 肋下方，对个别需经 12 肋以上肋间进针者需特别注意避开胸膜，防止出现气胸、血胸等。

4. 引流管滑脱和阻塞　引流管置入深度要适当，过深会影响引流，过浅则容易滑脱，术后发现引流不畅者应及时注射抽吸或经引流管注入少量生理盐水进行冲洗，防止血块碎屑阻塞引流管。

5. 感染　应于术前 3 天开始用抗生素，所有患者术后均应常规使用抗生素。

并发症还包括动静脉瘘、尿瘘、肾疝等。

## 176

### 移植肾脏肾功能的超声评估方法包括哪些？

1. 超声血流动力学测量。
2. 二维超声肾结构和回声的评估。
3. 肾脏超声造影评估血流灌注。
4. 肾脏弹性成像评估实质硬度，进而反映纤维化程度。

## 177

### 几种常见的肾上腺原发性实质性肿瘤的超声鉴别诊断要点是什么？

随着影像学技术的发展，高分辨率的超声仪已经能够显示小至 0.6cm 的肾上腺肿瘤，尤其是它动态实时、无创的特性，越来越受到临床医师和广大患者的欢迎，逐渐成为与 CT 检查相媲美的影像学检查手段。

在临床工作中，我们经常遇到的肾上腺原发性实质性肿瘤主要有肾上腺皮质腺瘤、肾上腺皮质腺癌、嗜铬细胞瘤及神经母细胞瘤。

1. 肾上腺皮质腺瘤　可以发生于肾上腺的任何部位，单侧发病者多见。分为功能性和无功能性两种。其声像图表现为肾上腺区可见直径为 1～2cm、边界清楚，有完整高回声包膜的圆形或椭圆形低弱回声肿块，与正常肾上腺相连，但分界清楚，肿块后方回声无明显衰减。有功能者还可见到对侧肾上腺萎缩。

2. 肾上腺皮质腺癌　当肿块直径小于 3cm 时，在声像图上与肾上腺皮质腺瘤很难鉴别。当肿块直径大于 3cm 时，表现为圆形或椭圆形，表面凹凸不平，呈分叶状的低回声实质性肿块，部分有稍高回声包膜，当液化坏死时，肿块内部可见形态不规则透声不好的低至无回声液性暗区，肿块较大时，对周围组织产生压迹，边界变得不清晰。

3. 嗜铬细胞瘤　嗜铬细胞瘤主要见于肾上腺髓质，单侧多见。肿块大小相差悬殊，常见径线在 3~5cm。肿瘤呈圆形或椭圆形，边界清楚，表面光整，有高回声包膜，内部呈均匀点状低回声。其特征为肿块的高回声包膜与肾包膜回声构成典型的"海鸥征"。当液化坏死时，肿块内部亦可见形态不规则、透声不好的低至无回声液性暗区。

4. 肾上腺神经母细胞瘤　本病为胚胎性恶性肿瘤，约 4/5 发生于 5 岁以下幼儿，成人罕见。肿瘤生长迅速，又不引起内分泌功能紊乱，因此，就诊时肿块已经相当大。超声检查在腹部显示一直径在 10cm 左右，甚至更大的实质性肿块，而且肿块轮廓清晰，边缘不规则呈结节状，内部回声紊乱，在低回声区内散在分布点状强回声结节或不规则小无回声区，肿块后方衰减明显，常对周围脏器产生压迫迹象。

## 178

### 肾上腺囊肿的超声声像图特点有哪些?

肾上腺囊肿较少见。大小一般在 3~5cm，大者达 10~15cm，囊肿较小时，一般无明显症状，多在查体时偶然发现，当囊肿较大时，压迫周围组织或器官，产生腰部胀痛等症状。肾上腺囊肿按病理及病因可分为内皮性囊肿、假性囊肿、上皮性囊肿及寄生虫性囊肿。

周永昌根据囊肿囊壁与囊内容状态把肾上腺囊肿的超声声像图分为单纯型、囊内散在光点型和囊壁钙化型。

1. 单纯型　肾上腺部位出现球形无回声区，囊壁薄，囊肿后侧回声增强。

2. 囊内散在光点型　囊肿的低回声区内有细小回声，可移动，囊壁薄，囊肿后侧回声增强。

3. 囊壁钙化型　囊肿壁粗厚，回声强，前壁较后壁明显，囊肿后侧回声增强不明显。

## 179

### 在超声图像上肾上腺囊肿需与哪些疾病进行鉴别?

1. 与肾上腺内实质性肿瘤病变的鉴别　肾上腺实质性肿瘤极少表现为无回声，即使是肿瘤内部发生液化坏死，就肿瘤整体来讲，也是一种囊实混合性回声。肾上腺癌有时表现为无回声，但它的边界常模糊不清，而囊肿边界清晰，后方有增强效应。

2. 与肾上腺血肿鉴别　肾上腺血肿与肾上腺囊肿在形态上很相似，相对来讲，肾上腺囊肿的边界更为清晰，此外，发病年龄及临床表现各不相同。

3. 与肾上腺结核鉴别　肾上腺结核常为双侧发病，肿块呈混浊液性或形态不规则、内部回声呈不均匀实质性低回声肿块，病灶内有强回声斑。

4. 与肾上腺外囊性占位病变的鉴别　肾上腺囊肿较大时，右肾上腺囊肿要与肝囊肿进行鉴别；左肾上腺囊肿要与胰尾囊肿鉴别，由于肾上腺囊肿与肾脏关系密切，囊肿较大时使肾脏受挤压下移，这时，观察囊肿对肾脏的压迫情况有助于进行鉴别诊断。

## 180

### 良性前列腺增生的超声声像图表现有哪些？

良性前列腺增生的超声声像图表现分为直接征象和间接征象两部分。

1. 直接征象　①前列腺各径线增大，前后径更显著，呈椭圆形或圆形；②前列腺内腺增生明显，外腺不同程度受压甚至萎缩，造成内、外腺比例异常；③肿大的腺体引起膀胱颈部抬高变形，严重者向膀胱内凸进；④前列腺包膜完整，光滑；⑤增大的内腺回声减弱，少部分回声增强或呈等回声；⑥内外腺交界处多数呈细点状或斑点状强回声。

2. 间接征象　①膀胱壁回声增厚，内壁粗糙不光滑，可能显示增厚肌小梁及假憩室；②膀胱残余尿量增多或尿潴留；③双输尿管扩张、双侧肾盂积水征象。

## 181

### 前列腺内肿块在超声图像上如何鉴别？

临床上见到的前列腺内肿块有前列腺癌、前列腺肉瘤、前列腺脓肿及前列腺囊肿。

1. 前列腺癌是较常见的老年病，在我国近 10 年来发病率有明显上升的趋势。前列腺癌绝大多数为腺癌，生长速度不一，有快有慢，可直接浸润周围组织，远处转移通过淋巴管到达盆腔淋巴结，并经血行转移到骨盆、腰椎、股骨及肋骨，早期无任何症状，当引起下尿路梗阻时，其症状类似前列腺增生，并可以出现血尿，晚期病人可出现腰骶部疼痛。其声像图表现为前列腺增大（但用过雌激素治疗的患者，前列腺往往不大，或者缩小），左右叶不对称，边界不整，内部回声不均匀，内可见强光点、光斑或光团，伴或不伴有后方声影。也有出现局灶性低回声区的病例。当肿瘤浸润邻近组织时，邻近组织可出现肿块回声，如引起下尿路梗阻时，也可出现肾盂积水、尿潴留等症状，但程度较轻。晚期前列腺癌较容易诊断，但早期病例仅有前列腺内强光斑或低回声区，很难与前列腺炎、前列腺结石或前列腺增生鉴别。对临床可疑病例需做前列腺穿刺活检鉴别。

2. 前列腺肉瘤极少见，一般不容易见到，多发生在中青年男子身上，恶性度高，转移早，发现常常较晚，其声像图表现为前列腺极大，向膀胱内凸出，边界不整齐，内部回声不均匀。

3. 前列腺脓肿是急性前列腺炎未得到很好控制，前列腺化脓所致。其声像图为前列腺增大，包膜完整，如脓肿向周围穿破，包膜亦不完整，内部回声多变，液化者为低回声区，未液化或部分液化者回声不均匀。

4. 前列腺囊肿在超声等现代影像检查技术出现之前，临床上较少发现，小囊肿不出现症状，无临床意义，较大囊肿压迫尿道，出现梗阻症状。其声像图表现为：在前列腺内可见圆形或椭圆形液性回声，后方回声增强，囊肿可局限在前列腺内，也可凸入膀胱腔内，大囊肿可出现下尿路梗阻的继发声像图征象。前列腺囊肿应与射精管囊肿鉴别，射精管囊肿位于前列腺底部的后方，可偏左、偏右或居中，囊壁光滑，形态多为椭圆形，长轴与前列腺长轴平行，偶可见到其下部呈漏斗状，向下延伸直到精阜。

## 182

### 前列腺穿刺活检的适应证有哪些？

1. 鉴别前列腺结节或异常回声的性质，主要是对前列腺癌的鉴别。

2. 确定前列腺癌的分级，作为采用合适治疗方法的依据，前列腺癌Ⅱ级或Ⅱ级以上者，用放疗比较敏感，疗效较好，Ⅱ级以下者放疗效果不理想。

## 183

### 超声引导下肾盂穿刺造影的注意事项是什么？

超声显像不仅对人体软组织有良好的分辨能力，而且具有动态实时、无创的特点，因此，其引导下的肾盂穿刺造影技术一改 X 线平片对照下半盲目、盲目的性质，应用范围明显扩大，甚至对正常肾盂也可进行穿刺造影。在穿刺过程中，必须注意以下问题，才能保证穿刺造影达到预期效果。首先是穿刺深度：由于肾盂壁比较坚韧，穿刺时会退让，因此穿刺深度应定得稍深些，宁可穿透对侧肾盂壁后再退回到肾盂内，也不要因太浅而穿不进肾盂。其次是造影剂浓度与剂量：临床常用造影剂为 60% ~ 76% 泛影葡胺 20ml，原则上使注入的造影剂与肾盂内残存的尿液混合，成为 3 ~ 4 倍的稀释液。巨大的肾盂积水宜抽去一些尿液，然后注入造影剂。如需了解肾盂病变，巨大肾盂的造影剂的浓度应低于 4 倍稀释。对于输尿管的病变，造影剂的浓度不低于 3 倍稀释。造影剂应一次注入足够的量，但一次注药量不能超过抽出的尿液量，否则会发生造影剂反流，导致菌血症。

## 184

### 精囊炎的超声表现有哪些？

与前列腺共同开口于后尿道，因此，精囊炎常常与前列腺炎同时发生。精囊炎主要是前列腺炎或尿道炎蔓延所致，少数为血行感染引起。慢性的精囊炎多为急性精囊炎迁延而来。急性精囊炎时，精囊单侧或双侧轮廓明显增大，其张力增大，近似椭圆形。囊壁毛糙，增厚或模糊不清。囊内回声减低，其间散在点状回声。慢性精囊炎时，精囊增大程度较急性期轻，呈梭形，远端可呈椭圆形，囊壁粗糙并增厚，囊内为密集或紊乱的点状回声。

## 185

### 精囊肿瘤的超声鉴别诊断要点是什么？

原发性精囊肿瘤较为罕见，主要有精囊癌和精囊囊肿。继发性精囊实质性肿瘤多由前列腺癌、膀胱癌及直肠癌直接蔓延而来，也可见于其他脏器恶性肿瘤的转移。继发性囊肿多由射精管炎症等原因导致的阻塞。实质性精囊肿瘤声像图表现为精囊体积增大，形态失常，边界模糊不清，内部正常的条束状结构中断或消失，其间出现边缘不规则、内部回声强弱不均匀的小结节，当前列腺或膀胱肿瘤累及精囊时，则前列腺或膀胱与精囊之间的间隙消失，被强弱不均匀的肿块结节取代，囊壁界限不清。如果是精囊囊肿，则表现为一侧精囊的大部分或全部被无回声囊腔占据，囊壁较薄，后方有增强效应。

## 186

### 膀胱肿瘤和膀胱内凝血块如何鉴别？

**尿三杯试验结果与病因**

|  | 膀胱肿瘤 | 凝血块 |
|---|---|---|
| 形态 | 乳头状或菜花样 | 扁平且大、边缘光整 |
| 回声 | 部分肿瘤内有较强点状回声，少部分后方有弱声影 | 相对均质，无声影 |
| 改变体位 | 移动不明显 | 沿重力方向在膀胱内滚动或漂浮移动 |
| 蒂 | 部分有蒂 | 无蒂 |

（刘爱武　王晓蕾　侯秀娟　杜琳瑶　孙佳威）

## （三）放射性核素检查

### 187

#### 如何利用核素肾动脉灌注显像评估肾占位病变的良、恶性？

以"弹丸"式静脉注射 $^{99m}$Tc-DTPA 740MBq 后，用 γ 照相机立即在后腰部以 1～2 秒 1 帧速度采集 30 秒，可获得显像剂随血流相继灌注到肾动脉及血管床的系列影像。根据肾影像中肾内占位性病变的血管灌注情况，可评估肾占位病变的性质。

1. 肾影像中出现局部放射性减低区，提示局部为缺血病变或其他良性病变。

2. 肾内已知占位病变的血管灌注和血池影像基本正常或有较早和较高的放射性聚集，以恶性病变的可能性大。

3. 肾内已知占位病变血池影像的放射性明显高于正常肾组织，可诊断为海绵状血管瘤。

### 188

#### 放射性核素在诊断肾先天畸形中有何特点？

近年来 γ 照相机和 ECT 应用的不断增加，显示了利用核素诊断肾先天畸形的优越性，具有较 X 线肾盂造影简便、无痛苦等优点。

1. 孤立肾　在胚胎期因生长障碍引起的不发育或发育不充分会造成病侧肾缺如或肾发育不良，在做 γ 照相机全腰部显像时，可见对侧肾缺如。肾发育不全，肾显影变小，肾功能受损及尿路梗阻改变。

2. 异位肾　异位肾是异常血管障碍肾上升至正常部位，是肾异位的主要原因，异位肾大多发育差，肾核素显像可见到异位肾的异位位置，并有肾功能受损改变。

3. 马蹄肾　马蹄肾是两侧肾的下极或上极在中线融合成峡部的一种先天畸形，在核素肾显像时可明确显示马蹄肾的影像而确定诊断；在发生肾积水、感染、结石时，肾图可出现梗阻图形如急剧上升型曲线和功能受损曲线。

4. 多囊肾　多囊肾实质和表面布满大小不等含有浅黄色不等的囊泡，使肾出现明显扩大改变，核素显像可见肾内多个环形放射性分布减低区，同时有肾功能损害的肾图改变。

## 189

### 如何用核素肾动态显像诊断尿瘘？

除输尿管肠道造瘘外，泌尿系损伤后，在泌尿系以外出现放射性影像，可确定有尿瘘存在，并可为尿瘘定位。

## 190

### 尿石症应采用哪种核医学诊断方法？

利用核素肾图诊断尿石症是一种灵敏的方法。急性尿石症多表现为急剧持续性上升曲线，表现为 a 段基本正常，b 段持续上升至检查结束也不见下降的 c 段，为继发于下尿路梗阻所致的双侧上尿路引流不畅。

## 191

### 诊断肾盂积水选用哪种核素检查方法？

用肾图诊断肾盂积水，早期肾图图形与尿石症相似，为急剧上升型曲线，如肾积水时间较长，可出现高水平延长线的肾图曲线，提示肾盂积水伴有肾功能损害。另外，肾盂积水还可做核素肾动态显像，可见放射性向肾盂集中，肾盂影变大变浓可诊断为肾盂积水。

## 192

### 肾血管性高血压的核素检查有何特点？

由于肾动脉狭窄性病变使肾血流量减少导致肾缺血而引起高血压，为肾血管性高血压，病人多见于一侧肾动脉狭窄，γ 照相机或 ECT 肾动态显像一侧血流及肾影正常；另一侧肾脏血流灌注相对延长，病肾影变小。肾图一侧正常而另一侧有不同程度的功能受损和小肾图，小肾图 a、b、c 三段均按比例明显低于健侧，表示两肾血流量不一致，有人统计肾图对肾源性高血压的检出率高达 85%。

## 193

### 核素肾功能检查在肾移植监护中有何临床意义?

肾图是监护肾移植成败的简便、安全、迅速且较可靠的方法。肾移植术后如肾图正常或基本正常说明肾移植成功,放射药物滞留在肾实质内出现急性梗阻型曲线,是排斥的信号,要及早采取措施。如排斥进展加重,肾缺血坏死,可出现功能受损型肾图。肾脏不摄取放射药物,出现无功能型肾图,为超急排斥反应或肾动脉血栓形成。

肾图的不足之处是不能得到移植肾的轮廓,形态和放射性分布又由于移植肾靠近膀胱,肾图曲线易受到膀胱内放射性的干扰。必要时可做 ECT 或 γ 照相机肾动态连续显像,可获得肾脏轮廓、形态、放射分布和肾图曲线等更多的指标。肾动态显像移植肾正常图像:静脉注射显像剂 2～4 分钟肾显影清晰,位于一侧形态大小正常,肾内放射性分布均匀,6～9 分钟肾影减淡,膀胱在 3～6 分钟显像,并逐渐增强,15～18 分钟膀胱内放射性明显高于移植肾,同时可做 B/K 比值,即膀胱/肾比值。正常 B/K 比值 >1。移植肾术后异常:如移植肾显影不清晰或不显影,表示移植肾血栓形成或超急排斥反应。肾实质内有持续显影不退、肾影扩大,B/K 比值降低,是急性排异反应及急性肾小管坏死的主要特征。肾显影延缓,肾内放射性分布减少,表示慢性排异。如显影剂分布于移植肾与膀胱外的盆腔内为尿瘘征象。

## 194

### 如何利用肾图进行腹部包块的鉴别诊断?

如腹部出现肿块,触诊不能确定包块来自何种器官,可用肾图的一个探头对位于腹部包块,另一个探头对位于同侧肾区,分析这样做出的肾图,以帮助鉴别肿块与肾脏的关系,如果不能确定诊断,可应用肾显像做进一步鉴别。

## 195

### 核医学显像在诊断嗜铬细胞瘤和神经母细胞瘤方面有何用途?

肾上腺髓质显像是 20 世纪 80 年代发展起来的一种显像技术,利用这种技术可以诊断多种神经内分泌肿瘤,特别对于嗜铬细胞瘤的诊断有很高的特异性和灵敏度。放射性显像剂使用 [131]I 标记的间位碘代苄胍(简称 [131]I)。

在 $^{131}$I 显像时，正常肾上腺髓质一般不显像，除用大剂量显像剂时可有部分器官显影，如肾上腺、唾液腺、脾、心等。所以体内其他部位异常放射性聚集都认为是不正常的，是嗜铬细胞瘤或另一些神经内分泌肿瘤所致。嗜铬细胞瘤表现为瘤体有放射浓聚，绝大多数嗜铬细胞瘤在 24 小时内显影，病灶随时间延长逐渐清晰，但有些瘤体过小在鉴别上有一定困难，需要做定量分析鉴别。嗜铬细胞瘤应首先做生化定性诊断，在诊断过程中定位诊断首选核素显像，因核素显像可一次提供准确信息，核素显像的不足是精确估计嗜铬细胞瘤的大小及准确定位较困难，是一种筛选检查方法。神经母细胞瘤多发于儿童，是神经节细胞衍生而来的，死亡率高，易出现骨转移。神经母细胞可摄取 $^{131}$I 使肿瘤显影，呈点状放射性浓聚，有骨转移时，对下肢骨应特别注意，通常显影剂可在四肢骨及肌肉中大片浓聚，提示神经母细胞瘤及骨转移的存在。

## 196

### 核素检查在甲状旁腺功能亢进症诊断方面有何用途？

甲状旁腺功能亢进症是一种可引起骨代谢异常的内分泌疾病，核素全身骨显像可见全身骨骼摄取放射性增多，尤其在上、下肢的远端、颌骨、颅骨等处，有时可见椎骨压缩，双肺有异常摄取，正常骨显像时显影的双肾，在甲状旁腺功能亢进时出现不显影。肾功能衰竭所致的继发甲状旁腺功能亢进双肾亦不显影，如甲状旁腺功能亢进并发肾结石，肾图或肾动态显像可有梗阻图形及影像。

甲状旁腺瘤的甲状旁腺功能亢进病人，可用甲状腺减影法，直接获得甲状旁腺瘤影像。

## 197

### 如何利用肾图鉴别急性肾衰竭？

利用肾图检查可鉴别急性肾衰竭是来自肾前性、肾性或肾后性。必要时可用甘露醇静脉滴注后再做肾图，可帮助进一步鉴别。

1. **肾后性**　如两侧尿路梗阻，表现为 a 段正常，b 段持续上升，b、c 两段无法分辨，呈急剧上升曲线。静脉滴注甘露醇后梗阻表现更明显。

2. **肾前性**　肾前性如脱水，表现为肾图低平峰时后延，c 段下降缓慢，静脉滴注甘露醇后图形改善。

3. **肾性**　肾性是指肾本身病变所致肾衰竭，肾图表现为 a 段明显较正常低，不见 b 段，呈低水平延长线图形，静脉滴注甘露醇后图形无改善。

## 198

### 如何用核素的方法检查尿反流？

受检者仰卧，γ照相机探头从床下面对位于膀胱和双肾区，将导尿管插入膀胱后，注入37MBq的$^{99m}$Tc–DTPA，然后持续缓慢注入生理盐水，在膀胱逐渐充盈的过程中，每1~2分钟照相一帧。照相机高辉度使肾区有少量放射性即可显影。当病人诉说膀胱充盈到难以忍受时，或见病人表现出难忍表情，或幼儿突然停止哭闹，即让病人用力排尿，在整个排尿过程中也连续快速照相。排尽后再连续照两帧。输尿管或肾区出现放射性影像，是尿反流的证据。

## 199

### 如何用放射性核素测定膀胱残余尿量？

膀胱内充盈，放射性尿量较多时，用γ照相机对位膀胱区测得计数率，排净尿，记录尿量，再测膀胱区计数率，膀胱残余尿量按下式求出，结果与导尿管实测值很一致，一般皆<10ml。

$$残余尿量（ml）= \frac{尿量（ml）×排尿后计数率}{排尿前计数率 - 排尿后计数率}$$

## 200

### 如何用核素诊断肾动、静脉阻塞？

肾动脉主干急性闭塞，96%是由于栓塞，栓子76%来源于心脏，5%呈双侧型，临床症状典型，肾血流灌注影像显示单侧或双侧不显影，可以确诊，属于急诊处理范围。肾动脉分支栓塞，症状常不明显，由于反射作用患肾可以不显影，摄取不良。本法十分便于观察溶栓疗效。肾静脉血栓形成的原因很多，如低血容量、高凝状态、心力衰竭、原发性肾疾病、外伤等。泌尿系统动态显像可表现肾影像增大，但血流灌注和摄取功能减低，DTPA在肾皮质内的正常时间延长；若主干血栓形成，则可有近全身无血流灌注和无功能表现。

## 201

### 如何用核素检查方法诊断肾及相关组织器官损伤？

$^{99m}$Tc-DTPA泌尿系统动态显像是最理想的无创伤性泌尿系统损伤的检查方法。它不仅

可以提示肾血管损伤、血肿、肾实质撕裂或挫伤、肿瘤和尿外溢，还可同时观察到腹主动脉、腹膜后血肿等，在发现血管和肾实质损伤方面与动脉造影近似（符合率 96%），只是显示血管本身不及造影清楚。故当疑有肾损伤时，可首选本法。

## 202

### 如何用核素诊断急、慢性肾盂肾炎？

急性和慢性肾盂肾炎的病理变化十分多样化，有肾实质功能受损、缺血、瘢痕形成、肾萎缩、肾盏局部梗阻、尿路激惹等。病变可以是双侧的，也有近半数以一侧为主。因此肾图和肾静态显像也呈多样化异常表现，很多报告表明其异常率明显多于肾盂造影和超声检查。本法所揭示的肾功能和尿路功能性变化非超声、X 线、CT 所能提供。因此，肾图和肾显像对肾盂、肾炎的诊断、病变定位、疗效观察等有重要价值。断层显像可对瘢痕症诊断的阳性率提高 20%，但有 5% 的假阳性。

## 203

### 肾小球滤过率测定的临床意义是什么？

肾小球滤过率（glomerular filtration rate，GRF）是判断总肾和分肾功能的指标之一，能早期发现肾小球功能受损，可作为病情判断、疗效观察及肾移植术后有无并发症的客观指标。一侧肾功能减低可用于某些肾病的初步鉴别诊断，如泌尿系统的肾盂肾炎往往侵犯一侧肾脏，而肾小球肾炎多侵犯双侧肾脏。再辅以肾图、肾显像检查可做初步鉴别诊断。

## 204

### 如何用核素的直接法和间接法显像判断输尿管反流？

直接法是用导尿管将放射性核素注入膀胱，显像后通过挤压膀胱观察输尿管和肾的显影情况。间接法是静脉注射 $^{99m}$Tc-DTPA，待大部分显像剂排入膀胱后，在用力憋尿和用力排尿过程中进行显像，观察输尿管和肾有无放射性增加，此法是不插导尿管，不致于引起感染，适于儿童，而且残留量少。

（王志春）

# 三、

## 泌尿、男性生殖系感染

## 205

### 引起老年人泌尿系统感染的因素有哪些？

1. **免疫功能减退**　正常的免疫功能是机体健康的保证，它能对抗环境中对细胞衰退有影响的各种因素，从而防止细胞衰老和保持细胞的再生能力。老年人免疫功能逐渐减退，细胞免疫功能也随之减退，PHA 反应、刀豆素 A 反应、同种淋巴细胞反应及刀豆素 A 刺激淋巴细胞增殖作用在老年人中均有所下降。IgG 和 IgM 降低。随着免疫功能的减退，老年人对细菌、病毒及真菌感染的抵抗力随之下降。

2. **营养状态**　老年人可出现消化腺萎缩，消化酶分泌减少。虽然老年人所需营养量较低，但维生素、微量元素等相对缺乏，致使机体抵抗力和应激能力下降。

3. **慢性疾病**　老年人中一些慢性疾病患者的泌尿系感染发病率明显增加。各种神经系统疾病，如脑卒中、老年性痴呆伴大便失禁致个人不卫生。有糖尿病的女性病人易发生下尿路感染，且可继发肾盂肾炎，可能与中性粒细胞功能异常、高血糖、反复发作阴道炎、膀胱功能异常以及多次导尿等因素有关。

4. **慢性前列腺炎**　男性反复发作泌尿系感染与慢性前列腺炎有关。前列腺炎感染的主要途径不是由身体其他部位的病灶经血运而到达前列腺，而是来自尿道感染或是感染的尿液经前列腺管反流进前列腺而引起。老年性前列腺炎的致病菌和泌尿系感染及附睾炎的病原菌大致相同，为大肠杆菌、变形杆菌、革兰阳性球菌等，因此不能排除前列腺炎症继发泌尿系感染的可能。抗生素穿透前列腺的能力差而难以治疗，细菌可长期生存导致泌尿系感染。老年人中泌尿系感染和前列腺炎发病率高，是因为老年人前列腺分泌物中缺乏抗菌活性物质，随年龄的增长，前列腺液 pH 值偏高，前列腺液中的阳离子（$Zn^{2+}$、$Mg^{2+}$、$Ca^{2+}$）有改变，均与发生老年性泌尿系感染、前列腺炎有关系。

5. **排尿困难**　常见的原因有：①尿道狭窄，主要是外伤性或淋病性尿道狭窄；②前列腺增生或前列腺癌，约占男性尿路梗阻的 75%；③盆腔肌肉松弛造成的子宫脱垂或膀胱膨出；④膀胱憩室及肿瘤；⑤神经源性膀胱、中枢神经系统疾病、脑血管疾病继发膀胱功能紊乱。尿路梗阻、尿潴留是引起老年性泌尿系感染最常见原因。

6. **泌尿系结石**　含有磷酸镁铵或磷酸钙的结石常隐藏细菌，难以根除，并引起反复泌尿系感染。此外结石还可以引起梗阻，造成败血症及肾实质损害。

7. **膀胱输尿管反流**　老年人出现膀胱输尿管反流，则意味着有先天性畸形或严重的膀胱扩张。有反流者可使细菌由下尿路进入上尿路造成肾脏感染，而肾髓质特别容易感染，这是因为肾髓质的高张性抑制其对补体成分的激化，延缓对炎症的反应，抑制白细胞的趋化性，抑制吞噬作用。

8. 泌尿系引流管 老年人常需导尿、器械检查和手术，往往导致泌尿系感染。

## 206

### 老年人上尿路感染的症状及体征是什么？

1. 急性肾盂肾炎 急性肾盂肾炎在老年人并不常见，而且临床表现不典型。患者除有尿频、尿急、尿痛及血尿等典型症状外，常出现食欲减退、疲乏无力、呕吐、倦怠等表现。老年人应激能力差，高热、寒战、全身中毒症状等均出现较晚或表现较轻，有些要到虚脱、败血症，甚至休克时才被发现。

老年人急性肾盂肾炎在得到治疗后数天，症状和体征可减轻，但感染继续存在，因此诊断与治疗均需细菌学监测。

2. 慢性肾盂肾炎 老年人慢性肾盂肾炎常较隐匿，有时也有急性肾盂肾炎的症状，病人常感不适、低热、轻度腰痛、食欲缺乏、体重减轻、反复泌尿系感染等症状。也可能无明显症状，往往因尿化验异常或血尿素氮升高而被发现。这种缺乏临床症状的无症状菌尿，易被医生所忽视而漏诊。因此，对于合并尿路梗阻、留置导尿管者或神经源性膀胱而有菌尿者，应想到有慢性肾盂肾炎的可能。

## 207

### 老年人下尿路感染的症状和体征是什么？

1. 急性膀胱炎 急性膀胱炎患者常见的症状有排尿痛、烧灼感、尿频、尿急、尿失禁及血尿等，无症状的菌尿症在有病的老人，特别是有糖尿病、脑血管疾病、泌尿系在生理上或解剖上有异常、留置导尿管者特别常见，昏迷可以是老年人下尿路感染的一种症状。

2. 慢性膀胱炎 其症状和急性膀胱炎相同，但较轻，且持续时间长。膀胱黏膜轻度充血、呈暗红色、表面凸凹不平，可有颗粒状或囊性改变。黏膜水肿更为显著。

3. 尿道炎 在临床上可分急性和慢性，常因包茎和尿道狭窄、结石、肿瘤以及邻近器官的炎症和前列腺炎、精囊炎、阴道炎、宫颈炎、尿道憩室等所致，另外机械性刺激如器械检查、长期留置导尿管、创伤、化学性刺激等也可造成尿道炎。

急性炎症时尿道口红肿，有黏液性和脓性分泌物，尿道黏膜弥漫性充血和水肿，患者可有尿痛、尿频、尿急。

## 208

### 如何鉴别上、下尿路感染？

1. 肾穿刺组织学检查  从患肾取出的病变组织做组织学检查和培养，其敏感性和特异性为 100%，传统上经皮肾活检比开放活检应用得少。若用放射性核素扫描或 B 超以确定异常部位，用细长针采取数个标本做检查具有较大的价值，但是经皮肾活检没有发现感染并不证明感染不存在。

2. 选择性输尿管导尿法  通过输尿管导尿进行尿培养已被广泛接受作为样本以及与其他检查方法做对照。本法还能表明感染为单侧还是双侧。通过膀胱镜冲洗膀胱以减少被带至输尿管的细菌数量，将输尿管导管插进双侧输尿管内逐渐上升分别取 4 个尿标本，用于定量培养及检查，本法特异性为 100%。除非患者存在膀胱感染和明显的膀胱输尿管反流，通常本法可以明确各种肾脏感染。

3. 膀胱冲洗试验  此法被很多研究者作为精确的标准试验，其敏感性至少为 90%。

4. 抗体包裹细菌试验  其前提是侵入肾组织的细菌可刺激人体产生特异性抗体，这种抗体可结合细菌，用荧光标记的抗体能结合来自肾脏的细菌，而不结合来自感染膀胱的细菌，虽然很多研究者已采用此试验作为诊断标准，但仍有假阳性和假阴性的问题，应引起注意。

5. 尿乳酸脱氢酶测定  乳酸脱氢酶（LDH）在体内有几种形式的同工酶，LDH 在肾髓质中浓度较高，当肾脏感染时可出现于尿中。通常 LDH 并不大量存在于血清和尿中，故尿中的 LDH 浓度特别是 LDH-5 增加，提示上尿路感染。而下尿路感染的 LDH-5 常为阴性，准确率达 90% 以上。此法的缺点是收集的标本必须冷藏，在室温中 2～3 小时可使酶活性降低，接受呋喃妥因治疗者不能用此法，此药可使 LDH 变性。

6. X 线诊断  如排泄性尿路造影，可提供是否存在膀胱输尿管反流等的间接证据。若造影剂浓集不佳，肾盏显影延迟，肾盏密度降低，肾盏扩张和形态异常，输尿管扩张和肾脏扩大等，均提示上尿路感染。

7. 其他  尿 N-乙酰-β-D 氨基葡萄糖苷酶（NAG）系肾实质受损时可明显升高的一种尿酶，上尿路感染时可明显升高，而下尿路感染时绝大部分不增高。此方法结合尿乳酸脱氢酶测定及抗体包裹细菌试验可进一步提高上尿路感染的诊断率。$\beta_2$ 微球蛋白也是诊断上尿路感染比较灵敏的指标。

## 209

### 泌尿系感染病原学的新概念是什么？

过去的概念认为，有一定数量的致病菌进入泌尿道，就能导致尿路感染。近年发展起来两种新的概念，一种认为在人的正常尿路上皮细胞表面有一层保护层，保护层受到损害后，便可形成感染。此学说即保护层学说。正常情况下，膀胱黏膜能分泌和结合一种或多种氨基酸，即黏多糖，其覆盖于黏膜表面作为一层保护屏障，使细菌不能和膀胱黏膜直接接触而漂浮于尿液中，最后随排尿排出体外。这种氨基多糖保护层可能被酸损伤或其他有害物质破坏或去除，从而失去其保护作用，使细菌、电解质等可黏附于膀胱黏膜表面，从而引起感染或结石发生。

另一种学说为受体学说，认为只有尿路上皮细胞上有相应受体的细菌进入泌尿道后，感染才能形成。病原菌黏附于人的尿路上皮表面，是形成尿路感染最基本的条件。大肠杆菌的黏附力与细菌表面被称之为菌毛或纤毛的蛋白性纤毛细胞器有直接的关系。这种结构可以辨认宿主上皮细胞上的特异性受体，并与之结合。在很多情况下，这种黏附是一种特异性的配体－受体相互作用的结果。

## 210

### 女性尿路感染发病率比男性高的原因是什么？

1. 女性尿道短，约3~5cm，直而宽、尿道括约肌薄弱，细菌易上行侵入膀胱。
2. 尿道口与寄生有大量细菌的阴道口及肛门接近，为尿道感染提供了条件。
3. 慢性妇科疾病如阴道炎、宫颈炎、盆腔炎及附件炎等可直接蔓延或经淋巴途径，或分泌物污染尿道引起尿路感染。
4. 老年女性后尿道黏膜发生退行性变，IgA及抗酸分泌物减少，局部抗菌力降低，且常有尿道肉阜引起排尿不畅。
5. 性生活可明显增高女性尿路感染的发生率，因其可使女性会阴部充血，局部抵抗力降低，并增加阴道口及肛门驻留菌群进入尿道的机会。

## 211

### 泌尿系感染与免疫反应的关系如何？

免疫反应对泌尿系统的保护作用尚未完全清楚。下尿路感染尿中并无抗体存在，如果感染浸透黏膜，则机体有生成抗体的反应，前列腺炎也易有抗体形成。急性肾盂肾炎的抗体反应极为显著。IgM是参与上尿路感染免疫反应的主要抗体，IgG是革兰阴性菌感染的免疫反应表现，并提示肾实质已遭到破坏，可在尿内测出IgG、IgA抗体。在菌尿消失后的很长时间内，抗原抗体可在肾内持续存在，并对肾产生慢性损害。近年来证实，Tamm-Horsfall（T-H）蛋白产生自感染肾的间质，并经肾小管排入尿内，它对肾盂肾炎产生持续性免疫反应，认为是体液免疫与细胞免疫的源泉，进而损害肾实质。特别是当肾小管有梗阻或淤积时，显示出极高的淋巴细胞免疫反应。尿中高浓度的 IgA、IgG 抗体对膀胱输尿管反流无菌尿患者的 T-H 蛋白有对抗效能。在免疫机制中 T-H 蛋白与革兰阴性菌之间可发生交叉反应性抗体。因此，细胞免疫是使肾功能破坏的主要机制，并未显示出保卫方面的作用。体液免疫对宿主的保护作用尚不清楚。

肾脏髓质较皮质的易感率大 1 万倍，可能系该部胺浓度大、pH 值低、血流慢、高渗性等因素共同引起。细菌在该部上皮细胞的附着能力强，不仅包括与单糖受体易结合的菌种，也包括与单糖受体相对抗的菌种。肾脏内所分布的上皮细胞含有环蛋白系统的糖脂质受体，使细菌易于结合附着而引发感染。肾盂肾炎的炎性渗出液中含有较多的细胞，虽有抑制细菌扩散的能力，但持续聚集时又有促进肾组织的瘢痕形成作用，试验性局部白细胞计数减少，可减轻瘢痕化，但在临床上尚未验证。

肾实质因感染受损后，循环中的 IgG 能与细菌结合而包于细菌周围，将这种细菌称为抗体包裹细胞，简称 ABC 菌。相反下尿路感染时细菌较少与循环中 IgG 接触，前者为发荧光的细菌，后者则不见荧光。用此种免疫检测法可以判定感染部位。

## 212

### 尿路畸形与泌尿系感染的关系如何？

尿路畸形约占所有人体畸形的 40%，各种畸形的感染率有所不同，最高者可达到 50%～70%，先天性肾发育不全或多囊肾极易受感染。先天性畸形并发尿路梗阻性病变者，泌尿系感染多不可幸免。如先天性重复肾及重复输尿管，其上半肾多因梗阻积水而感染。小儿反复发作的泌尿系感染多与尿路先天畸形有关。膀胱输尿管反流被认为是与感染有关的最常见的功能性异常。正常人无输尿管反流，发育上的缺陷或某些病理改变造成输尿管反流时，就可能将已经感染的膀胱尿反流入肾盂内引起上行性感染。膀胱发生急性炎症时尽管输尿管壁内段的解剖是正常的，也可因炎症的结局引起输尿管反流，使感染扩散。膀胱颈部梗阻，神经源性膀胱等并存双侧输尿管反流，并由此而引起的肾盂肾炎在临床上已成为一种极普遍的现象。反流与上尿路感染的并存，并非是绝对的。有人曾长期观察了一部分反流患者，经多年以后，上尿路既无积水，也无感染。即使是感染与输尿管并存者，究竟是反流引起的肾盂肾炎，还是长期感染破坏了输尿管末端生理功能而引起的反流，是炎症的结局，有时很难判明。

## 213

### 尿路梗阻与泌尿系感染的关系如何？

器质性梗阻及功能性梗阻皆是引起泌尿系感染的重要因素。

尿的细菌检查证明：梗阻性感染较一般性感染的发病率要高 12 倍。梗阻部位可自尿道的外口直至肾小管的任何平面，梗阻的病因也是多种多样的。膀胱以下的梗阻较上尿路梗阻的感染发生率高 2 倍。男孩反复发作的感染 60%~70% 并存梗阻病变。男性老年患者泌尿系感染发病率增高的主要原因是膀胱颈梗阻。女性的泌尿系感染，并存梗阻者则甚为少见。有些学者曾将肾盂肾炎分为萎缩性及非萎缩性两类，前类的肾外梗阻率男性为 64%，女性为 45%，后类的梗阻病变发生率男性为 91%，女性为 60%。实质上前类的梗阻病变存在于肾实质的集合系统，在临床甚至在病理解剖中不易被发现，只表现为"肾发育不良"或萎缩肾，很可能系肾内积水继发感染及压迫性破坏、瘢痕化等病理改变的结局，梗阻的原因大多数为先天发育畸形，如双肾盂双输尿管的感染，多因上半肾的输尿管异位开口或狭窄致使上半肾积水感染，肾实质萎缩，最后使肾功能完全丧失。其他，如横过异位肾、马蹄肾也多因肾盂引流不畅而招致感染。肾盂输尿管交界部的狭窄，既存在器质性管腔狭窄，也有平滑肌纤维发育不全而引起的蠕动传导受阻，使梗阻上方易受感染。

## 214

### 代谢性全身疾病与泌尿系感染的关系如何？

许多代谢性疾病患者的肾盂肾炎发病率明显增高。如痛风，尿酸盐可以在集合管或间质中沉积而发生肾内梗阻，继发感染。肾脏的钙化性病变，钙盐最先沉积在集合管的基底膜，随着微型结石的扩大，破坏小管及小管周围的间质，最后也形成肾内积水而感染。各种钾缺乏症，如腹泻、原发性醛固酮增多症等，都易引发肾盂肾炎。维生素 A 缺乏，可使集合管系统的上皮细胞破坏脱落，其碎屑可造成肾小管腔的梗阻，成为感染的诱因，但在人体尚未被完全证实，肾结石是引起临床上肾盂肾炎最常见的病因，结石对肾盂黏膜既有因创伤而破坏上皮细胞防卫能力使细菌易于黏附，也有因梗阻而诱发感染的机制。结石本身所携带的病菌也将是泌尿系感染的病源。对结石的患者进行肾组织检查证明，一半以上有明显的炎症。肾小管酸中毒是代谢性疾病中引起肾结石、肾感染的典型病例。糖尿病患者泌尿系感染的发病率比正常人高 2 倍，有人曾检查糖尿病患者的尿，发现菌尿发生率为 18%，而正常人仅为 6% 左右。糖尿病患者一旦发生泌尿系感染，就不易控制，且能发展成为严重的病理类型，如肾乳头坏死、气肿型肾盂肾炎，都可使患肾功能完全丧失，并危及生命。

## 215

### 何谓肾乳头坏死？

肾乳头坏死是泌尿系感染的严重并发症，以往多在尸检中发现。根据病理研究的资料，病变多局限于某一个肾盏，这个肾盏的供血血管少、壁薄、弯曲，小的静脉呈螺旋形分布于乳头及肾盏近端，容易受压、破裂，或因感染而栓塞。如因过敏、外伤、感染使乳头水肿，压迫静脉或静脉窦使回流受阻，发生严重失血，小管、静脉窦及乳头发生缺氧性坏死，发生组织脱落及出血。血块及坏死脱落的组织可梗阻输尿管，使肾盂内压增加，感染加重，乳头坏死继续扩散、进展，最后引起全肾坏死，因肾衰竭及中毒而死亡。糖尿病及尿路梗阻的患者易患本病，少数病例的发生可能与外伤及口服阿司匹林、非那西汀有关，左肾的发病率极高，可能与肾静脉在横过主动脉后方时受压有关。

发病急剧，高热、寒战、血尿、腰痛、中毒昏迷为常见症状，肾影增大，肾盏肾盂不规则，溃疡空洞形成，继而肾盂肾盏畸形，有三角形充盈缺损区，晚期病例可有钙化及结石形成。

肾乳头坏死有时因脱落的乳头组织阻塞输尿管可形成外科急症。脱落的乳头可通过特制的输尿管网套或行输尿管切开术予以摘除。严重的肾乳头坏死，可将肾小盏梗塞。此时，需进行肾盂切开摘除，但不能彻底清除而容易复发。如为单侧，以往多采用肾切除术，以挽救患者生命，但疗效并不令人满意。肾乳头坏死患者发生新鲜血尿时，应注意可能并发的肾脏肿瘤。

## 216

### 细菌进入尿路的途径有哪些？

一般认为有三条途径：其一，可经过结肠淋巴系统进入肾脏，但从解剖学上来看这条途径是少见的。其二，可经过血液进入尿路，细菌可被肾小球滤过，在肾实质导致感染，如皮肤痈及全身败血症或菌血症均可将细菌运入肾实质而导致感染，血源性传播目前认为是少见的。其三，绝大部分尿路感染的细菌是从尿道进入膀胱再上升到肾脏，这是尿路感染最常见的传播途径。

## 217

### 导致尿路感染的因素有哪些？

1. 年龄和性别　对大批学生和成人进行调查发现，年龄越大尿路感染发生率越高。女性在任何年龄组发病率均超过男性。

女性发生尿路感染率很高，有 3 个高峰：①小于 2 岁时常因会阴及尿道口被尿布污染而导致尿路感染；②性生活频繁及妊娠期；③绝经期后老年妇科病，如子宫脱垂及老年性阴道炎等，均可诱发尿路感染。

2. 妊娠　在产前检查中发现孕妇中有 2%～13% 有无症状细菌尿，如不治疗将有 25%～40% 的上述病人在分娩前发生有症状的尿路感染。妊娠期细菌尿应当治疗，但抗菌药物必须对胎儿无害，任何妇女在妊娠前有肾病或有糖尿病的微动脉病变，在发生尿路感染后易招致并发症。

3. 尿路梗阻　尿路感染和肾盂肾炎患者常并发于尿路梗阻，如神经源性膀胱、尿道狭窄、先天性尿道瓣膜、结石或肿瘤。尿流受阻后细菌沉积于尿液内不易排出而繁殖。但细菌从尿液内导致肾实质感染尚需另外一些因素，诸如肾组织压力的增加影响肾血流或肾组织的生化改变；又如有挫伤的肾脏虽无尿路梗阻亦可发生感染；肾脏按摩后亦可诱发感染；肾内瘢痕亦使肾脏容易发生感染。

4. 糖尿病　糖尿病患者尿路感染发生率比非糖尿病患者高 2 倍。最近报告发现糖尿病女患者发生无症状细菌尿者达 20%。

由于糖尿病患者有一系列代谢紊乱，同时又容易诱发危及生命的肾乳头坏死，因此，一致主张糖尿病患者应避免不必要的尿路器械检查，同时应尽可能消灭或抑制尿液内的细菌生长。

5. 尿路的器械检查　任何患者采用导尿术或其他尿道器械操作，虽用抗菌药物预防，但仍有发生尿路感染的可能，这是最容易控制的因素。因此，在分娩期间常规施用导尿术和在处理糖尿病酸中毒时常规应用留置导尿管都是错误的，应避免这些操作。

6. 尿路结石　可以成为尿路感染的发病原因和并发症。结石可在上尿路造成局部的梗阻或在膀胱刺激其黏膜，均使正常局部防御能力减退而导致反复发作的感染，细菌亦可在结石内贮存，在积极抗菌药物治疗下仍诱发反复感染。

7. 慢性缺钾　在慢性缺钾时，肾小管有显著改变，形成局部小管梗阻，如持续时间过长可发生慢性间质性肾炎，动物实验中观察到缺钾增加血源性尿路感染的发病率和严重性。

8. 高尿酸症及钙离子或酸碱平衡紊乱均可导致肾内钙质沉着而有利于尿路感染的形成。

## 218

### 尿路感染定位诊断的临床价值是什么？

尿路感染定位诊断有两种意义：其一为肾脏感染与膀胱感染的抗菌药物治疗反应是不同的；其二为小儿肾脏感染并有膀胱输尿管反流者，他们的长期随访结果比单纯膀胱炎更为严重。

## 219

### 尿路感染复发的原因是什么？如何治疗？

1. 药物的错误选择　有症状的感染必须在细菌培养与敏感试验有结果之前用药，因此，最好"猜测用药"必须根据常见粪便细菌对哪些药物敏感来确定。

2. 耐药菌株的出现　在治疗过程中很少出现耐药菌株，但下列情况除外：①肾功能有减退的病人，由于不能立即将摄入药物在肾内进行浓缩而达到最高浓度，于是细菌转化为耐药菌株；②治疗一开始即有几个细菌是耐药的，因此抗菌药物选择性地消灭敏感细菌而使耐药细菌能生长繁殖。

3. 疗程　疗程长短不影响反复发作率。年轻女孩尿路感染用 10 天或 60 天疗程的疗效相同。7 天疗程最合理，并可减少用抗菌药物的毒性与用药费用。有感染者，一般在抗菌药物治疗后 24～48 小时即可缓解。

4. 抗菌药物的浓度不够　一般常用抗菌药物的尿内浓度远远超过最小抑制细菌的浓度（MIC），因此有足够杀菌和抑菌的作用。但在肾功能不全时上述情况会有所改变。因此，一个治疗剂量的萘啶酸给予一个肾功能极度下降的患者，药物在尿内浓度是不够的，需要给 12 个剂量后才能达到治疗浓度。

5. L-型细菌　青霉素、头孢菌素和环丝氨酸，由于影响细菌细胞膜的形成导致异常的菌种称为 L-型。肾髓质的高渗状态有利于 L-型细菌的生存，当治疗停止时 L-型即转变为原来形态。

L-型菌在慢性尿路感染率为 19%，可用红霉素来治疗，因其对细胞膜有缺损的细菌十分有效。服用大量水分使肾髓质渗透压下降，可防止 L-型菌的出现。

6. 尿路结石　复发尿路感染常伴有尿路结石，结石的中心可培养出分解尿素的细菌，由于被结石保护不受抗菌药物的打击，手术摘除结石后如仍有感染复发，是因为尚有微小结石存在于肾盂或肾小管。

### 220

### 泌尿系统对感染的防御功能如何？尿路感染的发病机制是什么？

1. 正常情况下，尿道口皮肤和黏膜的细菌是一群停留在该处的微生物，称为正常菌丛，如乳酸杆菌、链球菌、葡萄球菌、小棒杆菌等。在致病菌未达到一定数量时，"正常菌丛"能对致病菌起到抑制平衡作用，起到这种抑制平衡作用的是：①依靠正常菌丛产生的高分子蛋白质，称为细菌素；②正常菌丛所产生的代谢产物抑制致病菌的繁殖；③正常菌丛也能摄取致病菌的必需营养，可使细菌毒素降解，失去毒性作用。

2. 绝大多数致病的革兰阴性杆菌都有菌毛，菌毛的尖端为糖被膜，能产生黏附素，而黏附素能与尿路黏膜上皮细胞受体结合。这些细菌一旦黏着于尿路黏膜后即可定居、繁殖，终而侵袭组织而引起感染。这也是尿路感染发病机制中的重要环节。

3. 尿路上皮细胞能分泌黏蛋白，如氨基葡萄糖聚酶、糖蛋白、黏多糖等，皆有抵制细菌黏附的作用。黏蛋白似一层保护屏障，当保护层受到损害，细菌就能黏附于尿路上皮细胞表面而引起感染。

4. 细菌一旦在膀胱形成感染，不能上行进入输尿管开口，除非膀胱输尿管有反流，如小儿先天性输尿管口反流异常，如妊娠时的内分泌因素使输尿管口松弛扩张，才有利于细菌上行繁殖。

## 221

### 何谓黄色肉芽肿肾盂肾炎？

肾脏受非特异性感染侵袭后，或并存输尿管梗阻时，化脓性感染与肾组织的脂肪变性，再加上结缔组织反应，并有类脂质在单核吞噬细胞中的沉积，共同形成黄色肉芽肿，外形很像肿瘤，病变首先侵袭肾实质，然后波及肾包膜、肾周围，向内侵袭肾盂。感染细菌以革兰阴性杆菌为主。多见于糖尿病患者的肾脏感染，也见于与肾结石并存。多有肾脏肿大，也有肾脏萎缩，根据病变范围，可分为弥漫型和局灶型两类。临床诊断颇为困难，必须与肾脏肿瘤做鉴别。本病主要症状为腰痛、发热、持续尿路感染症状和厌食。体征为腰部肿块、腰部叩击痛阳性、高血压、肝脏肿大与肥胖。肾盂造影为无功能的肾脏肿物，弥漫型者全肾肿大，肾盂显示不清，不扩张，肾盂肾盏内有结石，肾实质亦显示有小钙化影，多处见低密度扁圆阴影，代替了高密度的肾实质，病变累及肾外。局灶型患者显示含液及结石肿物，其特性与弥漫型患者一样。肾动脉造影、断层造影以及放射性核素扫描对诊断均无帮助。电子计算机断层扫描（CT）和磁共振扫描（MRI）对诊断本病有较大的帮助。尿细菌培养阳性率达90%以上。

治疗主要为手术切除病变肾，如病变已侵袭全肾可做肾切除，如局限于部分可做肾部分切除，如周围粘连紧密不能进行单纯肾切除，应同时准备做肠切除。本病一经切除后不复发，所以必须采用手术方法作为主要治疗方式。本病的最后诊断仍有赖于肾切除后的病理诊断。

## 222

### 何谓气肿性肾盂肾炎？

感染细菌所产生的气体弥散在肾实质及肾周围，女性发病率高于男性（1.8：1.0），左侧多于右侧，双侧者偶见。发病的基本因素有三种：尿路梗阻、糖尿病、产气菌感染。临床表现以急性感染的全身症状为主，发热、寒战、腰痛为主要症状。泌尿系症状轻，气尿偶见，肾功能多受累，多为大肠杆菌所致。病理变化既存在急性炎症，也可演变成慢性坏死。肾皮质可发生多发性脓肿，肾乳头坏死及肾内血栓的存在和发展可导致全肾坏死。组织内糖含量过高，急性感染的细菌在组织坏死过程中产生二氧化碳，机体抵抗力低，反应性差是发生本症的基本原因。

放射线检查可见肾实质斑点状气泡，并沿肾小管及椎体呈气带分布，如穿破肾包膜，则腹膜后，甚至胸腔、胸壁都可有气体。CT 检查更容易确诊。

治疗本病的主要经验是：①控制血糖；②根据血培养给予特效或广谱抗生素；③解除泌尿系梗阻；④气体弥散仅限于肾实质内则，内科疗效好，治疗期间如气体持续存在，应强化治疗。肾功能差、症状重，对侧肾功能好者可考虑行肾切除术治疗。综合治疗效果好。

## 223

### 医院内尿路感染如何预防？

尿路感染可占医院内感染的 35%～50%，而在这些尿路感染的病例中，75%～80% 是由导尿管引起的，其余则为经尿道操作及开放性手术所致。病原菌以大肠杆菌为最多见，其次为变形杆菌、铜绿假单胞菌及克雷伯菌等。这些致病菌通常抗药性强、毒力大，一旦引起菌血症或败血症，则易于导致中毒性休克，死亡率很高。

据统计，凡行 1 次导尿术就有 1%～2% 的感染机会，若留置导尿 3～4 天行开放引流，则 50%～70% 的患者将有感染，留置导尿超过 10 天者感染概率接近 100%。可见，导尿管的处理在院内尿路感染的控制中起着非常重要的作用。

除了在经尿道操作、开放手术以及行导尿术时严格遵循无菌操作原则外，在密闭式连续引流尿液的过程中，以下要点也需要注意：

1. 选择较细的导尿管，以使尿道分泌物能沿导尿管壁向尿道外口排出。不宜选择太细的导尿管，以免发生堵塞。对于男性一般推荐使用 F16 气囊导尿管。应每日定时清洁尿道口。导尿管材质一般选用硅化管。

2. 自导尿管到储尿袋应为一封闭系统。任何时候都不应随意将引流管与导尿管脱离，若需要冲洗，亦推荐使用密闭装置。

3. 整个引流管道系统的任何部分均不能高于膀胱水平。

4. 引流管不应过长，只要能有足够长度保证患者翻身时不至于拉得太紧或脱落即可。

## 224

### 前列腺炎的感染途径有哪些？

细菌性和非细菌性前列腺炎的感染途径可能包括：

1. 上行尿路感染，有时可能由性接触引起。

2. 感染的尿液从后尿道逆流到前列腺管，在一些经详细观察得出的结论中，这可能是最重要的感染方式。

3. 直肠细菌直接扩散或通过淋巴管蔓延侵入前列腺。

4. 血源性感染。

慢性前列腺炎患者的前列腺分泌功能障碍涉及多种因素，将对患者的药物接受程度产生很重要的影响，前列腺液和血浆的 pH 值在药物通过前列腺分泌上皮的非离子弥散中至关重要。

## 225

何谓慢性前列腺炎的综合治疗？

慢性前列腺炎作为一种常见病，由于病因尚未完全明确、临床表现复杂多样，所以任何一种药物或者疗法都难以令人满意地治愈或者完全缓解症状。新的临床研究认为对于慢性前列腺炎的患者应针对每个患者的具体情况有选择地采取多种疗法，以有效地解除患者的痛苦。供选择的疗法大致包括以下几方面：

1. 抗感染治疗　根据较大范围的临床总结，超过 40% 的患者对抗感染治疗反应较好。一般认为以喹诺酮类加复方新诺明为主，也可根据特异性感染的类型或细菌培养的结果应用其他种类的抗感染药物。一般疗程 3~6 周，对于疗效不佳者不主张继续应用。

2. α 受体阻断剂　部分慢性前列腺炎患者的发病可能由于尿道阻力增高使尿液反流至前列腺引发化学性前列腺炎，所以很多学者主张应用 α 受体阻断剂。治疗前最好能做尿流率及尿动力学检查。

3. 抗生素治疗　有研究证明慢性前列腺炎患者在前列腺中存在活动的炎症反应。在抗生素治疗的同时最好并用 M 受体阻断剂黄酮哌酯，临床资料显示该制剂可使半数以上的患者（亦有报道为 2/3）的疼痛和尿路刺激症状得到明显的改善。

4. 理疗　主要包括各种途径的热疗。

## 226

何谓前列腺痛？

一般把有前列腺炎的症状，但没有明确的尿路感染病史及前列腺感染证据的情况称为前列腺痛。近年一般主张把这一症候群称为慢性盆腔疼痛综合征（chronic pelvic pain syndrome）。

其主要症状表现为与排尿无关的"盆腔痛"，如会阴、阴茎、耻骨上、阴囊或尿道疼痛，有些患者主诉尿路刺激症状或梗阻性排尿障碍。但前列腺液培养无细菌生长，前列腺液中亦没有大量炎细胞，主要见于 20~45 岁的男性。

最近的研究表明，此类患者大部分可能与现有的检测手段无法确定的细菌或其他病原体感染有关。治疗方面也有向一般意义上的前列腺炎靠拢的趋势。

## 227

### 附睾炎应与哪些疾病相鉴别，鉴别要点是什么？

1. 结核性附睾炎　很少有疼痛和发热，输精管常有典型的串珠样改变，尿液与前列腺液培养常可确定结核的诊断。

2. 睾丸和附睾肿瘤　除非有急性出血，一般为无痛性肿胀。前列腺液和尿液分析都正常。若鉴别不清应行手术探查。

3. 精索扭转　常见于青春期前，亦可发生于年轻成人。Prehn 征（将阴囊抬高到耻骨联合处，如疼痛减轻，多为附睾炎，如疼痛加剧，多为精索扭转）有助于鉴别。阴囊超声对鉴别诊断有重要意义。若鉴别不清应行手术探查。

4. 睾丸附睾损伤　不易与急性附睾炎鉴别，但损伤史、无脓尿及不正常的尿道分泌物有助于鉴别。

5. 流行性腮腺炎引起的附睾睾丸炎　常在近期有明确的腮腺炎史，无尿路症状，尿液分析无大量白细胞及细菌。

（付宜鸣　张春影）

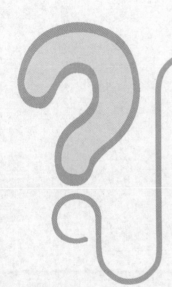

# 四、

## 泌尿系统、男性生殖系统结核

## 228

### 结核性膀胱挛缩诊断方面应注意哪些问题？

结核性膀胱炎，患肾切除后，一般很快恢复，膀胱容量迅速增加。如膀胱肌层破坏严重，则会有膀胱壁大量瘢痕形成，容量极度缩小，形成结核性膀胱挛缩。在临床工作中，结核瘢痕性膀胱挛缩需与结核性炎症刺激引起的膀胱痉挛相区别。不能把两种膀胱容量减少相混淆。区别的方法并不困难，在切除患肾，使用抗结核药物 3～6 个月后，炎症消退，容量恢复，多为膀胱痉挛。亦可通过尿化验、膀胱镜检查和造影检查明确诊断。另外，还必须注意，仅凭单次排尿量大，并不能作为除外膀胱挛缩的可靠依据。如有的患者，膀胱容量已极小，但高度扩张的输尿管和肾盂积水，三者畅通无阻，一次尿量仍然可达 300ml。

## 229

### 结核性输尿管残端如何处理？

肾结核晚期的患者，多数输尿管严重受累，输尿管腔内积存有豆渣样坏死组织。患肾切除后，若留下较长的输尿管残段，则往往会经常不断地有少量结核性脓液流入膀胱，使膀胱炎症长期不愈，如为右侧甚至误诊为阑尾炎。所以，对这类输尿管手术时，应尽量多切除或全切。

## 230

### 尿路造影对泌尿系结核的诊断有何临床意义？

如肾功能基本正常，患者有尿路刺激症状，尿常规检查有改变者，应考虑做尿路造影检查，在造影前拍 X 线平片，若结核病灶有钙化，可见肾区有钙化阴影。静脉尿路造影可以了解肾功能、病变程度和范围。早期肾结核引起的肾乳头破坏在 X 线造影上表现为肾盏的边缘像虫蚀状。随着病变的进展，在造影片上出现空洞，有时一个肾盏或几个肾盏亦可不充盈。肾结核引起广泛肾破坏时，造影片上可见许多空洞的影像，完全失去正常肾盏、肾盂的结构。肾结核导致输尿管结核在 X 线造影片上可呈"串珠样"改变或钙化。若尿路造影不满意，可经膀胱镜做输尿管插管逆行造影。据统计，有 91% 的病例可见典型的结核破坏征象，但只有 42.5% 的病例能做这种造影检查。其余膀胱病变严重不能做膀胱镜检查或不能插入输尿管导管，或因输尿管狭窄，导管和造影剂不能通过，不能做肾盂逆行造影。此时，仍可做肾穿刺造影，肾穿刺造影是诊断肾功能损害较严重的肾结核及肾积水的较好方法。肾穿刺造影方法简单，对患者刺激小，并可在 B 超引导下进行，肾穿刺造影可获得极清晰的肾盂输尿管影像，明确梗阻的部位和程度，穿刺时获得的肾盂尿可做尿常规检查、细菌培养，亦可做结核菌检查以排除肾结核。

## 231

### 膀胱镜检查对泌尿系结核的诊断有什么临床意义？

对肾结核的诊断一般先做静脉肾盂造影等其他检查、不能确诊时再做膀胱镜检查、逆行造影。由于膀胱结核多数是肾结核引起的，故通过膀胱镜检查如果发现膀胱有结核病变，就可间接判断肾结核的可能，但不能完全肯定都是肾结核引起的，因为有的膀胱结核可由生殖系统结核病灶蔓延到膀胱，如男性的精囊和前列腺结核，女性的盆腔器官结核。另外，膀胱没有结核病变亦不能排除肾结核的可能。膀胱镜检查如同时静脉注射靛胭脂可观察输尿管口排尿情况，从而了解每个肾脏的排尿功能。

## 232

### 泌尿系结核行膀胱镜检查能观察到膀胱内有何变化？

膀胱黏膜充血水肿是结核性膀胱炎的早期表现，也是肾结核最早的膀胱症状，但与其他原因引起的膀胱黏膜充血、水肿无明显差异，仅其发生的部位和发展方式有一定的特点：开始多在肾结核患侧输尿管口附近黏膜出现斑状充血水肿，逐渐扩展至膀胱三角区及其他部位。这是因为膀胱结核一般继发于肾结核之后，细菌随尿经输尿管进入膀胱而引起感染，所以先开始在病侧输尿管口附近黏膜引起结核性膀胱炎。粟粒样结节也是膀胱结核较早的表现，最常见于肾结核患侧的输尿管口附近。结核结节逐渐发生中心坏死和干酪化，破溃后发展成边缘不规则的结核性溃疡。若病变未能控制，长期发展，将导致膀胱壁肌层的广泛纤维化，形成膀胱挛缩。

## 233

### 为什么肾结核早期无症状而很长时间后才出现临床症状？

肾结核的发生大多数是因从肺部等其他器官的结核病灶释放出的结核杆菌随血流侵入肾脏所致。最初 90% 的结核杆菌到达两侧肾脏皮质的肾小球引起粟粒性结核病灶，一般健康状况良好者，肾皮质有丰富的血液供应，随着血液进入该处的单核细胞、吞噬细胞等可以消灭、限制结核杆菌的生存和繁殖，大多数能自行痊愈。所以在肾皮质的早期结核不出现临床症状，有时仅在尿中查到结核杆菌。此时称为"病理型肾结核"。全身或局部抵抗力降低时，结核杆菌可经肾小球滤过到肾小管，在肾髓质层的肾小管袢处停留，该处血流缓慢，血循环差，易形成结核病灶。继而病变经肾小管、淋巴管或直接蔓延到肾乳头，穿破肾乳头到达肾盏、肾盂，发生结核性肾盂肾炎、输尿管炎、膀胱炎，引起症状，称为"临床型肾结核"。从病理型肾结核发展至临床型肾结核需相当长的时间，甚至长达 18 ~ 20 年。

## 234

### 延误肾结核诊断的原因有哪些?

肾结核的诊断错误及延误主要有以下三种情况。

1. 满足于膀胱炎或肾盂肾炎的诊断，长期按一般非特异性感染治疗。未认真追查膀胱炎或肾盂肾炎的原因并进行必要的鉴别诊断。

2. 诊断为膀胱结核，而不了解或忽视膀胱结核几乎都是由肾结核引起的。

3. 发现了生殖系结核尤其是男性生殖系结核，不了解或忽视了它与肾结核有密切关系，未能进一步检查。

## 235

### 肾结核应与哪些疾病进行鉴别诊断?

肾结核常需与泌尿系统非特异性感染、肿瘤、结石等做鉴别诊断。

1. 慢性肾盂肾炎 此种病人，其血尿和尿频、尿急、尿痛等膀胱刺激症状多呈间歇性发作，时轻时重，一般无进行性加重。而肾结核所致的膀胱炎则是持续性进行性逐渐加重。肾结核在无明显继发感染时，主要表现为慢性膀胱炎的症状。因此，凡是没有明显原因的慢性膀胱炎，病程较长且症状逐渐加重者，都应考虑有肾结核的可能性。慢性膀胱炎在一般情况下并不是一个独立的疾病。女性急性膀胱炎可以是原发的，但慢性膀胱炎则几乎都有诱因或原发病灶。男性原发的急性膀胱炎已很少见，慢性膀胱炎则几乎不存在。急性前列腺炎或部分慢性前列腺炎患者可以有尿频、尿痛、尿急出现，除此之外，凡是在青壮年男性出现慢性膀胱炎的症状，都要想到有肾结核的可能。

2. 肾或膀胱的肿瘤 主要特点是无痛性间歇性肉眼血尿，常表现为血尿突然出现，有时很严重，不经任何治疗可突然减轻或消失。肾肿瘤逐渐增大时，有的可以出现腰部不适或疼痛，亦可表现为腰部肿块。膀胱肿瘤除了有无痛性血尿之外，亦可表现为排尿困难或尿潴留。泌尿系肿瘤出现膀胱刺激症状多说明已有继发感染，而在继发感染之前，多数已有无痛性血尿等症状被发现，因此与肾结核所引起的持续存在的尿频、尿痛、尿急及终末血尿等症状做鉴别诊断并不困难。

3. 泌尿系统结石　血尿的出现多与患者的活动、疼痛相关联。静止的肾结石仅有肾区钝痛或无自觉症状，结石活动后可引起肾绞痛。输尿管结石往往有典型的肾绞痛。膀胱结石可造成耻骨上疼痛、尿流中断，排尿后小腹疼痛加重。儿童在排尿时由于疼痛剧烈，有的要牵拉阴茎。尿道结石则有阴茎疼痛、排尿困难、尿线变细或分叉等现象。综合上述临床症状和肾、输尿管、膀胱的 X 线检查结果，多可以对结石做出诊断。

## 236

### 肾结核可引起哪些主要并发症？

肾结核常见的并发症为健侧肾积水及膀胱挛缩。还可合并生殖系统结核，尤其是男性生殖系统结核（如附睾结核或前列腺结核）等。

## 237

### 肾结核继发对侧肾积水的原因是什么？

对侧肾积水是肾结核的晚期并发症，由膀胱、输尿管结核的梗阻性病变引起。主要通过以下各种不同的病理改变，影响对侧肾脏的尿液引流，造成对侧肾和输尿管积水。

1. 输尿管口狭窄　当膀胱结核发展到纤维化时，对侧输尿管口可由于瘢痕形成而发生狭窄，阻碍了对侧肾脏的尿流引流，使对侧肾和输尿管发生积水。

2. 输尿管下段狭窄　对侧输尿管口附近的结核病变可经黏膜表面直接蔓延或黏膜下层的浸润，使输尿管口以上的一段输尿管亦因瘢痕形成而发生狭窄，引起对侧肾和输尿管积水。

3. 输尿管口闭合不全　正常输尿管由于在膀胱中斜行的壁间段具有括约肌的作用，在膀胱收缩时可阻止尿液回流至输尿管和肾盂。输尿管口周围的结核病变可由于纤维化使管口僵硬而失去括约肌作用，导致输尿管口闭合不全。因此，膀胱内尿液经常可逆流到对侧输尿管和肾盂内，引起肾和输尿管积水。

4. 膀胱挛缩　严重的膀胱结核最后必然造成膀胱挛缩。膀胱挛缩以后，失去了原有的贮尿和舒缩功能，膀胱内处于高压状态，直接影响对侧肾和输尿管的引流，因而继发肾积水。

上述的病变往往是合并存在的。肾结核继发对侧肾积水主要是由于输尿管下端的机械性梗阻、尿液逆流和膀胱高压三个因素造成。

## 238

### 如何诊断肾结核继发对侧肾积水？

肾结核继发对侧肾积水很少有明显的症状，因此，这一并发症的诊断主要依靠各种检查方法。症状可作为诊断之线索，可通过下列辅助检查提供诊断的依据。

1. 酚红排泄试验　酚红排出延缓是肾结核对侧肾积水最早出现的改变。目前常应用静脉注入酚红后每 15 分钟收集尿 1 次，共 4 次，1 小时。如果开始 2 次尿内酚红排出量较少，随后又逐渐增多，常为对侧肾积水表现。

2. 放射性核素肾图　从排泄延缓提示肾积水的存在，但不能鉴别有无结核性破坏。

3. 排泄性尿路造影　一般来说，肾结核对侧肾积水即使延迟造影，多数仍然显影不甚清晰。但应用大剂量排泄性泌尿系造影，多数可使显影改善，因大剂量造影剂本身造成溶质负荷，起到利尿作用，使积水充分充盈。

4. B 型超声波检查　本检查简单、方便、快捷及无痛苦，可了解对侧肾积水程度及量，还可为穿刺造影准确定位。

5. 肾穿刺造影术　肾穿刺造影既可获得极为清晰的肾输尿管影像，亦可明确梗阻的部位和程度。对穿刺抽吸出的肾盂尿可做常规检查和细菌培养，亦可做结核杆菌检查以排除双肾结核。

## 239

### 肾结核药物治疗失败的原因是什么？

1. 长期服药后产生耐药性，应及时更换其他抗结核药物。

2. 抗结核药物投用的剂量不足或疗程不够长，用药不规律。

3. 药物治疗后使结核病灶的纤维化增多，纤维化可造成相应部位梗阻，或形成闭合性病变而使尿液引流不畅，因此造成治疗上的矛盾。

4. 局部病变周围纤维组织增生，血运不充足，使药不能到达病变处，以致不能正常发挥药效。

## 240

### 肾结核药物治疗停药标准是什么？

1. 全身情况已明显改善，血沉、体温正常。

2. 排尿刺激症状完全消失。

3. 反复多次尿液常规检查正常。

4. 尿浓缩法查抗酸杆菌，长期多次检查皆属阴性。

5. X线泌尿系造影检查病灶稳定或已愈合。

6. 尿液培养，动物接种亦阴性。

7. 全身检查无其他结核病灶。

## 241

### 肾结核对侧肾积水如何治疗？

1. 紧急处理　积水严重的患者，常常存在着肾积水需要解除，结核肾需要切除，混合感染亟须控制，严重贫血需要纠正，结核性挛缩膀胱需要扩大以及全身情况需要改善等许多问题交错一起的情况，这些矛盾互相影响，互相牵连。这时危及患者生命的问题，往往是肾积水合并混合感染。若不紧急处理，进一步发展则会发生败血症。一旦败血症发生，由于患者肾脏功能低下，全身营养差，在早已处于垂危的情况下很难救治。因此，在临床工作中，需紧急抢救患者仅有的一侧肾功能。应采取尿流转向的手术（肾造瘘或高位输尿管造瘘）。在紧急采取引流手术后，肾积水会迅速好转。混合感染得到控制，败血症的危险可以控制或杜绝，肾功能有了恢复的可能，酸中毒、氮质血症会逐渐纠正。

2. 成形手术　患肾切除后，尿化验已基本阴性，此时如有膀胱容量小或对侧积水的情况，则应考虑成形手术的治疗。成形手术的方法选择，要根据膀胱和输尿管的病理改变来进行设计。

（1）膀胱无挛缩，容量正常，单纯由于对侧下端输尿管破坏而造成的积水　依输尿管的病理改变情况而定。单纯管口狭窄，可在膀胱镜观察下行管口切开术。如为膀胱壁段输尿管破坏，形成狭窄、扩张或狭窄合并闭锁不全者，则需行输尿管再植术。如长段输尿管狭窄，则需利用膀胱壁瓣或回肠祥代替下段输尿管。

（2）膀胱已挛缩，对侧下端输尿管有破坏造成肾积水　这种情况的手术方式设计应考虑同时解决膀胱容量和输尿管破坏两个矛盾。手术方法颇多，但去管状化乙状结肠膀胱成形术或去管状化回结肠膀胱成形术效果好，近于正常的生理功能。这些都必须包括输尿管下端或下段的成形术。

（3）膀胱挛缩，对侧输尿管破坏，对侧积水，还存在膀胱阴道瘘或结核性尿道瘘，除行膀胱及输尿管成形术外，还需行瘘的修补术。如瘘太大而难于修补，则只有行回肠膀胱或乙状结肠（去管化）膀胱成形术及尿流改道术。

## 242

### 如何预防肾结核继发对侧肾积水？

早期诊治肾结核，防止膀胱发生严重结核病变，是预防这一并发症的关键。在肾结核的治疗中应注意这一并发症的发生，及时应用酚红肾功能试验和排泄性尿路造影术，早期诊断可获得较好的治疗效果。

## 243

### 临床肾结核的预后取决于哪些因素？

1. 全身情况和泌尿系以外的结核病状况。
2. 膀胱结核病变的轻重。
3. 对侧肾脏病变和功能情况。
4. 治疗的时机和治疗的正确性。

女性患者较男性患者预后好，因男患者常并发生殖系结核，而且尿道结核一般不发生在女性患者。

## 244

### 如何预防泌尿生殖系结核？

预防泌尿生殖系结核的根本措施是预防肺结核。控制、消灭肺结核后，泌尿生殖系结核也将随之减少而消灭，在未达到完全预防肺结核之前，重视肺结核和其他结核病患者的尿检查，对早期发现肾结核，提高治疗效果有重要意义。早期发现肾结核并及时治疗，可防止其他泌尿生殖系结核的发生。

## 245

### 肾结核的一般治疗内容是什么？

肾结核的一般治疗（也称全身治疗）同其他结核病的一般治疗相同，如注意适当休息和活动，充足的营养（高蛋白饮食），新鲜的空气，适宜的阳光，鼓励病人与疾病作斗争的乐观精神，介绍防治肾结核及其他结核的科普知识，与医师密切合作等，还应根据病人的病情和使用抗结核药物情况，给予维生素、钙剂及抗生素类药物。

## 246

### 肾结核药物治疗应掌握哪些原则？

肾结核药物治疗必须坚持早期、联合、足量、足期和规律的原则。

1. 早期用药　早期结核病灶内血循环尚好，有利于药物渗入，早期患者的抗病和修复功能亦较强，再加上结核菌处于代谢旺盛繁殖最活跃的时期，容易被药物抑制或杀死。因此，应尽可能做到早期诊断和早期用药。

2. 联合用药　抗结核药物临床应用过程中结核菌可产生耐药性而导致治疗失败。目前靠联合用药来解决这个问题。细菌学研究表明，在一般含菌量较多的空洞中，其细菌总数也不过 $10^9$ 或 $10^{10}$ 个，故天然耐两种药物的结核杆菌菌株实际上不存在。即使通过治疗选择而对某一种药物（如链霉素）产生耐药细菌比较多，若同时并用异烟肼时，其对链霉素有耐药的细菌也会被异烟肼杀死。

3. 长期和规律用药　肾结核是一种易复发的慢性病。结核杆菌受药物或机体抗病力的影响后往往长期处于静止状态，故应长期用药才能保证全部或大部分细菌进入生长期时即被杀死。据统计，药物治疗 6 个月内停药者有 20% 病人复发，一年内停药 10% 复发，一年半内停药者仍有 1%~2% 复发。故主张至少用药 1.5~2 年。目前已发现高效抗结核药物，为防止用药时间太长、不规律性服药正在进行缩短疗程的研究。

4. 足量用药　用药时，只有药物在血液中和病灶中有较高浓度，才能充分发挥疗效，延缓和减少耐药菌株的产生。因此，用量要足，同时应注意避免因用药物过量而引起药物中毒。

## 247

### 肾结核在什么情况下需手术治疗？

药物治疗超过 18 个月，病情仍未控制并有发展倾向，或出现发热、出血等并发症者，应考虑手术治疗。严重的晚期病变应行手术治疗，术前先给予药物治疗约 10~14 天。无论进行何种手术，术后仍应继续用药。肾结核的外科手术治疗有下列几种方式。

1. 病灶清除术　这是补充药物治疗的一种姑息手术，适用于与肾盂不相通的结核脓肿。手术目的是清除病灶内干酪样坏死组织，使药物更好地发挥作用。

2. 肾部分切除术　适用于结核病灶只局限于一侧肾的一极，用抗结核药物治疗不能控制，且有发展趋势者。要求手术后能保留一半以上的正常肾组织。如唯一的肾脏则要求在保留 2/3 以上的正常肾组织的前提下做部分肾切除术。术前应用足量的抗结核药物，术后继续用药 12～18 个月。

3. 肾切除术　适用于以下情况。

（1）一侧肾结核有广泛性严重破坏，或肾脏已经完全丧失功能，有严重继发感染、大出血、高血压，另一侧功能正常；或病侧破坏不很严重但经 3 个月合理的药物治疗后病变继续恶化或尿结核菌持续阳性者均应采取肾切除术。术前应先给予 1～2 个月的抗结核药物治疗，术后继续用药 1 年以上。

（2）双侧肾结核，一侧肾脏有严重破坏，继发感染和肾脏功能丧失而另一侧肾脏的病变较轻，尚能维持正常肾脏功能的条件下，待全身情况好转，症状大部分消失，血沉正常时方可手术。术后继续用药 1 年以上。

（3）一侧严重肾脏结核并发膀胱挛缩及对侧肾积水时，若积水一侧的肾功能尚正常，则可先做严重的病肾切除术，术后继续应用抗结核药物半年，再考虑做解除对侧输尿管梗阻的手术。小儿膀胱挛缩少见，且有时可自行恢复，故不一定要手术治疗。若对侧肾积水严重且肾功能不良，则应先解除梗阻，然后再切除无功能的肾脏。

## 248

### 肾结核非手术疗法的适应证有哪些?

1. 临床前期肾结核，亦称病理型肾结核，表现在肾皮质粟粒结核。
2. 单侧或双侧局限性小病灶。
3. 双侧严重肾结核。
4. 泌尿系以外其他脏器有活动性结核病灶不宜手术者。
5. 全身情况不良，不宜手术者。

## 249

### 附睾结核如何与非特异性附睾炎鉴别?

非特异性附睾炎病程较快，常突然发生，附睾肿大、疼痛较明显，局部有热感，附睾不如结核病变质地硬，很少形成局限性硬结，可继发鞘膜积液，同时存在前列腺炎、精囊炎或尿道炎多较明显，可伴有全身急性感染征象，输精管不形成串珠状硬结，亦不发生窦道。一般无肾结核及其他泌尿生殖系结核病象。

## 250

### 附睾结核如何与淋菌性附睾炎鉴别？

淋菌性附睾炎患者可有不洁性交史，发病急，开始时呈急性过程，局部红肿、疼痛较重，尿道分泌物中可查出细胞内革兰阴性双球菌。而结核性附睾炎的患者无淋病史，病变发展较慢，输精管往往有串珠状硬结，附睾结核疼痛不明显，质地较硬，常有泌尿及生殖系其他结核病症，有的出现阴囊部窦道。

## 251

### 尿道结核如何诊断及治疗？

尿道结核的诊断主要根据泌尿生殖系结核的病史，以及尿道结核本身的症状和局部检查所见。如果尿道狭窄的症状发生在泌尿生殖系结核的症状之后，且病人又无淋病及尿道外伤史等引起尿道狭窄的病因，则尿道结核的可能性很大。体格检查时发现尿道粗硬，即应考虑结核的可能性。尿道镜可帮助诊断，必要时可通过尿道镜取活组织做病理检查。

同时治疗泌尿生殖系统其他主要结核，尿道结核的治疗才能得到较好的效果。尿道狭窄的治疗是尿道结核治疗的重要部分。即使尿道结核尚未引起狭窄，在愈合的过程中亦将形成狭窄。尿道扩张是最基本的治疗方法，为防止扩张尿道使结核杆菌进入血液引起结核菌的播散，尿道结核一般禁止扩张，只能在结核病变恢复之后，在抗结核药物的治疗下先做膀胱造瘘术或尿道会阴部造瘘术后再做尿道扩张，若严重狭窄不能扩张或有尿瘘时，则在抗结核药物治疗下做狭窄段和瘘管的切除术。

## 252

### 阴茎结核如何诊断及治疗？

阴茎结核因罕见，阴茎溃疡时不易想到本病，容易误诊。坏疽性阴茎头炎、软性下疳、硬性下疳和阴茎变形虫病都可以引起阴茎头的溃疡，但如考虑到阴茎结核则仍可鉴别。坏疽性阴茎头炎和软性下疳发展较快，且局部均有显著的疼痛。软性下疳和硬性下疳都是性病，有性病接触史，伊东反应试验和梅毒血清学检查有助于鉴别。阴茎变形虫病，镜检溃疡渗出物和活体检查均可发现阿米巴。阴茎结核在结节的阶段和溃疡周围硬化较重时，可与阴茎癌相混淆。阴茎癌几乎都有包茎或包皮过长的病史，有明显的菜花样肿瘤，溃疡在肿瘤之上形成，与阴茎头本身的溃疡不同。阴茎结核的确诊，依靠活体检查和用直接涂片、培养或动物接种查出结核杆菌。

过去唯一的有效治疗方法是阴茎切除，但治疗效果并不满意。目前正规的抗结核药物治疗，提高机体免疫力，有治愈的可能。即使需要手术治疗，亦可进行较为保守的切除或病灶清除，尽量保存部分或大部分阴茎。

## 253

### 尿液化验检查对肾结核的诊断有何临床意义？

肾结核的诊断需结合临床表现及其他检查。尿液的检查对诊断本病有重要价值。凡是临床上诊断或疑为肾结核的病人，都必须做尿液的检查。

1. 尿常规　典型病例尿混浊如洗米水样，尿呈酸性反应，蛋白阳性，尿混浊，有血液或血丝，可发现多数脓细胞和红细胞，以脓细胞为主。

2. 连续至少 3 次留 24 小时尿，于沉渣中找抗酸杆菌。据介绍 70% 以上的病人用这一简单检查即能查出病原菌。但直接涂片染色检查有时可与其他抗酸菌混淆发生错误，如包皮垢杆菌亦是一种抗酸杆菌，收集尿液应清洗阴茎和尿道口，女性病人则尽量用导尿管取标本，或清洗阴部和尿道口，避免污染。尿中找到抗酸杆菌，而临床和 X 线检查并无肾结核征象时，不能轻信一次直接涂片的检查结果，应重复检查并做动物接种或结核菌培养。

3. 尿普通细菌培养　肾结核及其他泌尿系结核一般在尿中无普通细菌生长，即所谓"无菌性脓尿"，应进一步做肾结核的其他检查。相反，尿普通细菌培养阳性并不能排除肾结核的诊断，因为许多病人就诊已较晚，已有继发感染。

4. 尿液结核杆菌培养和动物接种试验　90% 的病人可查出结核杆菌。如果在膀胱镜检查时插入输尿管导管，直接从病肾取出肾盂尿做检查，其阳性率较膀胱尿更高。

（张春影）

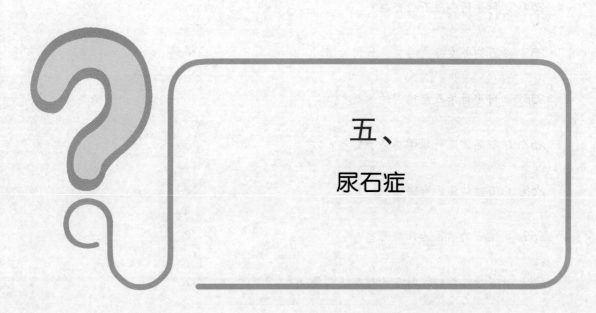

五、

尿石症

## 254

### 如何诊断有尿石症存在？

尿石症是一个全身性异常矿化性疾病，现在发病率逐年增加。尿石症再发率高，大多数文章报告 9 年再发率 67%，15 年再发 75%。尿石症还容易发生并发症，甚至造成肾衰竭，既往晚期肾衰竭需要透析的病人中 10% 是由于尿石症引起。尿石症诊断目的是为了及时恰当地选择治疗手段和预防复发的措施。

肾结石病人的症状取决于结石的大小、所在部位、造成梗阻的程度及有无感染。少数无梗阻或有轻度梗阻而无感染的结石，多无症状，甚至已引起肾功能损害仍无自觉症状，在偶然的情况下做 B 超、腹部 X 线或 CT 检查时才发现。上尿路结石最主要的症状为疼痛和血尿。疼痛有绞痛或钝痛，在活动时促使疼痛发作或加重。血尿多为镜下血尿，体力劳动后血尿可加重，少数病例症状不典型，以全程肉眼血尿为并发症状。少数病人因结石引起尿流梗阻形成肾积水，患侧上腹部出现肿块。如双肾同时引起尿路梗阻，或孤肾梗阻，可出现无尿。结石并发感染，有腰痛、尿频、脓尿，重者可出现脓肾、败血症或中毒性休克。输尿管末端结石，因肌肉与三角区相连，并直接附着于后尿道，伴尿频、尿痛。

体检时患者肾区有叩击痛，绞痛时叩击痛更明显。因梗阻形成积水时，患侧上腹部可触到包块。梗阻合并感染时，患侧腰部及上腹部有压痛。

X 线检查是诊断结石的关键步骤，可查明大部分结石情况，如有无结石，结石的大小、数目、形状以及部位。通过尿路造影要查明肾盂积水和输尿管扩张的程度、肾功能改变、了解结石以下尿路有无梗阻以及肾积水是结石引起还是积水继发结石。有的结石症状典型，但因摄片条件不好，结石过小，结石与骨重叠或阴性结石在 X 线上可不显影，应引起重视。

B 超检查简便无创伤，可发现 2mm 以上的阴性和阳性结石，了解有无肾积水，测量肾实质厚度，鉴别肿瘤、血块、肾囊肿性疾病、肾畸形及胆结石等。B 超对较小的输尿管结石难发现，但能看到结石以上输尿管扩张，加上有疼痛病史，对结石的诊断有参考价值。

CT 检查价格昂贵，怀疑肿瘤等疾病时可作为 B 超检查的补充。

对结石的诊断要注意三点：第一，非结石性绞痛，如间歇性肾积水、泌尿系感染、肿瘤血块堵塞输尿管、输尿管肿瘤等引起；第二，肾盂尿外渗所致持续性侧腹疼痛，可出现压痛、肌紧张、反跳痛等腹膜炎表现，应与阑尾炎、肠梗阻、宫外孕等疾病鉴别。尿外渗除侧腹痛外，肾区叩击痛明显，尿路梗阻解除后症状随之好转；第三，合并结石的原发病应查清楚。这就需要进一步做泌尿系系统检查。我们发现 3 例肾肿瘤合并结石，经过碎石及药物排石，结石排出但肿瘤已到晚期。还发现 2 例原发性输尿管肿瘤，按输尿管结石治疗 1 年，当积水肾已无功能时来院治疗。术中发现输尿管梗阻段有占位病变。病理均诊断为输尿管移行细胞癌。

## 255

### 尿石的并发症有哪些？如何诊断？

尿石形成后，可引起尿路梗阻，继而损伤肾脏功能。尿石症可合并感染，加重对肾脏的损害，甚至可发生败血症。结石的长期存在还可诱发鳞状上皮癌。

不能仅根据结石的大小来选择治疗方法，小而圆的结石排到输尿管可以造成完全梗阻，迅速失去肾脏功能。不能因为结石小，就不考虑梗阻对肾功能的影响，而长期应用药物治疗以期排出结石，最终导致肾功能严重受损，这是不可取的。这时可应用冲击波碎石，腔镜取石或碎石，必要时开放手术。

我们近5年来对输尿管结石合并重度积水采用手术治疗的病例中，有11例结石仅5～8mm。术中证实结石形态不光滑，被输尿管黏膜包裹，6例同时合并息肉，如再等待下去只能造成肾功能完全丧失。

判断积水的存在及肾功能，可采用静脉尿路造影，造影剂排出的时间及浓度可用来判断收集系统扩张的程度。肾图可以判断功能差的患肾。B超虽不能判定肾功能情况，但可了解尿路扩张情况和测定肾实质厚度。

尿路感染是否存在对尿石症的治疗和防治有重要意义。感染可分为原发性和继发性，如系产生尿素分解酶的细菌感染更应引起注意。根据病人的临床表现，尿常规检查和尿细菌培养，尿路感染的诊断可确立。确定尿路潜在性感染有时则不容易。因此，所有结石病人，均应做尿细菌培养检查，必要时需运用特殊的培养方法多次培养，有些病人需配合清晨中段尿计数或清晨尿亚硝酸盐测定。

结石诱发鳞状上皮癌是严重的并发症。已见到两例，一例肾盂鳞癌，一例输尿管鳞癌。由于结石本身即可诱发尿路上皮的核异质和鳞状化生，因此做尿路脱落细胞检查应是必要的。对于长期存在的肾盂或输尿管结石及膀胱结石，如手术时发现异常，应取病理做快速冷冻切片检查。

## 256

### 如何进行尿石症病因的诊断？

1. 要详细地询问病史、既往史及家族史；注意病人的饮食习惯和特殊爱好，如饮水习惯、饮茶习惯。应了解食肉量、食糖量、进食乳制品、豆制品和饮酒、食菠菜等情况、服用药物的情况。要了解病人排石及取石史，应详细了解实验室及其他检查结果。阅读 X 片，根据结石的密度、轮廓和纹理等粗略推测结石的成分。如根据 CT 检查、拍摄结石薄断层片，可进一步估计结石成分。不同类型结石衰减条件亦有差异：尿酸结石为 346～400HU，黄嘌呤结石为 391HU，胱氨酸结石为 586HU，草酸钙结石为 510HU。

Vahlensiek 认为尿石症的实验室检查应包括以下各项：①血清检查：包括血清钙、氯、实际碳酸氢盐、肌酐、镁、无机磷、钾、钠和尿酸；②尿液检查：包括 pH 值、比重、红细胞、脓细胞、蛋白、糖、细菌培养和晶体。

2. 进一步做 24 小时尿化验　除计算 24 小时尿量和 pH 值外，Vahlensiek 提出仍要检查尿中钙、氯、枸橼酸、肌酐、镁、胱氨酸、草酸、磷、钾、钠、尿酸、氨等，并应嘱病人将每次排尿排入容器内，如有结石排出应送化验。

此外，检查的项目尚有甲状旁腺激素、维生素 D 及其代谢产物、降钙素、离子钙及乙醇酸。

3. 24 小时尿测定　项目有离子钙、cAMP、葡胺聚糖（GAGS）、乙醇酸、焦磷酸、RNA，其他如氨基酸（胱氨酸尿症患者测氨基酸和 γ-羧基谷氨酸）、蛋白酶（结石患者酶活性可增加）和尿黏蛋白。

4. 成石倾向测定　成石倾向的判定应根据上述测定结果综合分析。文献有各种组合方法来判定含钙结石的成石倾向，如钙/镁、钙×草酸/枸橼酸等各种比率。以计算结石的相对概率。

## 257

### 尿石症的流行病学特征有哪些？

尿石症的病因是复杂的，由多种因素促成。尿液成分和性质的变化常可提供成石原因的信息，但成分很复杂，有不少问题尚未明了。20 世纪 70 年代后期，Robertson 提出了尿石的危险因素这一概念，并把影响含钙结石形成的最重要因素归纳为 5 种。这个概念便于临床医生较明确的掌握成石的主要因素，对尿石症的诊断和预防很有帮助，现分述如下。

1. 外界环境

（1）自然环境　地理位置处在热带和亚热带，气候湿热、干旱，结石发病率较高。高温的天气使人体水分过多蒸发，因而尿高度浓缩，促使尿盐沉淀，并使尿中结石促进物活化而产生尿石。另外，热带地区日照时间长，人体维生素 D 形成旺盛，也是尿石形成的原因。

（2）社会环境　社会经济发展状况对结石的发生以及结石类型有相当深刻的影响。在发达国家，随着营养水平的提高，上尿路结石不断增加。膀胱结石很罕见。发展中国家，经济落后的贫困地区，下尿路结石仍较高。新中国成立后，经济逐渐发展，下尿路结石急剧下降，上尿路结石逐渐上升。

2. 内在因素

（1）种族遗传因素　各种种族的人都可患尿石症，但患病率有差别。一般认为黑色人种罹患率要比其他人种低。有人认为黑色皮肤可以保护人体少受紫外线的照射而减少维生素

D 的生成，也有人注意到黑人尿钙和尿磷的水平都比较低；Keutal（1964）认为黑人尿中黏蛋白很少或缺乏。

有些疾病已明确为遗传性疾病，如胱氨酸尿症和原发性高草酸尿症，都是常染色体隐性遗传性疾病；原发性远端肾小管性酸中毒是一种常染色体显性遗传性疾病。原发性黄嘌呤尿和部分高尿酸血症也与遗传因素有关。典型的遗传性疾病只占尿石症的少数，但不少尿石症患者 13%～46%（平均 30%）家族中有罹患尿石症者。

（2）营养与尿石症关系

1）动物蛋白　高动物蛋白摄入，可导致尿液中钙和尿酸含量的增加及枸橼酸盐的减少。尿液中尿钙和尿酸含量增加是形成含钙结石和尿酸结石的物质基础，并且尿酸、尿酸钠结晶是草酸赖以附着、成长的理想核心。枸橼酸盐是一种尿石形成的抑制物质，其含量的减少进一步增加尿石形成的危险。高动物蛋白摄入，增加了机体的酸负荷，导致尿 pH 值下降，这可能是钙排泄增加、枸橼酸盐排泄减少的原因。另外尿 pH 值在 4.5～5.5 之间时，最有利于尿酸沉淀，酸性尿还使草酸钙结晶容易形成。动物脏器含有较多的嘌呤，增加了尿中尿酸的排泄量。

2）乳制品　乳儿过早用粮食喂养，而乳制品不足时，儿童膀胱结石多见。生活改善，改用母乳或牛乳喂养后，儿童膀胱结石发病率随即下降。

3）蔗糖　由于糖可促进肠道吸收钙，相应地增加了草酸的吸收，从而导致尿钙排泄增加。中国广东盛产甘蔗，亦是尿石症高发区。

4）谷类、蔬菜、食物纤维　Barker 对英格兰和威尔士 72 个地区进行流行病学调查，得出结论：肾结石的发病率与谷类和食物的消费成反比。日本学者也提出在工业发达国家，动物蛋白和食糖摄入过多，而蔬菜和食物纤维摄入过少，是肾结石发病率高的一个重要原因。

近年来用米糠、麦麸治疗高尿钙有效，起到预防钙性尿石复发的作用。但素食特别是菠菜含草酸盐高，草酸盐结石患者应少吃。

5）维生素　尿石症患者的血清维生素 A 水平往往较低。维生素 $B_6$ 可明显降低尿中草酸盐含量。维生素 C 大量摄入，可使尿中草酸盐含量明显增高。过量服用维生素 D，导致 1，25-（OH）$_2$D$_3$ 过量合成，从而使肠道吸收大量钙，尿钙增加。

6）矿物质和盐类　钙和钠过多的摄入导致高钙尿。增加食盐摄入还可导致尿中钙和尿酸含量增加及枸橼酸盐的减少。限制钠的摄入可减少钠、钙、尿酸和草酸盐的排出，有利于防止尿石复发。镁可使草酸钙的聚集和生长减慢。约 1/4 的肾结石患者中尿镁明显减少，增加镁的摄入可能对这类患者起到预防尿石复发作用。枸橼酸盐可提高尿 pH 值，使尿枸橼酸盐排出增加，致使尿钙排出减少，从而减少尿石形成的危险。

3．代谢异常　结石由人体代谢产物构成，因此与新陈代谢有极密切的关系。

（1）胱氨酸尿症是先天性疾病，常以结石为主要临床表现。胱氨酸结石约占全部尿石的 1%。胱氨酸尿症患者尿中有 4 种二碱基氨基酸，即胱氨酸、鸟氨酸、赖氨酸和精氨酸。血中氨基酸从肾小球滤过约 99%，从近端肾小管再吸收，胱氨酸尿症对上述 4 种氨基酸再吸收障碍，而大量排于尿中，由于胱氨酸溶解度最低，容易析出成石。有人报告尿中出现甘氨酸（Frimpter 1962）、蛋氨酸（King Wainer 1976）等，提示还可能有其他代谢异常存在。

（2）草酸的代谢及其异常　草酸是形成尿钙结石的重要因素，尿石中最多见的成分是草酸钙。尿中草酸来源主要（85%～99%）为内生的，其中 20%～40% 来自维生素 C。从食物中直接摄取的只占 10%～15%。原发性高草酸尿症为一种严重的遗传性疾病，尿中排出大量草酸，易形成结石，还可以在肾以至心肌组织中形成异位钙化。足量的维生素 $B_6$ 可减少体内草酸形成。维生素 $B_6$ 缺乏还可通过肾素 - 血管紧张素系统刺激前列腺素合成，从而间接增加肠道对钙的吸收。动物试验看到缺乏维生素 $B_6$ 时，糖转化成草酸的量增加数倍。Farooqui（1981）报道大鼠在维生素 $B_6$ 缺乏时可引发草酸载体依赖性转输系统，使肠管主动吸收草酸的功能增加，同时尿钙也增加，并看到尿中枸橼酸有减少的倾向。Murthy（1982）发现，复发性草酸钙结石病人只要服少量维生素 $B_6$（10mg/d），即可明显降低草酸的排泄。从食物中摄取的草酸虽只占尿中全部草酸的 10%～15%，但在没有代谢性异常情况下，肠道吸收草酸的多少是尿中草酸量波动的重要原因。每日饮食中约含 70～170mg 草酸，肠道只吸收 2%～8%，其余大部分由肠道细菌分解，只约 1/3 从粪便中排出。草酸的生物利用率如此之低，主要是由于草酸与食物中的钙相结合不能被吸收的缘故。草酸是含钙结石重要的危险因素。Robertson 自 1969 年认为在草酸钙结石形成上，草酸的作用大约 10 倍于钙的作用。

（3）钙、磷代谢及其异常　尿石种类最多的是草酸钙结石和磷酸钙结石，因此钙磷代谢在尿石形成上占重要地位，尤其是钙代谢异常有其特殊的意义。国外资料中，结石病人约 30% 有高尿钙。为了保护体内钙精密的平衡，人体有多种器官、激素、维生素等参与钙的细微调节。甲状旁腺激素（PTH）、甲状腺滤泡旁细胞分泌的降钙素与 PTH 有拮抗作用，但与 PTH 无依赖关系。近年来注意到胰岛素和前列腺素对高尿钙亦有一定作用。临床上发现一些尿石症病人对糖负荷的反应异常。抑制前列腺素 $E_2$ 可以降低血钙和尿钙。肾脏对钙的处理与磷不同，每日自尿排出的钙占肾小球滤过量的 2%，而滤过磷则 20% 从尿中排出。钙代谢异常中与尿石症关系最大的是尿钙的增高。

含钙结石的危险因素包括尿量、草酸、钙、pH、抑制因素和促进因素。但尿量影响最大。抑制作用有镁、枸橼酸、酸性黏多糖等。

（4）尿酸结石的危险因素　尿酸结石的危险因素除尿量外，尿酸量和尿的 pH 是主要因素。尿酸结石病人尿酸水平比正常人高，尿 pH 值在 5.7 以下时，尿酸容易沉淀出来。有些类似酸性黏多糖或糖蛋白类物质，可抑制尿酸或尿酸结晶形成的速度。

4. 可引起尿石症的后天疾病

（1）甲状旁腺功能亢进　甲状旁腺原发肿瘤、增生以及继发性甲状旁腺功能亢进，使 PTH 分泌增加，导致既有溶骨性又有肠吸收性高血钙，产生明显的高尿钙，骨型者可表现骨严重脱钙和病理性骨折；肾型者可发生肾结石。

（2）制动综合征　截瘫或外伤等原因使患者长期卧床引起骨骼失用性脱钙而发生高尿钙。

这类病人常合并神经性膀胱排尿障碍，因尿潴留或导尿，易引起感染，更容易形成结石。

（3）类肉瘤病　类肉瘤病人肠吸收钙比正常人高，骨骼释钙，常有高尿钙，结石成分多为草酸钙，偶混有磷酸钙。

（4）皮质醇症　病人皮质类固醇分泌量增加，促进钙释出，并对肾排钙有一定作用。

（5）肠大部切除、肠吻合短路及慢性消化道疾病　肠大部切除、肠吻合短路，以及慢性肝、胆、胰腺和肠道疾病伴有脂肪消化不良，脂肪同草酸竞争并与肠内钙结合，过多草酸被吸收，引起草酸尿。经常腹泻或回肠造瘘的病人，往往发生脱水并排出酸性尿，容易形成尿酸结石。

（6）痛风　10%的痛风病人合并尿石症，原发性痛风多有遗传因素，继发性痛风病人血和尿中尿酸增多。

（7）恶性肿瘤、白血病　这类病人由于细胞失控地增殖和破坏，使嘌呤代谢增强，尤其放疗或化疗时，大量细胞被破坏和吸收，致使尿中尿酸显著增高、容易形成结石。

此外，继发性红细胞增多症、银屑病等病也可以引起高尿酸尿，维生素 $B_6$ 缺乏引起高草酸尿。

5. 服用与结石形成有关的药物

（1）维生素 D 中毒　从肠道吸收大量钙，发生肾钙化、肾结石。

（2）乳碱综合征　在治疗溃疡时，如大量服用牛乳并应用小苏打等碱性药物，由于尿钙增多，尿 pH 升高，易产生磷酸钙结石；复方氢氧化铝、三硅酸镁含硅成分也可以在结石中出现。

（3）长期应用皮质醇类固醇　发生类似皮质醇样高尿钙和尿石症。

（4）乙酰唑胺（diamox）　它能抑制肾小管碳酐酶，增加尿中重碳酸盐并减少枸橼酸的排出，提高尿的 pH 和增加尿钙的饱和度，减弱抑制物的活性。

（5）磺胺类药物　有些磺胺类药物在尿中溶解度低，最常见的是磺胺噻唑，其次为磺胺嘧啶，磺胺甲基异噁唑等，其本身即可形成结石。

（6）增加草酸排泄的药物　应用少量维生素 C 不增加尿中草酸量，每日达到 4g 时即可增加尿草酸量，如达到每日 9g，则在尿中草酸显著增加。麻醉剂甲氧氟烷可增加尿中草酸，大量服用阿司匹林亦有增加草酸作用。

## 258

## 尿石症的诱因有哪些？

1. 肾损害和肾钙化　Randall 认为肾乳头钙化斑块是结石的根源。Boyce（1977 年）在草酸钙结石病人的肾活体组织检查中亦发现肾内微结石。电镜应用以来积累的很多结石动物试验资料表明，不论采用何种致石手段，如乙二醇负荷、草酸负荷、缺镁或维生素 $B_6$ 缺乏、维生素 D 中毒等，都可造成肾的相类似的超微结构损害，包括肾小管上皮绒毛的囊性变和脱落、溶酶体活跃、线粒体空泡化和崩解、肾小管管腔内出现基质小体、细胞碎片和电子致密体、形成鲕状或晶体状微结石等。

2. 感染　目前认为由感染而致的感染石是一种特殊类型结石，其成分主要是磷酸镁铵和碳酸磷灰石。感染石的主要危险因素为铵和 pH。产生尿素酶的细菌，将尿素分解为氨和二氧化碳，氨水合成氢氧化铵，增高了尿的 pH 值，此时铵与尿中的镁和磷酸根结合成的磷酸镁铵呈过饱合而析出。在碱性条件下，尿中的钙和磷酸根相化合形成磷灰石而析出，并与尿素产生的二氧化碳结合成碳酸磷灰石。在同样条件下尿酸铵亦可析出。产生尿素酶的细菌主要为各型变形杆菌、某些肺炎杆菌、铜绿假单胞菌、沙雷菌属、肠产气菌、葡萄球菌、普罗菲登斯菌以及尿素支原体。非尿素酶的细菌感染，细菌和炎症产物可作为异质核心，诱发结石。这类结石大多含钙石而不称为感染石。

3. 梗阻　在一般情况下，尿中不断有晶体、细胞，甚至微结石形成，如没有梗阻，这些物质顺利从尿中排出，否则会滞留于尿路梗阻之上，继续长大而发展成尿石。另外梗阻还可以继发感染。

4. 异物　尿路内各种异物的滞留可产生结石。异物形成结石时，往往被尿中的黏蛋白附着，然后逐渐沉积结石盐。异物还易继发感染而诱发结石。

## 259

### 尿结石的病因治疗有哪些？

任何方法使结石排出或手术取石，只是对症治疗，对病因并未改善。未解除病因的上尿路结石，复发率与随诊期成正比。多数文章报告，5 年复发约 5% ~ 20%，9 年复发 67%，25 年复发 75%。因此，寻找病因及进行病因治疗是极为重要的。

1. 含钙结石

（1）原发性甲状旁腺功能亢进　采取手术或内科治疗。

（2）原发性高尿钙　24 小时尿钙含量超过 250mg。有人统计尿路结石病人约 40% ~ 60% 有原发性高尿钙。治疗方法如下：①噻嗪类利尿剂，25mg 每日 2 次，可逐渐增加 50mg 每日 2 次。抑制肾小管对 $Na^+$、$Cl^-$ 的吸收，同时增加肾远曲小管对钙的重吸收，可降低尿钙 50mg/d；还可促进镁、锌的排出；降低尿草酸的排泄，此可因肠道对钙吸收降低，大量钙与草酸结合后不能被吸收之故。此药对肾性高尿钙的疗效较好。对吸收性高尿钙的降尿钙作用较短，只能维持 2 ~ 3 年。因有低钾不良反应，可服含钾药物。还有加重高血钙的作用，使血糖和尿酸增加，甲状旁腺功能亢进和糖尿病患者不能使用。②别嘌呤醇，对高尿酸血和高尿酸尿有效，其防止复发率为 80%。对防止以尿酸为核心的草酸钙结石疗效较好。③磷酸纤维素钠：适用于治疗吸收性高尿钙 I 型或对噻嗪类药物无效或不能耐受的病人，口服后肠内与钙离子结合成不溶性复合物，可减少肠管吸收钙并降低尿钙。缺点是：当用于正常钙吸收或肾性再吸收高尿钙病人时，可引起镁的缺乏；与肠内二价离子结合，降低二价离子的草酸盐复合物，结果使更多的草酸盐被吸收，继发高草酸尿。因此在服本药时要限制草酸盐和钙的摄入；可口服镁剂。④正磷酸盐：适用于低磷血性、吸收性高钙尿，本药可抑制 1,25-$(OH)_2D_3$ 的合成，直接影响钙的吸收，降低尿钙的排出，尿磷水平明显增加，提高焦磷酸盐的排泄，抑制草酸钙结晶。禁用于并发感染的肾结石和肾功能不良者（肌酐清除率低于 30ml/min）。⑤枸橼酸钾：本药浓度增加形成稳定不易溶于水的枸橼酸钙从尿排出，降低尿钙结晶，增加枸橼酸的含量，可以防止含钙结石形成。

（3）肾小管酸中毒　是内科肾病，用氯化铵负荷试验可以确诊。临床上合并肾结石时用碱性合剂（枸橼酸钾）或小苏打降低尿钙，纠正酸中毒。停药后仍有新结石形成，可口服磷酸盐合剂或氢氯噻嗪（双氢克尿噻）以减少尿钙。

（4）肠源性高草酸尿　本病主要由于在肠内能与草酸盐结合的钙离子减少，以致草酸盐吸收过多。补充枸橼酸钙或同时服噻嗪类药物，以防补钙过度或不适当而引起肾结石。镁可抑制草酸钙晶体生成聚集的作用，并且增加磷酸盐和草酸盐的溶解度。限制含草酸饮食。

（5）低枸橼酸尿草酸钙结石　服用枸橼酸钾，使尿枸橼酸含量增加，降低草酸钙的饱和度，抑制结晶形成。

（6）原发性高草酸尿　本病特效药的治疗是维生素 $B_6$，每天 400mg，服用 10 天后，可望尿草酸下降，但有时不能下降至正常范围。同时多饮水限制高草酸饮食，还可服用氢氧化镁或无机磷酸盐以增加尿的草酸钙溶解度。

（7）海绵肾　本病是先天性肾小管扩张疾病，扩张的肾小管发生微小结石。因患者多有吸收性高尿钙，故应按原发性高尿钙的方法治疗。

（8）原因不明的含钙肾结石　各家报告有 10%～20% 的病人经系统检查，仍未发现任何代谢及尿液异常。采用正磷酸盐，可获得一定预防效果。如患者用药后腹泻严重，亦可用双氢克尿噻加别嘌呤醇，预防结石复发。

2. 尿酸结石　尿酸结石治疗目的在于溶解已有的尿酸结石并防止尿酸石发生。

（1）降低血、尿的尿酸量　低嘌呤饮食不能降低高血尿酸时，可口服别嘌呤醇，以进一步降低血和尿的尿酸。

（2）碱化尿液　尿 pH 值为 5.0 时，尿内尿酸溶解度可增加 6 倍。pH 值为 7.0 时可增加 36 倍。首先枸橼酸钾可升高尿 pH 值。若期望迅速溶解尿酸石，可用 5% 碳酸氢钠或 1/6mol/L 乳酸钙溶液静脉滴注 40～125ml/h，将尿 pH 值维持为 7.0。应用利尿剂和补钾是有益的。有人报道 24 小时持续滴注 1/6mol/L 乳酸钙 2000ml，3～5 天后尿酸结石均可溶解。适用于无尿路梗阻的纯尿酸结石或有部分尚无明显积水及尿路感染者。

（3）局部灌注溶石法　适用于手术取石后仍有残余结石，术中已放置肾造瘘管供灌注药物用；伴有尿路梗阻；多发结石，分散在多个部位；有严重心、肾疾病，不能耐受高钠负荷者。溶石药有 1.0%～1.8% 碳酸氢钠或 THAM 液。

3. 胱氨酸结石　是一种先天性的肾小管功能缺陷性疾病，口服药物不能溶解胱氨酸结石，但经肾插管冲洗药物溶石效果好。ESWL 常不能粉碎胱氨酸结石。

（1）食饵疗法　限制胱氨酸的摄入，在成年人可能有一定作用。

（2）液体摄入　是一种简单而重要的治疗方法。一般饮水应多于 4L。睡前和晨起时各饮水 500ml，同时多吃柑橘或饮用果汁，有利于尿呈中性或偏碱性。

（3）碱化尿液　维持稀释的碱性尿是预防和溶解胱氨酸石的基础。pH 值为 5.0 时，胱氨酸的溶解度为 250mg/L，pH 值为 7.0 时胱氨酸的溶解度为 400mg/L，pH 值为 8.0 时胱氨酸的溶解度为 1000mg/L。pH 值在 7.0 ~ 8.0 之间，可预防新结石形成，并可使已存在的胱氨酸结石溶解。常用碱化尿液药有：枸橼酸钾、碳酸氢钠及枸橼酸合剂等。

（4）抗胱氨酸尿药物　降低胱氨酸的药物属硫醇类，其机制是可将硫醇转化成为二硫化物，就是使难溶的胱氨酸转变成水溶性的二硫化物的衍生物，后者的溶解度比前者高 50 倍。其药物有：①青霉胺：每日 20mg/kg，一般为 1g/d，偶尔 2g/d，分次空腹服用。保持尿中胱氨酸水平低于 200mg/d。6 ~ 12 个月可使胱氨酸结石溶解。约 50% 患者有副作用，包括急性药物过敏反应（发热、皮疹、关节痛和淋巴结肿大）、味觉障碍和药物性蛋白尿。有皮疹和发热应暂时停药。同时服用 B$_6$150mg/d，防止青霉胺造成的 B$_6$ 缺乏。既往有肾小球疾病及肾病综合征者禁用，妊娠妇女应控制。②α-巯丙酰甘氨酸（α-MPG：剂量 0.5 ~ 2.0g/d）从低剂量开始，逐渐增加，直至尿胱氨酸水平低于 200mg/d。作用为降低尿胱氨酸和溶石，溶石是否成功取决于 α-MPG 剂量、尿液碱化和摄入液体是否充分。③乙酰半胱氨酸：一般成人 0.7g/d 分 4 次口服。未见副作用报告，较安全。缺点是该药溶石作用不显著，其次是监测疗效较困难，只能根据 24 小时尿内胱氨酸排泄总量增多，来估计溶石效果。④维生素 C：促进胱氨酸转变为可溶性半胱氨酸，服维生素 C 3 ~ 5g/d，可降低胱氨酸 50%。但维生素 C 在体内可转变为草酸后继发高草酸尿，易引起草酸盐结石。⑤局部灌洗溶石：适用于下列病人：如纯胱氨酸结石禁忌行外科手术的患者；既往有手术史，估计再次手术困难者；多发性结石患者；经 ESWL 治疗效果欠佳者；开放手术或 PCNL 术后，肾内有残余的纯胱氨酸结石者。溶石药物包括两类：第一类是碱性药物或碱性缓冲剂，如碳酸氢钠及 THAM-E 等，其中以 THAM-E 效果最好；第二类是硫醇类药物如 α-青霉胺、α-MPG 及乙酰半胱氨酸。将 THAM-E 溶解 pH 值调到 8.0 时，再加入硫醇类药，效果更佳。流速 50 ~ 60ml/h，可加至 100 ~ 120ml/h。液压不能超过 49kPa（30cmH$_2$O）。每 3 ~ 7 天摄腹部平片 1 次。1 ~ 2cm 直径的结石溶石需要 15 ~ 30 天。

4. 感染性结石　通常使用对细菌敏感的药物；其次是酸化尿液，氯化铵 3 ~ 9g/d，分 3 次口服，孟德立胺（mandelamine）1g，每日 4 次，可酸化尿液，又可杀灭或抑制感染细菌，常与氯化铵合用。此外尚有 Shorr Regime 疗法：采用低钙、低磷饮食；酸化尿液；口服氢氧化铝凝胶 40ml，每日 4 次，以减少钙在肠内吸收；日夜大量饮水。有人坚持采用此法 30 年，结果很少生长结石，同时不影响患者营养，但要求长期服用，病人很难坚持。Criffith 对抗尿素酶药物做了大量研究，他采用异羟肟酸类的衍生物乙酰异羟肟酸（acetohydroxamic acid，AHA）的研究。该药分子结构和尿素相似，是尿毒酶的一种竞争性抑制剂。尿液中如有变形杆菌并有尿毒酶产生时，加入 AHA 后，可防止尿液变碱性且无晶体形成。动物试验表明 AHA 毒性小。AHA 的一般用量为 0.75g/d，分 3 次服，结合抗生素可提高疗效，但血肌酐超过 265μmol/L（0.03g/L）者禁用。根据 Criffith（1978）报告，48 例感染结石患者接受 AHA 治疗 3～60 个月，其中 1/4 出现贫血，1/5 出现静脉炎，1 例出现肺栓塞，该药无致癌作用，此外尚有轻微头痛、胃肠功能紊乱、感觉迟钝、肌肉软弱或震颤等，这些可能与肾功能减退而引起药物蓄积有关。对于不能采用手术疗法治疗的感染性结石患者，可用 AHA 配合有效的抗生素治疗，以控制结石增大。

另外，Suby 等（1943）采用局部药物冲洗（溶石）治疗 7 例磷酸盐肾结石。Hemoy（1971）用 Hemiacidrin 溶解 7 例禁忌手术治疗的肾感染石，取得成功，此后相继有少数溶石成功的报道。

## 260

### 肾盂尿外渗的诊断与治疗有哪些要点？

由于输尿管结石、炎症水肿等各种原因引起尿流梗阻、肾盂内压升高，于肾盏穹隆部发生显微镜下破裂，导致肾盂肾窦逆流引起尿外渗。临床肾盂尿外渗并非少见，主诉为肾绞痛的患者，经静脉尿路造影，5.0%～24.4% 患者有尿外渗改变。急性输尿管梗阻并发尿外渗引起的腹痛，易与腹腔脏器病变相混淆。肾盂尿外渗的临床特点如下：

1. 肾盂尿外渗引起的腹痛表现为患侧腹膜炎表现，伴肠道功能紊乱。发病急；有结石或绞痛史；当输尿管梗阻解除后，症状亦好转。患侧肾区叩击痛明显。

2. 发病后体温、血白细胞无明显改变，与体征不一致；尿化验有异常。可与化脓性腹膜炎鉴别。我院在治疗肾盂尿外渗的病例中有一例疑为阑尾炎而手术治疗，术中证实为输尿管第二狭窄段结石并急性梗阻尿外渗。

3. 肾图可见患侧梗阻；静脉尿路造影可见肾脏外形增大，有造影剂外溢；B 超检查有肾盂积水及梗阻之上输尿管扩张。有的可见输尿管上段结石。

治疗原则：以缓解输尿管梗阻的非手术疗法为主。①解痉、利尿、消炎。②腹膜炎症状明显者应行双 "J" 管置入术。③理疗以促进尿外渗的吸收。呈外渗尿潴留或感染形成脓肿的需切开引流。在肾盂尿外渗症状解除后根据原发病的不同采取相应办法。

## 261

### 肾结石开放手术治疗方法如何选择？

1. 手术适应证

（1）ESWL、URS 和（或）PNL 方法治疗肾结石有禁忌证时。

（2）ESWL、PNL 和 URS 手术治疗失败，或出现并发症，需开放手术处理。

（3）有同时需要开放手术处理的疾病，例如肾内集合系统解剖异常，漏斗部狭窄、肾盏输尿管交界处梗阻或狭窄，肾下垂等。

目前，对肾结石常用的治疗方法以 ESWL 及腔内泌尿外科为主，只有少数病例行手术治疗，但开放手术取石在某些情况下仍具有极重要的临床应用价值。

2. 常用的手术方法

（1）肾盂或经肾窦肾盂切开取石术　肾外型肾盂较肾内型肾盂更适宜行此手术。对单个结石可一次取净，疗效最佳。对多发结石可考虑采用凝固取石，即将凝固剂注入肾盂，可将肾盂及肾盏内结石或结石碎屑黏着，待其凝固后将结石全部取出。早期的凝固剂采用凝血酶原与少量凝血酶及氯化钙在肾盂内混合、凝固，近年已改进注入比肾盂容量略少的解冻的冷凝血浆，再注入 10% 氯化钙 1ml 及几滴亚甲蓝。注入前应吸净肾盂内尿液，注入时见肾盂充盈，但勿过度充盈，5 分钟即可凝固成块，然后切开肾盂，将粘有结石血凝块完整地取出。这种手术不需低温和钳夹肾蒂，手术创伤小，并发症少，且术后结石复发率低。

（2）肾实质切开取石术　多用于不能通过肾窦切开取出的多发性或鹿角状肾结石。国外采用阻断肾血循环，静脉注入肌核苷（inosine），在室温下，90 分钟内取净肾结石，对肾功能无不良影响。如局部降温至 15～20℃，再阻断肾蒂，则可保证 2～3 小时的手术，术后肾功能无改变。术中需在手术台上摄片证实肾内结石已取净。目前最常用的是非致萎缩性肾实质切开取石术或肾窦加肾实质放射形切开取石术，均能取得良好的效果，但此法较前面手术创伤大，术后的并发症及结石复发率亦较高。

（3）肾部分切除术　肾结石需行肾部分切除术者，多为切除肾上极或肾下极肾组织，少数中盏结石亦可行楔形肾部分切除术。其手术指征有：①位于肾一极的肾盏内的结石，或其他肾盏内结石，同时有明显的局部复发因素，如肾盏颈部明显狭窄，肾盏明显扩张、积水、表面粗糙有炎症，肾盏结石与黏膜粘连重等。②1 个肾盏内有多发结石，该处有肾实质明显萎缩，切除有结石的该部分肾脏。③肾脏先天性畸形并结石，切除一部分并发结石的、有严重病变的肾脏，如先天性重复肾、先天性肾小盏憩室等。④肾盂结石伴分支伸入肾上盏或肾下盏，不能从肾盂切口取出者，常需在肾盂切开取石术时切除肾上极或下极肾组织。

（4）肾切除术　肾切除术现已很少使用，适用于"健侧"肾脏功能正常。有下列情况的肾结石需行肾切除术：①肾结石合并巨大肾积水，肾实质重度萎缩者。②肾结石合并长期严重感染、肾脏积脓，已无功能者。③巨大鹿角形结石或多发性结石无法取出，肾实质已严重损害者。④肾结石合并顽固性肾盂肾炎，肾萎缩伴有肾性高血压者。⑤肾结石合并其他严重肾脏疾病，如肾结核、肾癌。

（5）肾造瘘术　肾造瘘术适用于双肾结石并发急性梗阻引起无尿、少尿，应尽早解除肾功能较好一侧的梗阻；患者一般情况差，或结石位置不明，可先行经皮插管引流或行肾造瘘术术后 2 周左右再做取石手术。

（6）双肾鹿角状结石或孤立肾鹿角状结石的手术处理　手术的关键是有效地控制感染

和取净结石。根据 Griffith（1978）报告有尿路感染的 315 例此类病人中，手术后 129 例（41%）仍有感染。结石复发后，再次手术比第一次更困难，约 50% 最后需做肾切除术。因此，手术效果不令人满意。

（7）体外肾切开取石术　国内曾一度采用体外肾手术取石，然后再行自体肾移植术。因手术复杂，近些年来已很少采用。

## 262

### 复杂性肾结石如何治疗？

复杂性肾结石包括：孤立肾结石、马蹄肾结石、鹿角状肾结石、多发结石及结石直径大于 3cm。

1. 孤立肾结石

（1）结石直径小于 2cm 时，要首选 ESWL，争取一次彻底碎石，以防止发生尿路梗阻。

（2）结石体积较大时，为了防止碎石堵塞造成尿路梗阻，最好在 ESWL 前插放双"J"导管。在结石大部分排出后再拔除双"J"导管。

（3）结石合并积水、肾功能不好的患者，选用开放性手术（ORC）治疗。如有条件可选用经皮肾镜或输尿管镜。

（4）病人来院时已因结石堵塞发生急性无尿时，可先试插输尿管导管；输尿管导管术失败可行急诊 ESWL；ESWL 不成功应行输尿管镜加气压弹道碎石术。

2. 蹄铁肾结石

（1）结石小于 2cm，轻度肾积水，采用 ESWL 治疗。

（2）结石大、积水重，行 ORC 治疗，同时处理峡部。采用腹部旁正中切口，同时处理蹄铁肾双侧肾盂内大结石，取出结石，并行峡部切断，输尿管后移。

3. 鹿角状肾结石

（1）瘦小型鹿角状结石　ESWL 是对此类结石比较理想的治疗方法。因为，此类结石总体积不大，无肾积水，PCNL 操作难，手术取石也难。亦可应用 PCNL 治疗，尤以有肾积水者，PCNL 应为首选。

（2）巨大鹿角状肾结石　应首选 PCNL 与 ESWL 联合治疗；ORC 与 ESWL 联合治疗；肾实质严重损伤时，或没有 PCNL 设备的医院可行 ORC，或 ORC 与气压弹道碎石术联合治疗。

（3）部分鹿角状结石　如结石体积相对较小，无积水可行 ESWL；体积大有积水可行 PCNL 与 ESWL 联合治疗，如医院没有 PCNL 可用 ORC。

4. 多发结石　小块型多发结石，可单独用 ESWL 治疗；大块型（大于 3cm），可根据医院设备、技术条件及肾功能情况行双 "J" 导管插管术后，行 ESWL 治疗；可 PCNL 和 ESWL 联合 ORC 与气压弹道碎石联合治疗或 ORC 治疗。

5. 结石大于 3cm　肾功能好，可行 ESWL；有积水，肾功能不好或结石周围粘连、包裹及结石以下尿路有梗阻者用 PCNL 或 ORC 治疗。

## 263

### 体外冲击波碎石的原理是什么？

碎石机之所以能在体外把体内结石粉碎，然后随尿液排出体外，有以下几个环节和要求。

1. 冲击波的产生及聚焦　碎石机类型较多。世界上用得最早、最多的碎石机是以 Dornier 公司 HM3 为代表的碎石机，其冲击波（体外震波）的产生，是利用高电压、大电容组成的高压电路，通过置于半椭圆形反射体第一焦点处在水中的电极之间瞬间放电产生冲击波。冲击波向四周迅速扩散，当遇到平滑的反射体时，通过折射和反射，把能量聚集于第二焦点处，该处能量即可增大 200～300 倍，一次次冲击波能量积累，当压力达到 $19.8kg/cm^2$ 时，结石即可粉碎。除液电效应冲击波之外，常见的还有利用电晶体及电磁波达到碎石目的者，它们的碎石原理基本与上述一致，只是冲击波的发生源不同，压电晶体是利用数以百计的压电晶体排列在一个凹形面上，使产生的冲击波集中在其前面一点上，以达到粉碎结石的目的，而电磁波则是利用发生电磁波并使它通过一个凹透镜达到聚焦作用，增强能量，以达到碎石目的。

2. 冲击波的传递　冲击波传递的特点接近声波，各种不同介质由于密度不同，声阻抗有很大差异。水的声阻抗比空气大得多，所以水中的冲击波在水与空气的界面上几乎完全反射。人体的声阻抗与水接近，所以冲击波传入身体时几乎没有反射，能量损耗极少，对人体软组织不造成明显损害，用水做冲击波进入人体的传导介质较为理想。肾结石的声阻抗为水的 5～10 倍，所以冲击波在人体组织与肾结石的界面上也会有些反射。在治疗时，人体躺在水中从减少能量耗损上是理想的，但对病人来说很不方便，因此从第二代产品开始，有所谓 "干式" 即水囊式产品问世。据测量经过水囊膜的能量耗损为 10%～15%。

3. 冲击波碎石机制　简单地讲，冲击波粉碎结石是利用冲击波在两种声阻抗不同的传播介质组织与结石的界面上产生压应力（结石前界面）或抗应力（结石后界面），两种介质声阻抗的差别越大，应力就越大，物质（结石）结构就越容易破坏。在结石面对冲击波源的界面上的压应力使结石破裂，而空化作用产生水的射流使裂口内面的结石剥落。一连贯的冲击波使结石由表及里的逐层破碎，直到完全粉碎为细小的颗粒，而易于排出体外。

## 264

### 体外冲击波碎石的要点是什么？

1. 根据结石的部位采用适当体位，使结石定位于反射体的第二焦点，再根据结石性质及病人的状况调整工作电压。

2. 结石粉碎的征象是其体积变大、形状改变、密度降低、碎石块向其他部位扩散。肾盂结石粉碎后常常逸入邻近肾盏使之显影；宛如"砂石造影"，但不很均匀，而且可以看到小的碎石颗粒。输尿管结石粉碎后则可看到结石沿输尿管走向拉长的影像，但应注意有无较大的碎石颗粒。如有，则应将其击至彻底粉碎，以利结石排出。

3. 多个结石的治疗顺序

（1）单侧肾多发结石　影响尿液引流部位，如肾盂输尿管连接部的结石先治。

（2）双侧上尿路结石　一般原则是先治疗阻塞尿路侧。如果一侧肾脏已经丧失功能，应先治疗功能侧。

（3）有积水的鹿角状结石　一般也应先击肾盂出口部分。但若发现难以击碎，则可改为先击靠近积水部分，因为靠近积水部分容易击碎。

（4）无积水的鹿角状结石　先击肾盂出口部分，然后向其他部分扩展。

（5）同侧肾及输尿管结石　应先治疗输尿管的结石以解除梗阻，然后治疗肾内的结石。

4. 巨大肾结石　如估计一次治疗难以彻底击碎时，应集中轰击肾盂出口部分以彻底击碎该部分结石并建立排石通道。切不可处处轰击，以至虽击碎面广但多为较大碎块而难以排出。

5. 轰击次数　应于结石彻底粉碎后适可而止。如一次难以完全击碎，也不可超过规定的限额，应分次治疗。

6. 必须使用心电触发，忌自动触发　因后者随时有发生室速，甚至室颤的危险。所以，切不可因"以往没有发生过类似事故"而掉以轻心。实际上国内外均有未用 R 波起搏而发生意外者。

7. 治疗中应随时注意病人的心电图、血压和脉搏的变化，一旦出现异常应冷静分析，及时处理，以免产生严重后果。国内已至少发生两起病人在碎石过程中死亡的重大事故，教训十分惨痛，应引以为戒。

8. 膀胱结石因周围有较大空间，所以结石粉碎与否，容易判断，但也易突然移动较远而脱离视野，以至错误判断认为结石已碎。再者，结石击碎后应仔细观察，寻找较大碎块予以彻底击碎。

## 265

### 体外冲击波碎石对患者的远期影响有哪些?

1. 体外冲击波碎石（ESWL）后高血压　据国外一些文献报道，ESWL 后高血压发生率约为 8%。但亦有不同看法，认为正常人群高血压症的发生率亦可达上述数字。国内有报道 ESWL 后 7～20 日出现血压升高者，但未经药物治疗而绝大部分可自行降至正常。一组动物试验结果提示少数动物接受冲击波轰击后发生肾素性高血压，是否与冲击波引起肾内压增高，致有效血浆容量下降，激活肾素－血管紧张素－醛固酮系统有关? 此外，还有报道高血压的发生与肾间质或肾周围血肿纤维化有关。目前，对此问题下结论尚为时尚早，有待进一步研究才能做出明确结论。不过，应该提醒从事 ESWL 工作的同道，为了防止可能发生的术后高血压，治疗时不宜超过规定的能量范围。还应重视远期随诊，为进一步研究提供足够的原始资料。

2. 结石复发　ESWL 后结石复发率也应给予关注，而且也是术后随访的主要内容之一。1993 年 KÖnhrmann 等报告了没有选择 ESWL，术后患者结石复发率 2 年为 6%，4 年为 20%，而单发结石 1～5 年的复发率为 6.5%～8.5%。调查发现，结石复发的原因有局部因素和全身代谢因素。局部因素有：①ESWL 后有残余结石，尤以感染石最为突出；②治疗能量过大，镶嵌于黏膜；③感染石患者的尿路感染未能控制；④尿路梗阻未能解除。全身代谢因素有甲状旁腺功能亢进、高胱氨酸尿症、高尿酸血症、高尿酸尿症、高草酸尿、高钙尿等。

鉴于上述结石复发的各种原因，为了降低复发率，需做到：①治疗能量不可过大；②感染石要碎石彻底，力求排尽，并应用抗生素以控制感染；③解除尿路梗阻；④找出结石形成因素，做血、尿生化检查及结石分析，必要时做甲状旁腺功能检查，及时发现甲状旁腺功能亢进，并进行病因治疗；⑤重视综合预防措施。病因治疗与饮食调节、药物治疗以及养成多饮水习惯，均不失为减少结石复发的有效措施。

## 266

### 体外冲击波碎石应如何选择?

ESWL 的临床技术已很娴熟，ESWL 的应用已扩大到整个尿路。ESWL 和配合腔内手术，已使 90% 以上尿路结石症患者免于开放性手术带来的痛苦。技术上达到安全有效、痛苦小、恢复快和节省费用的目的。从广义上讲，上尿路结石除结石远端有器质性梗阻外，均可采用 ESWL 治疗。但在实际工作中，在选择 ESWL 术时，应做如下考虑：

1. 全身情况

（1）全身出血性疾病患者不宜碎石，因在治疗过程中会造成冲击部位黏膜微小损伤，血尿几乎不可避免，对于有出血性疾病患者就有可能造成严重血尿或肾实质、肾周围出血的不良后果。

（2）带有心脏起搏器患者，新发生的脑血管疾病、心力衰竭及严重的高血压、心律不齐、肺功能障碍等患者不宜碎石。

（3）传染病的活动期，如活动性肝炎不宜碎石，以防病情加重。

（4）糖尿病患者的病情未经控制不宜碎石，以防碎石后因致病菌自结石逸出而出现难以控制的严重尿路感染。治疗前应控制血糖、尿糖，并给予抗生素预防感染。

（5）妊娠妇女，特别是结石在下段输尿管者不宜碎石，以免 X 线或冲击波对胎儿产生不良影响。绝大部分病人可待分娩后治疗。

2. 泌尿系统状况

（1）结石以下尿路有器质性梗阻，例如肾盂输尿管连接部狭窄、尿路息肉、炎性包块以及前列腺增生致后尿道明显狭窄者，在梗阻未解除之前不宜碎石，因为碎石后结石碎块难以排出，且有结石碎屑堆积加重梗阻的可能。

（2）肾功能状况　通过碎石术前、后一系列血、尿的生化及尿酶检查可见一过性即可恢复的变化，术后计算机体层摄影（CT）、磁共振成像（MRI）检查发现近期肾内水肿、微小出血较为常见，个别病人可出现肾内或被膜下血肿。动物试验结果表明：经体外冲击波处理的动物体内肾脏，显微镜下近期可出现冲击波轰击部位水肿、弓形静脉或肾小管周围微血管出血、肾小管坏死、个别有肾内或被膜下血肿；远期局灶性纤维化的部位与受轰击部位一致。这表明冲击波有造成肾脏损伤的可能，不过对于肾功能正常的病人，只要严格掌握适应证及禁忌证，治疗时严格控制冲击波的能量，不会造成不良影响。但是原有肾脏疾病已造成肾功能不全，而结石较大，如鹿角状结石，多发性结石等需要多次治疗的病人，应慎重对待，根据具体情况制定最佳治疗方案。

1）对于肾功能不全，要区别导致肾功能不全的原因分别处理。如因梗阻所致则要积极碎石，尽早解除梗阻；由肾本身病变所致者则不宜贸然碎石，以免肾功能进一步恶化。

2）对于孤立肾更应重视保护肾功能。要充分认识到肾的微小损伤会加重肾脏的负担。一般讲结石 <2cm 者一次治疗即可彻底击碎；结石过大者要考虑输尿管内放置支架管，或联合采用经皮肾镜取石以防碎石术后输尿管内形成"石街"，减少对肾的损伤并可缩短疗程。需多次碎石的，治疗间隔以 14 天为宜，使肾脏有更多的修复时间。

（3）尿路感染　在尿路急性炎症期间不宜碎石，否则导致炎症扩散甚至引起败血症。所以，必须先行抗生素治疗以控制感染，待感染控制后再行碎石。如临床无症状，仅尿中出现白细胞的，可做尿培养加药敏试验，选用有效抗生素3~4日后再行碎石。

3. 结石的状况　结石大小、所在部位、成分、晶体结构及其在尿路停留时间的长短都影响碎石的效果。

（1）结石大小　一般讲，肾结石≤2cm 或表面积≤300mm² 时，一次治疗即可粉碎并随尿液顺利排出。体积大的结石，有时一次治疗难于完全粉碎，且粉碎后由于结石碎块过多，易于堆积在输尿管内形成"石街"，造成尿路梗阻。因此，应采用 PNL，达到更快更有效地碎石，但施 PNL 术者需有相关的专业技术经验。

（2）结石部位　经验证明肾盂结石最易击碎，肾盏结石有时较难击碎，输尿管结石也难击碎。高速摄影照片的分析认为：冲击波使结石裂开，尿液迅速进入裂口，由于冲击波所致空化作用，结石内面与尿液接触的部位碎裂，两种作用共同造成结石粉碎。因为肾盂内常有较大空间，尿液容易进入结石裂口而易于粉碎。肾盏内可能空间较小，输尿管结石周围空间可能更小，尿液不易进入结石裂口，空化作用难以发挥以至结石较难粉碎，宜适当加大能量以提高疗效。肾盏结石伴盏颈狭窄时治疗效果不好。肾盏憩室结石碎石后多排出不畅，且其存在不影响尿路功能，故一般对无症状者不主张碎石。输尿管结石过大或已造成患侧肾功能严重低下者，治疗效果欠佳，试行治疗 1～2 次不碎则可观察一段时间，如仍无变化应采用输尿管镜加气压弹或钬激光碎石等治疗。

（3）结石成分　感染石（磷酸镁铵）最易击碎，胱氨酸结石最难击碎，尿酸及草酸钙结石介于两者之间。

（4）结石结构　晶粒状结构者容易击碎，鲕状结构者稍难击碎。

（5）结石病史　结石在输尿管的一个部位长时间停留，可引起局部粘连狭窄、管壁增厚、肉芽组织包裹，以及息肉样增生，致使结石难以击碎，或结石碎屑难以排出。故在治疗前对此应予考虑，根据情况选用不同方法可能更为适宜。肾内结石的病史长短与碎石效果无明显关系。

4. 碎石机的限制　对于特殊体形的病人的治疗，可能因碎石机体位架的几何尺寸的限制而难以实现。

（1）身长　如采用水槽式碎石机，则身长过高（超过 2m），会给定位造成一定困难。

（2）体重　体重超过 130kg 的患者，因体位架难以承受而不能碎石；过于肥胖的患者因体层厚度（从皮肤到肾脏）超过反射体上口到第二焦点的距离（病人背部皮肤已抵住反射体上缘但结石位置仍高于第二焦点），不能将结石定位于第二焦点而不能碎石。

综上所述，可知绝大多数尿石症患者可行体外冲击波碎石，但应根据患者的全身及尿路状况和结石特点综合考虑，制定合理的治疗计划。

（陈照彦）

## 267

### 逆行输尿管镜配合钬激光治疗肾结石适应证？

逆行输尿管镜以软镜为主，其适应证为：

1. ESWL 定位困难的，X 线阴性肾结石（<2cm）。

2. ESWL 术后残留的肾下盏结石。

3. ESWL 治疗效果不佳的嵌顿性肾下盏结石。

4. 极度肥胖，严重脊柱畸形，建立 PNL 通道困难的。

5. 结石坚硬（如一水草酸钙结石、胱氨酸结石），不利于 ESWL 治疗的。

6. 伴肾盏颈部狭窄的肾盏憩室内结石。

## 268

### 经皮肾镜取石术常见并发症及其处理？

主要是出血及肾周脏器损伤。可分为术中出血和迟发性出血。术中出血较多应停止操作，并放置肾造瘘管，择期行二期手术。如为静脉出血，夹闭肾造瘘管大多出血可停止。如为持续性的大量出血，一般为动脉性损伤所致，往往需行血管造影或行超选择性栓塞。若出血难以控制，应及时改开放手术，再做相应处理。

迟发性大出血：多数是由于肾实质动静脉瘘或假性动脉瘤所致。血管介入超选择性肾动脉栓塞是有效的处理方法。

肾周脏器损伤：多为胸膜、肝、脾或结肠损伤。重要的是预防，应及时发现和及时处理。

## 269

### 什么样的尿结石可行溶石疗法？其方法如何？

溶石疗法是通过化学方法溶解结石成结石碎片，以达到完全清除结石的目的。是一种作为 ESWL、PNL、输尿管镜碎石及开放手术取石后有效的辅助治疗方法。化学溶石时应有两个肾造瘘管，目的是灌注时避免和减少溶石液流入膀胱和肾脏内，避免内压升高所造成的危害。对于比较大的结石，在溶石治疗时，应留置输尿管双"J"管。此外，口服药物治疗尿酸结石和胱氨酸结石也是一项较为有效的方法。在尿石症治疗方法多样化的今天，应严格掌握适应证为宜。方法举例如下：

1. 感染性结石　由磷酸镁铵和碳酸磷灰石组成，能被 10% 的肾溶石酸素（pH 值为 3.5 ~ 4.0 的酸性溶液）及 Suby's 液所溶解。

口服药物溶石的方案：①应用抗生素；②使用氯化铵 1g，2 ~ 3 次/天，或甲硫氨酸 500mg，2 ~ 3 次/天；③对于严重感染者，可使用尿酶抑制剂，如乙酸羟肟酸和羟基脲素。

2. 胱氨酸结石　胱氨酸在碱性环境中可溶解。应多饮水，保持尿量每日在 3000ml 以上，尤以保持夜间尿量要多。要碱化尿液，维持尿液 pH 值在 7.0 以上。尿液胱氨酸的排泄高于 3mmol/24h 时，可用硫普罗宁（α-羟基丙酰甘氨酸）或卡托普利。经皮化学溶石，可使用 0.3mol/L 或 0.6mol/L 的三羟甲氨基烷（THAM）液，这些溶液的 pH 值在 8.5～9.0 之间。另一种药物为乙酰半胱氨酸，这两种药物可以联合使用。

3. 尿酸结石  经皮化学溶石，可使用 THAM 液。口服药物溶解尿酸结石的方案：①大量饮水，使 24 小时尿量至少达到 2500ml 以上；②口服别嘌呤醇 300mg，2～3 次/天以减少尿液尿酸的排泄，24h 尿酸排泄总量应低于 4mmol；③使用枸橼酸氢钾铵 2～3mol/（3 次·天），或者枸橼酸钾 6～10mmol，2～3 次/天，或者枸橼酸氢钾钠 9～18mmol，2～3 次/天，以碱化尿液，使尿液的 pH 值达到 6.8～7.2 之间。

## 270

### 特殊类型的肾结石有哪些?

1. 鹿角形肾结石。
2. 马蹄肾肾结石。
3. 孤立肾肾结石。
4. 移植肾肾结石。
5. 肾盏憩室结石。
6. 异位肾肾结石。
7. 海绵肾结石。
8. 小儿肾结石。
9. 过度肥胖病人肾结石。

## 271

### 输尿管镜取石术适应证?

输尿管镜取石碎石方法很多，其方法的选择应根据结石的部位、大小、成分（密度）、合并感染情况、可供使用的仪器设备、泌尿外科医师的技术水平和临床经验以及病人本身的条件和意愿等综合考虑。其适应证如下：

1. 输尿管中段结石。
2. ESWL 失败后的输尿管上段结石。
3. ESWL 后的石街。
4. 结石并发可疑尿路上皮肿瘤。

5. X 线阴性的输尿管结石。

6. 停留时间长的嵌顿性结石且应用 ESWL 有困难的。

## 272

### 输尿管镜取石术有哪些并发症，如何处理?

并发症的发生率与所使用的设备、术者的技术和病人本身的条件等有明显关系。目前文献报道：并发症的发生率为 5%~9% 。有近期并发症和远期并发症：

1. 近期并发症及其处理

（1）感染　应用敏感抗生素治疗。

（2）黏膜下损伤　放置双"J"管，1~2 周。

（3）假道　放双"J"管，引流 4~6 周。

（4）穿孔　小的穿孔放双"J"管，引流 2~4 周。如穿孔大，应进行手术修补。

（5）输尿管黏膜撕脱　是严重的并发症之一，应积极手术治疗。

2. 远期并发症及其处理　输尿管狭窄为主要的远期并发症之一，其发生率为 0.6%~1.0% 。其处理如下：

（1）输尿管狭窄　输尿管和狭窄内切开或狭窄段切除，端端吻合术。

（2）输尿管闭塞　狭窄段切除端端吻合术或输尿管膀胱再植术。

（3）输尿管反流　轻度随诊；重度行输尿管膀胱再植术（选用抗反流法）。

（陈照彦）

## 273

### 肾结石的治疗方法一般如何选择?

1. 肾结石一侧或双侧直径 <6mm　可用排石药物治疗。

2. 一侧肾结石直径 6mm~2cm　首选体外冲击波碎石（ESWL）。

3. 一侧肾结石直径 >2cm　首选经皮肾镜取石术；如果选择体外冲击波碎石术则需要在碎石前放置双猪尾输尿管导管。

4. 一侧肾结石，对侧输尿管结石　应先处理输尿管结石。

5. 双肾结石　应先处理手术容易取出和安全性大的一侧。若双侧梗阻严重，全身情况不佳，有肾功能不全等，应积极处理全身情况。必要时应用血透等治疗，及时引流尿液，再考虑结石的取出。

6. 鹿角形结石（部分或完全）　首选经皮肾镜取石术，或合用气压弹道碎石术，钬激光碎石术其次为开放手术；对于残余结石，使用软镜取石，或结合体外冲击波碎石术。上、下盏的鹿角形结石碎石等治疗无效：可行肾部分切除术。

7. 双肾结石　一侧肾结石多发合并积水、感染、肾功能严重损害，对侧肾功良好，可行肾切除术。

## 274

### 膀胱结石治疗原则是什么？

1. 没有下尿路梗阻的膀胱结石，可行 ESWL。

2. 结石直径小于 2cm 者，可在窥视下机械碎石；> 2cm 者，则需要配合气压弹道碎石术或液电碎石术或钬激光碎石术。若患者条件许可，则需要同时处理结石病因，如经尿道前列腺电切术等。非窥视下机械碎石术容易损伤膀胱，目前已很少应用。

3. 常用机械碎石器有钳嘴式和筒切挤压式式，其中筒切式碎石器强度大，可以挤压碎坚硬结石，效果较好。一般不推荐所谓的"大力碎石钳"，因其前端弧度较大，不易经尿道放入膀胱，容易导致尿道损伤。

（尹水晶）

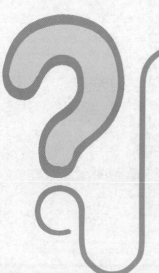

六、

泌尿系损伤

## 275

### 如何诊断肾损伤?

1. 外伤史　外伤史对肾外伤的诊断十分重要，即使因病情严重，采集病史受到限制，也应尽可能详细地收集。如伤员上腹部或肾区受到撞击，或腰部受到担挑式的挤压伤，应考虑到肾损伤的可能性。严重损伤时，伤员生命体征不稳定或处于休克状态，应在抢救的同时，多方面了解受伤情况。对病情稳定的伤员，详细询问病史有时具有特别重要的意义。尤其询问伤后有无排尿、血尿、昏迷、短暂意识不清或恶心、呕吐等情况，这对全面估计伤情，进一步检查处理，都有重要意义。

2. 临床表现　开放性肾损伤，需注意伤口部位、深度，有无尿液经伤口溢出，如为飞射物体的穿入或穿透伤，则应根据入口的方向，或入、出口的经过路线，估计其合并伤的可能与涉及的范围。肾开放性损伤我国少见，仅占 2% 左右。

休克是肾损伤后重要的表现，其发生及严重程度取决于受伤程度、出血量及其有无其他器官合并伤。开放性肾损伤，约有 85% 合并休克，闭合性肾损伤约有 40% 合并休克。单纯性肾挫伤和表浅性肾实质裂伤休克少见。

血尿是肾损伤的重要症状，多为肉眼血尿（70% 左右），少数为镜下血尿。输尿管离断、血凝块阻塞输尿管、严重的肾盂破裂、肾蒂伤或伤员已处于休克无尿状态可无血尿。轻度的血尿通常可能是伤情的两个极端，即为轻度损伤或严重的肾损伤及肾蒂伤。

疼痛及肿块：伤侧肾区或上腹部疼痛，有时钝痛。尿液和血液渗入腹腔或同时有腹腔内脏损伤，可出现腹部疼痛及腹膜刺激症状，损伤严重时，出现血液和外渗尿积存于肾周围，形成痛性肿块。伤后由于伤侧皮下淤血或皮肤擦伤，或由于肌张力增强，肿块难以发现，但可见伤侧腰部与肾区膨满及上腹部叩诊浊音，提示肾周有肿块存在。

3. 尿检分析

（1）血尿　血尿是诊断肾损伤重要根据之一，对伤后不能自行排尿的伤员，应行导尿检查。

（2）尿酶检查　肾实质损伤时，肾曲小管上皮细胞的溶酶体和刷状缘酶，首先发生异常，使尿酶排泄值异常，如 GPT、LOH、GOT、γGT 和 NAG 等。此有助于肾损伤的诊断。

根据外伤史、临床表现及尿液检查，可对肾损伤做初步诊断。

4. X 线检查

（1）X 线平片　包括肾、输尿管及膀胱区的 X 线平片，对重型肾损伤可见有意义的征象。如肾影模糊、同侧膈肌升高、肠管阴影向对侧移位、腰大肌阴影不清楚、脊柱凹向伤侧及同时合并的肋骨或腰椎横突骨折等。如合并空腔器官破裂，可见膈下游离气体；若为开放性损伤，还可了解有无金属异物及其部位。但平片要与静脉尿路造影（IVU）同时完成，以免贻误治疗时机。

（2）IVU　IVU 对肾损伤的伤情分类至关重要。在患者无休克或休克已纠正时要尽快做大剂量静脉滴注尿路造影（DIP）。根据 DIP 做伤情分类，了解对侧情况。DIP 对诊断肾损伤的准确率达 85%～95%。尚有极少数重型损伤，经 DIP 检查后伤肾未显影或显影不清晰，则难以做出判断。为排除肾蒂断离、肾动脉栓塞或严重肾蒂挫伤造成的肾血管痉挛，需进一步做肾动脉造影。

（3）肾动脉造影　肾动脉造影不作为常规检查。但对高度疑为肾蒂损伤的伤员，施行肾动脉造影可以明确诊断。肾动脉造影要在病情稳定时进行。在用肾动脉栓塞控制出血时应先做肾动脉造影。

5. B 超和 CT　B 超检查肾损伤的优点有：①简单、迅速、安全，可以重复；②对肾形态的创伤变化，特别是肾内、肾周围血肿直观正确；基本上能反映肾损伤的程度和类型；③能同时发现肝脾等器官的损伤情况，但不能检查出肾挫伤及表浅裂伤。

CT 为无创伤性检查，使用方便、迅速、安全、可靠、无痛苦，能精确地估计肾实质伤情，较 DIP 有优越性，对危重患者伤情稳定时可作为首选的检查方法。CT 可发现：①挫伤：血及尿外渗到肾间质内，可观察肾组织内呈点状"泥泞样"改变；②血肿：包膜下血肿及肾周血肿。后者浸润到脂肪表现为条纹状或气泡状；肾内血肿密度低于肾组织，但肾缺血则影像衰减、变淡，肾皮质外周有一增强的边缘，称"肾皮质边缘征"，乃因肾包膜血管侧支灌注之故；肾动脉分支破裂可见到肾密度低的锥形区，基底向外，尖端朝向肾门。CT 对肾挫伤、裂伤及肾内血肿的准确性达到 98% 以上，对肾损伤分类较准确，可以指导治疗方法的选择。但 CT 检查费用昂贵，限制了临床应用，还不能代替 DIP 和 B 超。

## 276

## 肾损伤的治疗方法如何选择？

肾损伤治疗的目的是最大限度地保存具有功能的肾组织，尽量减少并发症及后遗症。肾血循环非常丰富，因此有巨大的应变能力、代偿功能和修复能力。在出血停止后常可自行愈合。在选择治疗方法时，除了根据临床表现和有关并发症外，主要参考影像学检查的结果，确定损伤的程度和范围来定。一般认为肾挫伤、表浅轻度撕裂伤，可通过非手术治疗，少数有并发症，有较严重的撕裂伤，只要无继续活动出血及严重的尿外渗，尽量采取非手术治疗。

对闭合性肾损伤大多数学者认为 DIP 检查有明显造影剂外溢或肾脏不显影，结合伤后出现严重休克，而失血原因不清者及有腹腔脏器合并伤者应手术检查。有报告认为，以 CT 测定血肿体积大于 700ml 或平均出血速率大于 180ml/h 时应行手术探查。

肾损伤早期手术适应证：①开放性肾损伤；②经检查证实为肾粉碎伤；③肾盂破裂；④DIP 检查，损伤肾不显影，经肾动脉造影为肾蒂损伤；⑤合并腹腔脏器损伤。

非手术治疗并非都能成功。只有在下列情况下才应行手术治疗：①经积极抗休克治疗，但血压不稳或出现再休克；②持续性血尿无减轻趋向；③肾区肿块界限未见缩小且有扩大趋势；④在治疗中发现有其他器官合并伤。

**277**

## 肾损伤手术治疗中应注意哪些问题？

1. 肾损伤手术治疗方法　肾损伤手术方法包括：①切开引流；②止血修补术；③肾部分切除术；④血管重建术；⑤离体肾修复术和肾自体移植术，有时附加带蒂大网膜包肾和肾造瘘术；⑥肾碎裂伤和肾蒂伤无法修复，而对侧肾正常，可行肾切除术；⑦超选择性肾动脉栓塞术；结合 DSA 行肾动脉分支超选择性栓塞术对肾功能影响大为减少。其适应证为严重的肾损伤，拟行急诊开放手术前亦可暂时性控制出血，年龄大的严重肾损伤者，施此可保留更多的肾组织。

2. 手术切口选择　以经腹切口为好，该切口能较理想地控制肾蒂，防止探查及清理血肿时引起大出血而影响探查，甚至导致立即切除肾脏。

3. 肾损伤手术治疗的原则　①了解肾损伤的部位及其范围；②游离肾脏前先要控制肾蒂；③严重肾实质损伤应予清创；④彻底止血，收集系统要严密缝合；⑤缝合肾实质创缘要对合；⑥肾凹处应行腹膜外引流。

4. 开放性肾损伤的治疗选择　极少数病例经全面检查证实为轻微肾实质损伤，无尿外渗，且未合并其他器官损伤者可不行手术探查而采用非手术治疗。

绝大多数开放性肾损伤应立即手术探查。对肾脏损伤程度的判断及是否合并其他器官损伤的判断须准确。在合并伤中，常因泌尿系外的损伤更严重，而肾损伤往往被忽略，这样延误了治疗者不少，应引起注意。因此，对肾损伤稍有可疑者，仍需手术探查。手术探查的原则是经腹正中切口，探查腹腔各器官时，若肾大量出血应立即探查肾脏。由于腹膜后巨大血肿，解剖关系发生改变，必须仔细辨认解剖标志；若肾出血不重，则首先处理腹腔内器官的损伤，待探查无腹腔器官损伤或已处理完后，再处理损伤的肾脏。对肾脏处理，如术前已行DIP，则根据损伤程度采取不同方法。若证实为轻度损伤，对腹膜后血肿不做处理。有时因腹部情况紧急需立即手术而不允许术前行 DIP 检查，有条件者可在手术台上进行一次性曝光静脉尿路造影，以便确定肾损伤程度后再行处理，探查肾脏前先控制肾蒂，再清除血肿，根据损伤的具体情况，做出相应处理。

5. 肾粉碎伤的处理方法　清除无生命力的粉碎肾组织十分重要。活跃出血的肾组织表示有生命力，应尽可能保留，肾包膜对肾修复有重要意义应注意保存。肾裂口较深或较大，可用明胶海绵、带蒂大网膜、肌肉或邻近脂肪组织填入裂口的底部，以细肠线行间断褥式缝合肾皮质。肾损伤碎裂在肾上极或下极，无法修补者可行肾部分切除。若肾脏破裂严重，原位修复难度很大，可加用肠线网袋束紧或利用大网膜包裹，以达到止血及防止瘢痕挛缩造成肾缺血。对难以原位修复的伤肾，可将肾脏切除，在低温下行肾离体手术，应用显微技术修整缝合后将肾脏移植于髂窝内。离体肾手术更适用于孤立肾的粉碎伤。但如对侧肾功能良好，而伤肾修复又十分困难者，行伤肾切除，也是较好的选择。

6. 肾盂破裂的处理　此类损伤较少见。肾盂破裂后，大量的外渗尿积聚于肾周，形成尿性囊肿（urinoma），如为穿刺伤造成的肾盂破裂，常并发腹膜破裂，尿液溢至腹腔内形成尿性腹膜炎，上述情况一经确诊应立即手术处理，有腹膜伤者仍取腹腔径路，先清理腹腔内尿液并探查处理腹腔内器官损伤后，再入腹膜后清除尿液，缝合破裂的肾盂，行腹膜后引流；如腹膜未破裂，可经腰部肾手术切口，如肾盂破裂严重，缝合不理想，应同时行肾造瘘。

7. 肾蒂损伤处理方法　肾蒂损伤常见于出血严重，病情危急而来不及救治。对肾蒂伤，一经确诊，应立即手术探查，争取吻合或缝合断裂或破裂的血管。由于受时间及条件的限制，切除伤肾、彻底止血常是挽救生命的有力措施。对肾动脉内膜破裂、内膜下剥离及血栓形成的病例，单行手术取血栓常不能奏效，为避免再次形成血栓，必须切除内膜受伤的血管段，行血管吻合术。如受伤血管较长，切除后吻合有困难则行人造血管搭桥吻合，以恢复血运。此类手术应在伤后 12 小时以内完成，肾动脉可望恢复，如迟至受伤后 18 小时完成，手术修复已无实际意义。

8. 肾切除适应证　①无法控制的肾出血；②广泛性裂伤或肾实质全层断裂以及战时贯通伤；③无法修复的肾蒂血管伤；④肾损伤伴有肾盂或输尿管损伤，无法修复或吻合者；⑤肾损伤或手术后，有两次大出血或严重感染者；⑥晚期并发症，如脓肿形成、肾盂输尿管狭窄及肾积水、无法控制的肾盂肾炎。长期不愈的尿瘘、肾性高血压、肾无功能合并肾结石或血肿钙化而无法保留肾脏。

切除伤肾必须行 DIP 以了解对侧功能，如因病情紧急不允许做 DIP，可在术中控制伤侧肾蒂，阻断伤侧输尿管，在血压稳定后静脉注靛胭脂 5~10ml 观察导出的尿颜色，在 7 分钟内排蓝，表示肾功能良好。

9. 小儿肾损伤　小儿较成人更易发生肾损伤，小儿肾损伤较脾破裂多见，较肝及小肠破裂高 4 倍（Maymar，1985），这是因为肾在腹膜后没有受到很好的保护所致，例如，腰部肌肉不发达、肾周脂肪囊薄、小儿肋骨未骨化、腹壁薄以及肾脏过大。绝大多数为闭合性损伤，男孩多见。如小儿原有肾脏疾病如肾积水、肿瘤、异位肾、巨输尿管症等，肾轻微损伤也容易发生破裂。小儿肾损伤治疗与成人相同，应尽量保存有功能的肾组织，不要轻易行肾切除术。

### 278

## 肾损伤并发症有哪些？如何治疗？

单纯肾挫伤和肾表浅裂伤，很少出现并发症；有严重肾裂伤以及肾蒂损伤并发症出现较多。肾损伤的并发症有：

1. 腹膜后尿性囊肿　肾盂以及肾实质合并收集系统的破裂，尿液渗入周围组织后，一般很难自然吸收，往往需要手术治疗。其中包括损伤时修复及外渗尿液的引流。损伤后的尿外渗及尿液排出受阻，是形成尿囊肿的最常见原因。因尿液刺激，引起成纤维细胞反应之后，逐渐在肾旁形成纤维囊，即假性尿囊肿。据估计尿囊肿的形成，约在伤后 1 个月至 9 年时间。有时因囊肿的存在会产生肾段的积水或影响肾断裂部分的接合，因此需手术修复。开放引流和修复术是传统的治疗方法，但在处理假性囊肿时要慎重。据手术（Thompson，1976）探查 16 例中，50% 做了肾切除。现在认为假性囊肿的存在并无损害，故在选择治疗方法上应慎重，经皮引流或注入硬化剂的保守方法较为安全。

2. 继发感染　肾损伤后由于血尿渗入周围组织，易被细菌侵入并繁殖，很易引起继发感染。如为肾穿透伤，约 50%～90% 合并腹部多脏器的损伤。肠道破裂后很易引起腹膜炎及腹腔脓肿。肾损伤后可致脓肾、肾盂肾炎、尿囊肿。尿囊肿及残余血肿可并发感染或形成脓肿。对无论何种类型的肾损伤，首先要给予抗生素治疗，一旦脓肿形成应尽早切开引流。

3. 高血压　肾性高血压或肾血管性高血压是一个很重要的并发症，其原因包括肾动脉血栓形成、肾动脉狭窄、节段性或肾极血流阻断、动静脉瘘或动脉瘤、肾周纤维化紧缩压迫导致血运不良、包膜下瘢痕形成或肾周围血肿。对这一并发症，虽然最终常需切除患肾方可治愈，但仍应提高对本病的认识，对肾损伤后患者进行密切随访，以便及时发现高血压，施用 PTA（经皮腔内血管成形术），矫正肾动脉狭窄，已取得良好的效果。修补动静脉瘘，松解粘连压迫，切除肾包膜以改善血循环，尽可能保留肾脏。

4. 肾积水　肾积水是由肾盂输尿管连接部狭窄或输尿管周围粘连压迫等原因引起，应尽快查明原因，一般可用腔内扩张术或狭窄部切除再吻合术来解除梗阻。

5. 其他　还有肾萎缩、肾脂肪变性、肾周假性囊肿、肾盂肾炎、肾结石尿瘘等并发症。

279

## 膀胱损伤的分类有哪些？ 病理改变是什么？

1. 膀胱挫伤　膀胱受到外或内的暴力致伤，可局限于黏膜，或延及肌层或浆膜层，但膀胱壁未破裂，因而无尿液漏出膀胱外，如分娩、盆腔手术、膀胱镜检查和骨盆骨折等原因引起。

2. 腹膜外型膀胱破裂　膀胱破裂不与腹腔相通，尿液通过裂孔渗入膀胱周围组织及耻骨后间隙，此类损伤多来自于前方暴力，如骨盆骨折合并膀胱破裂。膀胱裂孔的部位几乎全在膀胱前侧壁，接近膀胱颈部，据 Prather 等统计 1798 例骨盆骨折中有 181 例膀胱损伤，且大部分为腹膜外型破裂，约占 82%。

3. 腹膜内型膀胱破裂　当膀胱充满尿液时，下腹部突然遭遇钝性外力打击，膀胱内压力急剧上升，膀胱底部及侧面受到骨盆肌肉的保护，腹膜覆盖的膀胱顶部最为薄弱易致破裂，此时，尿液可直接注入腹腔，据如上统计约18%属于此类损伤。

4. 混合性膀胱破裂 即同时有腹膜内及腹膜外膀胱破裂，多由火器伤、利刃穿刺伤所致，亦偶见于严重的骨盆骨折，常合并其他脏器损伤，如后尿道及直肠损伤，伤势严重。

5. 自发性膀胱破裂 这种破裂大多数是由于膀胱原有病变而非损伤，如结核、炎症、溃疡、肿瘤、憩室等，以及既往有过放射性治疗、外伤或手术等，已使膀胱壁减弱，若再遇暴力很易发生膀胱破裂。酒醉也是膀胱破裂的诱因之一，因酒醉时膀胱易于膨胀，而腹壁肌肉又极为松弛，缺乏排尿意识。我们治疗了3例因酒醉后膀胱破裂的患者，均是腹膜内破裂。此外，任何引起尿潴留的疾病，如尿道内口结石嵌顿、前列腺疾病、神经源性膀胱等，都可成为膀胱破裂的诱因，自发性膀胱破裂，腹膜内型约占93%。

## 280

### 膀胱损伤诊断要点有哪些？

1. 根据症状和体征 首先根据病史、体检可得出初步印象，进一步确诊靠辅助检查。凡下腹部、会阴部损伤，特别是火器伤者，伤后下腹部疼痛，有尿意而不能排尿或仅排出少量血性尿者，首先应疑诊为膀胱损伤。腹膜外型膀胱破裂多能排出少量血性尿液，并有排尿痛。腹膜内型膀胱破裂主要表现为急性腹膜炎的症状和体征，常有尿意而不能排尿，如尿内含有粪便或肛门排出尿液，则提示膀胱、直肠穿破，如见到尿液经阴道流出，说明膀胱与阴道一并破裂。

2. 辅助检查

（1）导尿及注水试验 用软导尿管进行导尿，如能导出不少于300ml的清亮尿液，可初步排除膀胱破裂；如不能导出尿液，或仅导出少量尿液及少量血性尿液，可能膀胱已有损伤，此时可注入生理盐水300ml，随即抽出，如能抽出同量或接近同量液体，则说明膀胱很可能无破裂，如能抽吸出少量液体，则说明膀胱很可能破裂，这种方法可因导尿操作不当，或因抽液时导尿管口贴在膀胱壁上或被血块堵塞时，出现假性结果，因此这种方法只能做诊断上参考，但在无其他诊断条件时，仍不失为一种有用的检查方法。

（2）X线检查 膀胱造影可作为诊断膀胱破裂的可靠的检查方法，使用得当，正确率达85%～100%。在注入造影剂前，先摄前后位及左右斜位X线片各1张，然后经导尿管注入造影剂50～100ml可摄膀胱前后位及左右斜位片，如膀胱有较大裂口，即可显示造影剂注入外溢情况，如为阴性，可再向膀胱内注入300～400ml造影剂。利用膀胱充盈的压力，克服逼尿肌痉挛，可见造影剂经膀胱破裂口外溢。然后抽尽造影剂另用生理盐水冲洗膀胱内残留造影剂，再摄X线片1张，对诊断膀胱前后壁小裂口非常重要。如腹膜外破裂可见膀胱周围出现火焰状影像；腹膜内型破裂，因造影剂进入腹腔，常可见少量造影剂存留影像。有人主张膀胱内注气造影法，即经导尿管注入 500～1000ml 空气，如为腹膜内型破裂，空气经裂口进入腹腔形成气腹，可出现肝浊音界消失的体征；如注入空气后，将导尿管开口放入无菌水瓶中，可见较多气泡溢出，而又无气腹体征，则说明膀胱未破裂，据称准确率可达 94%。

（3）腹腔穿刺抽液检查　对有明显腹水征的伤员，采取腹腔穿刺抽液，进行常规检查及测定其中氮含量，对推断有无尿外渗至腹腔，有一定参考价值。

（4）自发性膀胱破裂的诊断　自发性膀胱破裂有发病急、病情复杂多变的特点，因而易误诊为其他急腹症，如溃疡病穿孔、急性阑尾炎穿孔、绞窄性肠梗阻等疾患。自发性膀胱破裂主要有以下临床表现：①急性腹痛突发于下腹部，伴恶心、呕吐、腹胀、发冷发热等。其腹痛多呈持续性、弥漫性，少数局限于下腹部，常于用力排尿、排便、举重物等时发生。腹肌紧张、压痛、反跳痛显著。②排尿障碍，尿急窘迫，在用力排尿时却又不能排出，或仅能排出少量血性液体。③腹腔穿刺抽液检查有红、白细胞，蛋白可呈阳性，氮的含量增高。④导尿、注水试验及 X 线检查如上所述。

## 281

### 膀胱损伤应如何治疗？

1. 治疗原则　膀胱挫伤，应卧床休息，充分饮水，通畅排尿，必要时经留置尿管引流尿液，可给予镇静剂，抗感染治疗，不需手术治疗。膀胱破裂，不论是何种类型，一旦诊断确定，以尽早采取手术处理为宜。但近年来有人主张对膀胱破裂口小、损伤在 12 小时以内而无尿路感染者，在严密观察下，可采用大口径导尿管引流，使用预防性抗感染药物，可获得满意疗效。

2. 膀胱外伤的非手术原则　膀胱破裂并不是都需手术治疗，有些病例经过大口径导尿管引流，膀胱保持空虚，破裂口对合，是可以自愈的。Richardson 在 18 个月内手术治疗 10 例损伤膀胱破裂，他认为有些病例的手术是不必要的。因而后 4 例采取非手术疗法，最后他提出了以下非手术治疗原则：①证实膀胱破裂，但无其他需要手术探查的损伤；②必须早期诊断，一般在 12 小时之内；③无尿路感染史，也无泌尿生殖系其他疾病史，常规应用广谱抗生素至少 2 周以预防感染；④能插入大口径导尿管保持尿路通畅；⑤必须住院观察，能确切地控制出血和尿外渗；⑥如有恶化情况或证实保守治疗不妥时，应及时进行探查手术。

3. 手术治疗的方法要点　手术的重点是彻底清除血块、渗液及异物，缝合破口，对尿外渗充分引流。

（1）腹腔内破裂修补术　一般采用下腹正中切口，切开腹膜后，吸尽腹腔内液体，首先探查腹腔内脏器有无损伤，而后探查膀胱颈部及后壁有无损伤，同时在腹膜反折下切开膀胱前壁，并观察膀胱内部，寻找两个输尿管口及尿道内口后，为了明确输尿管有无损伤，可由静脉注射靛胭脂 5ml，7~8 分钟时观察有无管口排蓝，分离膀胱裂口周腹膜，膀胱可用 2-0 铬制肠线全层缝合（间断或连续），再将浆肌层间断褥式内翻缝合，腹膜可用 1-0 肠线连续缝合。

（2）腹膜外型膀胱破裂修补术　下腹正中切口，切开腹壁后，在耻骨后间隙可见大量的血和外渗尿，吸净后，将腹膜反折向上牵拉，借以暴露膀胱前壁并避免损伤腹膜，此时可以从尿液外溢处寻找裂孔的存在，必要时可切开膀胱前壁，仔细探查膀胱内部，明确破裂部位，然后用铬制肠线将裂口缝合，如裂孔在膀胱颈部缝合有困难时，可以不必勉强缝合，一般经耻骨上膀胱造口及耻骨后间隙引流后，裂孔可以自愈，必要时尿道放 Foley 尿管引流，耻骨后引流 7~10 天拔出，耻骨上膀胱造瘘管手术后 10 天拔除。

4．手术中注意要点

（1）探查有无合并伤至为重要。膀胱破裂常有合并伤，由于膀胱破裂与合并腹内脏器伤的症状和体征相互掩盖，有时术前不易明确诊断。因此，手术探查必须全面、仔细，以防遗漏，而造成严重后果。

（2）寻找膀胱裂口是修补手术的关键，由于膀胱破裂后膀胱处于空虚状态，加之外伤出血及血肿形成，膀胱裂口有时难以寻找，特别是膀胱后壁及颈部的裂口尤难发现，寻找时可以于膀胱内注入亚甲蓝液后，在蓝色液体漏出处寻找，亦可切开膀胱探查，不难发现裂口。

（3）修补膀胱裂口时需将裂孔周的挫伤组织剪除，以利愈合。裂口修补及膀胱缝合后必须由造口管或导尿管注入生理盐水 200ml 左右，观察修补处有无漏液，这样既可检验修补是否严密，又可发现遗漏的膀胱裂口。

**282**

## 尿道损伤的病理分期有哪些？其治疗方法如何选择？

尿道损伤后的病理变化分为三期，即损伤期、炎症期和狭窄期。这是因为尿道自受伤至组织愈合，是一系列创伤性反应的过程，在不同阶段，局部病变具有不同的组织学特点，治疗原则也有区别。

1．损伤期　伤后 72 小时以内的闭合性尿道损伤，称之为损伤期。此期全身性病理生理改变主要是出血及创伤引起的休克，其程度视损伤程度而异。局部的病理改变是损伤处的组织破坏和缺损；尿道失去完整性和连续性而引起的排尿困难和尿潴留；膀胱过度充盈后不断排尿使尿液经尿道损伤处溢入周围组织内而发生的尿外渗。在此期，损伤局部无明显感染；血管扩张、组织水肿，细胞浸润等局部创伤性反应较轻。另外，尿道本身血液循环丰富，有较强的愈合力，故此期应按一般急性损伤的治疗原则处理，在抗休克的基础上，清除血肿，引流尿外渗，争取施行尿道修补吻合术或其他恢复尿道连续性的手术，效果较为满意。

2. 炎症期　闭合性尿道损伤已超过 72 小时，或开放性尿道损伤虽未超过 72 小时但已有感染迹象者，均称之为炎症期。此期可持续 3 周左右。细菌经尿道外口或经开放性伤口侵入损伤部位。即使不发生明显细菌感染，在受伤 72 小时之后，局部创伤性炎症反应亦日趋明显。损伤局部血管扩张、渗透性增加，组织水肿，淋巴管为纤维蛋白所阻塞，白细胞和巨细胞浸润；尿外渗未经引流，化学性蜂窝织炎亦逐渐加重，创伤组织液化、坏死，此期的全身性病理生理变化是感染、中毒反应，可出现高热、白细胞数增多等。如伤员在此期内就诊，临床治疗应以控制感染为主，辅以尿外渗的引流，耻骨上膀胱造瘘使尿液暂时改道；待局部炎症消退后再做进一步治疗。必须强调指出，此期不宜进行任何尿道内手术及器械操作，否则因创伤部位炎症水肿、组织脆弱、解剖不清，不仅尿道修补吻合不能愈合，而且手术操作将诱发感染扩散，产生局部化脓、坏死等病理改变，向周围组织蔓延，形成瘘管、窦道，有骨盆骨折者，极易发生骨髓炎。尿路感染亦不可避免，部分伤员可因感染扩散发生败血症，甚至死亡。此期内若能得到妥善治疗，炎症感染可望得到迅速控制。

3. 狭窄期　尿道损伤 3 周之后，损伤部位炎症逐渐消退，代之以纤维组织增生，形成瘢痕，致尿道狭窄形成，称之为狭窄期，临床上称之为创伤性尿道狭窄。尿道狭窄的程度，取决于尿道损伤的程度以及伤后是否合并感染。除尿道挫伤外，尿道破裂或断裂若未经适当早期处理，均可导致不同程度的尿道狭窄，以致产生尿道梗阻，时间长久者，可致上尿路积水、尿路感染、结石形成等，进一步可导致肾功能减退。此期的治疗目的在于恢复尿道的连续性和保持尿道通畅，维持正常的排尿功能。轻度狭窄者，可施行间断尿道扩张术。但创伤性尿道狭窄一旦形成，瘢痕均较坚实，特别是尿道断裂后，缺损段被瘢痕组织代替，单纯依靠尿道扩张术疗效并不理想，甚至根本无疗效。对于这类伤员，如伤后未满 3 个月而排尿困难较重者，应先行耻骨上膀胱造瘘引流尿液，促使局部创伤反应进一步消退。一般在伤后 3 个月以上切除尿道狭窄瘢痕，行尿道端端吻合术为宜。

## 283

## 尿道损伤的诊断要点有哪些?

根据外伤史、受伤时体位、暴力性质、临床表现、尿外渗的部位、直肠指诊、X 线检查及其他必要的全身检查，可确定尿道外伤。对尿道外伤要做到：①明确尿道损伤的部位；②估计尿道损伤的程度；③了解有无其他脏器合并伤。

1. 直肠指诊　对确定尿道损伤部位、程度以及是否合并直肠肛门损伤等可提供重要线索，尤其是有骨盆骨折时，是重要的诊断手段。后尿道断裂时前列腺向上移位，有浮动感，前列腺窝被柔软的血肿所代替。若前列腺仍较固定也不能将其推动，但可触及前列腺周围有血肿，可提示后尿道未完全断裂。合并骨折时有时可触及骨折碎片。指套染有血迹或有血性尿液溢出，说明直肠有损伤或膀胱直肠间贯通伤。

2. 诊断性导尿 在有指征时应在严格无菌条件下轻柔地试插导尿管 1 次，试插成功，并见导出的尿液清亮无血时，提示尿道损伤不重，可保留导尿管作为治疗使用，故不要随意拔除。若导尿管顺利插入膀胱，无尿液导出或导出少量血性尿液，则为膀胱破裂的指征之一。导尿管如一次不能插入时，切忌再次试插，以免加重损伤，有可能损伤部分尿道，形成完全性尿道断裂，加重出血或使血肿继发感染。因此，若有疑为尿道破裂或断裂者，不能进行诊断性导尿。

3. X 线检查 X 平片帮助了解骨盆情况。是否行尿道造影有两种观点：反对者认为，造影剂的刺激和造影剂进入尿道周围组织，是以后形成尿道狭窄的原因之一，通过病史、体征及其他辅助检查，可以明确尿道损伤的部位和程度，所以不必要再行尿道造影；主张者认为，尿道造影可确定尿道损伤程度，取稀释的静脉造影剂做逆行尿道造影，如尿道显影且无造影剂外溢，提示挫伤或部分裂伤；如尿道显影同时有造影剂外溢，提示部分破裂；如造影剂未进入近端尿道而大量外溢，提示严重破裂或断裂，在后尿道损伤时，若伤员情况许可，可先行静脉尿路造影，如见膀胱位置明显抬高，呈泪垂状，则提示尿道断裂，需行尿道造影。我们对是否行尿道造影的观点是：通过病史、体检及其他辅助检查，确定不了尿道损伤的部位和程度的部分伤员，在严格无菌条件下用 15%～20% 造影剂加庆大霉素 8 万单位行尿道造影以进一步诊断。大部分病人不需行尿道造影。

## 284

### 前、后尿道损伤的鉴别要点是什么？

1. 休克的发生率不同 后尿道损伤多由骨盆骨折引起，多为严重损伤或合并其他脏器损伤，休克发生率约为 40% 以上，而前尿道损伤不易发生休克。

2. 尿道滴血及血尿不同 前尿道损伤后即有鲜血自尿道口滴出或溢出，或出现尿初血尿。后尿道损伤时若无尿生殖膈破裂，可于排尿后或排尿时有鲜血滴出，但尿道滴血及血尿的程度，不一定与尿道损伤的程度相一致，有时部分断裂比完全断裂还要严重，后尿道断裂伤，因排尿困难及尿道括约肌痉挛，可不表现尿道滴血或血尿。

3. 压痛部位及疼痛加重的原因不同 前尿道损伤患者，尿道损伤局部有疼痛及压痛，排尿时疼痛加重并向阴茎头及会阴部放射。后尿道损伤因有骨盆骨折，故有骨盆叩击痛及牵引痛，如有耻骨联合分离时，该处有明显压痛，直肠指检常有明显压痛，在站立、抬举下肢或搬动时疼痛加重。

4. 排尿困难及尿潴留 排尿困难的轻重程度视尿道损伤的轻重而异：轻度损伤不发生排尿困难，严重挫伤或尿道破裂者，多因局部水肿或尿道外括约肌痉挛而发生排尿困难。有时在数次排尿后出现尿潴留，如系尿道断裂伤，因尿道已完全失去连续性，不能排尿而出现尿潴留，后尿道损伤尿潴留发生更多些。

5. 血肿和淤血斑出现的部位不同　前尿道损伤患者血肿可积聚于阴囊部，淤血斑可使阴囊、会阴部皮肤呈青紫色。后尿道损伤患者血肿位于耻骨后、膀胱和前列腺周围，由骨盆骨折引起，如有淤血斑可在下腹、骨盆及耻骨联合处。

6. 尿外渗的部位不同　尿道损伤是否发生尿外渗，取决于尿道损伤的程度以及伤后是否有频繁排尿。尿道破裂或撕裂，伤前膀胱已充盈，且伤后有频繁排尿者，尿外渗出现较早且较广泛，一般因伤后尿道外括约肌痉挛，数小时内不致发生尿外渗，多在 12 小时后仍未解决尿潴留，方产生尿外渗。前尿道损伤尿外渗如 Buck 筋膜未破裂，尿外渗仅限在阴囊内；Buck 筋膜同时破裂，尿外渗在会阴浅袋，向上可达下腹 Scarpo 筋膜下；后尿道损伤，尿外渗在耻骨后、膀胱和前列腺周围；如单纯膜部尿道损伤，尿和血外渗在会阴深袋，这种损伤少见；合并尿生殖膈下筋膜损伤时，尿外渗与前尿道损伤部位同；尿生殖膈上筋膜同时损伤，则尿外渗与后尿道其他部位损伤同。

7. 肛诊检查前列腺位置不同　前尿道损伤肛诊检查前列腺位置不变且有触痛。后尿道损伤，尿道断裂时，肛诊检查前列腺位置上移及直肠前触及有血肿。

8. 受伤的方式不同　前尿道损伤由会阴跨骑伤引起，后尿道损伤，因骨盆骨折、骨盆挤压伤引起。

## 285

### 尿道损伤治疗要点是什么？

尿道损伤的治疗主要包括全身治疗和局部治疗。全身治疗每个患者都采用，局部治疗因受伤的类型不同，采取的治疗方法也不同。

1. 全身治疗

（1）防治休克　伤员入院时要全面检查，如发现威胁生命的合并伤，如血气胸、颅脑伤、腹腔内脏损伤、骨盆大出血等，应予先处理，防治休克，待伤员稳定后再处理尿道损伤。

（2）防治感染　自伤员入院起，即应全身应用抗菌药物，特别对于尿道开放性损伤，合并消化道损伤或损伤已超过 72 小时，更应大剂量用药并以静脉途径为首选。

（3）预防创伤后并发症　诸如呼吸系统（肺部感染等）、心血管系统、消化系统（腹胀、便秘）等并发症。大便秘结者常因排便时加腹压诱发继发性出血，卧床较久的伤员，避免发生压疮及泌尿系结石。

2. 局部治疗　局部治疗包括恢复尿道的连续性；引流膀胱尿液；彻底引流积血和尿外渗。综合熊旭林（1980）、梅真葆（1980）的意见，将尿道损伤分为以下四类：第一类，尿道黏膜损伤；第二类，球部尿道海绵体部分全层断裂，阴茎筋膜未破裂；第三类，球部尿道全层大部或全部断裂，阴茎筋膜破裂；第四类，后尿道损伤尿道破裂或全部断裂。

第一类尿道损伤：一般非手术治疗即可获满意效果，无排尿困难者，仅用抗生素预防感染，有排尿困难或出血者，留置导尿管一周后一般可治愈。

第二、第三类尿道损伤：若在损伤期就诊，应首选尿道修补端端吻合术，以恢复尿道的连续性，引流尿外渗，以减少尿道狭窄的发生。就诊时已是炎症期及24小时后开放伤，应行耻骨上膀胱造瘘及尿外渗切开引流，损伤的尿道在炎症消退后再处理；如强行尿道损伤的局部处理，则因局部解剖不清、组织脆弱水肿、出血不易制止，而使手术失败，且易诱发全身感染。

第四类尿道损伤：后尿道破裂，尿道的连续性未遭到完全破坏，此类患者在直肠指诊时触到前列腺仍较固定，也不能将其推动，在严格无菌条件下试插导尿管，插入膀胱则留置尿管2~3周作为治疗用，后尿道严重破裂或断裂并有骨盆骨折的处理，至今国内外意见尚未完全统一。单纯膀胱造瘘术虽手术简而易行，基层医院均可施行，伤员能得到及时治疗，但是增加了手术次数，延长了治疗时间，由于断端没修复或牵引，尿道两端远离，使二次手术极为困难。一期尿道修补术能达到满意的解剖复位，效果好，避免了多次手术，但手术野深，难度大，伤员情况严重难以接受。全国泌尿外科主题研讨会（1990）对后尿道损伤的急诊处理进行了深入的讨论，吴阶平指出：后尿道损伤由于受伤的时间、地点、条件和处理经验不同治疗效果也就不一样，是立即行后尿道修复术，还是先行膀胱造瘘二期再处理尿道，应根据具体情况而定。哈医大二院和一些医院对此类损伤治疗认为，如伤员一般情况允许，骨盆环稳定，医院具有完成手术的技术条件，可急诊施行尿道修补、端端吻合术，不具备上述条件者可行尿道会师牵引术，或单纯耻骨上膀胱造瘘术为宜。尿道会师牵引术操作简单，出血量较少，是治疗后尿道损伤的常用方法，但牵引力大小不好掌握，如牵引重量不够，则两断端不能靠拢，达不到解剖对位，仍将发生尿道狭窄；如果牵引重量过大，则可引起膀胱颈及（或）阴茎阴囊交界处尿道坏死，甚至尿瘘（Iankmegt，1975），据张佳勋观察，牵引力应为300~750g，牵引角度与躯体纵轴呈45°，牵引时间以7~10日为宜。此外还有前列腺复位固定术，鲁功成（1991）采用该手术方法，治疗后尿道断裂57例，有效率91.2%，提出采用该法的同时，必须处理骨盆骨折的复位。

## 286

### 后尿道损伤合并伤如何治疗？

后尿道损伤的死亡率很高，早期死亡的主要原因为内出血及合并伤，后期死亡原因则为复杂损伤后继发感染，心、肺、肾功不全，故应十分重视合并伤的治疗。

对合并伤处理的总原则是，根据对生命的威胁大小来决定，是先处理合并伤，还是先处理尿道伤。合并腹腔内脏损伤、血气胸、颅脑损伤、盆腔内大出血，对生命威胁大应先处理，然后根据伤员情况处理尿道损伤，仅肢体骨骨折或其他部位软组织损伤，则先行简单骨折固定，软组织包扎后，及时处理尿道损伤，然后再进一步处理骨折及软组织伤，后尿道损伤最常见的合并伤是：骨盆骨折、盆腔内大出血及直肠损伤。

1. 骨盆骨折的处理要点　合并后尿道损伤的骨盆骨折，部位多在耻骨和坐骨，可表现为耻骨和坐骨单支骨折、双支骨折、多支骨折、粉碎性骨折或耻骨联合分离骨折，有时骨盆其他处亦有骨折或脱位。

骨盆骨折治疗的目的，在于纠正移位和畸形，以免畸形连接而招致功能障碍。骨盆骨折没有移位，或移位不大者，可不必特殊治疗，仅卧床 3 ~ 6 周即可下床活动。耻骨联合分离的骨折治疗，可根据移位情况进行不同方向的牵引，如向左右分离者，则应用骨盆悬吊术，如系左右骨盆上、下移位，则用骨牵引。对于有移位的耻骨及坐骨多支骨折或粉碎性骨折，则应在处理尿道损伤手术的同时清除已游离的骨碎片。

2. 盆腔内大出血的处理要点　盆腔内大出血是伤后休克的主要原因之一，此类伤员有时出血十分严重，甚至可形成数千毫升的腹膜后巨大血肿，出血主要来自骨盆骨折断裂、前列腺周围静脉丛、尿道断端、骶前静脉丛、闭孔血管、阴部内血管，有时来自髂血管损伤。

这类伤员入院时多有休克，无论尿道是否需行手术处理，均应先做到大量、快速地输入全血及血液代用品，主要是补充血容量。

如尿道损伤不需要手术处理（已插入导尿管），对盆腔内大出血应尽可能采取非手术疗法，通过大量输血、补液，补足血容量，使出血区域达到一定量的血肿后，形成自然填塞机制，出血常可自动停止，病情稳定后仍然绝对卧床，固定骨盆，避免继发性大出血。

在短期大量输血或超量输血（4000ml 以上）而血压仍不平稳甚至下降，应考虑有大血管损伤，则应进行手术探查止血，探查前要备足血液，探查最好经腹腔进行，经腹可探查腹腔内脏情况，同时可暂时阻断腹主动脉亦较方便，如有腹膜巨大血肿，且是稳定的、非搏动性的，就不必打开后腹膜，以免破坏腹膜后血肿的自然填塞机制；如系搏动性血肿并仍逐渐增大者，说明有较大动脉损伤，应切开后腹膜沿髂血管走行向下探查，如为髂动脉或其分支损伤，除髂外或髂总动脉需行修补术外，其余均可结扎，大静脉损伤应尽量争取修补，如为广泛髓腔出血或中小静脉出血，无法结扎或修补时，应行双侧髂内动脉结扎。

国外开展的动脉栓塞法治疗创伤性盆腔出血，取得较好的效果，通过选择性髂血管造影确定出血血管后，向该血管注入血凝块（自家血或同型血）、药物（血管加压素）或其他机械性物质（明胶海绵、螺旋管等），以阻塞出血血管，从而达到止血目的。

对合并严重盆腔大出血的伤员，应将制止出血放在治疗的首位，对尿道伤的处理应尽量采用比较简单的方法，在伤情稳定时进行尿道会师牵引术，以后如形成尿道狭窄，再处理尿道。

有时，后尿道修补术中，常常遇到盆腔出血，处理方法如下：①缝扎止血，在耻骨上切口暴露耻骨后间隔之后，尽快清除积聚于该处的血肿，但注意腹膜后血肿不宜清除，前列腺静脉丛的出血点可缝扎止血，然后检查双侧闭孔血管，有损伤者，压迫后贯穿缝扎；②骨蜡封闭：对骨折断端的出血，在复位后于骨折线上涂压骨蜡；③填充止血：如骨盆壁及前列腺静脉丛广泛出血或渗出，可在尿道手术完毕后，耻骨后填以外科纱条，待 48 小时后逐步取出；④双侧髂内动脉结扎：如耻骨后间隙出血为鲜红色并较广泛时，可结扎双侧髂内动脉。

3. 直肠损伤的处理　骨盆骨折后尿道损伤合并直肠损伤亦较常见。这种直肠损伤位置较低，一般在腹膜外。有时直肠损伤和尿道损伤相贯通，以致盆腔内有严重感染，合并直肠肛门损伤者，一般需横结肠造瘘或乙状结肠造瘘，使大便不经过损伤的直肠与肛门，减少大便污染的机会，减轻直肠的张力，有利于直肠伤口的愈合。新鲜损伤无感染者，将损伤的直肠及肛管妥善修复，并充分引流坐骨直肠窝，有时肛提肌亦有撕裂，则骨盆直肠窝亦应经坐骨直肠窝进行引流。如直肠后壁损伤，必须经由尾骨前及肛门之间，对直肠后间隙进行引流。后尿道损伤的处理应根据周围污染情况及有无炎症来决定，新鲜损伤无明显污染，无炎症时，行尿道吻合术、会师牵引术等；已有炎症存在，可按炎症期处理原则进行，仅行耻骨上膀胱造瘘。

合并直肠损伤者，有形成尿道直肠瘘的可能，故结肠造瘘不宜过早关闭。应在排尿功能恢复之后方予以关闭。若形成尿道直肠瘘，应在损伤后 3 个月，分别修补尿道及直肠，然后再关闭结肠造瘘。

## 287

### 形成外伤性尿道狭窄的原因有哪些？

1. 尿道损伤严重病情重笃，当时只允许做简单的耻骨上膀胱造瘘引流尿液，对于尿道损伤，初期未加修补、吻合或有效的会师牵引，以致损伤段尿道瘢痕形成，发生狭窄或闭塞。

2. 早期处理不当　这是最常见的一类原因，诸如：

（1）对尿道破裂或断裂伤早期修补或吻合的重要性认识不够　有的人认为尿道损伤后，不论如何处理，必然会发生狭窄。因而采取了消极的态度，只行耻骨上膀胱造瘘，对损伤的尿道未加任何处理，而等待狭窄形成后再治疗。有的人则对尿道破裂或断裂早期处理时，只行留置导尿管或尿道会师术，企图以导尿管做支架，使尿道愈合。这种处理只能使缺损部的尿道形成一个瘢痕管道，即使其表面有尿道黏膜覆盖，但其周围瘢痕也是十分严重的，仍不免发生狭窄，这在国内仍甚为常见。

（2）留置导尿管不当　有人错误地认为，长期放置粗大的导尿管，能使损伤的尿道愈合后保持较宽的直径，从而能预防尿道狭窄。即使是尿道黏膜损伤，也在尿道内长期置以粗硬的导尿管，结果诱发尿道感染，以及导尿管压迫尿道，致使尿道发生狭窄，甚至发生多发性狭窄。这种原因造成者并不罕见。常见狭窄部位多在阴茎阴囊交界处及球部尿道。这是应当引以为戒的。

（3）导尿操作粗暴或一次导尿失败后反复插管，甚至使用金属导尿管或尿道探子，企图强行插入，加重了尿道损伤的程度，甚至造成假道，因而形成狭窄。

（4）尿外渗及血肿　初期未进行引流或引流不彻底，结果尿道周围发生化学性炎症或化脓性感染，形成严重的瘢痕组织。尿外渗对组织的破坏作用是一个不容忽视的问题，Singh 动物实验表明，尿道损伤后有无尿外渗，组织的反应大不一样，发生狭窄的比例也大不一样。因而早期引流尿外渗，防止高渗压的尿液对组织的破坏，是预防创伤性尿道狭窄的重要措施之一。

3. 手术感染和继发出血　早期手术感染和继发性出血致使切口或吻合口裂开、化脓、坏死，导致狭窄形成。

4. 后期处理不当　常见的有：

（1）有些病例在尿道损伤愈合后本身无严重狭窄，但在进行逆行尿道造影术后迅速发展成严重狭窄。分析其原因是，所用的造影剂浓度过高，造影剂渗透到尿道周围（尿道黏膜渗透现象，高浓度造影剂的外渗，可引起局部的化学性炎症，甚至组织坏死，使狭窄加重），因此尿道造影应选用吸收快的水溶性造影剂为宜，浓度不超过 20%～25%，用量不超过 15ml。

（2）不适当的尿道扩张术　尿道外伤愈合后，为了预防或治疗轻度尿道狭窄，适当地、定期地进行尿道扩张术是必要的。但有的医师技术不熟练，方法不正确，在操作过程中，引起尿道再度损伤，如造成假道、穿破等；有的为了急于求成，或选用探子过大，或一次扩张增加数个号码，使吻合口发生出血和破损，结果事与愿违，愈合后增加了新的瘢痕，进一步加重了狭窄。狭窄加重后，又继续进行强力扩张，如此反复，构成了恶性循环，此种原因引起狭窄者，甚为常见，应加以重视。

## 288

### 外伤性尿道狭窄的治疗原则是什么？

由于外伤性尿道狭窄的复杂性，在治疗上仍然存在很多困难，特别是后尿道狭窄的治疗，虽然方法很多，各种方法各有特点，但也存在着一定缺点，均有一定的复发率，实践证明，只要对病情了解深透，确实掌握治疗原则，方法得当，绝大多数伤员是可以治愈的。当然，仍有不少问题尚需进一步研究，等待解决。各临床工作者习惯用法不相同，但下列原则在不同治疗方法中均应遵循：

1. 积极治疗尿道及尿道周围感染　正常尿道前段内都生存着一定的细菌，尿道狭窄致使尿道黏膜粗糙不平，排尿不畅，细菌更易在尿道壁上附着、隐藏和繁殖，给尿道感染创造了良好的条件。所以，创伤性尿道狭窄发生尿道感染者，甚为常见。再加上尿道腺管深入尿道黏膜下，常常在黏膜下构成潜伏性感染灶。尿道黏膜菲薄，周围有海绵体，因而任何尿道内器械检查对于有感染的尿道狭窄，均有可能使感染扩散，轻者可发生尿道周围炎、尿道热，重者可发生革兰阴性杆菌败血症，甚至发生中毒性休克。另一方面，尿道感染是手术失败的最主要的原因。因此应特别重视对尿道周围感染的治疗，以期避免发生上述问题。除积极而合理地使用抗菌药物外，有下列情况之一者，应先行耻骨上膀胱造瘘术，待感染充分控制后，再行尿道狭窄的根治性手术：①有急性或亚急性尿道炎或尿道周围炎；②尿道有脓血样分泌物由尿道口排出，压痛明显，排尿困难；③反复发作急性肾盂肾炎、急性前列腺炎、附睾炎；④并发膀胱结石、憩室、炎症感染；⑤并发尿道直肠瘘或尿道皮肤瘘；⑥耻骨后感染、残余脓肿、耻骨骨髓炎；⑦入院时血白细胞计数高于正常，且中性增高特别明显，全身又无其他急性感染的病灶，这种病员常常是在尿道内或尿道周围有潜在性化脓病灶，宜行耻骨上膀胱造瘘术。造瘘的目的在于使尿液不再经过有感染的尿道，且使尿液引流通畅，一般需时 3 个月。

2. 以恢复尿道排尿功能为目的，尽量避免行永久性尿路改道手术　在考虑手术治疗时应以恢复尿道的解剖连续性和完整性为原则，即使一次手术失败，也应争取再次修复尿道，不要轻易地施行永久性尿路改道手术。永久性尿路改道手术，虽可解除尿道梗阻，但给病员生活带来很大不便甚至莫大痛苦，且尿路感染的发生率高，不利于维持肾脏功能。对于实在无法恢复尿道排尿功能的病员，方考虑尿路改道手术。

3. 避免在治疗过程中发生新的并发症　尿道的各段组织结构不一致，解剖及生理功能不同，在进行治疗时，均应加以仔细的研究。悬垂部尿道位于阴茎腹侧，皮下组织菲薄，该部尿道手术要注意：①手术后易于形成尿瘘；②易于发生阴茎弯曲畸形。因此，如阴茎部尿道狭窄过长者，不宜单纯切除吻合，而应行成形手术。球部尿道宽大，周围组织丰富，就不会出现上述情况。后尿道位置深，又是控制尿液的生理位置，周围静脉丛多，后有直肠，因而在手术治疗时就应周密考虑以下问题：①选择理想的手术途径；②避免手术中大出血；③直肠损伤的预防；④括约肌功能的保护。

4. 已有明显慢性肾功能衰竭者，应先行膀胱造瘘和其他全身治疗，待肾功能好转，贫血纠正，一般情况好转后再行尿道修补术。

5. 如有尿道直肠瘘，应先行结肠造瘘术。

### 外伤性尿道狭窄如何分类？

创伤性尿道狭窄的分类，国内外尚无统一的意见。有人按尿道狭窄的部位，将其分为前尿道狭窄和后尿道狭窄（具体标明狭窄的部位）。Turne-Warwick 则按尿道狭窄的长度及有无并发症，将其分为单纯性狭窄和复杂性狭窄。这两种分类法均有其局限性，为了表明创伤性尿道狭窄的部位、性质，可按下述分类法进行分类。

1. 前尿道狭窄　狭窄部位在黏膜部尿道的远段（具体标明部位）。

（1）前尿道单纯性狭窄　单发性狭窄而无并发症，狭窄长度在 3.0cm 以内。

（2）前尿道复杂性狭窄　凡有下列情况者属这类狭窄：①狭窄长度超过了 3.0cm；②两个以上的狭窄；③有结石、憩室、炎症性息肉、尿道炎或尿道周围炎、慢性尿瘘等并发症存在；④有假道存在。

2. 后尿道狭窄　狭窄部位在膜部尿道及前列腺部尿道（具体标明部位）。

（1）后尿道单纯性狭窄　后尿道单发性狭窄无并发症，狭窄长度在 2.0cm 以内，括约肌功能正常。

（2）后尿道复杂性狭窄　①狭窄长度超过 2.0cm；②有结石、炎症性息肉、憩室、尿道直肠瘘等并发症存在；③尿道括约肌功能障碍；④有假道存在；⑤有严重的骨盆畸形；⑥并发耻骨骨髓炎；⑦接近膀胱颈的高位狭窄。

## 290

### 单纯性尿道狭窄如何治疗？

单纯性尿道狭窄的治疗，取决于狭窄的部位、长度、程度以及是否有其他并发症。一般来讲，单纯性尿道狭窄的治疗较复杂性尿道狭窄容易得多，单纯性尿道狭窄的治疗方法很多，但仍以手术治疗为主，常用方法介绍如下：

1. 尿道扩张术　尿道扩张一方面起到机械性扩张作用；另一方面起到按摩作用，增进局部血液循环，促进瘢痕软化和浸润吸收。

尿道扩张禁忌证：①尿道及前列腺急性炎症；②尿道损伤；③疑有尿道肿瘤者；④每次尿道扩张后，均有尿道热；⑤慢性尿道炎，有较多脓性分泌物者。

在门诊多数病人或反复接受尿道扩张术者，可在无麻醉下进行。对于敏感者或初次行尿道扩张术者，可手术前 15~30 分钟给予镇静剂，或施以尿道表面麻醉。男病人用 1% 利多卡因或 5% 普鲁卡因 10ml 灌注于尿道内，约 10 分钟即可产生表面麻醉效果。用润滑止痛胶更好。

尿道扩张术中注意要点：①对于初次接受尿道扩张术的病人，第一次插入的探子不宜过细或过粗，更不应强使暴力，否则有损伤尿道的可能。一般应选择 F16 或 F18 号探子开始，再根据情况减小或增大号码。当 F10 或 F12 号探子仍不能通过狭窄部时，应改用丝状探子，切勿再用小于 F10 号金属探子，否则极易发生尿道穿破。能通过 F24 号探子者，一般不再加大号码。②用尿道扩张术治疗尿道狭窄，每次最多增加 3 个 "F" 号码，不可急于求成，否则容易造成尿道损伤、出血或导致尿道热。③膜部尿道是尿道最固定的部位，有尿道外括约肌包绕，若该处有狭窄或在施行扩张术时发生尿道外括约肌痉挛，探子通过膜部尿道比较困难。遇此情况，不可强行将尿道探子压下或用暴力推进，否则，极易导致尿道损伤。此时，术者可用右手示指插入病人肛门内，触到尿道探子尖端，并摸准前列腺中间沟，在另一手持探子的协同下将探子尖端引入膜部尿道并顺前列腺部尿道进入膀胱。

2. 球部尿道吻合术　适应证：球部尿道狭窄，狭窄长度在 3cm 以内，尿道扩张治疗失败或无明显效果者，可行尿道瘢痕狭窄段切除及尿道端端吻合术。外伤性尿道狭窄者，应在伤后 3 个月后方行手术。

术中注意要点：

（1）游离尿道狭窄段时，应在尿道海绵体与阴茎海绵体之间进行，勿损伤各自的包膜，则不致发生海绵体包膜破裂出血，若不慎分破，可用细丝线缝合止血，切勿钳夹，否则将加重海绵体损伤。

（2）尿道吻合时应注意三点　①彻底切除瘢痕狭窄段，以保证吻合口组织健康，血运良好，避免日后再形成狭窄；②尿道对端全层吻合，吻合口应平整，既勿使尿道黏膜滑脱，也勿使黏膜内翻形成瓣膜状皱褶，影响排尿；③吻合口应无张力，避免其撕裂。有时由于切除的狭窄段极长，吻合时若感有张力，应将尿道两侧断端向前或向后稍加游离，降低吻合口的张力。

3. 经腹会阴后尿道吻合术　适应证：①膜部或球部尿道狭窄，长度在 2cm 以内者，或狭窄段虽然较长，但带有耻骨上膀胱造口者，可采用会阴途径，不必行耻骨上切口；②膜部或膜部以上尿道狭窄，狭窄段较长，或后尿道闭锁，后尿道疑有假道，需切开膀胱探查膀胱及膀胱颈情况者，或需同时处理膀胱内病变者，应行耻骨上膀胱切开，经腹会阴联合途径吻合后尿道。

术中注意要点：后尿道吻合术会阴切口小而深，操作不便，且其周围组织结构较球部尿道复杂，术中应注意以下问题：①彻底切除瘢痕组织，并在无张力下做尿道吻合。②避免直肠损伤：切开尿生殖膈向后游离和切除尿道瘢痕段是手术操作中最困难的步骤，稍有不慎就可能损伤直肠前壁，特别是既往已行过后尿道手术，局部瘢痕广泛，组织粘连严重者。避免直肠前壁损伤的方法是，经膀胱放一尿道探子至后尿道内作引导，用尖刀或剪刀沿探子尖端方向将瘢痕组织分小块切除，直至露出探子尖端。术者亦可将左手示指插入直肠内作为标志，在该示指引导下，紧贴尿道后壁部位游离和切除瘢痕，直切至正常组织为止。③后尿道吻合一般均可用弯圆针在会阴切口内进行操作。但由于会阴口小而深，对接近膀胱颈的高位后尿道狭窄，一般弯圆针吻合尿道操作极其困难，可改用直针吻合法：即腹部和会阴部操作互相协同，先在球部尿道（尿道远侧断端）的 3、6、9、12 点钟处各穿过一针较长的肠线，然后将各根肠线换以直针，穿过尿道近侧断端或膀胱颈相应部位，直针从膀胱切口拉出，4 针肠线一一拉紧，则尿道远侧断端随肠线拉紧而与尿道近侧断端紧密对拢，尔后在膀胱内打结，剪去线尾。④后尿道狭窄有时合并假道，应注意避免将尿道吻合在假道上。尿道与假道的鉴别是，尿道黏膜光滑呈淡红色，管腔较宽大，易插入导尿管而进入膀胱；假道表面呈灰白色，表面较粗糙，不易插入导尿管。若有膀胱造口或已切开膀胱，可用探子经膀胱颈插入后尿道，探子尖端穿出者为真尿道的断端，则不致发生错误的吻合。

4. 经耻骨后尿道吻合术　后尿道位居耻骨后经会阴途径往往显露不佳，使手术操作发生困难。切除部分耻骨联合，直接显露整个后尿道，满意地解决了显露不佳的问题，使切除瘢痕及后尿道吻合均可在直视下进行。1963年Waterhouse系统介绍了用此途径施行下尿路手术，包括膜部尿道狭窄的修补吻合术。此后，国外将这一手术定名Waterhouse尿道成形术（Waterhouse urethroplasty）。此手术在国内由凤仪萍（1975）首先报道。

适应证：此法的优点是显露良好，能在直视下切除瘢痕及吻合尿道，故特别适用于既往多次手术失败、会阴瘢痕严重、后尿道狭窄较长的病例。此手术后对负重无重大影响。但因需劈开或切除部分耻骨，操作较为复杂。此外术中损伤前列腺静脉丛及痔下静脉丛引起大出血的危险，有的术后发生压力性尿失禁。因此，我们认为这一手术径路只适用于少数病例，不宜作为一种常规的后尿道吻合方法。

术中注意要点：①儿童病例，耻骨联合尚为软骨组织，可将其切开而不必做大块切除，用重力拉钩牵开耻骨联合即可得到良好的显露；②在游离尿道、切除瘢痕时，应紧靠尿道进行操作，以避免损伤前列腺静脉丛及痔下静脉丛，否则损伤后将发生严重出血。

5. 尿道内切开术　内镜尿道内切开术指的是在窥视下用尿道手术刀（冷刀）切开狭窄处瘢痕组织，以形成口径足够大的尿流通道的一种手术。1972年Sachse首先描述了这种尿道手术刀和手术方法，此后其他学者应用Sachse尿道手术刀并进一步发展了尿道内切开术的操作技术。现在一般认为这是一种安全、简单而有效的手术方法，术后1年有效率达75%~85%。

适应证：①尿道内切开术的主要适应证是尿道狭窄，尿道扩张失败或疗效不佳者。先天性、创伤性、炎症性、尿道成形术后以及前列腺切除后的尿道狭窄均适宜做尿道内切开术，但以短距离的前尿道狭窄效果为好。②尿道内切开术也可作为经尿道手术的术前准备。需经尿道做前列腺切除术，膀胱肿瘤切除术等经尿道手术，如尿道口径不够大，或是存在着轻度的狭窄，这时可通过尿道内切开术切开尿道，以使尿道达到足够大的口径F24~F26，允许电切镜通过尿道。③儿童尿道狭窄患者，尿道内切开术一般仅用于前尿道狭窄，后尿道狭窄的经验较少，但也有报道有良好效果者。

## 291

### 如何选用尿道切开术及尿道成形术治疗复杂性尿道狭窄？

复杂性尿道狭窄，主要是指尿道狭窄范围过长，或多处狭窄，或有并发症存在。对于复杂性尿道狭窄，特别是长段狭窄，其他方法不能奏效者，可采用各种尿道成形术、切除瘢痕段，缺损的尿道可用自身尿道、阴茎皮肤或阴囊皮肤形成，或用带蒂皮瓣、膀胱黏膜、羊膜等组织移植代替尿道。手术可一期完成，亦可分期进行，对于合并尿道周围感染、尿道瘘者，应先行膀胱造瘘，使炎症消退后再行尿道修复手术。合并尿道直肠瘘者，应先行结肠造瘘，再择期行尿道修复手术。现将常见的情况及处理分述如下：尿道狭窄范围广泛，不能用尿道扩张术进行治疗，或由于狭窄段较长，或多次手术切除尿道使尿道严重缺损不能再行尿道吻合术者，可采用尿道切开术及尿道成形术进行治疗，手术方法繁多，尿道切开术和尿道成形术可一期完成，亦可分期进行。分期进行者，先行尿道切开术，使狭窄或闭锁段尿道敞开，形成人工尿道瘘，或做成人工尿道下裂，3~6个月后，再做尿道成形术。

1. Ⅰ期尿道成形术

（1）铰接式尿道自体移植术　此法由 Weaver 于 1965 年介绍，他们先经动物试验而后应用于临床成功，术后应留置 F24 号气囊导尿管 30 天作为支架。

（2）螺旋形瓣尿道成形术　Gellman 于 1973 年报告，对一例尿道狭窄长达 3cm 的病人施行这一手术，术后观察 30 个月，效果良好。

（3）自体皮肤移植尿道成形术　尿道缺损者，可用皮管代替尿道，狭窄者可用皮片修补。尿道成形术的供皮区应根据以下原则：①柔软，富有弹性；②无毛；③邻近尿道；④血运丰富。因此包皮及阴茎皮肤最好。阴囊皮肤松弛、宽大，亦为理想供皮区，但是有毛，应在手术前做适当处理。

1）带蒂皮瓣移植　该手术常用于悬垂部尿道复发性狭窄的修复，特别是已行包皮环切者。局部组织健康。其手术方法：在阴茎体腹侧中线旁切开皮肤，也可选择包皮环形切口，呈袖套状将皮肤和浅筋膜退至阴茎根部。切开全长狭窄尿道，至少超出 1.5cm，必要时切除狭窄尿道。在对侧标记并纵行切开皮肤，与尿道缺损等宽。电灼所有毛囊。游离皮瓣，皮瓣勿过长，潜行游离皮肤外侧，保护皮瓣蒂。若已切除狭窄尿道，则将皮瓣形成管状。将皮瓣的第一切缘与尿道的观侧缘（如皮瓣右侧缘与尿道左侧缘）用 4-0 肠线或 SAS 间断或连续表皮下缝合，通过尿道外口插入 F14 硅胶气囊导尿管，然后插入膀胱、留置引流。将皮瓣面朝内缝合至缺损的另一边。表皮下缝合对拢皮肤。若皮肤有张力，做背侧减张切口。10 日后行排尿期膀胱尿道造影，如无渗漏，拔除支架管。

2）管状补片　该手术适用于球海绵体部尿道狭窄。采用倒 Y 形延长切口。逐层进入狭窄部球部尿道，分离出球部狭窄，切开狭窄部，远、近端均至正常尿道。用 4-0 SAS 将尿道断端间断缝合固定在深层组织上。在切除尿道瘢痕组织时，尽量保存海绵体组织，劈开尿道两端，插入 F22 硅胶气囊导尿管。在阴茎或其他无毛供皮区，切取宽 2.5~3cm、长度合适的皮片。采用以下两种方法之一置入皮片。原位法：即将皮片置于缺损区，皮面朝上。用 4-0 SAS 将皮片两端与尿道缝合，线结打在尿道内。放置 F24 5ml 硅胶气囊导尿管，充盈气囊后，完成皮片形成管状。导管皮片法：将导尿管插入前尿道，将皮片围绕导尿管用 5-0 CCG 连续缝合，然后将导尿管插入膀胱，将皮管与劈开的尿道两断端缝合。保留导尿管 10~30 日。如修补处在球部可经导尿管引流尿液。

3）阴囊带蒂皮瓣　用于尿道质量较差或没有足够供皮区的病例。对选定的供皮区进行脱毛处理。脱毛方法，用 12V 的直流电源，佩戴 3 倍放大镜，顺毛发插入一细的直 Milliner 针进入毛囊。将电源的放电极与针相接，用镊子轻轻牵拉毛发，通电几秒钟后，将毛发与针一起拔除。做一倒 U 形切口，顶端超过狭窄至松弛的阴囊皮肤，底边至坐骨结节前 1cm，翻开皮瓣，同管状补片法切开狭窄尿道至正常组织至少 1cm，两边缝合止血。拟取皮岛要宽于实际所需，预计会收缩 25%，但如果太宽，易形成憩室。在皮肤与肉膜肌之间用剪刀分离带有肌蒂的皮岛。用带 3 - 0 CCG 的针将皮瓣尖端缝合至已切开尿道的最近开口上。尖从皮瓣里进外出，然后从尿道缘外进里出。用镊子夹片针尖从前列腺尿道向膀胱方向拔出，同法在尖部再缝合 4 针，每一针都用钳子夹住然后打一单结，检查皮瓣是否平整地缝在尿道缺损处，再重复打两个以上的结。插入 F14 或 F16 硅胶气囊导尿管。对于长段狭窄，需切除整个病变尿道，再置入阴囊皮瓣，继续向上间断缝合皮瓣的两边，缝合切口。

4）一期双侧带蒂岛状阴茎皮瓣（BIPIPS）球部尿道成形术　会阴中线切开，直至显露球部尿道。皮瓣的长度应超出病变的纤维性海绵体，并与远、近端的正常组织重叠。为了防止吻合狭窄，应劈开纤维性海绵体远、近端 2cm 的正常尿道并向两侧敞开缝合固定。在阴茎腹侧标出合适宽度和长度的皮岛，其远端靠近冠状沟。BIPIPS 皮瓣的血管蒂来源于阴茎腹侧及两侧面皮下组织全层，比皮岛本身宽得多。所以，游离周围皮肤时尽量贴近皮下，在尿道腹侧分离蒂的深层，向下延伸至后方形成隧道时，皮岛自然靠近球部尿道缺损处。裁减皮瓣至大小合适后置入缺损处，用 5 - 0 SAS 连续缝合固定，尽量多缝合正常海绵体组织及球海绵体肌，可支托重建的尿道，有助于防止新尿道形成囊袋。用余下的阴茎阴囊皮肤，填补转移阴茎皮瓣后的缺损区。

5）用尿道组织条扩大尿道顶壁（TWARS/BIPIPS）的半替代联合尿道成形术　从膜部尿道开始至阴茎根部，分离尿道背侧的附着，以游离球部尿道。在腹侧纵行切开狭窄尿道腔。锐性切开侧方尿道海绵体，形成尿道腔周围一层 3～5mm 厚的瓣来提供血供。斜行切除狭窄段，侧向重叠缝合顶部尿道条，恢复连续性，自然地也加宽了尿道腔。切除已游离的海绵体瓣上所有纤维化组织，将海绵体瓣内缘与顶部尿道条边缘缝合，使尿道顶壁保持平坦。在此基础上进行 BIPIPS 成形或游离皮肤移植。

4. 膀胱黏膜尿道成形术　膀胱黏膜与尿道黏膜上皮相同，不致因尿液刺激而引起损害。膀胱黏膜再生力强，而代谢率却很低，易于成活。Omo-dare（1970 年）在动物试验基础上，利用游离膀胱黏膜修复尿道狭窄，在 10 例中有 8 例获得成功。手术取膀胱黏膜方法是：在膀胱前壁做直切口至肌层，不切开黏膜，在肌层与黏膜之间进行分离，取长度适当，宽度在 1.5～2.5cm 的黏膜瓣。取下后，置于生理盐水中待用。将取下的膀胱黏膜瓣形成管状，两端与切除狭窄的尿道吻合。膀胱做造瘘。2～3 周夹住膀胱造瘘管，排尿通畅 2～3 天后拔除膀胱造瘘管。

## 292

### 如何进行 II 期尿道成形术治疗复杂性尿道狭窄？

应用 II 期尿道成形术治疗尿道狭窄，是在尿道下裂手术治疗的基础上发展起来的，特别适用于前尿道长段或多发性狭窄。位于球部尿道者，第 I 期手术是将尿道狭窄部连同周围瘢痕组织、瘘道一并切除，由此遗留的尿道床创面用阴茎或阴囊皮肤覆盖，远近两尿道断端与阴茎或阴囊皮肤缝合；或将尿道狭窄部腹侧纵行剖开，然后将尿道黏膜与阴茎或阴囊皮肤缝合；待3个月后行第Ⅱ期手术。

1. Thiersch 尿道成形术　适用于Ⅰ期手术后已将尿道狭窄腹侧纵行剖开的长段尿道狭窄。在阴茎腹侧绕Ⅰ期术后成形的尿道外口做一U形切口。切口之一侧在尿道沟的边缘，距中线仅数毫米，另一侧距中线较远。皮瓣宽度根据所形成的尿道粗细而定。阴茎远端止于阴茎头部。分离距中线较远侧之皮瓣，向对侧游离，尽量保存较多的皮下组织，将此皮瓣翻转，并与对侧做间断或连续缝合，形成新尿道。充分沿两侧切缘游离阴茎皮肤，使能覆盖在重建的尿道外面，缝合皮肤后，如张力大，可在阴茎背侧做减张切口。

2. Cecil 尿道成形术　该手术用于阴茎型或阴茎阴囊型人工尿道下裂最为适宜。其手术是用阴茎皮肤形成尿道，然后将尿道埋藏在阴囊内，用阴囊皮肤覆盖创面，由于血运良好，无张力，成功的机会多，但手术周期长，需行三次手术，在阴茎腹侧做一U形切口，前起冠状沟，每侧切口尖端切除一小块三角形阴茎头组织，后至人工尿道下裂的尿道外口下方1cm。皮瓣宽度应根据形成尿道的粗细而定。分离皮瓣外缘，使腹侧皮瓣足以形成新尿道，且血供不受影响，经尿道外口向膀胱插入一导尿管，围绕尿管，用5-0肠线将皮瓣做连续或间断褥式皮下内翻缝合形成尿道。在正中做一切口，向两侧分离，其切口长度同U形切口。将阴茎翻向阴囊，使重建的尿道紧贴阴囊创面，阴茎侧面的阴茎筋膜分别与两侧的阴囊皮下组织相缝。在接近尿道口处，用5-0肠线将阴茎头创面与阴囊皮下组织缝合，以防新尿道口回缩，阴茎与阴囊两侧切口皮缘间断缝合。3个月后做第三次手术，将阴茎两侧阴囊皮肤切开分离，使阴茎伸直，分离的阴囊皮肤缝合，将二次手术重建的尿道包埋在下方。阴茎伸直后阴囊的皮肤再缝合。

3. Denis Browne 尿道成形术（皮条埋藏法）　该手术适用于长段尿道狭窄，尿道切开形成人工尿道下裂后和各类型的尿道下裂阴茎伸直后，创口愈合3个月以上再行Ⅱ期手术，手术是用阴茎及阴囊皮肤形成皮条，不需缝合。本法的优点是在于其所需皮肤较其他尿道成形术式为少。手术步骤，绕尿道外口至阴茎头做两平行切口，形成一皮条，皮条切开后，在Buck筋膜和白膜间隙潜行分离皮条两侧皮肤，至两侧皮下组织对合无张力。将筋膜、皮下组织及皮肤做三层缝合。放置耻骨上膀胱造瘘管。术后两周观察排尿。排尿通畅，可拔除膀胱造瘘管。

## 293

### 创伤性尿道狭窄手术治疗失败的原因是什么？如何预防？

创伤性尿道狭窄的手术治疗，仍有较高的失败率，有人统计再次手术率为16.6%（前尿道为 10.2%，后尿道为 24%）。手术治疗失败的常见原因及预防讨论如下：

1. **手术方法选择不当**　创伤性尿道狭窄手术方法很多，前面已经对治疗方法的选择进行评价。目前国内外的学者认为，除大段缺损外，瘢痕切除对端吻合术是最为理想的手术方法。不少失败病例，是因为不适当地选择缺点多、成功机会少的手术方法造成的。

2. **感染**　感染使手术失败，是再次手术的主要原因。感染的原因是多方面的，常有多种因素同时存在。其原因有：①术前在尿道或尿道周围有隐在性感染灶，如小脓肿、瘘道等；术前皮肤准备不充分；②膀胱内有感染、抗炎措施不当，在膀胱内有炎症下手术；③手术野直接污染；④术中操作粗暴，止血不彻底，引流又不畅、血肿形成，造成继发感染；⑤有尿瘘、尿道周围炎，未按治疗原则去做，过早施行手术。预防感染是一个需要认真对待的问题。术前、术中、术后三个环节都要注意，尤其术前，术前要注意发现和有效地治疗潜在的感染因素；术中要彻底止血，防止血肿形成；手术结束彻底清洗切口，可用广谱抗生素稀释液冲洗切口，并在切口下放置引流。另外，会阴切口要保持干燥，防止大便污染。

3. **吻合口出血**　继发出血，常在术后 5~7 日出现，多发生于尿道吻合术，主要是吻合口全部或部分裂开。其主要的诱因多是阴茎勃起，或大便秘结腹压增加，感染可能是内在原因。青壮年病员术后常规服用己烯雌酚及镇静剂，必要时服缓泻剂，这样可降低术后出血的发生率。出血发生后，全身用抗生素及止血剂，轻者会阴部加压包扎、冷敷，保持尿管通畅，及时清除膀胱内积血，一般可控制止血。大量血块积聚于膀胱内时，可放三腔导尿管入膀胱，适当牵引膀胱颈，冲洗膀胱，冲洗膀胱内血块，会阴加压包扎。

4. **尿道扩张术操作不当**　尿道扩张的方法及注意事项已在尿道狭窄的治疗中阐述。尿道扩张形成假道，是手术失败的重要原因之一。术后第一次尿道扩张术，最好由参加手术者亲自进行，因熟悉术中情况，可减少假道的发生率。对于较难扩张的病例，可在丝状探子引导下行尿道扩张术。

5. **尿道吻合技术错误**

（1）瘢痕切除不够彻底　尿道本身及尿道周围瘢痕切除不彻底，瘢痕挛缩，吻合口再出现狭窄。

（2）吻合口张力过大　吻合口张力过大，往往造成吻合口愈合不佳，甚至吻合口脱开，形成瘢痕愈合，再致尿道狭窄。

（3）错误的端-侧吻合　由于后尿道游离不够，或经膀胱从尿道内口插入尿道探子时其尖端顶于近端尿道前壁或后壁，在该处切开进行吻合时则形成端-侧吻合。其结果形成尿道再狭窄。

（4）尿道黏膜吻合错误　吻合时尿道黏膜没完全缝合，黏膜缺损处形成肉芽，穿入尿道内；或缝合过多，使黏膜内翻；或尿道黏膜修剪不齐，可形成黏膜瓣或肉芽。进一步形成尿道狭窄。

（5）尿道吻合在假道上。

为了预防上述吻合的错误，手术中应做到：①要彻底切除尿道及其周围的瘢痕，直至正常尿道为止；②充分游离两侧断端尿道，使其在无张力下进行吻合；③吻合时，尿道黏膜要看清，断端修剪要整齐，缝合时黏膜要对合良好；④要适当游离尿道近端，从膀胱内插入尿道探子要摆正，切开尿道近端后防止端–侧吻合；⑤近端尿道不能完全确定时，最好切开膀胱，在直视下确定膀胱颈，经膀胱颈插入探子，确定尿道近端，预防假道。

（陈照彦）

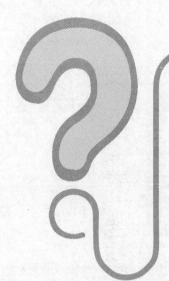

七、

泌尿男性生殖系统先天畸形

## 294

### 泌尿男性生殖系统先天畸形的病因是什么？

由于胎儿的发育，尤其在妊娠开始 3 个月内，受到特异的环境或遗传因素或两者的联合影响，致使胚胎发育遭受一定的障碍而产生各种先天性异常。综合泌尿男性生殖系畸形有关原因如下：

1. 遗传因素 现代医学的遗传学有较大发展，已被认识的遗传性疾病近 4000 种，属于染色体异常的疾病已超过 200 种，其中不少表现为形态结构异常的先天性畸形。遗传疾病有三种形式，即单基因缺损、多因子缺损和染色体疾病。如常染色体隐性遗传疾病有婴儿型多囊肾和尿道下裂等；常染色体显性遗传疾病有成人型多囊肾和膀胱外翻等；马蹄肾则属多基因遗传疾病；4 号染色体长臂增加可导致隐睾、生殖器异常和肾脏畸形，11 号染色体短臂增加可导致肾脏畸形。

2. 环境因素 一切促使子宫内改变的物质，都可引起胎儿发育异常。有些学者认为这是由于某些环境因素经改变遗传物质的化学成分和结构，导致基因突变或染色体变异而引起胎儿发育异常或代谢障碍，但其发生的确切机制还不很清楚。另外，有一些外来因素可直接危害或改变胎儿的发育过程，产生先天性畸形，而无遗传后代的影响。环境因素有下列几种：

（1）感染 早在 1941 年人们已认识到孕妇在妊娠早期感染风疹可导致胎儿畸形，如风疹病毒感染发生于妊娠初期（第 1～4 周），则新生儿发生异常的可能性高达 50%；如发生于妊娠第 5～8 周，则发生率下降至 30%，若发生于妊娠的第 9～12 周，则发生率为 15%。这些先天性异常主要为先天性心脏病等，也有尿道下裂的报道。

（2）放射线影响 放射线能直接损害正在发育中的胎儿而产生先天性异常，也可间接影响遗传物质而产生畸形。在广岛早期孕妇受原子弹射线后产生小头畸形。动物实验显示，即使很少的放射线量对胎儿也有一定的影响。

（3）药物影响 某些药物经母体胎盘可导致胎儿先天性异常，如孕妇服用磷酸氯喹可导致胎儿马蹄肾，服用苯丁酸氮芥可引起胎儿肾和输尿管缺损。在妊娠早期，应用激素类药物也有相同影响，如应用性激素（如含孕激素、雌激素和丙酸睾酮等药物）常可导致胎儿外生殖器异常（假两性畸形），男胎女化。

（4）内分泌功能紊乱影响 孕妇的内分泌紊乱可导致胎儿的发育异常，如糖尿病可导致胎儿先天性肾脏异常，患含睾丸细胞的卵巢肿瘤的孕妇，可产生假两性畸形的新生儿，患有甲状腺功能低下的孕妇，新生儿患睾丸下降不全。

（5）其他因素 营养缺乏，如维生素 A 缺乏可导致泌尿生殖系先天性异常。据细胞遗传学研究提示，高龄母亲所排的卵在成熟分裂过程中较易发生染色体不分离现象，因而可产生克莱恩费尔特综合征的新生儿（细精管发育不全）。胎儿在缺氧情况下可导致多发先天性异常，如前置胎盘的胎儿供氧常不全，致使胎儿先天性异常发生率增高。

## 295

### 肾脏先天性畸形有哪些类型？诊断治疗要点是什么？

1. 双肾不发育　双肾不发育罕见，约 3000～4500 例出生儿中有 1 例。一般是没有肾脏，偶有一小块含初级肾小球成分的间质，构成未分化完善的器官。由于孕母羊水量少，胎儿发育不良并有 Potter 面容，表现为双侧低位耳郭，小下颌、鼻扁平，睑裂宽。约 40% 死产。B 超可协助诊断。即使生后存活，预后极差，生后几小时内死于呼吸衰竭，个别存活数日者死于肾衰竭。

2. 单肾发育不全　单肾发育不全因无明显临床症状，故发病率不确切。约每 1000～1500 例出生儿中有 1 例。肾缺如多在左侧，50% 以上病例无输尿管，同侧三角区也不发育。10% 病侧肾上腺缺如，有些男孩同侧精索及睾丸缺如，有些女孩则同侧输卵管及卵巢缺如。对侧易有异位肾、肾旋转不良及肾盂输尿管连接部梗阻。80% 的对侧肾脏见代偿性肥大，因此肾功能是正常的，可终身不被发现。偶尔因感染、外伤、肾结石等泌尿系疾病深入检查时才被发现，并经 IVP、肾核素扫描、B 超、CT 检查被诊断。膀胱镜检查患侧三角区不发育，输尿管开口缺如。

3. 肾囊性病变　近年经超声及 CT 检查肾囊性病变能被较早检出。有些属遗传性，在肾脏发育中形成；有些属获得性，因毒素对肾脏的影响，可在任何时候及肾的任何部位形成。他们在临床、影像学、形态学及形态发生方面都不相同。临床上比较常见的囊性病变有下列几种。

（1）多囊肾

1）婴儿型多囊肾　不仅发生于小儿，也可发生于成人，约 1 万出生儿中有 1 例。属常染色体隐性遗传疾病。根据发病年龄分为四型即围产型、新生儿型、婴儿型和青少年型。发病越早，肾脏病变越重。发病年龄越晚，则肾病变越轻而肝病变越重。肝脏病变包括不同程度的增生及胆管扩张、门脉周围纤维化及囊肿形成，导致门脉高压。其他器官如胰腺可有小导管轻度扩张，在肾脏病变严重的新生儿，还常有肺发育不全。

放射线及 B 超检查见肾增大，有小囊肿，可做出诊断。在儿童，囊肿直径有时可达 1～2cm。实验室检查可证实有肾功能不全、酸血症及中度贫血。可触及肾增大的疾病有肾母细胞瘤、中胚叶肾瘤、肾静脉栓塞、肾盂输尿管连接部梗阻及多房性肾囊性变，要根据病史及临床表现进行鉴别诊断。

治疗：该病无法治愈。需注意呼吸道管理，治疗高血压、充血性心力衰竭及肾功能不全。对晚期肾衰竭，可考虑透析疗法。

2）成人型多囊肾　本病属常染色体显性遗传的肾多囊性疾病，是以肾囊肿的发生、发展和数目增加为特征，已知致病基因在 16 对染色体上。发病缓慢，大多数在 40 岁后出现症状，患者多以高血压（60%）、血尿、肾区包块和肾功能不全来院就诊。

该病以超声、静脉尿路造影和 CT 为主要诊断方法。B 超和 CT 发现双肾实质有为数众多的大小不等的暗区，多数充满液体的薄壁囊肿，亦可同时发现肝囊肿（30% ~ 40%），胰腺囊肿（10%），脾囊肿（5%）。加上有家族史，伴高血压、肾功能减退、血尿等症状可诊断本病。

治疗：目前尚无任何方法可以阻止疾病的发展。为此早期发现，防止并发症的发生与发展，及时正确的治疗已出现的并发症至关重要。必要时应及时给予肾替代疗法，能提高生活质量，延长生存时间，主要治疗方法如下：

一般治疗：对肾明显肿大者，应注意防止腹部损伤。肌酐清除率正常时，不限制饮食、水分及电解质等的摄入。当患者处于肾功能衰竭及尿毒症时，应按相应的治疗原则处理。

囊肿减压术：囊肿去顶减压术，减轻了囊肿对肾实质的压迫，保护了剩余的肾单位免遭挤压和进一步损害，使肾缺血状况有所改善，部分肾功能单位得到恢复，延缓了疾病的发展，对早、中期患者有降压、减轻疼痛、改善肾功能、延长生存期等优点。手术成功的关键是尽可能早施行手术，双侧均应手术，囊肿减压必须彻底，不放弃小囊肿和深层囊肿的减压。晚期病例减压治疗已无意义。

自 Roving 报道应用囊肿穿刺减压以来，对这种手术能否减轻患者痛苦和延长生命，一直有争论。自 1987 年以来对 28 例多囊肾（55 侧肾）进行囊肿穿刺治疗取得好的效果，其中 19 例（37 侧肾）进行穿刺硬化治疗随诊 1 ~ 10 年，肾功能正常效果好。其适应证是：囊肿大囊（4cm 以上）在 4 个以内，其余都是小囊，肾功能尚好，或有轻度改变，采用分次穿刺硬化治疗。其余 9 例（18 侧肾脏）因囊肿大小相差不等，或大囊肿多，肾功能改变明显，是中晚期患者，患者拒绝手术治疗，我们对囊肿进行穿刺抽液减压治疗，也延长了患者的生命。有 5 例已坚持穿刺抽液减压 4 ~ 5 年，肾功能仍维持在原来状态 2 例，3 例肾功能改善。

中药治疗：有报道采用温阳益肾、健脾利水的治疗原则取得一定疗效，延缓了进程。主要药物有茯苓、白术、陈皮、泽泻、巴戟天、淫羊藿、补骨脂、制附片，白芍、干姜、生苡仁和豆卷等。

透析与移植：进入终末期肾衰竭时，应立即予以透析治疗，宜首先血液透析。多囊肾患者血细胞比容和血黏度相对较高，易形成血栓而堵塞透析造瘘管，如有条件可做肾移植术。

（2）单纯性肾囊肿　单纯性肾囊肿是肾囊肿性疾病中最多见的、症状最轻的一种。任何年龄都可发生，也可发生于 50 岁以上的成年人。自 B 型超声和 CT 广泛应用后，单纯性肾囊肿的发现率明显增加。

诊断：无症状者可终生不被发现，当直径达 10cm 时才引起症状。主要为病侧腹或腰背部疼痛，若囊内大量出血，可发生腰部剧痛，继发感染时，除疼痛加重外，伴有体温升高及全身不适。有时会引起高血压。单纯性肾囊肿往往是因其他疾病做检查时被发现。B 超是首选的诊断检查方法。CT 对 B 超检查不能确定者有价值。静脉尿路造影能显示囊肿压迫肾实质程度，并能鉴别肾盂囊肿，对选择治疗方法有帮助。当 B 超和 CT 等不能做出诊断或疑有恶变时，可在 B 超引导下穿刺。观察囊液的物理性状，并送检行细胞学、胆固醇、脂质、蛋白质、淀粉酶和 LDH 测定，鉴别是囊内继发肿瘤、出血，还是继发感染，囊液培养可确定引起感染的病原菌。抽出囊液后可注入造影剂，显示囊壁情况，若囊壁光滑表示无肿瘤存在。

治疗：①无肾实质或肾盂肾盏受压，无感染、恶变、高血压，或上述症状不明显时，即使囊肿较大可不治疗，采用 B 超检查，定期随诊。②当继发感染时，鉴于抗生素能穿透囊壁，进入囊腔，可首先采用抗生素治疗和超声引导下穿刺引流。我院对 4 例感染性囊肿用细针在 B 超引导下穿刺治疗，1 例脓液黏稠，先用甲硝唑（灭滴灵）液冲洗，第二次仍经皮穿刺硬化，另 3 例脓液稀薄行穿刺硬化疗法，4 例均治愈。③囊肿大于 4cm 时可行穿刺和硬化剂治疗，此法已广为应用。硬化剂可用 50% 葡萄糖、碘苯酯、95% 乙醇、磷酸铋或四环素等。我院用长细针在 B 超引导下经皮穿刺硬化疗法治疗肾囊肿近 400 例，仅 1 例发生气胸（少量），血尿 6 例。最大囊肿抽吸出囊内液约 750ml，经上述三次治疗后仅残留 3cm 囊腔。

（3）肾髓质海绵肾 该病临床上不常见，常于 40 岁以后被发现。常误诊为肾结石和尿路感染。多为双侧发病，病受限于肾锥体部。乳头部集合管扩张形成无数个大小不等的囊腔，直径为 1~10mm。切面外观似海绵，囊壁为单层上皮细胞，内含不透明胶冻样凝块、钙质物质和小结石，多数小囊与肾小管或肾盂相通，大多数无症状。最初症状多在 30~50 岁，主要表现为反复血尿、尿路感染。髓质小结石可引起肾绞痛，多数病人肾功能正常，如两肾病变广泛，可有高尿钙尿症。合并髓质或锥体内小结石，多数为磷酸盐结石，少数为草酸钙结石。腹部平片可见不同数目的小结石位于小盏外侧肾实质内，扩张的肾小管有钙化。造影显示髓质明显增大，造影剂充盈小囊肿呈花束样或葡萄样表现，本病应与肾结核、肾乳头坏死和肾钙化鉴别。

无症状和无并发症者不需治疗，鼓励多饮水，增加尿量，减少结石形成。有泌尿系感染和结石时对症处理。

（4）肾多房性囊肿 该病为肾内多房囊性肿块，外形有完整被膜，肿块膨胀性生长，正常肾组织受压、推移或萎缩。切面可见肿块由许多囊构成，其直径可由数毫米至数厘米，内含草黄色或血性液体，囊肿组织结构可见内覆规则的扁平或立方上皮细胞，间隔内为小圆初级细胞及长而成熟的成纤维细胞，也可见胚胎性肾组织如肾小球和肾小管，偶见平滑肌细胞。本病可见于任何年龄，以腹部肿块为主诉，囊肿疝入肾盂可有血尿。

治疗：单侧多发者可行肾切除，双侧者则要做肿块切除或肾部分切除术。

（5）肾发育异常 该病有肾小球及肾小管的初级阶段，并有软骨，常并尿路梗阻。肾或大或小，囊性或实质性，保存肾形态或失去肾形态，有功能或无功能。仅侵及肾皮质或（和）髓质，呈节段性或弥散性。单侧肾发育异常并有同侧输尿管梗阻；双侧肾发育异常并发下尿路梗阻；节段性肾发育异常并发节段性输尿管梗阻如重肾双输尿管并有异位输尿管膨出。

4. 肾发育不全 肾发育不全指肾单位及导管发育分化正常，仅肾单位数目减少，肾体积小于正常肾 50% 以上，故也称为小肾畸形。肾可在正常肾窝或盆腔内，本病可无症状，但伴血管畸形可产生肾性高血压，因输尿管异位开口可致尿失禁及尿路感染，也可并发膀胱输尿管反流。单侧肾发育不全，对侧往往代偿肥大；双肾发育不全，常有慢性肾炎的临床症状，有时伴有侏儒症。

肾发育不全：B超、静脉尿路造影和逆行肾盂造影可以确诊，而排尿性膀胱尿道造影可查出有无膀胱输尿管反流。

治疗：主要是针对对侧肾脏，对侧肾脏功能好单侧肾发育不全且有症状者，可将患肾切除。合并输尿管口异位的，静脉尿路造影显示功能良好的可做输尿管膀胱再植术。

5. 肾旋转异常、异位肾及融合肾

（1）肾旋转异常 正常人的肾上升到最终位置——肾窝内时，其肾盏应指向外侧，肾盂指向中线，当这种排列紊乱时，叫肾旋转异常，该病可发生在单侧或双侧，肾上升时正常肾的旋转是肾盂从腹侧向中线旋转90°。Weyrauch按肾盂的位置将旋转异常分为四型：

腹侧位：由于肾上升时未发生旋转，故肾盏指向背侧，肾盂指向腹侧。这是最常见的类型。非常罕见的是360°的过度旋转。

腹中线位：系旋转不全引起，即肾盂指向内前方，肾盏指向后外方。

背侧位：肾旋转180°，肾盂指向背侧，这种类型最少见。

侧位：肾旋转大于180°，但少于360°，或逆转180°，肾盂指向外侧，肾盏指向中线。

肾旋转异常本身无症状。当肾盂、肾盂输尿管连接部和上段输尿管被过多的纤维组织包绕，以及被附加的血管压迫时，可引起梗阻，出现肾积水的症状，也可出现血尿及并发感染和结石。

静脉尿路造影或逆行肾盂造影可确诊。造影可显示肾盂肾盏定位异常，肾盂拉长变平，上盏伸展，中下盏短直，上1/3输尿管向外移位。双侧旋转异常需与蹄铁形肾相鉴别。

（2）异位肾 正常肾位于腹膜后在第二腰椎水平，肾门朝向内侧。如不在正常位置称为异位肾。它有别于肾下垂，后者最初是位于正常位置，有正常的血管和输尿管。异位肾通常小，形态与正常肾不一样，因旋转不良，肾盂常位于前方。肾异位的产生是由于输尿管芽生长障碍，供应血管异常或午非管生长过速等因素造成。

1）盆腔异位肾 异位肾可位于腰骶部、骶髂部或盆腔部，其功能往往是正常的，本身没有症状。但因肾位置低，可合并膀胱输尿管反流或肾盂输尿管连接部梗阻，易于并发肾积水、感染和结石形成。其临床表现一般是由其并发症引起，主要为疼痛、血尿、腹部包块和胃肠道症状。下腹部可被误诊为阑尾炎，腹部肿块常与结肠肿瘤、肠系膜囊肿和卵巢肿瘤混淆。静脉尿道造影、B超、放射性核素扫描、逆行肾盂造影有助于诊断。无症状的异位肾不需任何治疗。如有并发症则对其进行相应的处理。

2）胸腔异位肾 胸腔异位肾罕见，是指部分肾或全部肾穿过横膈进入后纵隔。它不同于部分腹腔器官和肾同时进入胸腔的横膈疝，胸腔异位肾已完成正常的旋转过程，肾的形态和收集系统均正常。肾血管和输尿管通过Bochdalek孔离开胸腔，输尿管被拉长，对侧肾正常。胸腔异位肾占所有异位肾的5%。可发生在任何年龄组，大多数无症状，可不需治疗。

常在体检或胸部 X 线检查时发现横膈上肿块。静脉尿路造影或逆行肾盂造影是主要的诊断方法。

3）交叉异位肾　本病指一侧肾由原侧越过中线到对侧，其输尿管仍位于原侧。McConald 和 McClellan（1957）把交叉异位肾分成四种类型：①交叉异位伴融合；②交叉异位不伴融合；③孤立性异位肾；④双侧交叉异位肾。90% 交叉异位肾是融合的。当他们不融合时，非异位肾保持在正常位置，而异位肾脏位于下方。孤立性交叉异位肾，常位于对侧肾窝内。双侧交叉异位肾，有完全正常位置的肾和肾盂。两侧输尿管在下腰椎水平交叉。

患者多无症状，如果有症状常在中年发病，包括模糊的下腹痛、血尿和泌尿系感染症状。异常的肾位置和异位的血管可引起梗阻而致肾积水和结石形成。有的病人可有下腹部活动性肿块。

静脉尿路造影可做出诊断，该病膀胱输尿管反流发病率高，故做排尿性膀胱尿道造影很有必要。肾核素扫描可了解肾功能和梗阻情况。绝大多数交叉异位肾病人预后良好，有并发症者则应对症治疗。

（3）融合肾　最常见的融合肾是蹄铁形肾。由 MoDonald 和 McClellan（1957）将交叉异位肾融合畸形分型为：单侧融合伴下肾异位、乙状肾、块状肾、L 形肾、盘状肾，以及单侧融合伴上肾异位。

1）蹄铁形肾　两侧肾的下极在脊柱大血管之前融合在一起，形成似马蹄铁形的异常。融合部分在峡部，为实质性或纤维性所构成。1/3 以上病例合并其他畸形如肾盂输尿管连接部梗阻、膀胱输尿管反流、输尿管重复畸形、隐睾 18 三体综合征（18-trisomy syndrome）、特纳综合征、脊柱裂、胃肠道畸形等。

1/3 蹄铁形肾患者无症状。如有症状则与肾积水、泌尿系结石和感染有关。1/3 病人发生肾积水，原因有：①肾旋转不良，肾盂位于前面，输尿管在越过融合部时向前移位，导致尿流不畅；②输尿管在肾盂高位开口；③并发膀胱输尿管反流，易发生感染和结石，继发肾盂积水。

静脉尿路造影可确定诊断，典型的尿路造影表现肾位置偏低，靠近脊柱、肾长轴旋转不良，肾盂肾盏重叠，肾下极向中线内收，使两肾长轴呈倒八字形。腹部 B 超、肾盂逆行造影、CT 及放射性核素扫描对诊断也有帮助。

无症状者不需治疗；有并发症者，针对肾的具体病变对症处理。如有肾盂输尿管连接部梗阻则做肾盂成形术。有输尿管反流，可做输尿管膀胱再吻合术。目前已不做单纯切开峡部的手术，因为对改善引流、矫正肾脏及输尿管的位置和缓解症状的作用不大。

2）乙状肾（S 型肾）　是第二位常见的融合肾畸形，交叉异位的肾位于下面，在肾极部融合，每个肾已在各自的垂直轴线上旋转，但肾盂方向相反，两肾的凸缘相接，因此有 S 状外形。

3）块状肾　相对少见，两肾广泛融合成一个不规则的分叶状块，通常上升仅达骶骨岬水平，许多仍停留在盆腔内，两肾盂在前面分别引流分开的肾实质区域，输尿管不交叉。

4）L形肾　L形肾是交叉异位肾横卧于正常肾下极而形成。异位肾在中线或对侧中线旁下腰椎的前面。

5）盘状肾　盘状肾是肾的两极内缘的连接，形成一个边缘厚，中央薄的肿块。肾盂位于前面，相互不通，输尿管不交叉。

6.肾血管异常　85%的肾具有一根肾动脉。"多发动脉"是指任何一个肾由多根肾动脉供血；"迷走血管"是指非来源于主肾动脉或主动脉的血管；"附加血管"是指两根以上的血管供应同一个肾节段。附加血管（或称副肾动脉）有较高的发生率，更常见于左侧。血管异常的临床意义在于它们压迫肾盂输尿管连接部或上漏斗部，引起肾积水并继发泌尿系感染和结石形成，从而出现相应的症状。

静脉尿路造影或肾盂逆行造影，可在X线片上见到：肾盂充盈缺损；肾积水伴锐利终止的上肾大盏压迹；肾盂输尿管交界部梗阻。这时应怀疑有肾血管异常。

对肾血管异常病人合并尿路梗阻应尽早手术治疗，以保护患肾功能。否则肾积水加重造成肾无功能，保留患肾已无意义。

7.肾集合系统异常

（1）肾盏异常

1）肾盏憩室　肾盏憩室是指一先天性囊腔内衬覆移行上皮，以一窄颈与小盏相通，好发于肾上盏，可以是多发的，肾盂造影可显示与肾盏相通，可与肾单纯性囊肿相鉴别。

本症可全无症状，由于引流不畅可并发结石，在Mayoclinic一组病例中，39%有结石。

无症状者不需治疗，有疼痛、血尿、持续感染和结石者可考虑外科手术、行憩室切除或肾部分切除。

2）肾盏积水　本症指单一肾盏或全部肾盏均扩张，扩张部分经狭窄的漏斗部与肾盂连接。应与输尿管梗阻引起的多发性肾盏扩张以及复发性肾盂肾炎、髓质坏死、肾结核、大的肾盏憩室和巨肾盏症所引起的肾盏杵状变形相区别。

治疗是为了解除梗阻或去除局部因素如结石。

3）巨肾盏症　该症是非梗阻性肾盏扩张，由肾乳头畸形引起。肾盏扩大，首先由Puigvert在1963年描述，肾盏及肾盂输尿管交界部正常。围绕巨肾盏的皮质厚度正常但髓质较薄，用核素扫描，肾功能与正常肾相等。长期随诊从肾解剖上和肾功能上未见任何进展。

除非并发结石需治疗外，一般预后良好不需治疗。

（2）肾盂异常

1）肾外型肾盂　肾外型肾盂在引流障碍时，有重要的临床意义。该畸形有时与肾畸形合并存在，包括位置异常，旋转异常、可继发感染和结石形成。

2）分支肾盂　10%正常肾盂是分支形的，肾盂压迫肾门处分成两大肾盏，分支肾盂被认为是正常变异。

## 296

### 肾盂输尿管连接部梗阻的病因有哪些？

肾盂输尿管连接部梗阻（UPJO）引起肾积水是常见的先天性梗阻病变。见于各年龄组，儿童及男性发病更多，亦多见于左侧，双侧病变约为 18%。近年用电子显微镜对 UPJO 部检查发现：病因在于 UPJO 部的平滑肌细胞异常。有大量的胶原纤维介于细胞之间，使肌细胞相互分离，不能够传递来自起搏细胞的电活动。起搏细胞位于肾盂肾盏的近侧部位，是一种特殊的平滑肌细胞，接受来自尿液的刺激而产生电活动，经肌细胞间之接连而产生管壁的蠕动，将尿液向下输送。Notely（1968）及 Hanna（1976）指出，在正常情况下肾盂输尿管的平滑肌细胞排列成束，紧密相接，肌细胞有两层包膜，内层浆膜包绕整个细胞，而外层基底膜却在中间接点（intermediate junction）即两个肌细胞连接处缺如。电活动是经中间接点而传至另一肌细胞的，现认为异常的胶原纤维使肌细胞失去正常的排列，阻断了正常的蠕动传送，过去认为这种胶原纤维与肌细胞异常只在于 UPJO，但近年发现这种异常亦出现在扩张的肾盂壁上（Gosling，Dixon 1982），提示手术中要切除过多的肾盂壁。

1. 肾盂输尿管连接部狭窄及高位输尿管开口　北京儿童医院 497 例肾盂输尿管连接部梗阻中，约 90% 为连接部狭窄，病理所见为 UPJO 及输尿管上端肌层增厚和纤维组织增生。狭窄一般长 2cm，且迂曲时多附着于扩张的肾盂壁上，常伴高位输尿管开口。狭窄段面直径一般仅 1～2mm。

2. 肾盂输尿管连接部瓣膜　输尿管在胚胎发育早期，比躯干增长快，管腔内形成皱襞，出生后 4 个月应消失，如不消失，又恰位于肾盂输尿管连接部，可造成梗阻。

3. 肾盂输尿管连接部息肉　息肉多呈海葵样，位于输尿管上端造成梗阻。

4. 肾下极的迷走血管或副血管，跨越尿管使之受压　Stephens（1982）认为迷走血管或副血管到达肾下极，输尿管位于其后，输尿管可有两处成角，即肾盂输尿管连接部及饱满的肾盂前垂时输尿管悬挂于血管之上。肾盂输尿管连接部形成角的输尿管被粘连固定于肾盂上，被挂在血管上的输尿管形成扭折，产生两处梗阻。

5. 纤维条索压迫肾盂输尿管交界部。

## 297

### 肾盂输尿管连接部梗阻如何进行治疗？其预后如何？

宫内诊断肾积水者，如不合并羊水量少，则于出生后 3 周做超声复查及静脉肾盂造影。对轻度肾积水的病例可继续随诊观察至 3～6 月，如病情加重或有明显肾盏扩张，应于 3 周岁后手术较为理想。对有不能用药物控制合并感染的肾积水应先做经皮肾穿刺造瘘引流。

有些患者延误至儿童期甚至青年期才获得正确诊断，因慢性严重梗阻已导致肾功能进行性损害，或在尿滞留的基础上并发结石、感染；或因梗阻导致肾缺血而并发高血压，这些患者绝大多数都可做肾盂成形术。如有肾浓缩功能不良而肾不显影时，可做$^{99m}$Tc-DMSA（$^{99m}$Tc-二巯基丁二酸）核素扫描检测肾功能，多数患儿肾功能在30%以上则需保留患肾，梗阻解除后，肾功能可望改善。北京儿童医院对先天性肾积水患儿做肾盂成形术后，行静脉尿路造影复查，概括出以下观点：术后6个月复查时患肾功能及形态均有明显改善，而术后1年、3年及5年复查时与术后6个月复查时相同。侯英等对48例肾积水患者进行术后定期超声检查及对12例单侧肾积水患者行3~9个月的核素肾脏显像检查患肾功能，结果表明肾积水术后肾实质厚度及面积均可逐渐恢复、增长，以3~6个月增加最明显，以后增长缓慢。

关于双肾积水问题：UPJO合并双肾积水，北京儿童医院在同期做双侧离断性肾盂成形术约有50例，缩短了病程，减少了两次手术之苦。双侧肾积水常是一轻一重。对重的积水病例，只是在患肾功能在10%以下或有明显发育异常时才进行肾切除术，否则只考虑做保留肾的手术。赵国贵等资料认为：患肾实质厚度在2mm以下时，病理所见已无肾单位时，才是肾切除的适应证。

先天性肾积水合并输尿管远端病变即严重输尿管反流或（和）输尿管远端狭窄，则先行离断性肾盂成形术，保留肾或肾盂造瘘10~14天后再做抗反流的输尿管膀胱再吻合。

经皮肾造瘘术只用于单肾或双肾积水并发氮质血症；或并发严重感染难于用药控制者。

经肾盂成形术治疗后，UPJO的临床症状如腹痛、肿块、尿路感染等消失，即为治愈。影像学检查，很难见到扩张的肾盂，肾盏完全恢复正常，实际上能恢复正常者不到10%。这点应给患者交代清楚。

对积水肾脏术后功能恢复估价：

（1）MPF（maximum passable flow）测定，并取肾盂尿行分析　MPF测定是在Whitaker试验的同时，依尿排出的形势，接近尿排出生理状态注入生理盐水，由1ml开始，然后2ml、3ml，不产生压力升高的最大注入量为MPF，3ml以上可能功能恢复良好，3ml以下则不佳。

（2）积水肾肾盂尿分析①$FE_{Na}$测定：多数学者认为$FE_{Na}$对肾功能的损害，恢复的机会有相关关系。一般认为其值在3%以下时，肾功能恢复较好；②pH值测定：pH值为6以下恢复好；③NAG及$\beta_2$-MG测定：两者在尿中含量高较好，因为这些物质由肾单位排泄，如果肾单位完全破坏，这些物质不能在尿中出现；④DMSA（dimercaptosuccinic acid）吸收率测定：积水肾DMSA吸收率低者预后不良；⑤肾积水的容量：巨大肾积水预后不良。

## 298

### 肾盂输尿管连接部梗阻的手术方法如何选择？

以往为UPJO的手术设计了很多手术方法，但术式的选择皆应依病变及每个人的具体情况而定。为彻底解除梗阻的目标，手术必须达到下列各项基本要求：①形成的管腔要达到正常管径；②输尿管开口于肾盂最低部位，且应呈漏斗型；③切除多余无张力的肾盂壁，使肾盂腔缩小，壁收缩有力；④肾盂与输尿管吻合口要正位接合，保持笔直；⑤防止盂管部手术区周围过多渗出液淤积、炎症反应过大，尽量减轻输尿管周围的纤维组织增生，引起广泛粘连后造成肾盂排空功能不良。

对 UPJO 可供选择的术式很多，虽可依据尿路造影于术前做出设计，但决定对病人施何种手术，往往在手术探查病变暴露清楚后才能最后确定。

1. 肾盂输尿管连接部纤维组织松解术　适用于病程较短，程度较轻，输尿管本身的发育正常，管腔无明显狭窄，UPJO 固有纤维带粘连造成肾积水的患者。

手术时要将所有纤维粘连带一一分离切断结扎，将肾盂输尿管交界部完全游离松解出来，要保护好输尿管外膜，避免破坏输尿管血运，游离松解后，随着肾盂的收缩蠕动很快从肾盂口传导至输尿管，肾盂张力缩小，被压缩的输尿管膨大起来，用于触摸肾盂口及输尿管腔中空开放、壁薄而柔软。如肾盂收缩力较差，可静脉注入利尿剂，观察到胀满的肾盂，即排空时，表明手术已解除梗阻，不需切开肾盂做进一步处理。

2. 异常血管致 UPJO 的手术治疗

（1）异常血管悬吊固定术　该手术是由 Hellstrom 所选用的手术技术，适用于单纯性异常血管所致 UPJO。但手术探查时必须确切肯定管壁及管腔内无其他并存的梗阻原因。血管被游离松解后，梗阻立即被解除。术中要仔细剥离出输尿管肾盂交界处及异常血管，分离切除所有的纤维组织粘连，使血管完全游离出来，将扭曲的 UPJO 摆直，将游离松动的异常血管沿肾盂壁向上牵引，使其远离梗阻部，以 4-0 肠线或丝线间断缝合固定在肾盂壁上。

（2）肾盂输尿管吻合术　该手术适用于异常血管所致的 UPIO 并存有管壁及腔内梗阻的病变。当游离血管及 UPJO 后，肾盂仍不排空，管腔又不能及时充盈扩张，检查狭窄输尿管段纤细而硬韧，观察该段输尿管蠕动波传导不良时，即选用该手术，也适用于一些虽无血管型梗阻，但 UPJO 存在类似器质性病变的病例。这一手术的技术操作比较简单，效果较好。

术中探查明确手术指征后，将输尿管与狭窄段下端横行切断。取狭窄输尿管段病检，残端结扎，输尿管远端剪成袖口状，分开成瓣形，置于异常血管后方，于肾盂最低位处切一椭圆形切口，经肾实质置入一输尿管支架管（F7）及肾盂引流管。输尿管与肾盂做瓣形吻合，以 4-0 肠线间断外翻缝合。

3. 狭窄段纵切横缝术　适用于 UPJO 或输尿管上端的环形或短段单纯性狭窄，无其他病理改变并存，狭窄段且盂管开口于肾盂最低位的病例，此种病变少见。

4. 肾盂成形术

（1）肾盂输尿管侧侧吻合术　适用于输尿管开口于肾盂过高，UPJO 狭窄，或仅限于小段输尿管狭窄者、肾盂扩张不严重，不需做肾盂部分切除的病例。

术中将肾盂与输尿管切口的后壁内侧缘以 4-0 肠线做对拢间断缝合，以缝线固定好肾盂最低部及输尿管狭窄段的远端，切口自肾盂最低位即近肾实质边起始，经过 UPJO，折向下沿输尿管狭窄段全层切开，置入输尿管支架管及肾盂造口管。以同样方法缝合前壁两侧缘。

（2）Y-V 肾盂成形术　适用于肾盂输尿管连接部及较短的输尿管上段狭窄，肾盂扩张不明显，不需行肾盂部分切除术者。

（3）舌状肾盂壁瓣肾盂成形术　适用于肾盂输尿管松解后，梗阻仍不缓解，狭窄段长于 1cm，扩大的肾盂需做部分切除时，即可用改良的 Foley's pyeloplasty 术式。

术中肾盂与输尿管的连接不切断，在切除过多肾盂壁的过程中，在肾盂壁下部，留取适当宽度、长度的全层肾盂舌状壁瓣，带有较宽的蒂。经肾盂切口检查肾盂内无其他病变，狭窄部已完全散开后，即置入输尿管及肾盂造口管，先缝合已切除部分肾盂后遗留的缺损口，然后牵引舌状皮瓣，使其尖端对合于切口的最下缘。将舌状皮瓣充填缝补在敞开的狭窄部缺损区内，使管腔得到充分扩大，新的开口在肾盂最低部。

（4）螺旋形肾盂壁瓣肾盂成形术　该手术是一种螺旋形长舌状肾盂壁瓣肾盂成形术，是由 Culpos 所设计。当肾盂输尿管连接部分输尿管狭窄段更长，舌状肾盂壁瓣肾盂成形术式舌状壁瓣不足以修补狭窄部缺损时，则可采用此术式。

手术中显露出整个扩张的肾盂及上 1/3 输尿管段。自输尿管狭窄的下端起始做切口，劈开狭窄段全长，经过 UPJO 继续向上向肾盂伸延。根据狭窄段修补的长度需要，肾盂壁切口可继续向上后呈螺旋形延长，取所需宽度，将切口折而向下，直至肾盂最低部，形成一全层舌形宽蒂肾盂壁瓣。翻转肾盂壁瓣并向下牵引，使其尖端对准输尿管切口的下缘，开始行后壁缝合。完成后壁缝合后，放置输尿管支架管及肾造口管。最后将肾盂前壁缝合，如肾盂仍过大，再修剪除部分肾盂壁。以肾盂壁瓣的另一侧缘与输尿管壁的切口缘缝合。肾盂缝合常需两层加强。

5. 肾盂部分、盂管连接部切除成形术　凡肾盂输尿管连接部严重狭窄，该部神经肌肉组织发育不良，肾盂扩张明显，输尿管狭窄段不过长者都可采用该手术。

该手术将相距肾门外约 2～3cm 处将肾盂环形完全切断，全部切除狭窄及发育不良的肾盂输尿管连接部，并包括相邻的输尿管狭窄部，再将正常输尿管的切端纵行劈成袖口状与肾盂做吻合。缝合关闭肾盂切口宜紧密，常需两层缝合，以附近脂肪组织覆盖。双"J"导管可用于成人或青少年。

6. 插管式输尿管切开术（Davis 术）　适用于输尿管狭窄段超过 1cm，如采用肾盂壁瓣成形，往往不可能修补扩大其管腔，如切除狭窄段后输尿管过短，又无法行肾盂输尿管再吻合者，则考虑应用切开狭窄段的一侧壁，在支架管指引下，期待撑开的缺损部经完全再生修复，获得正常管径。

手术是在暴露肾盂并游离出输尿管狭窄段全长，将狭窄的全长输尿管做纵行切开全层，两端达正常部位。插入 F8 硅胶支架管及肾造瘘管，用 5－0 SAS 线松松缝合输尿管切缘。用细线疏松地包绕支架管缝合输尿管切缘，几针即可。用腹膜后脂肪或大网膜拉过后腹膜包裹输尿管狭窄部，确切引流。支架管至少保留 6 周，拢管前应先做肾造影了解有无漏尿。

但因术后放置支架管时间长，手术效果不十分稳定，如能用其他手术解除梗阻者，不宜采用此手术。

7. 肾盏输尿管吻合术　肾内型肾盂的盂管连接部梗阻，因狭窄段被包埋在四周的肾实质内，或已施行过肾门以外的成形手术而失败，肾门区有较严重的粘连及纤维化，手术时机既不能等待，亦不可能施行其他类型的成形手术，也不能采用 Davis 技术，受压变薄的下极肾盏处的肾实质，经部分切除后，是肾盏与正常输尿管吻合的理想部位。

手术时要显露好肾门以下的肾脏及输尿管上段至正常区。按肾部分切除的方法，在肾下下极肾盏部位将最薄的一块肾实质切除，露出肾下盏。肾实质创面用丝线缝扎止血。切除肾门至正常段间狭窄而纤维变性的输尿管，肾盂切口缝合关闭。将输尿管上段纵行切开分成瓣状，与外露的肾下盏口行黏膜对黏膜吻合。放双"J"导管，4~6 周取出。

## 299

### 巨输尿管症如何分类？

根据 1976 年国际小儿泌尿外科会议，将巨输尿管症分为反流性、梗阻性、非反流非梗阻性三类。

1. 反流性巨输尿管症

（1）原发性反流性巨输尿管症　本症无明确的梗阻部位，其由于膀胱壁内输尿管太短、先天性输尿管旁憩室或其他输尿管膀胱连接部紊乱所致。

（2）继发性反流性巨输尿管症　指继发于下尿路梗阻的输尿管反流。常见的原因有：尿道瓣膜、神经性膀胱、外伤性尿道狭窄、输尿管膨出等。这类巨输尿管症的治疗应先处理原发病。

（3）输尿管反流合并狭窄　少部分输尿管反流病人同时合并狭窄。该类病多可归于原发性狭窄继发反流。梗阻是由于输尿管壁肌肉被破坏、输尿管口憩室等造成。反流往往是轻度的，且随年龄增长可自愈，但输尿管狭窄仍存在，对肾功能有危害。

2. 梗阻性巨输尿管症

（1）原发性梗阻性巨输尿管症　包括输尿管膀胱连接部以上部位的梗阻，输尿管狭窄、瓣膜、闭锁、异位输尿管开口及远端无蠕动功能输尿管。

（2）继发性梗阻性巨输尿管症　多见于尿道瓣膜、神经源膀胱、肿瘤、输尿管膨出等下尿路梗阻引起膀胱内压增高，膀胱壁或输尿管远端纤维化。

3. 非梗阻非反流性巨输尿管症

（1）原发性非梗阻非反流性巨输尿管症　表现为全长输尿管扩张，但无迂曲。病因不清，无解剖狭窄，亦无反流。

（2）继发性非梗阻非反流性巨输尿管症　输尿管扩张可继发于多尿，如糖尿病、尿崩症及强迫性多饮患者。

## 300

### 巨输尿管症如何进行手术治疗？

手术适应证：诊断后经观察，如症状不缓解，肾积水加重，合并结石；临床症状（主要是感染）反复发作，输尿管扩张加重，肾功能恶化；明确有输尿管梗阻者。

手术目的：抗输尿管反流，切除梗阻段输尿管。

手术方法：应用最多的是 Cohen 手术，横向膀胱黏膜下隧道输尿管膀胱再吻合。如输尿管过度扩张，需先做裁剪。因上段输尿管迂曲扩张可随梗阻解除而缓解，所以通常只裁剪远端输尿管。裁剪输尿管的方法有两种：①切除过多的输尿管壁后缝合，保留适当的管腔；②做扩张的输尿管折叠，该方法优点是保留输尿管血运，但有可能造成输尿管壁外膨出。

肾功能好而输尿管无蠕动的病例可用肠管替代输尿管全长。Swenson 主张对巨输尿管用回肠替代。其第一步是游离回肠段并裁剪周径至 1/4；第二步是切除巨输尿管，将已经游离的肠段上接肾盂、下接膀胱。

如巨输尿管侧肾脏已无功能，健侧肾功正常，或无法用药物控制的重度感染，则需行肾及全输尿管切除术。

## 301

### 尿道下裂矫形手术失败的原因是什么？如何进行预防？

尿道下裂是泌尿生殖系统常见的先天性疾病，在泌尿外科手术中已有 200 余种方法治疗尿道下裂，但无一种是十全十美的，术后并发症的发生率居高不下，失败率达 25%。最常见的并发症如下：①早期：尿道瘘、皮肤坏死、尿道外口狭窄；②晚期：尿道外口狭窄、阴茎痛性勃起、外形不美观、阴茎矫形不满意和尿道外口不在龟头正中位置等。

1. 血供不足　选做尿道成形术的皮瓣，若血供不足是术后新尿道坏死和纤维化的主要原因，同时往往伴随狭窄、皱缩（晚期出现痛性勃起）和尿道瘘。覆盖于新尿道的皮肤和皮下组织血供欠佳，也是产生瘘管、瘢痕和皱缩的原因。

尿道下裂矫形手术时，保持移植皮瓣的动脉血液，可明显减少上述并发症的发生率。阴茎背部皮下组织中有许多纵行血管供应阴茎皮肤，因此深及表皮皮下层横形切口，将使阴茎远侧皮肤的血运受到影响。

尿道重建时所选用的细长纵形条状皮瓣，术中需注意来自基底部和外侧皮下组织的血供，并保持皮瓣与皮下组织相连接的血管，以确保整个皮瓣的良好血运。

任何一种阴茎手术均会改变皮肤原有的血供类型，每一新切口也都可能造成局部皮肤的血供不足。

包皮矫形术后，包皮内板过长伸展，常使远侧包皮血供不足；手术过分游离，也可导致近侧包皮的血供障碍。在阴囊水平，血供来自侧方，取阴囊中间条状皮瓣作为重建术时，必须充分游离侧面阴囊皮肤，来最大限度地保证皮下血管对条状皮瓣的良好血运。当阴囊皮肤与海绵体分离后，Buck 筋膜上方的无血管区一直延伸到阴茎基底部。

2. 缝合技术不当　这是尿道下裂成形术失败的第二个主要原因。尿道成形术是一较精细的手术操作，也需轻巧和熟练，皮瓣应使用精巧的小镊子钳夹，缝合必须精确，用的缝合线要细，避免形成新尿道的皮瓣外翻，整形外科中一般不采用连续缝合方法，而用间断缝合，因连续缝合将使每一针间组织受挤压，造成切缘血供不足。

3. 感染　感染是尿道下裂术后失败的第三个原因，包括内源性（膀胱和尿道）和外源性感染。当感染尿液经过新的尿道时，可影响伤口的愈合，因此，术后要做尿流改道；行耻骨上高位膀胱造瘘（导管＞F16 号），避免因造瘘管位置低，刺激膀胱颈和三角区产生膀胱痉挛。为了防止感染，术前 3 日开始做每日外阴清洗，在手术日除用肥皂水和清水洗涤外阴外，还用 1∶1000 新洁尔灭（苯扎溴铵）溶液浸洗 10 分钟。术中要止血彻底，必要时创面下要做细硅管引流，以避免皮下积血和减少感染。如病人手术几天后有少量脓性分泌物从尿道口流出，应及时加以处理。方法是从会阴部向尿道口方向轻轻挤压使尿道内的分泌物尽量排出，然后从尿道口插入细硅管或塑料管，从管口向尿道内滴入少量庆大霉素或卡那霉素溶液，反复几次，一般几日后可控制脓性分泌物而避免感染。术后应用加压包扎，使伤口完全闭合，可防止外源性感染。有人用浸泡于白蜡油的纱布绷带（内有抗生素软膏）加压包扎，以防止伤口粘连。

4. 痛性勃起的矫形方法　尿道下裂矫形术主要目的是将弯曲的阴茎伸直。阴茎腹侧面的弯曲是由于球海绵体残留的纤维组织太短，并非完全由皮肤所造成，切除弯曲的纤维束带是尿道下裂矫形术的一个基本原则。手术时，尿道内插入导尿管，可减少切开尿道的危险性。首先用牵引线从龟头缝一针，将阴茎向上固定于下腹壁。在龟头和尿道口之间做一横形切口，锐性分离龟头和尿道口间的纤维带。尿道从海绵体游离后，完全切除向侧方伸展的纤维组织。

术后用止血带置于阴茎根部，用 25 号注射针向海绵体内注入生理盐水，造成人工勃起，了解是否有残留的纤维束带存在。

5. 远端尿道壁薄弱甚至呈透明状　应予以切除，并与有良好血运的海绵组织所围绕的尿道相吻合。

6. 防止尿道瘘的形成　术后尿道瘘是手术失败的重要原因。有报告显示可高达 55%。尿道瘘的发生与手术方法有一定的关系，一期手术高达 30%。Cecil、Denis Browne 及 Thiersch 手术分别为 17%、39% 及 50%。发生原因有：新形成的尿道或尿道口有狭窄、止血不彻底血肿形成、止血结扎线过多及切口感染等。为此，形成尿道的皮瓣越向远端越要宽些，防止尿道狭窄，电凝止血，止血要彻底，防止血肿形成。行 Denis Browne 手术时，必须将阴茎筋膜缝合起来。Culp 在缝合皮肤时，皮肤外垫以导尿管用褥式缝合。行 Cecil 手术时，形成尿道的皮肤瓣内翻缝合必须确实可靠，缝线不要穿透皮肤，以免细菌随着缝线进入切口内。

## 302

### 尿道下裂矫形手术失败后的处理方法有哪些?

尿道下裂之所以需要多次手术是因为：①术者经验不够；②选择Ⅱ期或多期手术；③手术不彻底，使用无血供或血供不足的纤维组织来治疗术后的并发症（如狭窄、尿瘘）；④未做耻骨上膀胱造瘘尿流改道术，治疗上述并发症引起感染；⑤不了解皮瓣血运情况下做重建手术。

尿道下裂病人情况虽略有不同，但手术失败的病例均有下列特点：①阴茎腹侧面皮肤和皮下组织内有坚硬的纤维组织，形成尿道纤维化，术后并发尿道狭窄、裂开和瘘管等；②以往手术纤维束带切除不够，残留的纤维组织引起痛性勃起和阴茎向侧面偏斜；③由于皮瓣的转向，改变了原来血管的纵形方向。因此第二次手术要根据上次手术缝线来了解皮瓣的新血供；④手术后阴茎可利用的皮肤不多；⑤阴茎弯曲的原因与过多的瘢痕有关，阴茎不对称、残留皮片和尿道外口偏位而不在龟头正中位置等使阴茎外形不美观。

由于每一例都各自有其特殊性，因此应该用不同的方法来治疗，外科医师应当掌握几种不同的手术方法，但基本原则是相同的。

1. 小的瘘管（<2 个）附近，如存在有生机的皮肤，可先将窦道周围皮肤充分游离，在无张力情况下，采用三层缝合法关闭瘘管，同时做耻骨上膀胱造瘘。若阴茎皮肤条件较差，可通过皮下隧道将阴囊皮瓣移至瘘管处进行修补。

2. 带有纤维化瘢痕的组织，不适用于任何类型尿道重建。按原来切口，在冠状沟下环形切开，沿 Buck 筋膜，阴茎皮肤游离至阴茎基底部，阴茎腹侧面所有纤维组织全部切除。做人工勃起试验，来验证纤维束带是否已被切除和阴茎弯曲有无纠正。

3. 如阴茎前方有可利用的多余皮肤，则可考虑横形包皮岛状皮瓣手术，但分离皮瓣的蒂部较为困难。有时包皮在阴茎一侧，不对称时，仍可按同一原则来重建新的尿道。

4. 大多数病例，残余的皮肤少且条件较差，阴茎取皮困难，可从上臂内侧、腹股沟或膀胱黏膜处取移植皮片重建尿道，但移植的皮片上，必须有血供良好的组织覆盖。有下列两种情况需注意：①切除纤维组织后，阴茎上需有足够的皮肤在无张力情况下覆盖阴茎；②无足够皮肤或皮肤质量不佳时，可取阴囊带蒂的纵形皮瓣，并向上移至阴茎腹侧，覆盖于新尿道上。

5. 极少数病例在远端尿道下裂修补失败后，可做经龟头尿道延长术。

应用游离皮片做尿道下裂修补手术，常见并发症（发生率 30%）的原因和解决方法有：①尿道口狭窄：可每日做尿道扩张，局部涂可的松软膏；若狭窄较短，可行尿道口狭窄整形手术，用龟头 V 形皮瓣与切开的狭窄尿道口作吻合；②新建尿道吻合口狭窄：首选治疗是尿道内切开术；③全尿道狭窄：应用带蒂阴囊皮瓣法；④尿瘘：治疗方法同上。

（陈照彦）

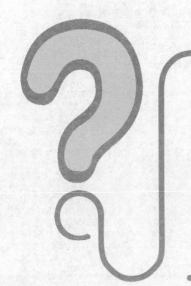

八、

肾癌、膀胱癌

## 303

### 保留肾组织的手术治疗肾癌的适应证有哪些？

近年来，由于影像学的发展，外科技术的进步，已有不少报道采用保存肾单位的手术，即肾部分切除术或肿瘤剜除术治疗早期或偶然发现的肾癌，取得满意的疗效，逐渐引起泌尿外科医生的重视。肾癌的保存肾单位手术（nephron sparing surgery，NSS）是指局部彻底切除肿瘤组织，并尽可能多地保留正常肾组织，其主要适应证是：双侧肾癌和孤立肾肾癌，后者可为先天性一肾缺如，对侧已手术切除或对侧因良性疾患已造成不可逆性肾功损害；另一适应证是对侧肾功能虽然尚可，存在潜在性威胁，如严重结石病、慢性肾盂肾炎、动脉狭窄、膀胱输尿管反流、糖尿病和肾硬化等。

保留肾组织手术可选择的适应证：对侧肾功能正常，肿瘤临床分期 $T_{1a}$，肿瘤直径 <4 厘米，且位于肾脏边缘、单发、无症状的肾癌患者。近来有人认为，临床分期 $T_{1b}$，肿瘤为 4~7 厘米也可行保留肾单位手术。

## 304

### 保留肾组织手术治疗肾癌的手术方法如何进行？

通常采用的手术切口为经 11 肋间或 12 肋下腹膜外腰背部切口，根据情况行肾上极或下极切除、肾段切除、大楔形切除或剜出术等。术中可暂时阻断肾动脉减少出血。为防止术后肾缺血损害，如肾动脉阻断时间超过 30 分钟，需行局部低温处理。如表面盖以冰水，可使阻断时间延长 3 小时而不出现永久性损害。肾动脉阻断前 6~10 分钟静脉滴注甘露醇，可防止术后肾功能减退。全身或局部应用抗凝药物预防血栓形成。如果部分集合系统被切除，使用可吸收线加以修补。残余肾组织创面可用周围脂肪、肌肉组织覆盖。有人主张，如肿瘤位于肾上极，应行肾上腺切除和肾上极淋巴结清扫。术中发现增大或可疑的淋巴结时，应活检并切除。

肿瘤剜除术延肿瘤周围切开肾实质，然后在肿瘤假包膜外完整剜出瘤体。成功施行此手术取决于假包膜的完整性，假包膜系被肿瘤压迫的肾实质所组成，它将瘤体和正常肾实质隔开。此法可将任何部位的肿瘤比较容易地剜出，最大限度地保存正常肾组织，3cm 以下的小肿瘤最适宜做剜出术，在术前很难了解肿瘤是否有假包膜，因此做剜出术时在假包膜外周同时切除一部分肾组织最为安全，以保证无残存癌灶。

近年来，腹腔镜和机器人腹腔镜技术应用越来越广，且日趋成熟，有损伤小、微创、恢复快等优点，有望替代开放性手术。

## 305

### 保留肾组织手术的注意事项和并发症有哪些?

1. 手术注意事项　手术前必须做 B 超、CT 和 MRI 等检查，排除肿瘤局部扩散或远处转移的可能性。选择性肾动脉造影很有价值，可清楚显示肾内血管的分布情况，进一步判明肿瘤部位及其与肾血管的关系，有助于指导手术径路的选择，从而减少出血并尽可能多地保留正常肾组织，肿瘤较大靠近肾脏中心者应做肾静脉造影，以了解肾内静脉是否有癌栓形成。

保存肾单位手术要求局部完全切除肿瘤而保留最大数量的肾实质。肾部分切除或肿瘤局部剜出后，肾切面应做多处冷冻切片检查，以证实无肿瘤组织残留。双侧肾癌，一般对肿瘤小、手术容易的一侧先行手术，6 周左右复查排泄性尿路造影和 CT，如证明手术满意，再做对侧保存肾单位手术或根治性肾切除术。

对于个别瘤体较大位于肾门的肾癌，有报道采用体外手术并做自体肾移植，但手术复杂、耗时，术后暂时性或永久性肾衰的危险性明显增加。

术后 1 个月左右复查血肌酐及肾盂排泄造影，以确定术后肾功能情况及残余肾组织形态。术后 6 个月复查 CT 和 B 超以排除局部肿瘤复发。如发现局部复发而无远处转移，则可根据具体情况再次行保存肾单位手术或肾切除术。

2. 保留肾组织手术的并发症　由于外科技术的进步，手术并发症已明显下降。孤立肾术后最严重的并发症是缺血性肾衰，但多为暂时性，往往需透析治疗。肾动、静脉栓塞常见于体外手术者。术后继发出血为常见并发症，常需再次手术，故手术中彻底止血至关重要。尿瘘常见于肾部分切除术后，如无输尿管梗阻，多可保守处理愈合。

## 306

### 保留肾组织手术的疗效和预后怎样?

据文献报道，保存肾单位手术治疗局限性肾癌的疗效甚佳。1968 年 Grabstald 等报道 NSS 的 5 年生存率为 77%（23/30）。Schiff 等对 62 例行 NSS 的患者做了平均长达 45.7 个月的随访，49 例（78%）无肿瘤复发征象，Marberger 等分析了 72 例行 NSS 的患者的 5 年存活率，单侧肾癌为 78%，双侧同时发生的肾癌为 48%。双侧不同时发生的肾癌为 38%。文献报道 60%～100% 的肾癌剜出术患者有 46～60 个月的存活期，且无局部复发。Zincke 等将肾部分切除术和根治性肾切除术做了比较，两组 5 年生存率相近，分别为 87% 和 93%。上述资料证明在选择性肾癌病例中，保存肾单位的手术是可取的。

保存肾单位手术后肿瘤局部复发可能是原发肿瘤切除不彻底，或可能为多中心肾癌，肾内其他病灶未检出。因此在术前要仔细检查是否为多中心肿瘤，并强调术后密切随访。

对于保存肾单位手术是有争议的，有人认为根治性肾切除后血液透析治疗亦可达到长期生存的疗效。

## 307

### 肾癌如何应用激素治疗？

自 20 世纪 60 年代以来，已注意到雌激素的应用可使男性发生肾癌，女性肾癌在绝经期发病者为男性的 1/4。故认为雌激素可能为肾癌的致癌物质。采用抗雌激素治疗成为肾癌治疗的一种方法，在 20 世纪 70 年代，激素治疗肾癌的报道较多，以孕酮及睾酮治疗效果最好，可达 50% 的疗效。黄体酮和雄性激素的疗效可能与激素受体的活性有关。黄体酮对转移性肾癌的客观缓解率为 16%，对男性和肺转移者缓解率较高些。黄体酮与皮质类固醇联合应用，使某些晚期肿瘤完全抑制。Satomi 等在 35 例 I ~ Ⅲa 期病人行根治性肾切除后应用安宫黄体酮，以后有 26% 发生转移，而对照组有 44% 发生转移。其他如雄激素、雌激素阻滞剂如三苯胺的治疗有效率均在 10% 以下。用法：黄体酮 100mg，每日 3 次口服。肠道外给药，每天 100mg。长效黄体酮每周 1 次，800mg。丙酸睾酮每天 100mg 肌注，或长效丙酸睾酮每周 1 次 400mg。激素治疗晚期肾癌的实际效应很小，有无必要使用值得进一步商榷。

## 308

### 常用的细胞因子有几种？在肾癌治疗中如何联合应用？

用于肾癌治疗的细胞因子包括干扰素（IFN）、白细胞介素 2（IL-2）和肿瘤坏死因子（TNF），均可通过基因工程大量获得，临床应用较广泛。

1. 白细胞介素 2（IL-2）　单独或配合 LAK 细胞的治疗。IL-2 不能直接作用于肿瘤细胞，其抗肿瘤原理是最大限度地兴奋免疫系统，诱导细胞毒 T 细胞，辅助 T 细胞及自然杀伤细胞（NK）和 LAK 细胞的增殖与活化。还可诱导其他细胞因子如 IL-1、IL-6、IL-8 和 TNF 的产生。LAK 细胞主要包括 IL-2 激活的 NK 细胞（约占外周血 LAK 活性的 85%）及少量的（约 15%）细胞毒 T 细胞。体外试验证明，LAK 细胞能溶解几乎所有自体和异体的新鲜肿瘤细胞，包括某些耐受 NK 细胞的肿瘤细胞。单用 IL-2 的总有效率一般为 14% ~ 15%，配合 LAK 细胞平均可提高到 25%。IL-2 的推荐剂量不统一。常用方案：①大剂量方案：IL-2（6.0 ~ 7.2）× $10^5$ IU/（kg·8h），第 1 ~ 5 天，第 15 ~ 19 天，15 分钟内静脉注射。间隔 9 天后重复 1 次；②小剂量方案 I：IL-2 2.5 × $10^5$ IU/kg，皮下注射，5d/w×1w，IL-2 1.25 ×

$10^5 IU/kg$，皮下注射，$5d/w \times 6w$，每 8 周为 1 周期；③小剂量方案 Ⅱ：$18 \times 10^6 IU/d$，皮下注射，$5d/w \times 8w$。

静脉大剂量注射 IL-2，可引起一系列毒性症状，包括寒战、发热、胃肠道症状、体液潴留，严重者可出现低血压、肝功能障碍，部分病人常因严重的毒副作用不得不放弃治疗。为减轻 IL-2 的毒副作用，有人建议用长期小剂量 IL-2 皮下注射的方法，可获得部分效果，尤其适用于干扰素治疗无效的病例；另外大剂量 IL-2 静脉治疗后再长期小剂量皮下注射在理论上具有保持已活化的 T 细胞功能的作用。皮下注射 IL-2 仅出现局部红斑和水肿的副作用。

2. 干扰素（IFN）　IFN 有 α、β、γ 三种类型，三者都各有其细胞受体，改变细胞分化及表型状态以干扰癌基因表达等作用；对免疫系统还有一系列作用；如活化细胞毒 T 细胞或巨噬细胞，提高 NK 细胞活性，诱导细胞表面 MHC Ⅰ和Ⅱ抗原的表达，使其更易被免疫系统识别。低剂量 IFN 有免疫加强作用，大剂量则有直接抑癌作用。

目前各种类型的干扰素均被使用于晚期肾癌的治疗。早期的研究中，有效率达 20% 以上，可能与早期使用的干扰素不够纯，含有其他细胞因子有关。

各种干扰素的推荐剂量为 $5 \sim 10mU/m^2$，每周 3 次以上，尚无证据表明更大剂量可获得更好的结果。干扰素主要的副作用包括发热、肌肉疼痛和流感样症状。在开始应用时症状约持续 2 周。目前认为单用 IFNα-2b 效果最好，其他干扰素或两种以上联合应用未获得更好的结果。

干扰素结合化疗药物长春碱可提高效率至 20%，但产生的毒副作用更明显；一组前瞻性随机试验治疗 178 例病人，IFNα-2a18mU 肌内注射，每周 3 次，与同剂量的 IFN 加长春碱（0.1mg/kg）静脉注射，每 3 周 1 次比较，有效率由 11% 提高至 24%。

3. 肿瘤坏死因子（TNF）　TNF 以其对肿瘤的细胞毒效应而命名，可分为由活化巨噬细胞产生的 TNF-α 和激活 TH 细胞产生的 TNF-β 两类。TNF 为多功能细胞因子，具有直接杀伤和抑制癌细胞增殖的作用。可诱发炎性反应，诱导其他炎症性细胞因子如 IL-1 和 IL-6 的产生，并诱导 MHC 亚类分子的表达。

TNF 的主要毒性作用，包括低血压，全身症状如发热、寒战、疲劳和厌食，肝功改变和白细胞增多。单用 TNF 治疗各种肿瘤的总有效率不足 5%。与其他细胞因子联合治疗肾癌的效果也不理想，而毒副作用却明显加重。有人提出 TNF 疗效差的原因可能与肾癌细胞对 TNF 具有耐受作用有关。

4. 肾癌的细胞因子联合治疗　体外试验提示，各种类型的 IFN 与 IL-2 均具有协同刺激 NK 细胞活性和增加 IL-2 及其表达的作用。临床前期的动物模型试验亦证明 IL-2 和 IFN-β 的协同作用。Pittman 等总结 333 例 IL-2 联合 INF 治疗肾癌的效果，平均总有效率 18%，比单用 IL-2 或 IFN 者有所提高，而且病人更易耐受治疗期间的毒性反应。常用的方法为 IL-2 和 IFN 交替使用，每日 1 次，3 个月 1 个疗程。间隔 2 个月再行下一疗程治疗。其他联合治疗方法还可将细胞因子配合化疗药物（如 5-Fu、MMC 等），多种细胞因子配合 LAK 细胞或放疗，总有效率可提高至 20% 以上。

309

## 过继免疫疗法如何治疗肾癌？

肾癌在确诊时 30% 患者已有远处转移，这些患者对化疗、放疗、激素治疗效果差。免疫方法为晚期肾癌开辟了新途径，其中免疫活细胞的过继免疫疗法（adoptive immunotherapy，AIT）最引人注目。1987 年 Rosenberg 首次应用 LAK 细胞 + 白介素 2（IL-2）治疗晚期肾癌，将有效率提高到 35%。以后，许多学者开展了肾癌的过继免疫治疗。目前常用的方法有两种：

1. LAK + IL-2  淋巴因子激活性杀伤细胞（lymphokine-activated killer，LAK）的来源可分为自体和异体两种。制备自体 LAK 细胞时，用血细胞分离器单采患者的白细胞，在采血前 5 天静脉注射 IL-2，可提高白细胞产率。制备异体 LAK 细胞，可单采正常人外周血白细胞，并用淋巴细胞分层液密度梯度离心制成外周血单个核细胞，然后在含有 IL-2 的培养液中，体外培养。3~5 天培养后即可回输，异体 LAK 细胞一般在体外培养增殖至 $10^9$ 个/毫升以上再回输。LAK 细胞具有广谱的抗肿瘤活性，可溶解多种肿瘤细胞。其抗肿瘤作用与 NK 细胞和细胞毒性 T 淋巴细胞有所不同。LAK 细胞直接浸润肿瘤团块并紧密黏附于肿瘤，造成肿瘤细胞的坏死。用法：在治疗开始的第 1~5 天，静脉内大剂量给予 IL-2 [$6 \times 10^6$ IU/$(m^2 \cdot d)$]，目的是诱导患者外周血中淋巴细胞反跳性增多，以提高随后白细胞单采的产率，第 6 天休息，第 7~9 天单采白细胞。细胞在体外培养后，于第 12、13、14 天回输给患者，在开始输入 LAK 细胞的同时给予 IL-2 维持刺激。

LAK + IL-2 治疗过程中的毒副作用主要由 IL-2 引起。常见的有寒战、发热、低血压、头痛、虚弱、精神抑制、水肿、白细胞减少、肝功能异常、呼吸困难等。

2. IL-2 + TIL  肿瘤浸润淋巴细胞（tumorinfiltrating lymphocyte，TIL）是一种浸润到实体瘤中的淋巴细胞，实验表明其抗肿瘤活性较 NK 细胞强 50~100 倍，被誉为继 LAK 细胞之后第二代抗肿瘤效应细胞。TIL 在体外经过一段时间培养细胞增殖达 $10^9$ 个/毫升数量级即可用于输注。Saito 报道 1 例肾癌术后胸膜癌转移引起大量胸腔积液患者，提取胸腔积液中的 TIL，加入 IL-2 培养后注入胸腔内，胸腔积液逐渐减少，抽出胸腔积液检查肿瘤细胞消失。TIL 治疗目前仍处于试验阶段。

TIL + IL-2 治疗过程中的毒副作用与 LAK 细胞相似，绝大多数为 IL-2 的毒副作用。

最近，又有一种过继免疫疗法问世，即用自体细胞因子（以 IL-1 为主）和 OKT3 抗体刺激后的 T 细胞，称为自体淋巴细胞治疗（ALT），据 300 例肾癌临床应用效果表明总有效率为 20%，并可提高生存率。目前，正进行深入研究。

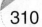

## 310

### 何谓肾癌的基因治疗？

伴随基因重组技术发展而出现的基因治疗已成为继手术、放疗、化疗和免疫治疗之后的第五种肿瘤治疗方法。通常认为，基因治疗和免疫治疗都属于生物治疗范畴。肿瘤基因治疗仍无一致分类方法，有时被分为直接法和间接法两种。直接法的目的就是改变那些引起正常细胞恶性变和维持恶性细胞生长的基因，如切换癌基因和添加缺失的抑癌基因。间接法指以导入基因表达为中介来刺激宿主抗肿瘤免疫反应，抑制肿瘤血管生成或增加肿瘤细胞对化疗药物的敏感性，以达到控制肿瘤细胞生长的目的。以增加癌细胞对化疗药物的敏感性为目的的基因治疗又称为基因指导下的药物酶前体治疗（G-DEPT）。到目前为止，肿瘤的基因治疗尚处于实验阶段。

## 311

### 肾错构瘤有何临床特征？

肾错构瘤又称肾血管平滑肌脂肪瘤（Angiomyolipoma，AML），是较常见的肾脏良性肿瘤。由血管、脂肪及平滑肌组成。临床上分两种类型：①伴结节性硬化型：是常染色体显性遗传的家族性疾病，80%的病人脸部有蝴蝶状皮质腺瘤，其他器官如脑、眼、心、肺亦有病变。大脑发育迟缓，智力差，有癫痫发作。多见于青少年，早期肾功能不受影响，晚期受影响者也极少见。75%患者在20岁前死于神经系统并发症。此类错构瘤多为双侧，多发，肿瘤较小。②不伴结节硬化型：多为单侧孤立肿瘤，肿瘤较大，80%为女性，出现症状在20～50岁，40岁以后占多数，我国的文献报道绝大多数肾错构瘤患者为此类病人。

临床表现：疼痛多为腰或腹部间歇性疼痛或隐痛不适，常由于肿瘤内出血所致，可引起突发性剧痛。肿瘤组织内发育畸形和血管壁缺乏内弹力层是出血的病理基础。部分肿瘤较大者，可在腰腹部触及包块，包块中等硬度，界限清楚，表面光滑，有弹性感。其次常见的为出血，可为镜下血尿或肉眼血尿。肿瘤向肾盂肾盏破裂可引起大量肉眼血尿，常因自发或受轻微外力而破裂出血，严重者可致休克。错构瘤含有丰富的血管，表现为螺旋状血管网和血窦，血管壁厚薄不均、扭曲，特别是中等或较大动脉内没有或缺乏弹力纤维。由于血管壁脆弱、僵硬及缺乏弹力纤维而容易破裂出血。其他尚可有发热、高血压、贫血、尿路感染、恶心、呕吐和肾衰等。

临床表现与肿瘤大小密切相关。Oesterling等报道253例错构瘤，肿瘤大于4cm组82%有症状，而小于4cm组仅23%有症状。

## 312

### 肾错构瘤在 B 超和 CT 上有哪些表现？

对有家族史并有多发性结节硬化症、双侧肾占位病变者，诊断并不困难。但对单侧巨大肿瘤不并发结节硬化者，以往很难与肾癌鉴别。近年来由于 B 超、CT 的临床应用，大大提高了错构瘤的术前诊断水平。

1. B 超　肾错构瘤由脂肪、血管、平滑肌组织组成，超声回声密度不均，实质内丰富的脂肪组织与其周围组织间声阻差大，声束在声阻差大的物质间产生强回声反射，与肾实质相比，肾错构瘤表现更密集而均匀的强回声团。这种强回声团是肾错构瘤的特征性表现。但有时肾癌，肾海绵状血管瘤，畸胎瘤亦有强回声表现。肾错构瘤偶然可显示混合性低回声。

2. CT 检查　CT 显示脂肪比超声更敏感，绝大多数肾错构瘤含脂肪组织，CT 显示脂肪组织为极低密度值，如肿瘤有一区域 CT 值 ≤ − 10H 则可认为存在脂肪组织，一般肾癌不含脂肪组织，可与之鉴别。肿瘤内出血时，血肿可掩盖脂肪组织的 CT 特征。可与 B 超检查结合做出正确诊断。

肾错构瘤 B 超及 CT 的诊断依据：①CT 示肿瘤为典型脂肪密度和软组织密度的多房分隔肿块；②CT 示肿瘤内有脂肪密度的区域小，B 超为强回声尖团或混合回声尖团，肿块边缘清；③CT 示肿瘤为软组织密度，但 CT 值不等，B 超表现为强回声尖团，肿块边缘清。

## 313

### 肾错构瘤的治疗方法有哪些？

肾错构瘤属良性肿瘤，切除后不易复发，无远处转移，但可自发破裂，破坏邻近组织，因此，应根据不同情况分别对待。具体治疗方法有：

1. 随访观察　①双侧病变、有结节硬化症者，肾功能正常或轻度受损，如症状不明显，应行 B 超或 CT 密切随访；②肿瘤 >4cm 无症状者，宜半年 1 次 B 超或 CT 随访；③肿瘤小于 4cm 无症状者可 1 年 1 次 B 超或 CT 随访；④肿瘤 <4cm，有症状但可迅速缓解者，可暂行 B 超或 CT 随访。

2. 超选择动脉栓塞术、肿瘤剜除术或肾部分切除术　适应证：①肿瘤 >4cm，症状明显者；②肿瘤 <4cm，症状持续难以缓解者。手术中应尽量保留正常肾组织。

3. 肾切除术　指征：单侧巨大肿瘤，症状重，肾功能严重损害并发大出血，对侧无肿瘤或无其他病变者。邻近组织及淋巴结受累者应将受累部位组织及淋巴结一并切除，以免残余肿瘤复发。

肿瘤生长迅速，有钙化或术前不能与肾癌鉴别者应手术探查。

## 314

### 肾癌患者的全身症状有哪些？

肾细胞癌是起源于肾实质上皮的恶性肿瘤，其生长于深部肾实质，部位隐蔽，不易被发现，至出现血尿、肿物、疼痛三大典型症状时，已属晚期，因而5年治愈率低。肾细胞癌具有复杂的内分泌功能，可因各种激素不同而表现许多肾外症状和特殊体征，虽然这些全身性、中毒性和内分泌性的作用是非特异性的，并可拟似其他疾病，但约30%的病人首先有许多混合的表现，因而是有价值的线索，并且可能是影响预后的重要因素。

1. 发热　发热极为常见，有人主张将发热和血尿、疼痛、肿块放在一起称为"四联征"。多数为37～38℃的低热，个别可达39℃以上。为持续或间歇出现，亦有因高热就医而发现为肾癌所致的，手术切除肾癌，体温即可恢复正常。临床上任何原因不明的发热，应排除肾癌引起的可能性。以往认为发热是肿瘤内部出血、坏死引起，近年证明肾癌组织内有致热原。

2. 血沉快　大约半数左右肾癌患者血沉快于正常人，为非特异性，目前尚未发现血沉快与肿瘤细胞类型、血清蛋白的关系。但肾癌存在发热和血沉快者，应注意是否有转移灶，多数预后不良，应引起重视。

3. 贫血　肾癌患者1/3～1/2有贫血，血尿可以是贫血的原因，但临床上也常见无血尿，肾癌患者有贫血，有人将贫血、发热和"高亲血色蛋白血症"作为肾癌三联征。曾有人认为肾癌贫血是由于血管内溶血所致，而肾癌没有血管内溶血的指标"低亲血色蛋白血症"，因此溶血不是肾癌贫血的主要原因。肾癌的贫血和慢性炎症相似，其血清铁和血清内转铁球蛋白水平降低，而骨髓内网状内皮巨噬细胞内铁升高。亦有报告肾癌及其转移灶内含铁血黄素沉着很多，所以贫血是因为铁进入癌细胞内，中毒性溶血，造血功能抑制或骨髓转移所致。贫血亦可为血沉快的原因。

4. 肝功能异常　肾癌患者中大约15%～20%有肝功能异常，并不一定是肝脏有转移癌。表现为肝脾增大，磺溴肽钠试验异常，低凝血酶原血症，碱性磷酸酶升高，$\alpha_2$球蛋白升高等。这些改变可以在肾癌切除后恢复，但很少生存5年。

血碱性磷酸酶升高在肾癌中约占10%，曾认为是肿瘤细胞异位产生，但未找到肿瘤特异的同工酶，$\alpha_2$球蛋白异常在肾癌较常见，手术切除肾癌后如仍持续或消失后再出现都是预后不良的表现。

5. 免疫系统改变　肾癌时可伴有神经病变、肌肉病变、淀粉样变和血管炎。肾癌和其他肿瘤一样可能发生神经肌肉病变，有报告肾癌并发双侧膈肌麻痹而并不伴有胸腔内病变。淀粉样变占肾癌的5%以下。近期有报告肾癌伴血管炎的病例，被认为是癌旁综合征之一。

这些改变是肿瘤的免疫反应。

6. 食欲缺乏、胃肠道症状和消瘦无力　约占肾癌患者的 1/3，可能是由于肿瘤产生的代谢产物影响中枢神经系统对食欲的影响或因肿瘤侵袭腹腔内的脏器所致。

7. 同侧精索静脉曲张　肾癌时可由于肾静脉内有癌栓或肿瘤压迫，出现同侧精索静脉曲张。其特点为突然出现的阴囊内精索静脉曲张，平卧后不消失。

### 315

### 肾癌所致内分泌激素异常的症状有哪些？

1. 高血压　肾细胞癌并发高血压的发病率在 20%~40%。由于肾癌主要见于 40 岁以上患者，而中老年患者伴高血压者并不少见，所以肾癌引起的高血压必须是肾癌切除以后血压下降的方可列入。原因认为与肿瘤压迫肾周组织缺血、肿瘤内动静脉短路以及肿瘤产生的肾素高于正常组织有关，亦有推测肾癌可产生一种升压物质。Sufrin 等在 1971~1974 年间曾对 57 例肾癌患者于手术前后做了肾素活性测定的研究，肾素值的升高率为 37%，但并非皆有高血压。肾素值升高者肿瘤恶性度大，组织相多属混合型，且多有局部转移，较正常值组的预后差。手术后升高的肾素值都有明显下降。

2. 红细胞增多症　很多腺体的肿瘤可使红细胞增多。肾癌的红细胞增多症发病率为 1.3%~4.4%。表现为红细胞比容超过 50%，血红蛋白 >155g/L，但白细胞及血小板并不增多。一般认为肾癌的红细胞增多症是由于肾癌时动静脉短路和氧不足，致肾组织缺氧产生一种活性酶激活血浆内所固有的促红细胞生成素原而产生大量促红细胞生成素。近年的研究证明，肾实质的单磷酸腺苷与环磷腺苷系统对红细胞生成素的产生具有极重要的作用，肾皮质缺氧致使肾皮质内环磷腺苷的浓度增加，刺激肾蛋白激活酶使肾的红细胞生成的因素活化，进而作用于血浆中的基质而产生大量的促红细胞生成素，再作用于骨髓而使红细胞增多。另外在肾癌提取液中有高浓度的促红细胞生成因子，肾癌切除后如再度出现红细胞增多症是预后不良的征兆。

3. 高血钙　肾癌可伴有高血钙，在 1970 年 Buckle 等测定癌肿的肾动、静脉血中甲状旁腺素的含量及两者之间的差值为 1.93，证明肾癌细胞可合成甲状旁腺素，并释放到血中影响钙在血中的水平。近年来有报告肾癌与甲状旁腺癌共存的病例，推想肾癌可分泌刺激甲状旁腺激素的物质而引起甲状旁腺增殖性改变，继而使血钙升高。另外前列腺素 E 和 F 类物质，在肾癌肝转移灶中浓度很高，可能是肾癌发生高血钙的另一原因。肾癌引起的高血钙可能在应用前列腺素强抑制剂消炎痛（吲哚美辛）后下降。

4. 性征异常　肾癌细胞可产生异位绒毛膜促性腺激素，男性表现为乳房发育、女性化或性欲丧失。女性可长胡须、闭经。

5. 糖代谢紊乱　1971 年 Gleeson 等报告了肾癌细胞分泌肠高血糖素。手术切除肾癌后可恢复正常。此外肾癌细胞也可分泌胰岛素样活性物质，引起低血糖。

6. 库欣综合征　肾癌细胞分泌促皮质激素文献中已有多次报道。Rigg 等 1961 年复习 232 例库欣综合征病例中，有 3 例为肾细胞癌。此类病人发病初无肾癌症状及体征，而显示肾上腺皮质功能亢进改变，但症状、体征多不典型，待病程后期始能发现肾癌。肿瘤分泌的大量促皮质激素可刺激双侧肾上腺增殖肥大，当原发肾癌切除后，肾上腺皮质功能亢进征可缓解或消失。肾上腺一般不需切除。

7. 低血压　前列腺素 A 为强血管扩张剂，认为是一种降压的内分泌激素，肾癌细胞亦有分泌此种内分泌激素而显示降压作用者。有个案报道高血压患者在罹患肾癌后前列腺素 A 升高，血压下降，而在肾癌切除后前列腺素 A 剧烈下降，血压重新升高。

8. 尿多胺升高　尿多胺如腐肉素、精氨素、精素在肾癌时 80% ~ 90% 升高，肾癌切除后下降。

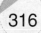

### 316

## 肾癌合并静脉癌栓如何诊断？

肾癌是最常见的肾脏实质性恶性肿瘤，除侵袭邻近脂肪肌肉组织外，还具有向静脉内扩散形成癌栓的特性。癌栓可以延伸进入肾静脉、下腔静脉，甚至达到右心房。文献报道，约 22.3% ~ 27.0% 的肾癌病人肿瘤扩散到静脉形成癌栓。其中肾静脉内形成癌栓者占肾癌病人的 12% ~ 19%，侵袭下腔静脉的约 3% ~ 10%，而达右心房者约为 0.3% ~ 1.0%，85% 的癌栓发生在右侧肾癌，这可能与右侧肾静脉较短有关。肿瘤在腔静脉内的生长和延伸常可导致病人突然死亡或弥漫性转移播散。

肾癌的静脉癌栓的诊断，长期以来都是通过临床症状和腔静脉造影来确立的，大部分病人的癌栓不阻断腔静脉血液或有充足的侧支循环，只有 1% ~ 25% 的病人出现腔静脉受阻的症状。可表现为下肢静脉曲张、蛋白尿、足背水肿、腹壁浅静脉怒张。如出现上述症状，排泄性尿路造影发现患肾不显影，肿瘤位于肾中心部位，肿瘤大于正常肾脏一半时应疑有静脉栓塞的可能。下腔静脉造影可以了解下腔静脉阻塞后的侧支循环情况，证实癌栓的存在。多年来一直是诊断下腔静脉癌栓的主要方法，但它具有损伤性，而且常因血流的影响、造影剂不足和技术不当等而出现较高的假阳性。

随着现代影像学技术的发展，诊断静脉内癌栓已不困难，超声波、CT、MRI 都是很好的检查手段，而且具有无损伤的特点。

1. B 超　Webe 研究发现，超声能准确诊断肾癌的腔静脉的癌栓。当显示下腔静脉内散在回声结节、局限性或普遍扩张、弥漫性小回声时提示有癌栓可能。但只有 36% 的病人能看清整个肾静脉以上的腔静脉，43% 的病人能看清肝后腔静脉，21% 的病人因为肠道气体或病人肥胖等原因不能得到正确诊断。尽管如此，超声检查因其价廉、准确、无损伤仍为首选的检查方法。

2. CT　亦可较准确地发现静脉内癌栓，表现为静脉增粗或局部呈梭形膨隆，密度不均，异常增高或降低，密度改变与肿瘤组织相同，增强扫描静脉内见充盈缺损。静脉增粗的标准：肾静脉 >0.5cm，上腹部下腔静脉 >2.7cm，扫描中未见到肾静脉按阴性诊断。CT 对癌栓远端定位不能准确显示。对部分未造成静脉扩张的小癌栓可出现假阴性。

3. MRI　能清晰地显示癌栓及其程度，准确率达 65%～100%。血流在 MRI 表现为低信号或无信号，而癌栓在血管腔内低信号中显示出相对高的信号，同时 MRI 可以从多层面、多角度显示肿瘤及癌栓的大小，延伸程度，并通过稳态梯度回波采集成像技术可以区别栓子的性质是癌组织还是血栓，且对局部淋巴结和可能的骨或软组织转移提供信息。所以，MRI 被认为是目前诊断肾癌静脉内癌栓的最好方法。

## 317

### 肾癌合并静脉癌栓的分型有哪些？

肾癌的静脉癌栓可以出现在肾静脉至右心房的广泛区域，适当的分型有助于诊断和指导治疗。

1. 膈下型　发生率为 70%，按其癌栓所在部位分为：①肾静脉型（Ⅰ型）：癌栓小于 2cm，位于肾静脉内；②肝下型（Ⅱ型）：癌栓大于 2cm、起始于肾静脉开口处，位于肝静脉以下的腔静脉内。肾静脉型和肝下型的癌栓发生率为 59%；③肝内型：癌栓在肝内下腔静脉膈肌以下，约占 11%。

2. 膈上型　发生率为 30%，按其癌栓所在部位又分为：①肝上型（心包内型）：发生率为 11%；②右心房型：发生率为 19%。

有人根据癌栓延伸的高度将其分为三型：①肾型：癌栓延伸到肾静脉上 3cm 以内；②肝下型：癌栓已超出肾静脉 3cm 至肝静脉以下；③肝上型：癌栓上界超过肝静脉水平。

## 318

### 肾癌合并静脉癌栓如何进行手术治疗？

肾癌合并静脉癌栓目前最有效的治疗方法仍然是通过手术取出癌栓，对于没有淋巴转移和远处扩散的病人，应采取积极的外科处理，否则病人将在几个月内突然死亡或造成扩散。在行肾癌根治术的同时切除肾静脉内癌栓或取出腔静脉内癌栓，或行右心房切开术取出癌栓。手术成功率可达 75%～100%，手术死亡率为 7%。

1. 切口选择　胸腹联合切口或经腹正中切口。Clayman 认为腹正中切口优于胸腹联合切口，可避免从侧腹部充血的表浅侧支和肋间静脉的出血。仰卧位经腹途径的失血量仅为胸腹联合切口的一半，而且对转移病变可预先做腹部探查。必要时可向上切开胸骨入胸。

2. 静脉癌栓的摘除方法　在接受根治性肾切除的同时，应摘除肾静脉内癌栓或取出腔静脉内或右心房内癌栓，手术方式则根据静脉内癌栓的部位和范围确定。术中预防肺栓塞的措施是在癌栓近端阻断腔静脉，癌栓的全部切除和血管的完全控制是手术的关键。

（1）肾静脉癌栓的处理（肾静脉型）　在不阻断对侧肾血管和腔静脉血流的情况下，使用 Satinsky 钳钳夹腔静脉后，在肾静脉的水平面切开腔静脉壁，取出癌栓，连同肿瘤肾脏、肾脂肪囊和肾上腺一并完整取出。缝合腔静脉，然后行局部淋巴结清扫术或扩大淋巴结清扫术。

（2）癌栓延伸至肝下腔静脉的处理（肝下型）　先游离腔静脉近、远端和对侧血管，在癌栓的上方肝静脉水平面以下癌栓下方使用 Rummel 止血带分别阻断腔静脉近、远端血流，腰静脉血流以及对侧肾血管。紧接着行腔静脉切开术，仔细剥离附着于腔静脉壁的血栓，将癌栓全部取出后缝合静脉，恢复血流。

（3）癌栓扩展到肝内腔静脉的处理（肝内型）　肝内型癌栓手术难度较大，且危险性增大，需行胸腹联合切口。首先游离大血管后，使用 Rummel 止血带分别阻断膈肌上方的腔静脉、远端腔静脉、肝静脉、门静脉、肠系膜上、下静脉以及对侧肾血管的血流，随后行腔静脉切开将癌栓完整取出，缝合腔静脉后恢复血流。必要时使用血管旁路技术，在中断或不中断循环的情况下施行手术。

（4）膈肌以上腔静脉内癌栓和右心房癌栓的处理（心包内型、右心房型）　最安全的措施是经胸腹联合切口，使用体外循环技术，在中断或不中断循环的情况下进行手术。近年来，常联合应用心、肺旁路低温体外循环技术，可提高手术的安全性，减少术中大出血、心血管意外、癌细胞扩散和肺栓塞等可能出现的并发症。有学者认为，使用静脉旁路系统或腔静脉 – 右心房旁路可以避免由中断循环和低温体外循环所导致的危险以及并发症。一旦需要可迅速地转换成心肺旁路低温体外循环。

（5）癌栓侵袭腔静脉壁的处理　癌栓侵袭腔静脉壁者约占下腔静脉癌栓的 12.9%～28.5%。如果癌栓侵袭膈上腔静脉壁和心房壁，常难以手术切除；如果癌栓侵袭膈下腔静脉，可以通过下腔静脉壁部分切除或下腔静脉部分切除来治疗。多年来一直采用这种手术来达到完全性的肿瘤切除。

下腔静脉部分切除的主要问题是对侧肾静脉的处理。虽然肾静脉的侧支循环较多，但也存在个体差异，而且左右侧差别较大，左侧有 7 条侧支静脉，分别是肾上腺静脉、精索内静脉（卵巢静脉）、输尿管静脉、膈下静脉、腰静脉、肾包囊静脉和腰升静脉；而右侧却只有不定的精索内静脉（卵巢静脉），小的输尿管静脉和肾包囊静脉。在肾静脉远端结扎肾静脉时，左侧一般不会出现肾静脉回流问题，而右侧将可能出现循环障碍，所以在阻断对侧肾静脉切除下腔静脉受累部分前应做两个试验来了解对侧静脉的侧支循环情况。第一个试验是阻断癌栓上端腔静脉后，测量对侧肾静脉近端压力，正常应小于 5.33kPa（40mmHg）。第二个试验是阻断患肾动脉，静脉内注射 5ml 靛胭脂，几分钟内应出现蓝色尿液。如果通过试验发现对侧肾静脉侧支循环不良，应选择下列方法之一来处理：①将未受累的肾静脉直接或间接吻合到门静脉或肾静脉以上的腔静脉上；②自体肾移植保留健肾；③腔静脉重建和替代：重建材料可分三类：a. 自体材料：如颈内或髂内静脉，用下段腔静脉代替中段腔静脉、大隐静脉（纵轴剪开，螺旋状盘旋缝合，即可将长度转化为希望大小的口径）、心包膜等。b. 异体主动脉。c. 合成材料：早年曾用 Dacron、Teflon 血管，近年公认 Goretex 的膨体聚四氯乙烯血管效果最好。加做短期的股动、静脉瘘可增加腔静脉内的压力和流量，提高远期通畅率。一般来讲自体材料好，不易感染，栓塞率也低。

## 319

### 肾癌合并静脉癌栓的预后如何？

预后与多种因素有关，包括肿瘤的病程、分期及肾周脂肪、腔静脉壁浸润和淋巴结远处转移等情况。癌栓除肝上型或已达右心房者尚无长期存活报道外，对预后影响不大。有报道无局部淋巴结或远处转移的癌栓，没侵袭腔静脉壁的，癌栓取出后 5 年生存率为 69%，侵袭腔静脉壁的 5 年生存率 26%。预后不良的原因除局部或远处转移的因素外，尚有与腔静脉癌栓的类型，癌栓是否侵袭腔静脉壁，以及术中、术后的并发症等因素有关。此外，腔静脉内癌栓切除是否完全都会直接影响患者的生存。总之，肾癌合并静脉内癌栓存在时，应尽早明确诊断，确定癌栓类型、范围和大小，以选择适当的手术方案，积极予以手术切除或摘除，最大限度地提高肾癌患者的生存率。

## 320

### 肾动脉栓塞术在肾癌治疗中的适应证有哪些？

自 1969 年 Lalli 首先进行肾动脉栓塞的实验研究以来，肾动脉栓塞术已广泛应用于肾出血、肾肿瘤、肾血管性疾患、同种异体肾移植术后不易控制的恶性高血压等临床病变。由于肾内动脉没有吻合交通的终末动脉，因此，肾脏是最适于做动脉栓塞的脏器。

选择性肾动脉造影的同时，将肿瘤的动脉主干栓塞，已成为肾细胞癌有效的辅助疗法。其主要适应证如下：

1. 根治性肾切除术前栓塞　根治性肾切除术前肾动脉栓塞，可使肿瘤表面，肾周围怒张的血管回缩、瘤体缩小、界限清晰，减少了术中出血和手术危险性。对于肿瘤位于肾门区，肾蒂处理有困难者尤为适用。手术时便于预先结扎肾静脉，防止了癌栓进入腔静脉，减少癌细胞播散的机会。

巨大肿瘤经栓塞后，瘤体可明显缩小，不但便于手术操作，而且增加了手术切除率。不能施行肾癌根治性肾切除者，有控制血尿、减轻疼痛、制止发热等作用，且肿瘤缩小后有再次手术切除的可能。

2. **晚期肾癌的姑息性栓塞** 适用于已有广泛转移或肿瘤已侵袭周围组织，或合并有全身其他器官的严重疾患，不适用于手术治疗者，可做姑息性肾动脉栓塞术，可控制症状，抑制肿瘤生长，改善机体一般情况。不少学者观察到，肾动脉栓塞后：①肿瘤坏死明显，肿瘤周围有大量淋巴细胞浸润，纤维被膜形成；②周围血中 T 淋巴细胞计数和 IgM 明显增多；③部分病例出现转移灶的稳定、缓解、缩小，甚至消失。提示栓塞后可能由于肿瘤缺血、缺氧、坏死，直接或间接由释放的某种物质刺激了机体的免疫反应，使免疫系统激活，从而增强机体的自身抗肿瘤的能力。肾动脉栓塞后，亦可消除由于内分泌激素异常出现的征象。

## 321

### 肾动脉栓塞材料如何选择?

一般认为，肾动脉栓塞的材料应具备以下条件：①容易通过导管；②快速而安全地堵塞血管；③能黏附于血管内膜；④不透 X 线；⑤无局部或全身毒性反应。

目前常用的栓塞材料有以下五大类：

1. **患者自身组织** 具有非抗原性、无刺激、栓塞后反应小、取材容易等优点。常用的有血凝块，脂肪和肌肉组织等。注入的血凝块常在数小时或 2～3 天后溶解，血管再通。因而适用于保留肾功能的暂时性栓塞。脂肪和肌肉组织栓塞后，血管再通时间延长，但制成能通过导管的小颗粒比较困难，应用不甚方便。

2. **医用明胶海绵** 亦是非抗原性物质。切成 2～3mm 碎片，混悬于造影剂或自身血液后成为胶状。易于注入，无刺激性。其在肾动脉吸收的时间长达 21～45 天。此时动、静脉内已形成大量栓子，因而可作为永久性栓塞剂。

3. **化学栓塞剂** 常用的有硅酮制剂、聚乙烯醇制剂和异丁烷-2-氰丙烯酸盐（IBC）等。后者为低黏稠度的液体，与葡萄糖混合，通过导管注入血液接触后立即凝固，易堵塞导管。能强有力的栓塞肿瘤毛细血管平面的血管床，在体内不被吸收。使用时加入适量造影剂或钽粉，便于在 X 线屏幕下观察。

4. **硅橡胶制剂** 上海华山医院采用硅橡胶制剂，由 α-ω 羟基聚二甲基硅氧烷（基料）和辛酸亚锡（催化剂）两部分组成，无毒，无抗原性。使用时每 5ml 基料加入 0.04～0.05ml 催化剂，在 3～4 分钟内凝固，流入静脉的机会少，可永久性地栓塞肿瘤，效果良好。

5. **无水乙醇** 近年来，应用无水乙醇作为栓塞剂的报道较多，与其他栓塞剂比无水乙醇有以下优点：为消毒剂，利用方便；为非黏稠液体，可通过最小直径导管，给药简单；因其为液体及其细胞毒性导致毛细血管和细胞水平的逆行性栓塞使肿瘤组织完全坏死，动脉呈持久性闭塞，且栓塞一直延伸至肾小球；可重复栓塞，价格便宜，来源方便，栓塞后反应轻等。剂量为0.2ml/kg，每秒以1～5ml速度注入，可使肾血管分支全部栓塞。

6. 含有抗癌化合物的栓塞剂　将抗癌化学药物或放射性核素与栓塞剂混合后注入患侧肾动脉，使肿瘤血管内既有栓塞剂的机械堵塞作用，又有较高的药物或核素浓度，提高了疗效，降低了机体的全身毒性。有人用丝裂霉素与丁或乙烯纤维素做成微型囊剂，经肾动脉导管将该剂与明胶海绵混悬液灌注后，即有栓塞作用，从胶囊溶解逸出的抗癌药又可在较广泛的区域内发挥作用，使局部药物浓度高，抗癌效果好，血中浓度低避免了全身毒副作用。其可刺激加重血管炎症反应，使动脉栓塞持续时间显著延长。

7. 其他栓塞剂　尚有铁锉屑、小钢丝圈、不锈钢珠、弹簧栓子、钡剂和中药白芨、气囊导管等。

肾动脉栓塞的剂量应根据肾动脉血管床的容量而定，一般以10ml左右为宜。最好将造影剂混入栓塞剂内，在电视监视下缓慢、小量、分次注入，以掌握栓塞的范围和程度。栓塞后手术的时机问题，目前并无一致意见，作为术前栓塞，可在24小时到1周内手术；比较巨大的晚期肿瘤，栓塞后等待免疫反应的产生，可在2～3周行肾切除术。

## 322

### 肾癌动脉栓塞术的预后怎样？其并发症有哪些？

肾动脉栓塞术在肾癌治疗中发挥了重要作用。Lang等用放射性核素（氢、碘）做晚期肾癌的栓塞，再加外照射；2年生存率59%，5年生存率33%，远处转移灶无变化。但局部肿瘤缩小占100%，疼痛缓解占80%，出血控制占88%。

肾动脉栓塞术有一定的副作用和并发症，常见的副作用有：腰痛、发热、腹胀、恶心、呕吐等。并发症有：局部出血、血肿、气栓、血栓形成、败血症等。操作不慎还可误栓其他血管，造影剂用量过多可发生急性肾衰竭。因此，应严格选择病人，凡对侧肾功能不良、肾动脉太短（<2cm）、泌尿系有严重感染、心脑或其他脏器有血栓形成者、动静脉有交通者，不宜做栓塞术。操作时应轻柔、仔细，以避免并发症的发生。

## 323

### 何谓肾癌靶向治疗？

所谓靶向治疗是指在肿瘤分子生物学的基础上，将与肿瘤相关的特异分子作为靶点，利用靶分子特异制剂或药物进行治疗的手段。针对肿瘤细胞特异分子靶点的药物治疗肿瘤，在取得明显疗效的同时，又避免对正常细胞的伤害，这种高效、低毒治疗模式越来越被肿瘤学术界认同。肾癌是实体肿瘤，具有丰富的血管，可以转移到皮肤、骨骼、肺、肝、肠管等全身各部位。

肿瘤生长和血管的形成有非常密切的关系，血管生长是肿瘤生长最根本的原因之一。所以可以通过抑制肿瘤血管的生长来阻断肿瘤的发生或发展。这就是说，如果阻断血管生长信号的转导，就可以阻断肿瘤的生长。除了血管以外，肿瘤细胞本身的生长也是非常重要的。在肿瘤细胞表面也存在着很多的受体，接受来自外界的信号，刺激肿瘤生长。同时，肿瘤不断生长又会产生缺氧诱导因子，释放血管内皮生长因子（VEGF），作用于肿瘤细胞表面的血管内皮生长因子受体（VEGFR）。在整个细胞里面会产生一系列传导信号，最后传入细胞核内，启动蛋白的表达。这是另外一条通路。抑制细胞表面受体与因子的结合，也是靶向治疗的一个策略。

## 324 常用的肾癌靶向治疗药物有哪些？有什么不良反应？应注意什么？

靶向治疗药物包括：索拉非尼、舒尼替尼、依维莫司、阿昔特尾、贝伐单抗＋干扰素（IFN）-α 和 temsirolimus 等。

使用该类药物应注意的不良反应是：

1. 皮肤毒性 VEGF 的分子靶向药物比较常见的不良反应就是皮肤毒性，包括手足皮肤反应（HFSR）和皮疹。HFSR 通常发生于治疗初期，一般在用药后 2 周时最为严重，此后会逐渐减轻，疼痛感一般在治疗至第 6~7 周时会有明显的减轻甚至消失，随着治疗时间的延长，HFSR 发生率也随之降低。发生 1~2 级 HFSR 的患者可继续采用原来用药剂量，同时采取一些必要的支持治疗，包括加强皮肤护理，避免继发感染，避免压力或摩擦，使用润肤霜或润滑剂，局部使用含尿素和皮质类固醇成分的乳液或润滑剂，必要时使用抗菌药物治疗。如果患者发生 3~4 级 HFSR 则需要停药，等毒性反应降低为 1 级后再恢复原用药剂量。

2. 胃肠道毒性 胃肠道症状可能发生于药物治疗的任何时间段，包括腹泻、恶心、呕吐、腹胀、疼痛等。药物相关的腹泻常表现为次数增加的稀便，经过适当处理可有效控制。

3. 心血管毒性 高血压：在开始靶向药物治疗前 6 周，应对患者进行血压监测，一旦发现血压升高，可以采用血管紧张素Ⅱ受体阻断剂、β受体阻断剂和利尿剂等进行处理。目前总结的临床经验是：采用索拉非尼治疗后高血压多发生于用药后 1~2 周，一般伴随用药持续存在，常规抗高血压药物治疗后多可控制，发生难以控制的血压升高也可通过减少剂量或停药而缓解。心脏毒性：在冠脉疾病、严重心脏疾病和服用抗心律失常药物的患者，在应用舒尼替尼时可能存在更高的心衰发生率，并可能发生心梗，因此需要密切的监控。一旦发生心脏不良事件，应立即调整剂量、停药或（和）开始心衰治疗。

4. 血液毒性　用药时需进行血液学方面的检查。

5. 甲状腺功能紊乱　对接受舒尼替尼治疗的患者进行甲状腺功能监测。

6. 其他不良事件　如乏力、脂肪酶及淀粉酶增高、脱发和疼痛（口腔、腹部、骨、关节与肌肉）等。通常较轻，无需特殊处理。

## 325

## 如何从术式的选择减少膀胱癌术后的复发？

膀胱肿瘤是泌尿系统最为多发的肿瘤，近几十年来发病率有上升趋势。根据英联邦调查，1971～1984 年移行细胞癌发病率上升 31%，死亡率上升 22%。仅美国 1987 年新发现的膀胱癌即有 45000 例。手术、放疗、化疗、生物治疗是目前治疗膀胱癌的主要方法。但是保留膀胱的手术，3 年内复发率为 40%～90%。即使联合应用放疗、化疗、生物治疗，仍有 10%～30% 的复发率。所以预防膀胱癌的复发是泌尿外科的一大难题。

目前认为膀胱肿瘤容易复发与其特有的尿路上皮肿瘤的多灶性、种植性、尿源性有关。减少复发率可以从术式选择、术后化疗等几方面入手。

手术方式的选择：

1. TURBt　有人认为 $T_1$ 期以下的浅表肿瘤适于行 TURBt 手术，其优点是无种植危险，损伤小，恢复快，病人痛苦少，住院日期短。术中注意：①掌握熟练的电切技术，控制电切深度；②电切应于膀胱空虚情况下操作；③切除肿瘤应从边缘开始，创缘、创底应在膀胱充盈后用电灼球滑动电灼；④术后常规行直肠腹壁双合诊，对仍有硬块者认为肿瘤有肌层侵袭者，建议患者接受根治手术。TURBt 适用于 4cm 以下、$T_1$ 期以前的浅表膀胱肿瘤。3～5 年内复发率高达 60%～90%。可以配合腔内或全身化疗、放疗来预防肿瘤复发。缺点：需特殊的手术器械，无法切除浸润较深的肿瘤。有人统计经尿道切除膀胱肿瘤后，切除膀胱标本的23% 有肿瘤残存。并发症主要有：膀胱内出血和膀胱穿孔、输尿管开口处损伤、肾积水。电切肿瘤的范围：有蒂肿瘤以蒂为中心 2cm 处切除，无蒂肿瘤距肿瘤 3cm 切除。距输尿管口1cm 以内的肿瘤，可先置入输尿管导管再电切，如有损伤留置导管 1 周。切除肿瘤深度以可容纳电切器头袢 2/3 即已达膀胱浅肌层。另外电切前应详细观察膀胱，了解肿瘤数目、位置、大小及蒂的长度、宽度。先切较小的及容易电切部位的肿瘤，这样可以避免因电切较大肿瘤引起出血和局部水肿而将小的肿瘤遗漏。

2. 膀胱部分切除术　多数学者认为膀胱部分切除术的适应证是：①肿瘤的 Ⅱ、Ⅲ 级者，或 $T_2$、$T_3$ 期肿瘤。经广泛黏膜活检膀胱其他部位均正常；②原发单个肿瘤。复发或多灶者表明膀胱黏膜不稳定者不宜；③顶部、后壁、膀胱上半部的肿瘤、憩室内的肿瘤。前壁、膀胱颈部、底及三角区的肿瘤因局部淋巴交通太多，易有早期转移故不宜；④肿瘤体积不过大，切除后有足够容量者；⑤移行上皮癌和腺癌者。鳞癌最好全切。据此 Utz 等认为仅有

5%~10% 的膀胱癌适用于此手术。不主张应用膀胱部分切除术的原因在于：①膀胱癌膀胱黏膜上的病变常常是多灶性的，或不同程度从增生、退变至原位癌均有，故仅切除部分膀胱壁并不能治愈和防止其他部位黏膜病变；②根据病理观察，凡有肌层浸润的膀胱癌，周围膀胱壁内淋巴管内多有浸润，而深肌层浸润者 100% 有淋巴浸润，其半径已超过 3cm 时围绕肿瘤边缘常规做 2~3cm 半径的膀胱壁切除，并不能防止肿瘤的淋巴扩散。由于手术死亡率低，并发症少，保留了膀胱不做尿流改道，患者乐于接受。如能严格掌握适应证，加上合理的放疗或化疗仍是一种好的术式。单纯膀胱部分切除术的 5 年生存率为 35.2%~59.5%。近年有人用膀胱部分切除加膀胱黏膜剥脱术治疗膀胱癌，手术方法：先行膀胱部分切除术，随后将 0.04% 的塞替哌生理盐水注射至黏膜下层使黏膜水肿，与黏膜下层分离，此时边电切边用吸引器吸除，边电凝止血。切除范围：除三角区、输尿管口周边 1cm、尿道内口至膀胱颈部留 3cm 黏膜外均予切除。其优点：对生理影响小，可反复进行，切除的深度和范围均较适宜。据文献报道，膀胱黏膜发病占尿路表面积的 93%，特别是手术时很难肉眼发现膀胱黏膜是否异常，即使多部位活检，也难免遗漏。临床上发生膀胱癌时，从标本上取肉眼正常的黏膜做病理检查，发现有相当部分黏膜已有不典型的移行上皮改变，也有相当部分标本已有增生或原位癌。因此，切除了黏膜即切除了好发部位，从而降低了肿瘤复发率，控制肿瘤由低期向高期发展。

3. 膀胱全切术　对于 $T_2$ 期以上，或多发，复发，三角区及颈部的膀胱肿瘤，行膀胱全切是预防肿瘤复发的最佳选择。浸润性膀胱癌术前辅以放射治疗可以明显提高 5 年生存率。

## 326

### 膀胱癌全身化疗的适应证是什么？

全身化疗适用于肌层侵袭性膀胱癌行膀胱全切除或部分切除的病人，以及 TURBt 术后有肌层侵袭的病人。病人一般状态恢复后即可开始化疗。全身化疗的理由是：①局部化疗仅适用于浅表肿瘤，不适于分期较高的病例；②可消除膀胱内残存瘤组织；③有人认为早期膀胱癌可发生淋巴转移：目前资料表明化疗对侵袭性膀胱癌治疗均不满意，不能肯定可以提高生存率，但化疗对转移灶效果是肯定的。

## 327

### 膀胱癌全身化疗的方法如何选择？

可选用如下方案：

1. M-VAC（甲氨蝶呤，长春新碱，阿霉素，顺铂）方案　第一天甲氨蝶呤 30mg + 10%

葡萄糖滴注，第二天长春新碱 3mg，顺铂 50mg，分别溶于葡萄糖或盐水中静脉滴注，输入顺铂前静点内加甲氧氯普胺（灭吐灵）1 支。第 15 天，21 天分别给予氨甲蝶呤 30mg 和长春新碱 3mg，如此循环治疗。

2. GC（吉西他滨和顺铂）方案　吉西他滨 $1000 \sim 1200mg/m^2$，第 1 ~ 8 天滴注，顺铂 $70mg/m^2$ 第 2 天滴注。每 3 周 1 个疗程。

3. CMV（甲氨蝶呤，长春新碱，顺铂）方案　甲氨蝶呤 $30mg/m^2$，长春新碱 $4mg/m^2$，第 1 ~ 8 天静脉滴注，顺铂 $100mg/m^2$ 第 2 天滴注。每 3 周 1 个疗程。

## 328
### 膀胱癌局部化疗（腔内化疗）如何选择？

主要用于浅表膀胱肿瘤术后，以及预防复发。近年来，强调即刻膀胱灌注（术后 24 小时内），意在减少肿瘤种植和复发。用导尿管法向膀胱内注入药物。可选如下方案：

1. 塞替哌　一般手术后 1 周即可开始，常用方法：①塞替哌 30mg 加 30ml 生理盐水，每周 1 次，8 次后改为每月 1 次，连续 2 年。每次保留 2 小时。② 塞替哌 60mg 加 60ml 生理盐水，每周 2 次，4 周、每周 1 次 4 次、每 2 周 1 次 4 次、每月 1 次维持 1 ~ 2 年。塞替哌灌注后可部分吸收，有白细胞减少，肝功损害等副作用。据文献报道复发率为 10% ~ 20%。

2. 丝裂霉素 C　①丝裂霉素 20mg 加蒸馏水 20ml，每 2 周 1 次，共 1 年。②丝裂霉素 20 ~ 40mg，每周 1 次，连续 8 周后，每月 1 次，维持 1 年。丝裂霉素分子量大于塞替哌，吸收少，副作用小，偶有血小板和白细胞减少，出现皮疹，接触性皮炎，膀胱刺激症状等副作用。个别有报道灌注后有尿道狭窄的合并症。为减少肿瘤复发，有人报道丝裂霉素加大剂量透明质酸酶可提高预防效果。因为透明质酸酶可分解透明质酸，而肿瘤细胞表面有丰富的透明质酸，用此酶可增强灌注药物穿入肿瘤细胞的能力，增加肿瘤细胞对药物的吸收，使肿瘤细胞达到中毒的水平。复发率为 15% ~ 20%。

3. 5-氟尿嘧啶（5-FU）　5-FU 1000mg 膀胱内灌注每周 5 次，共 5 周。同时口服别嘌呤醇，每日 3 次，每次 100mg。

4. 顺铂　①顺铂 40mg 加生理盐水 40ml，每周 1 次 4 周、每 2 周 1 次 4 次、每 4 周 1 次 4 次、每 8 周 1 次 9 次；②顺铂 140 ~ 180mg 加 40ml 生理盐水，每 2 ~ 3 周 1 次，连用 8 次。

顺铂与 DNA 链相交联，造成肿瘤细胞 DNA 损伤，破坏 DNA 复制，同时还可在细胞核内或细胞表面改变细胞的抗原性，使原来隐蔽的表面抗原暴露而刺激抗体产生免疫机制。副作用为肾脏损害、过敏反应。复发率为 7%。

5. 阿霉素（多柔比星）　阿霉素 30mg、异搏定（维拉帕米）15mg 加生理盐水 30ml，每周 2 次 2 周，每周 1 次 4 周、每 2 周 1 次 12 次、每月 1 次共 1 年。复发率为 9.5%，异搏定能竞争性与 P-170 中的特殊位点相结合，使药物与 P-170 结合减少，排出减少，因而药物在细胞内的浓度升高，为化疗的辅佐剂，可加强阿霉素的疗效。

6. 喜树碱　由喜树皮提炼出的生物碱，能使肿瘤细胞 DNA 碎裂，抑制 DNA 合成。对浅表膀胱肿瘤肿瘤和预防复发有良好效果，副作用小。用法：喜树碱 2mg 加生理盐水 20ml，每周 2 次膀胱内灌注。

7. 吡柔比星、表柔比星　均为蒽环类抗生素，具有抗肿瘤活性，可迅速透入肿瘤细胞进入细胞核抑制核酸的合成和有丝分裂，现已证实有光谱的抗肿瘤作用。用法：吡柔比星 50mg 加 5% 葡萄糖 50ml，或表柔比星 50mg 加生理盐水 50ml，膀胱灌注每周 1 次、8 次后改为每月 1 次维持 1 年。这两种药对黏膜有较强的刺激作用，易引起化学性尿道炎或尿道狭窄。灌注药物后，拔管前，应将药物完全排尽后再将尿管拔出为宜。

8. 吉西他滨　为核苷同系药物，属细胞固期抗肿瘤药物。主要杀伤 S 期（DNA 合成）的细胞，同时也阻断细胞增殖期由 G 向 S 期过度的进展，也是广谱抗肿瘤药物。常用的方法有：吉西他滨 1 克加 50ml 生理盐水膀胱灌注每周 1 次，8 周后改为每月 1 次，维持 1 年。

## 329

## 膀胱全切术后不可控性尿流改道术式如何选择？

膀胱癌膀胱全切除术后尿流改道方法很多。一般永久性尿流改道方法分为不可控和可控两类。理想的永久性尿流改道应能达到防止术后并发症，保存肾脏功能，使患者能过着接近正常的生活。目前使用的各种尿流改道方法尚未臻完善，各具特点。

1. 输尿管末端皮肤造口术　是将一侧或双侧输尿管断端做皮肤造口，或将双侧输尿管末端吻合成一个开口。亦可将一侧输尿管与口径大的对侧输尿管做端侧吻合，然后将后者做皮肤造口。简单的输尿管皮肤造口需插入导管引流或使用粘贴皮肤的集尿袋。该术式操作简单，创伤小，没有吸收性离子紊乱并发症。适用于全身情况差的膀胱癌病人，或有远处转移行姑息性膀胱全切的病人以及有肠道疾患无法利用肠管的病人。术后主要并发症为逆行感染，造口狭窄、回缩等。

2. 输尿管乙状结肠吻合术　将输尿管移植到乙状结肠，使尿粪混合，利用肛门括约肌控制大小便。该手术最早于 1851 年由 Simon 首先应用于治疗先天性膀胱外翻症，以后应用于膀胱癌的尿流改道。虽然近年来改进了吻合技术，采用抗输尿管反流的吻合方法，但尿路感染、肾积水、肾功能损害、水电解质紊乱、高氯性酸中毒、尿石症等并发症发生率仍很高。肛门括约肌功能不良者易发生尿失禁。近年来又发现输尿管肠吻合较长时间，约 10% 的病人在吻合口处发生结肠癌，并认为其发生系尿液和粪便中致癌物质协同作用引起。该法目前已较少应用。但该手术具有操作简单、创伤小、术后无需配带尿袋等优点，仍可用于预期寿命短、全身状况不良、手术耐受性差、而肾功能良好及肛门括约肌功能正常的晚期癌肿病人。

3. 直肠膀胱、结肠腹壁造口术　该方法为尿粪完全分流的术式。是将乙状结肠切断，直肠断端封闭，采用抗输尿管逆流方法将输尿管吻合于直肠上段，由肛门括约肌控制排尿；乙状结肠断端于脐左侧做腹壁造口。由于尿粪完全分开，直肠内压力较低，输尿管反流、尿路感染、肾功能损害发生率低。直肠吸收电解质少，术后均可保持电解质平衡，一般不发生高氯性酸中毒。但腹壁人工肛门需配带腹壁粪袋，给病人生活带来不便，肛门括约肌功能不良者不宜采用。

4. 直肠膀胱、乙状结肠肛门括约肌内造口术　此手术由 Lowsley 和 Johnosn 于 1955 年报道，方法是切断乙状结肠，直肠端封闭并将输尿管吻合于其上部，乙状结肠端充分游离后自肛门括约肌内拉出造口，使尿液粪便排出均由肛门括约肌控制。该手术具有尿粪完全分流，随意控制排出，无需配带粪袋，不妨碍劳动、沐浴、游泳及社交活动；无输尿管反流、尿路感染、电解质紊乱等缺点。主要问题是排便控制不良、尿失禁、肛门狭窄。

5. 回肠膀胱术　亦称 Bricker 手术，由 Bricker 于 1950 年首先创用。为目前常用的永久性不可控性尿流改道术式。方法是距回盲部 10～15cm 截取一段 15～20cm 长的回肠袢，游离肠袢的近端闭合，将输尿管于该肠袢做端侧吻合，肠袢远端于脐右腹直肌旁做腹壁造口。回肠端端吻合恢复连续性。该术式优点为：①回肠腹壁造口宽畅，尿液排出通畅，回肠膀胱压力低，无输尿管反流；②尿粪完全分流，避免了上行感染；③肠袢顺行蠕动，尿液在肠袢内排出快，存留少，尿液内的代谢产物和电解质吸收少，避免了电解质紊乱和高氯血症的发生；④较腹壁人工肛门好管理，易接受，免除了输尿管腹壁造口术后留置导尿管。术后并发症有：肠梗阻、造口肠坏死、回缩、漏尿及吻合口狭窄、输尿管反流等。

## 330

### 可控性膀胱成形术在膀胱全切术后尿流改道如何选择？

1. 可控回肠膀胱成形术（Kock 膀胱）　早在 20 世纪 50 年代 Gilchrist 已设计了可控性回盲肠膀胱，至 1982 年 Kock 报告了可控性回肠贮尿囊，很快引起重视并广泛应用。要点是剖开游离的肠袢并重建，扩大容量，降低其中压力。其物理、生理学原理是：①扩大几何容积；因柱体的体积（V）与半径（r）及长度（L）的关系为 $V = \pi r^2 \cdot L$，肠管为圆柱体，剖开后重建使肠囊腔半径增大，几何容量增加；②增加调节性：在一定容量限度内，当容量增加时，囊腔内压力保持相对稳定的能力称调节性。根据 Laplace 定律：$T = p \cdot r$，剖开后重建的肠囊腔半径（r）增加，囊腔内压力（p）降低；③增大顺应性：顺应性（c）与囊腔容量变化（$\triangle V$）和压力变化（$\triangle P$）的关系为：$C = \triangle V / \triangle P$，具有弹性的肠囊腔，逐渐充盈膨胀可维持囊内压力相对稳定。肠管剖开切断了环形肌肉，减弱了收缩力，折叠重建使不同部位的肠壁活动互相抵消，既扩大了容量、增大顺应性又降低了内压。

可控回肠膀胱的手术方法：在距回盲部 10～15cm 处截取 78cm 长的回肠袢，将中部

44cm 长的肠壁纵行剖开，折叠重建成贮尿囊；两端各 17cm，肠管分别形成 4~5cm 的肠套叠并置纽扣固定，作为抗反流机制。近端肠管与输尿管端侧吻合。远端肠管于脐右行腹壁造口，术后不配带尿袋，也不持续留置导尿管。膀胱容量可达 400~800ml，仅需定时插导尿管将尿液排出。基本不影响生活、工作及社交。是比较接近生理的尿流改道方法。该手术操作复杂，手术时间长，创伤大，可出现漏尿、套叠复位、输尿管反流、吻合口梗阻、感染、切口裂开等并发症。长段回肠用于制作贮尿袋，维生素 $B_{12}$ 吸收减少，可发生巨幼红细胞性贫血或亚急性神经索变性，需定期补充维生素 $B_{12}$。

2. 可控性回结肠膀胱（Indiana）　1987 年 Rowland 等首次报道 Indiana 可控膀胱术获得较好的结果。Indiana 可控膀胱有三种术式可选择：①回肠补片法；②乙状结肠补片法；③升结肠自身剖开折叠法。近年来国内相继报道了改良的 Indiana 可控性回结肠膀胱成形术，其术式及结果与原术式大同小异。术中根据肠系膜的长短来确定术式。若结肠系膜短，以回肠补片法为宜；若升结肠系膜长，游动性好，则选择升结肠折叠缝合法，因其术式更能减弱肠蠕动，降低肠内压，增加顺应性，且较补片法省时，但结肠系膜短者则较难以施行。

Indiana 膀胱的优点：①输出端紧缩缝合，可控性好；②低压大容量；③与 Kock 回肠膀胱相比，可控确切，操作简单，在国内易开展；④接近正常贮尿与排尿功能，不发生电解质紊乱，无肾功能损害，提高了生活质量。但结肠分泌黏液较多，易堵塞尿路，形成结石，亦可有造瘘口漏尿，尿路感染等并发症。

（孙世平）

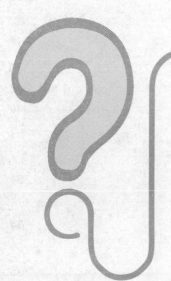

九、

前列腺癌

331

## 我国目前前列腺癌的发病趋势如何？

2014 年 6 月 6 日，"生命周刊"曾以"前列腺癌 10 年增 3 倍"为题报道，世界卫生组织的国际癌症研究机构的统计，2012 年新诊断的前列腺癌为 110 万，占新诊断总数的 15%，为全球第二常见癌症。在西方前列腺癌发病占男性恶性肿瘤的第二位。值得警惕的是，近 10 年来，我国前列腺癌的发病趋势，大城市更是沦为"重灾区"数据显示，北京前列腺癌发病率从 2001 年 5.53/10 人万上升至 2010 年 16.62/10 万人，增加了 3 倍以上，天津 20 年间前列腺癌发病率增加 4 倍。发病趋势的增高其原因为三方面：第一，人口老龄化：它是一种老年病，生存时间越长，发病概率就越大；第二，诊断水平的提高：随着 PSA，前列腺穿刺活检等技术的普及，越来越多的早期前列腺癌被检测出来；第三，生活方式西化：这是最需要关注的一点，过去中国人以食谷物为主，如今，脂肪等的摄入越来越接近西方人，加上生活节奏加快，精神压力，久坐不动等，这些都是导致前列腺癌发病率越来越高的原因。

2015 年 4 月叶定伟等报道：回顾 10 年来，前列腺癌发病率的变化可以看到，发病率上升最明显的为中国城市地区，从 2004 年的 5.8/10 万人，而发病率绝对值上升最大的为中国香港地区，从 1999 年的 16.5/10 万人上升到 2010 年的 28.1/10 万人。目前在台湾地区和上海，前列腺癌已位列男性常见肿瘤的五位和泌尿肿瘤第一位。

从前列腺癌发病年龄来看，我国城市地区自 60 岁开始出现前列腺癌的发病率高峰，而在美国高峰年龄段由 50 岁开始，值得指出的是，上海男性前列腺癌发病率在 65 岁以后显著高于香港和台湾地区。由于人均寿命的延长，目前上海市 65 岁以上人口已占总人口的 10% 以上，可以预见前列腺癌的绝对发病数将出现井喷性增长。

从以上前列腺癌发病地区分布和年龄分布结果提示，国内前列腺癌发病率的增高与人口老龄化、生活方式西方化有关。依据人口统计结果，我国高龄人口增长率为 3.6%，到 2020 年老年人口将达到 2.48 亿；另一方面肥胖作为生活方式西方化的主要表现之一，也是前列腺癌的重要危险因素，我国肥胖人口比例从 2002 年的 25%，升高至 2010 年的 38.5%。可见这两个因素在未来 10 年仍然会继续推动前列腺癌发病率的升高。

来自美国 SEER 数据库 2004～2016 年的资料，统计造成国内和欧洲国家前列腺癌生存率差异的主要原因是由于疾病分期晚，丧失根治机会，早期诊断前列腺癌是提高生存率最有效的手段，也是国内前列腺癌领域研究的热点。国内外缺乏对不同年龄段前列腺癌患者临床病理特点的大宗报道，鉴于此，宋刚等于 2017 年 2 月报道，回顾分析 2001 年 1 月～2016 年 6 月收治的 33～91 岁前列腺癌患者共 2929 例。总结其不同年龄段前列腺癌病理特点，以期进一步指导临床诊疗工作。以 55 岁，75 岁为界，将 2929 例分为青年组（≤55 岁），中老年组（55～75 岁），高龄组（≤75 岁），将前列腺癌病检 Gleason 评分及出现 5 分的比例作为本研究评价不同年龄段前列腺癌患者疾病恶性程度的一个重要指标。结果显示青年组与高龄组均高于中老年组，呈现两端高中间低的情况。说明青年组与高龄组的前列腺癌的恶性程度均高于中老年组。虽然此研究是回顾性的，若有更多的依据就更能说明问题，但仍可以为临床治疗的选择提供参考，并予以足够的重视。

总之，前列腺癌近几年来，尤其是大城市地区，有渐进性增多的趋势，且晚期前列腺癌比率高，生存率低。除应引起足够的重视外，进一步改进和提高前列腺癌的诊断和治疗水平也很重要。那彦群等主编的《中国泌尿外科疾病诊断治疗指南》，于 2009 年出版，并曾修订过几次。这对我国泌尿外科临床工作的规范化和进一步提高诊治水平，能起到推动作用。

## 332

### 前列腺癌的临床症状有哪些，肛门指诊检查的要点是什么？

目前，根治性手术切除仍是前列腺癌的最有效治疗方法，只有肿瘤局限在前列腺包膜内手术切除才能达到根治。因此，在 B 期以前检出前列腺癌，可以认为临床上达到早期诊断。但是，由于前列腺癌多发生于后叶，早期常无症状，当肿瘤发展引起后尿道或膀胱颈梗阻时，才出现尿频、尿流变细、变慢、排尿困难、尿潴留、排尿疼痛、血尿等症状，而这些症状往往与前列腺增生症相同，无法区分，给前列腺癌的早期诊断带来困难。一般前列腺癌的诊断主要从临床症状和肛门指诊以及特殊检查三方面入手。

1. 临床症状

（1）膀胱出口梗阻症状与良性前列腺增生症几乎无差别，表现为尿流缓慢、尿急、尿流细、排尿不净、尿频、排尿困难。症状中有两点具有临床价值：①病程不断进展，与前列腺增生症较缓慢的进程形成对照；②血尿不常见，血尿在良性前列腺增生比癌早期更为常见，因为增生起自尿道周围腺体，而癌起自前列腺外周。

（2）转移症状　表现为腰骶部、髋部疼痛、坐骨神经痛、锁骨上或皮肤肿块、咳嗽、咯血、胸痛。肿瘤压迫直肠可有大便细，会阴痛；腹膜后淋巴结转移可引起输尿管梗阻。

2. 直肠指诊　直肠指诊为唯一早期诊断方法，直肠指诊对局限于前列腺被膜内的癌准确率为25％。如肿瘤已浸润被膜者则准确率达70％以上。对 45 岁以上男性定期行直肠指诊，能使更多病人得到根治手术的机会，当直肠指诊发现下列情况时，即应考虑有前列腺癌的可能。

（1）被膜粗糙不规则、有粘连、固定的硬结，如波及精囊则不论其是否坚硬均属高度可疑。

（2）前列腺内硬结。

（3）前列腺内有异常隆起，表面可能光滑或不光滑。直肠指诊时应注意鉴别前列腺结石、局灶性结核、肉芽肿性前列腺炎、前列腺增生及前列腺手术的改变。

## 333

### 对常用的几种检查方法在诊断前列腺癌中如何评价？

1. 经直肠 B 超检查　B 超可弥补直肠指诊的不足，提高诊断率。B 超主要发现有前列腺增大；内部反射不均匀，可见增强的回声光团及衰减区；包膜反射不光滑，不连续；并可发现膀胱颈、精囊、直肠的浸润。

2. 酸性磷酸酶测定　酸性磷酸酶（ACP）的测定不要在直肠指诊及尿道检查后 24 小时内进行，65% 有远处转移的患者酸性磷酸酶增高，无远处转移者 20% 有酸性磷酸酶增高。

前列腺酸性磷酸酶（PAP）亦称前列腺特异酸性磷酸酶，它是由前列腺产生的一种酸性磷酸酶同工酶。早在 50 年前，就开始用于前列腺癌的诊断和监测。普遍认为，它对诊断明确的前列腺癌分期估价和疗效监测有一定价值。

3. 前列腺特异性抗原检查

（1）前列腺特异性抗原（PSA）　是一种单体糖蛋白。在正常前列腺组织中，只有前列腺上皮细胞内含有 PSA，基质及血管组织内不含 PSA。Nadji 等的研究表明，PSA 不但存在于正常前列腺组织中，亦存在于增生的前列腺组织、原发性前列腺癌组织及转移性前列腺癌组织中。PSA 是一种敏感性较高的前列腺癌肿瘤标志物。Buamah 等对 132 例前列腺癌病例观察，PSA 阳性率为 75%。前列腺增生症的部分患者 PSA 血清浓度有不同程度升高，有一定的假阳性率，所以单纯依靠 PSA 作为前列腺癌的筛选、诊断指标是不准确的，必须与直肠指诊、腔内 B 超、穿刺活检相结合，才能作为诊断的主要指标。

（2）前列腺特异性膜抗原（PSMA）　是位于细胞膜内的前列腺组织特异性抗原。在非雄性激素依赖性前列腺癌中表达显著，故可以对去雄激素后反应不良的病人进行检测。另外，前列腺转移癌的 PSMA 表达增加。

（3）前列腺特异抗原密度（PSAD）　PSAD = PSA/前列腺体积，前列腺增生症病人的 PSA 约 80% 可在 4～10μg/L；为前列腺增生所致。而前列腺癌时，PSA 明显升高，若腺的体积不大时，对前列腺癌的诊断更有意义。当 PSAD > 0.15 时应高度怀疑前列腺癌。

（4）前列腺特异抗原速度（PSAV）　前列腺癌血清 PSA 水平增加的速度明显高于前列腺增生。PSA 年增加 > 0.75μg/L 是前列腺癌的特征。

4. 前列腺穿刺活检　前列腺穿刺活检可早期明确诊断和进行肿瘤的病理分级，有助于选择治疗及判定预后。对于直肠指诊有可疑发现的病人应及时行前列腺穿刺活检以明确诊断。目前广泛应用的是 18～22 号细针穿刺活检术，有经会阴及直肠两种途径。一般认为经会阴途径感染的并发症较少，但肿瘤不大时难以穿刺到肿瘤组织。经直肠穿刺活检准确，但有粪便污染与直肠出血的危险。由于预防性抗生素的应用，近年来的研究结果提示两种活检的并发症相仿，经直肠穿刺已为最常用的方法，其准确率可达 80%～95%。近年对穿刺针具也有较多改进，细针穿吸大多能获得条状组织供石蜡切片检查，从而提高了诊断的可靠性。

### 334

### 前列腺癌药物治疗如何选择？

前列腺癌常缺乏临床症状，易与前列腺增生症、前列腺炎等疾病混淆。40%~50%的前列腺癌到确诊时已经转移，其余部分的35%也有区域淋巴结转移，即常为晚期，不宜手术治疗。因此，睾丸去势术加药物治疗是前列腺癌的主要疗法之一。

1. **女性激素类药物** 女性激素类药物可竞争性抑制雄激素与前列腺癌细胞内雄激素受体的结合，具有抗雄激素作用。此外，可通过增加血中性激素结合蛋白水平，使游离睾酮浓度降低。最常用的是：

（1）己烯雌酚（DES） 一般剂量为3~5mg/d，维持剂量为1~3mg/d。转移性前列腺癌病人经己烯雌酚治疗后，5年生存率为10%，平均生存时间为12个月；如加用睾丸切除，5年生存率为20%，平均生存时间为36个月。副作用主要为心血管毒性和胃肠道刺激。

（2）环丙氯地孕酮（CPA） 250mg/d，治疗效果与己烯雌酚相同，而心血管毒性的副作用低于己烯雌酚，适用于有心血管疾病的病人。

2. **抗雄激素类药物** 经药物治疗或手术去势后，雄激素敏感的前列腺癌存在的原因，是大多数肿瘤细胞此时对雄激素高度敏感，能在低水平的肾上腺源雄激素刺激下生长，而并不是存在非激素依赖前列腺癌。此时治疗的目的是阻断肾上腺源雄激素的分泌和（或）活动。合理的方法是使用抗雄激素药物。

（1）缓退瘤（氟他胺，flutamide） 是一种非类固醇抗雄激素药物，对前列腺靶组织内的雄激素受体有特异性阻断作用。常用剂量为250mg，每日3次口服。副作用轻微，主要有皮肤潮红、胃肠道反应（恶心、腹泻、胃灼热）。缓退瘤一般不宜单独使用，因为前列腺癌组织中双氢睾酮含量高，而且不能使双氢睾酮与雄激素受体的结合减少到足以维持肿瘤生长的水平以下，所以如加睾丸去势以及其他内分泌治疗效果更好。

（2）酮康唑 是一种咪唑衍生物，原为抗真菌药。当给药剂量和次数大于抗真菌时，它通过抑制细胞色素P-450酶系统而引起抑制睾丸和肾上腺的睾酮合成的作用。治疗剂量为400mg，每日3次口服。对于激素治疗失败者，加泼尼松5mg/d口服，可缓解疼痛，血清酸性磷酸酶降低，骨转移灶稳定。早期有效率：88%。副作用包括胃肠道不适、虚弱、肝脏损害、皮肤反应、心血管并发症和性欲减退或阳痿。偶有艾迪生病。与传统的内分泌治疗相比，其优点在于可同时减少睾丸和肾上腺雄激素的产生。但副作用十分常见且严重，疗效不持久，故限制了临床使用。

3. **黄体生成激素释放激素兴奋剂** 下丘脑分泌的黄体生成激素释放激素（LHRH）可刺激脑垂体分泌黄体生成激素（LH），LH调节睾丸Ledig细胞的睾酮分泌。LHRH是一种新型的抗 LH 药。持续给大剂量 LHRH 兴奋剂，最初增加 LH 和睾酮的分泌，继而出现脑垂体耗竭，导致垂体对内源性 LHRH 的结合能力降低，从而抑制脑垂体 LH 的分泌，使血清睾酮下降到阉割水平，buserelin 是 LHRH 的兴奋剂中的一种，其活性为天然 LHRH 的 20 ～ 170 倍。用法：500μg 每日 3 次皮下注射，7 天后改为 400μg 鼻腔喷雾。LHRH 兴奋剂对转移性前列腺癌的治疗较有价值，是外科手术和传统激素疗法较好的替换药。

4. 黄体生成释放激素类似物（LHRH-A） 国内有抑那通（leuprorelin，亮丙瑞林），诺雷德（zoladex，goserelin）每 28 ～ 30 天皮下注射 1 次。可达到药物去势的作用。其副作用有睾酮一过性增高，疼痛加重。有文献提到，有脊椎转移者可发生脊髓压迫。肿瘤侵犯膀胱底者可引起输尿管梗阻，可视为应用的禁忌证。

5. 化学疗法

（1）磷酸雌二醇氮芥（EMP） 是去甲氮芥氨基甲酸酯连接在 17-β-磷酸盐雌二醇 3 位上的药物。既有激素样作用，又具有细胞毒性作用。用法：280mg 每日 2 次，8 周后改为 140mg 每日 2 次。副作用主要为胃肠道反应，而心血管毒性和男性乳房增生等副作用比己烯雌酚少。

（2）其他化疗 常用环磷酰胺加 5-氟尿嘧啶或氨甲蝶呤加顺铂等，但疗效不肯定，全身副作用较大，因此，化疗在内分泌治疗失败时才考虑进行。

## 335

### 何谓去势抵抗性前列腺癌？

前列腺癌抗雄激素治疗对肿瘤抑制一般可维持 1.5 ～ 4 年。但几乎所有的前列腺癌最终均转成雄激素非依赖性前列腺癌（ALPC）。此时，病变在去势水平下进展，若改变激素的治疗方式仍敏感。若病变再进一步发展，即对所有的抗雄激素药物治疗无效，此时，称之为雄激素难治性前列腺癌（HRPC）。以往将这两种情况统称为雄激素不敏感性前列腺癌，现在已用去势抵抗性前列腺癌（CRPC）所替代。其概念是：血清睾酮 <50mg/dl，或 <1.7mmol/L，PSA >2ng/ml，间隔一周连续 3 次升高，较最低值 >50%。符合以上条件即称之为去势抵抗性前列腺癌。

（孙世平）

## 336

### 在前列腺癌诊断中，前列腺穿刺活检的指征是什么？

此项检查是诊断前列腺癌最可靠的方法应在行 PSA、超声、CT 或 MRA 检查之后进行。其指征是：

1. 直肠指诊发现结节，任何 PSA 值。

2. B 超发现前列腺尤其是在其外周带有低回声区或 MRI 发现异常信号。任何 PSA 值。

3. PSA >10ng/ml。任何 f/t PSA 值或 PSAD 值。

4. PSA 4～10ng/ml，如 f/t PSA 异常或 PSAD 值异常。PSA 4～10 ng/ml，如 f/T psa、PSAD 值、影像学检查正常，应严密观察，随访。

## 337

### 在前列腺癌诊断中，前列腺重复穿刺的指征是什么？

当第一次前列腺穿刺病理检查结果为阴性时，下列情况考虑重复穿刺。

1. 第一次病理检查发现非典型性增生或高级别 PIN。

2. PSA >10ng/ml 任何 f/T PSA 或 PSAD。

3. PSA 4～10ng/ml 复查 f/T psa 或 PSAD 值异常或直肠指诊、影像学异常。

4. PSA 4～10ng/ml 复查 f/T psa、PSAD、影像学检查正常，严密观察随诊。每 3 个月复查 1 次 PSA，如 PSA 连续两次 >10ng/ml 或每年 PSAV >0.75ng/ml 应再穿刺。

## 338

### 在前列腺癌诊断中，前列腺重复穿刺注意事项有哪些？

重复穿刺间隔多为 1～3 个月，重复次数：若 2 次穿刺结果均为阴性，可行再穿刺。有研究显示，3 次、4 次穿刺阳性率仅为 5%、3%，而且近一半是非临床意义的前列腺癌。因此，3 次以上的穿刺应慎重考虑。如 2 次穿刺均为阴性，已初诊为 BPH 且有明显排尿异常，可行经尿道前列腺切除术，再行病理检查。

## 339

### 何谓前列腺癌危险因素分级？

按 PSA 检查、病理 Gleason 评分、临床分期来评定，并将其分为低，中，高三个等级。以便指导治疗和判断预后。

| | | | |
|---|---|---|---|
| 低危 | PSA <10ng/ml | Gleason 评分≤6 | 临床分期为≤$T_{2a}$ |
| 中危 | PSA10～20ng/ml | Gleason 评分7 | 临床分期为 $T_{2b}$ |
| 高危 | PSA >20ng/ml | Gleason 评分≥8 | 临床分期为 $T_{2c}$ |

## 340

### 何谓 Gleason 分级系统？

前列腺癌病理有两种分级系统。一种是按一般腺癌的分级系统即将癌组织腺体分化程度和核的不典型性两种指标相结合进行分级，与其他腺癌分级标准类似。另一种是以 Donald F. Gleason 提出的分级标准，即把前列腺癌组织分为主要分级区和次要分级区。

每区按肿瘤细胞分化程度分为 1~5 分值，再把两个区的分值相加就是 Gleason 评分的数值。1993 年 WHO 推荐应用此系统，因此，Gleason 分级系统是目前国际上使用最广泛的前列腺癌分级系统。

## 341

### 在前列腺癌内分泌治疗中，何谓最大限度阻断疗法？

最大限度阻断（maximal androgen blockage），目的是在去势术（手术或药物）同时加用去肾上腺来源的抗性激素药物。有两大类：一类是类固醇药物，如醋酸甲地孕酮等、另一类是非类固酮药物，有比卡鲁胺（bicalutamide）即康士得，氟他胺（flutamide）等。

实践证明，合用非类固醇类抗雄性药物的 MAB 与单纯去势术相比，可延长总生存期 3~6 个月，平均 5 年生存率提高 2.9%、对于局限性前列腺癌，应用 MAB 疗法时间越长，PSA 复发率越低，而合用比卡鲁胺的 MAB 治疗相对于单独去势可使死亡风险降低 20% 并可延长无进展生存期。

## 342

### 前列腺癌根治性手术的适应证是什么？

从以下三方面考虑。

1. 危险因素等级　低危和中危的局限者、小体积的高危局限者可选择的进行，术后应用辅助治疗。

2. 预期寿命　≥10 年。

3. 健康状况　手术合并症发生率与身体状况密切相关。因此，只有身体状况良好，没有严重的心肺疾病患者适于根治术。

## 343

### 前列腺癌根治术的术式有哪些，要注意哪些事宜？

根据条件可选用：耻骨后前列腺根治性切除术、腹腔镜前列腺根治性切除术、机器人辅助腹腔镜前列腺根治性切除术等。

多为高龄患者，术前要对其做全面，详细的评估、必要时应给予治疗，多科室会诊，和家属密切沟通均属必要。主要并发症有术后出血、直肠损伤、静脉血栓、肺栓塞、尿失禁、膀胱尿道吻合口狭窄、尿瘘等。

据报道，为降低手术难度和手术合并症，对接受经直肠穿刺活检者，应等待 6~8 周，若已接受 TURP 者应等待 12 周后行手术治疗为宜。

## 344

### 何谓前列腺癌转移后出现的骨相关事件？

骨相关事件（skelectal related events，SREs）是前列腺癌或其他恶性肿瘤并发骨转移以后，出现一系列并发症的统称。主要包括骨痛、病理性骨折、脊髓压迫症、需要手术或放射治疗的合并症和高血钙症等。据报道，在前列腺癌发展过程中至少有 65%~75% 的患者发生骨转移、在死于前列腺癌的患者中有 85%~100% 存在骨转移、在前列腺癌初诊时已有骨转移亦较常见。

## 345

### 骨痛如何治疗？

骨痛是骨相关事件中最常见的症状。其治疗方法有：

1. 双膦酸盐类药物　目前多应用其第三代药物如唑来膦酸（zoledronic acide）。
2. 放射治疗。
3. 放射性核素治疗　$^{89}Sr$（$^{89}$锶）、$^{153}Sm$（$^{153}$钐）等。
4. 镇痛药物　可根据 WHO 疼痛治疗原则进行。规律服药，阶梯治疗及辅助治疗。

## 346

### 当前对转移难治性前列腺癌的治疗方法有哪些？

2014 年亚太泌尿高峰论坛（2014.06.20 首尔）报道：以往应用于转移难治性前列腺癌的治疗方法十分有限，如：多西他赛、米托蒽醌、唑来膦酸等。自 2010.2 以来，一系列的新疗法被批准上市，从而改变了转移难治性前列腺癌（mHRPC）的治疗策略。这些方案有：①激素治疗：Ⅰ. 阿比特龙、Ⅱ. 恩杂鲁胺（详见注释：Ⅰ、Ⅱ）；②代谢放射治疗：$^{233}$Ra（$^{233}$镭）；③化疗：卡巴他赛；④免疫治疗：抗前列腺癌疫苗（sipuleucel-1）。

注释，Ⅰ、Ⅱ如下：

Ⅰ. 阿比特龙（Abiraterone，CYP17 酶抑制剂，珂泽）：CYP17 酶是雄激素合成所必需的酶。该药可以阻断睾丸、肾上腺和前列腺细胞来源的雄激素生物合成，而且，在 mHRPC 中的肿瘤细胞自身即可产生雄激素，以支持其自身的生长。在微环境下，前列腺肿瘤细胞通常对雄激素敏感性高，即使少量雄激素也可促进肿瘤细胞生长。该药可全源阻断雄激素合成。其与泼尼松合用可减少不良反应，提高安全性。1 天 1 次口服，1000 毫克。

Ⅱ. 恩杂鲁胺（Enzalutamide MDV31DO）是一种小分子雄性受体阻断剂，新型的抗雄激素药物。其作用机制与康士得不同，通过阻断核转运 DNA 结合而抑制激素功能。即可阻断雄激素转移至细胞内，从而竞争性抑制雄激素与雄激素受体（AR）结合。三期临床显示：接受此药治疗的总体缓解率为 59%，死亡风险减少 29%，放射学进展风险率减少 81%。另有报道，接受此药治疗的患者中位生存期是 18.4 个月，而安慰剂组为 13.6 个月。生活质量有明显提高。

## 347

### 直肠指诊在诊断、筛查前列腺癌中的重要意义是什么？

直肠指诊（digital rectal examination，DRE）在前列腺癌筛查，诊断中是一种简而易行、重要的、不可缺少的检查方法。大多数前列腺癌起源于前列腺的外周带，DRE 对前列腺癌的早期诊断和分期有重要价值。考虑到 DRE 可能影响 PSA 值，应在抽血检查 PSA 后进行 DRE 检查。

国内经讨论达成共识：对 50 岁以上有下尿路症状的男性进行常规 PSA 和 DRE 检查。对于有前列腺癌家族史的男性人群，应该从 45 岁开始定期检查，随访。对 DRE 异常，有临床征象（如骨痛、骨折等）或影像学异常的男性应进行 PSA 检查。

**348**

### 在前列腺癌治疗中，应用药物去势要注意哪些问题？

药物去势应用的黄体生成素释放激素类似物（LHRH-a），是人工合成的黄体生成释放素，已上市的有亮丙瑞林（leuprorelin），伐舍瑞林（goserelin），曲普瑞林（triprorelin），缓释剂型为 1，2，3 或 6 个月注射 1 次，3 个月剂型不仅要减少次数，且与随访中 PSA 的监测同步，增加患者治疗的依从性，提高生活质量。在注射 LHRH-a 后，睾酮水平逐渐升高，在一周时达最高点（睾酮一过性升高），然后逐渐下降，至 3～4 周时，已达到去势水平。但有 10% 的 LHRH-a 治疗患者睾酮不能达到去势水平。LHRH-a 已成为雄激素去除疗法的标准治疗方法之一。

由于初次注射 LHRH-a 时睾酮一时性升高，故应在注射前两周或当日开始给予抗雄激素药物至注射两周，以对抗睾酮一过性升高所导致的病情加剧。对于已有骨转移脊髓压迫的患者，应慎用 LHRH-a，可选用迅速降低睾酮水平的手术去势法。

**349**

### 前列腺癌根治性手术的禁忌证是什么？

1. 患有显著增加手术危险性的疾病，如严重的心血管疾病，肺功不良等。
2. 患有严重出血倾向或血液凝固性疾病。
3. 已有远处淋巴结转移或骨转移。
4. 预期寿命不足 10 年。

**350**

### 前列腺癌根治性手术，盆腔淋巴结切除的范围如何？

盆腔淋巴结切除有两种：
1. 改良式　整块切除髂动脉，髂静脉前方，后方及血管之间的纤维脂肪组织，下至腹股沟管，后至闭孔神经后方，可疑淋巴结转移者，可行冷冻切片病检。
2. 扩大式　切除范围扩大至髂总动脉和骶前．适用淋巴转移风险 >7% 的中危患者和所有高危者。

### 351

#### 行前列腺癌根治性切除术时，前列腺切除的范围是什么？

手术切除范围包括完整的前列腺，双侧精囊和双侧输精管壶腹段，膀胱颈部，术前有阴茎勃起功能的低危局限性前列腺癌患者，可行保留神经手术。其中 $T_{2a}$ 患者可选保留单侧神经手术。保留神经的禁忌证是手术中发现肿瘤可能侵及神经血管束者。

### 352

#### 腹腔镜前列腺癌根治性切除术的优点是什么？

腹腔镜前列腺癌根治性切除的步骤和范围同开放性手术，其疗效和开放性手术类似。优点是损伤小、术野及解剖结构清晰，术中和术后并发症少。缺点是技术操作比较复杂。

### 353

#### 前列腺癌根治性切除术的并发症有哪些？

目前，围术期死亡率为 $0 \sim 2.1\%$。主要并发症有术中严重出血、直肠损伤、术后阴茎勃起功能障碍、尿失禁、膀胱尿道吻合口狭窄、尿道狭窄、深部静脉血栓、淋巴囊肿、尿瘘、肺栓塞。腹腔镜前列腺癌根治术还可能出现切口种植转移、转行开放手术、气体栓塞、高碳酸血症、继发出血等并发症。

### 354

#### 前列腺癌根治性切除术后复发如何治疗？

临床上有 $27\% \sim 53\%$ 接受了前列腺癌根治性切除的患者在术后 10 年内发生局部复发或远处转移，有 $16\% \sim 35\%$ 在治疗 5 年内需要接受二线治疗，选用的方法有：①观察等待治疗：适于低危患者，PSA 生化复发的早期；②挽救性放疗：根治术后生化复发患者如排除了肿瘤远处转移的可给予挽救性放疗；③内分泌治疗：生化复发且有很高的临床广泛转移倾向的患者应尽早采用内分泌治疗。

## 355

### 应用康士得（比卡鲁胺）150mg 单药治疗局部晚期无远处转移前列腺癌的近况如何？

既往应用口服 50mg/d 与去势治疗晚期前列腺癌是安全有效。国外已开展应用康士得 150mg 单药治疗局部晚期无远处转移前列腺癌的临床研究，初步临床疗效满意。国内李宁忱等报道：应用比卡鲁胺 150mg 单药与单独药物去势治疗局部晚期前列腺癌的随机对照研究中，对 58 例患者行随机，平行对照，多中心研究。接受康士得 150mg 单药治疗 28 例，接受伐舍瑞林 3.6mg 单独药物去势治疗 30 例，已治疗后血清 PSA 水平抑制率为主要指标，治疗前后前列腺体积变化率为次要疗效指标，观察 12 周。结果两组血清 PSA 水平比较治疗前均明显下降，康士得组 PSA 中位值从 36.45ng/ml 降至 2.39ng/ml，PSA 抑制率为 62.18%；药物去势组 PSA 中位值从 30.43ng/ml 降至 1.77ng/ml，抑制率为 68.03%（差异无统计学意义）。两组受试者前列腺体积均明显下降，分别下降为 36.23% 和 42.95%。两组不良事件发生率相似，分别为 10.7% 和 13.3%。

结论是康士得 150mg 单药治疗局部晚期前列腺癌的安全性和耐受性良好，患者 PSA 下降程度和前列腺体积缩小程度与单独药物去势治疗相似，是一种新的治疗局部晚期，无远处转移前列腺癌安全，有效的方法。

（尹水晶）

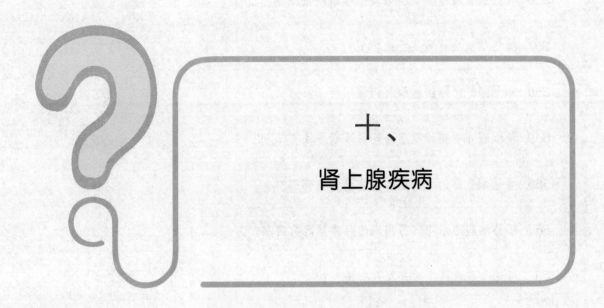

十、

肾上腺疾病

## 356

### 肾上腺髓质增生如何分类，诊断的依据是什么？

儿茶酚胺症是肾上腺髓质功能亢进的总称，其中包括嗜铬细胞瘤和肾上腺髓质增生（AMH）。早在 1933 年即有人论述过 AMH，20 世纪 50 年代后，国外有个别病例报告。国内吴阶平于 1977 年首先报告 17 例并率先提出肾上腺髓质增生这一诊断名称。临床上将肾上腺髓质增生分为两类：①单纯肾上腺髓质增生（AMH），国内报道主要为此类病人，临床表现为高血压，并且 70%~80% 为双侧腺体增生；②合并有多发内分泌腺病 II 型（MEN II）又称 Sipple 综合征，包括肾上腺髓质增生或肾上腺嗜铬细胞瘤、甲状腺髓样癌、甲状旁腺肿瘤。临床高血压表现者占 1/3~1/2，而且仅 40% 为双侧肾上腺发病。其原因可能为血中多巴胺含量增高，竞争性与 α 受体结合，使高浓度的去甲肾上腺素和肾上腺素不能起作用所致。

肾上腺髓质增生的病因不清，有人认为，它的发生与过量饮食，食物中钙、磷含量过高及维生素 D 的过量吸收、碘酸氢盐物质吸收不足有关。

肾上腺髓质增生的诊断：

1. 临床症状　肾上腺髓质增生的临床表现酷似嗜铬细胞瘤。最主要的症状是高血压，病人多无代谢改变的表现，发作时的情况亦与嗜铬细胞瘤的发作相似。发作突然，头痛剧烈，心悸，呼吸急促，胸部有压抑感，皮肤苍白出汗，有时伴有恶心呕吐，视觉模糊，发作时病人精神紧张，血压可升至 26.7kPa（200mmHg），甚至 40.0kPa（300mmHg）以上。发作一般持续数十分钟，亦可长或短。引起发作的原因多不明显，与嗜铬细胞瘤可能有以下差异：①精神刺激、劳累成为诱因的比例略高；②压迫腹部不引起发作；③病程一般较长，并且不符合肿瘤的一般规律，即并不一定症状逐渐加重，发病次数日渐增多。可出现病状有时缓解，有时由重到轻，再由轻到重。

2. 各种测定和试验　血肾上腺素、去甲肾上腺素测定、尿 VMA 检查、发作时血糖测定以及酚妥拉明试验、组织激发试验等与嗜铬细胞瘤无区别。

3. 腹膜后充气造影　如充气造影肾上腺区无肿瘤阴影时，除考虑肿瘤体积小或者有肾上腺外嗜铬细胞瘤外，应考虑有肾上腺髓质增生的可能，若腹膜后充气造影加断层摄影无肿瘤阴影，只显示一侧或双侧肾上腺增大时，结合临床可初步诊断有肾上腺髓质增生的可能。

4. B 超、CT、MRI 检查　能在术前较准确地鉴别肾上腺嗜铬细胞瘤和髓质增生。肾上腺髓质增生表现为肾上腺体积增大，变圆，无明显肿块，而嗜铬细胞瘤呈圆形、卵圆形占位性病变。体积较大的其内可能有出血、坏死或囊性变。

5. 病理学检查　肾上腺髓质增生的主要确诊方法需依赖病理学检查。Visser 提出肾上腺髓质增生的病理依据是：髓质重量增加 2 倍以上，髓质/皮质比值增大；肾上腺尾部及两翼可见到髓质增生。关于肾上腺髓质与皮质的比值，Dobblie 研究指出：肾上腺头部 1:5，体部 1:8 到 1:18，平均比值为 1:11.5，尾部没有髓质。我国谢桐等测量的髓质/皮质的比值平均为 12.5%，并认为超过 20% 的属髓质增生。也有个别报道肾上腺髓质增生病例髓质/皮质比值正常，但髓质的重量增加。在病理组织学上可见到髓质细胞增生，有的成条索状或团块状排列，间质高于血窦，未见到具有包膜的结节。

357

## 嗜铬细胞瘤有哪些特殊类型？

嗜铬细胞瘤病人可因肾上腺病理特点、年龄、家族史等因素，而形成特殊的临床类型。

1. 多发性内分泌瘤 （multiple endocrine neoplasia，MEN） 20 世纪 60 年代首先发现甲状腺癌与嗜铬细胞瘤并发的病例，称为 Sipple 综合征。后来证实甲状腺癌皆为髓样癌，嗜铬细胞瘤多为双侧多发性，并可能与甲状旁腺瘤、甲状旁腺功能亢进、垂体瘤、胰岛细胞瘤、黏膜神经瘤并发。根据各内分泌腺瘤间的不同发病，分为 Ⅰ、Ⅱ、Ⅲ 型。对多发性内分泌腺瘤的发病机制，Pease 认为是因家族遗传因素致使外胚层神经嵴细胞发育紊乱的结果。

2. 家族性嗜铬细胞瘤 各型多发性内分泌腺瘤并不都属于家族性嗜铬细胞瘤，而家族性者多为双侧多发或两个以上内分泌腺受累。家族性嗜铬细胞瘤约占全部病例的 6%。家族性嗜铬细胞瘤的特点是：①发病年龄比非家族性为早，平均年龄 27.5 岁；②双侧性肾上腺肿瘤的发生率高达 47%，而非家族性者仅 6%~9%；③一个家族中发病的成员，在发病年龄和肿瘤部位上往往相同；④常并发其他疾病，如神经纤维瘤病、视网膜血管瘤、脑脊髓血管网状细胞瘤、甲状腺髓样癌等。近年来研究证明，本症为常染色体显性遗传，有高度的外显率。

3. 多内分泌功能性嗜铬细胞瘤 嗜铬细胞瘤能分泌两种以上的内分泌激素是近年来的新发现。以往对嗜铬细胞瘤并发高血钙曾有多种臆测性解释，直至 1981 年及 1985 年分别由 Fairhust 及 Shanberg 从瘤组织中分离出类甲状旁腺活性激素，才证明其具有多内分泌功能。嗜铬细胞瘤分泌促皮质素表现为库欣综合征者自 1979 年以来有所报告，以往对这种特殊异位促皮质素瘤未能术前确诊，手术死亡率高达 52%。

4. 恶性嗜铬细胞瘤 对恶性嗜铬细胞瘤的诊断标准不一致，故不同报告恶性嗜铬细胞瘤的发病率相差悬殊，介于 2%~15%。临床上恶性嗜铬细胞瘤除可表现为不同类型的高血压外，也有无症状者。病人的消耗症状往往明显。可发生恶病质。肿瘤体积较大，常有转移症状。

5. 移位的嗜铬细胞瘤 嗜铬细胞在胚胎发育开始时与交感神经细胞有密切关系，它们都起源于原始的神经嵴细胞。嗜铬细胞在交感神经发育的同时广泛散布在肾上腺髓质、交感神经节和副交感神经节，在腹主动脉旁、肠系膜下动脉根部的副交感神经节形成所谓 Luckerlanal 体，成年后逐渐萎缩。成人肾上腺外嗜铬细胞瘤多被认为是嗜铬细胞组织未退化的结果。

6. 无功能嗜铬细胞瘤　部分嗜铬细胞瘤病人血压不高，偶尔在平时或其他疾病死亡后病理解剖时发现，或因肿瘤大，出现局部症状而获诊断。不发生症状的原因可能是由于肿瘤不具分泌功能。

### 358

### 肾上腺外嗜铬细胞瘤有何临床特点?

肾上腺外嗜铬细胞瘤的临床表现几乎与肾上腺嗜铬细胞瘤无差异。但由于其发生的部位不同可以有特殊的临床特点。

1. 高血压　有学者认为肾上腺外嗜铬细胞瘤的血压要较肾上腺嗜铬细胞瘤平均水平高。因为肾上腺髓质有丰富的苯乙醇胺甲基转换酶，能将去甲肾上腺素转换为肾上腺素，而肾上腺外嗜铬组织缺少此酶，血中去甲肾上腺素浓度相对较高，故血压升高明显。

2. 尿中肾上腺素/儿茶酚胺比值缩小　由于上述原因尿中肾上腺素与儿茶酚胺的比值缩小。一般认为尿内肾上腺素（A）和儿茶酚胺（CA）含量之比：A/CA > 20% 提示肿瘤位于肾上腺髓质，A/CA < 20% 提示肿瘤位于肾上腺之外。

3. 排尿晕厥　位于膀胱的嗜铬细胞瘤，在排尿时，由于逼尿肌的挤压，大量分泌儿茶酚胺，出现排尿过程中或排尿终末，高血压、心悸，甚至昏倒等为膀胱嗜铬细胞瘤的典型临床表现。

### 359

### 肾上腺外嗜铬细胞瘤的定位诊断方法有哪些?

肾上腺外嗜铬细胞瘤分布广泛，从颅底至盆腔均可发生，定位诊断有一定困难。随着现代影像学的发展，定位检出率已达90%以上。

1. X 线检查　包括腹膜后充气造影、静脉肾盂造影、腹主动脉造影、肾上腺静脉造影、膀胱造影及胸部、腹部、头颅正侧位像等检查。

在施行造影之前，病人先给予 α 及 β 受体阻断剂控制高血压和心律失常，造影时必须备带 α 和 β 受体阻断剂，以防发生高血压危象和心律失常。

（1）腹膜后充气造影　常可使肾上腺内及肾周围肿瘤显影，如能合并施用断层摄影则更有诊断价值。在肠道准备良好的情况下，腹膜后充气造影的阳性率较高，但可刺激引起疾病发作，并有一定的并发症和危险性，现已较少应用。

（2）静脉肾盂造影　静脉肾盂造影只能获得一些间接的 X 线证据，如肾脏或输尿管受压、移位等。可与腹膜后充气造影合并进行，能提高肿瘤的显示率。

（3）腹主动脉造影　将动脉导管插至十二胸椎水平，以高浓度、大剂量造影剂快速注射，使腹主动脉各支显影，供应肿瘤的动脉支粗大，增多，排列紊乱，肿瘤区丰富的血管网团勾画出肿瘤轮廓，亦可见病理血管。实质期可见肿瘤区为造影剂片状浸染。对肿瘤生长于肾上腺外特殊部位者，可明确其解剖关系和定位。血管少的嗜铬细胞瘤，动脉造影常为阴性。

（4）膀胱造影　只在怀疑膀胱嗜铬细胞瘤时应用。

（5）胸、腹及头颅正侧位像　用于寻找相应部位的肿瘤。

2. 腔静脉插管　多发性、复发性以及肾上腺以外嗜铬细胞瘤，可采用上、下腔静脉插管，在不同平面部位取血检查儿茶酚胺含量。儿茶酚胺最多的平面部位提示肿瘤的所在。但有些肿瘤分泌儿茶酚胺是间歇性的，因而不尽可靠。

3. 放射性核素扫描　肾上腺髓质显像剂——碘$^{131}$代苄胍（$^{131}$I-MIBG）其结构与肾上腺素相似，能与神经递质一样进入肾上腺髓质及肾上腺素能组织，注射$^{131}$I-MIBG 后为嗜铬细胞瘤所摄取而显像，可发现肾上腺外的肿瘤。但仍有 10%~20% 的肿瘤不显像。

4. 膀胱镜检查　对疑有膀胱嗜铬细胞瘤者，膀胱镜检查可明确诊断。

5. B 超　与 CT 的诊断价值相似，B 超的优点在于价格低廉，无创伤，检查范围广泛，可在腹部反复查找。据报道，肿瘤 43% 位于上主动脉旁，28% 位于下主动脉旁，其余位于颈、胸、膀胱等部位。所以只要沿主动脉周围查找，多可发现肿瘤。查找肾上腺外嗜铬细胞瘤，B 超可以作为首选。它的缺点是不能很好了解肿瘤与周围器官的关系。可在找到肿瘤后，根据需要再做 CT、血管造影等其他检查。

6. CT 扫描　CT 扫描总的阳性率可达 90% 以上，但对异位肾上腺肿瘤，多发肿瘤不如肾上腺内单发肿瘤好。需与其他检查联合应用。

360

## 嗜铬细胞瘤的术前准备具体措施有哪些?

90% 的嗜铬细胞瘤是良性肿瘤，手术效果好，但风险大。有人报告，明确诊断的病人手术死亡率达 25%。近年来随着外科技术和麻醉技术的不断改进使手术死亡率降至 1%~5%，但未做术前准备的手术死亡率高达 50%。所以必须妥善进行手术前准备，以利安全渡过手术难关。术前准备的要求：①控制高血压在正常或接近正常范围；②心率不超过 90 次/分；③血细胞比容 <45%。

1. 控制血压　术前应用肾上腺素受体阻断剂并维持一个阶段可使血压缓慢下降，血管床扩张，血容量逐渐增加。常用药物苯苄胺（酚苄明）作用维持 24~48 小时，其阻断 $\alpha_1$ 受体作用显著强于 $\alpha_2$ 受体，控制血压效果好。口服用药十分方便。术前应用肾上腺素受体阻断剂的适应证是：①血压增高明显的持续性高血压病人；②阵发性高血压病人，发作较频，较重者；③有心动过速、心律不齐者。常用方法：酚苄明从 30mg/d 开始，根据血压情况逐渐增加，一般需用 60 ~ 120mg/d。由于酚苄明的非选择性 α 受体抑制作用，可使 β 受体失去阻断诱发心律失常，或在肿瘤切除后血管床过度扩张，所以酚苄明的用量不宜过大，时间不宜过长，用药 10 ~ 14 天后可考虑手术。术前 2 日应适当减量。哌唑嗪选择性抑制 $\alpha_1$ 受体，作用缓和，对心率影响小，但该药属突触后抑制剂，对术中探查肿块引起的血压骤升控制不满意。首次 1mg/d，常用量 2 ~ 3mg/d，最多可用到 6 ~ 8mg/d。拉贝洛尔选择性阻断 α 和 β 受体，主要是对 α 受体的作用，使血管床扩张，同时轻微阻断 β 受体，使心率减慢。口服剂量可达 1600mg/d。应避免同用普萘洛尔，以防 β 受体过度抑制。对于单用 α 受体阻断剂效果不理想的病人，可以加用钙通道阻断剂，如硝苯地平、维拉帕米等，还可加用血管紧张素抑制剂卡托普利。

2. 纠正心律失常　最常用的药物是普萘洛尔。普萘洛尔使用的原则有：①不作常规使用，在使用苯苄胺后若心率仍低于 90 次/分，则无需加用普萘洛尔；②必须在使用 α 受体阻断剂的基础上应用，切不可先用，否则因高 α 受体作用失去阻断，可诱发高血压危象、充血性心力衰竭，甚至死于肺水肿。其他药物如美托洛尔，抗心律失常作用较普萘洛尔强，不易引起心衰和哮喘，效果好于普萘洛尔。

3. 补充血容量　扩容也是一项十分重要的措施。嗜铬细胞瘤分泌过量的儿茶酚胺，使外周血管强烈收缩，血管床容积减少，血容量绝对不足，切除肿瘤后儿茶酚胺减少，血管床开放，血容量不足就成为主要矛盾。此时采用大量麻黄素和快速扩容难获满意效果，且增加了原本就不正常的心脏负担。术前在控制血压的前提下预充一定的血容量可使术中血压下降减缓，术后血压恢复快而稳定。常规于术前日输血 400ml，代血浆制品或右旋糖酐 500ml，及平衡生理盐水等，术前一天输液量应在 3000ml 左右。

术前用药不可用阿托品，因阿托品抑制迷走神经，使心率加速，可诱发心律失常。

## 361

### 嗜铬细胞瘤术中容易出现的异常情况有哪些?

嗜铬细胞瘤手术过程中可能发生的异常情况有：

1. 高血压发作　由于大量儿茶酚胺的释放，术中可出现高血压发作。常发生在以下情况：①麻醉诱导期；②气管插管；③切开腹膜；④分离肿瘤；⑤做腹腔探查时，触及肿瘤。

2. 低血压、休克　低血压、休克较高血压更为严重，特别容易发生于结扎引流肿瘤的静脉或切除肿瘤时。发生休克的有关原因为：①肿瘤分泌的儿茶酚胺突然中断；②血管过度收缩，原来血容量即不足，严重者血容量减少可达 1/3；③心排血量降低，由于左心室功能不全所致，后者可为高血压的影响或儿茶酚胺对心肌的有害作用引起；④血管壁对儿茶酚胺的收缩反应降低，由于术前用了大量 α 受体阻断剂。在原来血容量不足、心排血量降低的条件下，如肿瘤分泌的儿茶酚胺突然中断，血管床突然扩大，可发生严重的难治疗的休克。

3. 心律失常　肿瘤分泌过量的肾上腺素时对心脏 β 肾上腺素受体的作用，使心脏兴奋性增高。在手术前，即有发生室性心动过速、期前收缩等心律失常倾向。手术时，由于肾上腺素的释放，可引起频繁室性期前收缩、室性心动过速、室颤、心脏骤停，也可引起房室传导阻滞。各型心律失常均可发生，但室性心律失常最为多见。

4. 急性肺水肿　由于发作性高血压、输血、输液过多，原来已有心肌功能减退，可进一步发展为急性心力衰竭、肺水肿。

5. 其他　如大血管损伤，肝、脾、胰腺的损伤等。

预防和处理：

1. 手术中应密切观察血压、心率、心律及中心静脉压　需要手术医师和麻醉人员的密切配合。

2. 麻醉开始前开放两根静脉输液通道　一根供输液、输血，另一根静脉供控制血压及心律失常的用药。

3. 选择适当的麻醉　目前常用硬膜外麻醉和全身麻醉，多主张用全身麻醉。后者有效果确切，肌肉松弛，显露佳，患者安静，能更好地保持呼吸道通畅，有利于手术中胸膜损伤时的处理及抢救等优点。对定位不确切的肿瘤尤为适宜。硬膜外麻醉有止痛效果好，肌肉松弛，有一定降压作用和不影响术中升压药物使用的优点。不过对上腹部较大的肿瘤，此种麻醉不满意，特别是在麻醉阻滞不完全时，可造成不良刺激，使血压上升、心率加快。

4. 切口选择　除定位准确的、无周围浸润的肾上腺嗜铬细胞瘤可用腰部切口外，手术入路以腹部切口为宜。优点是术野暴露好，便于探查，可及时发现和处理手术中的异常情况，并可根据需要扩大为胸腹联合切口等。

5. 控制发作性血压升高　如手术前未用 α 受体阻断剂，则发生发作性高血压的机会较多，应密切观察。在血压骤升时，静脉推注酚妥拉明 1～5mg，如基础血压偏高，可静脉滴注酚妥拉明（10～20mg 酚妥拉明溶于 200ml 液体中）。如在滴注过程中有血压骤升，可加快滴注速度或重复静脉推注酚妥拉明。

6. 控制心律失常　心律失常应及时发现和控制，否则可危及生命。心率超过 120 次/分，期前收缩超过 5 次/分即应处理，可静脉推注利多卡因 50～100mg，继后静脉滴注 1～2g，也可用心得宁，在 2～3 分钟内缓慢静推 3～5mg，必要时重复推注。如用普萘洛尔，每分钟缓慢推注 0.5～1.0mg。

7. 控制低血压　肿瘤的血流被阻断或肿瘤被切除后，突然出现严重低血压、休克，是手术过程中最危险的阶段之一。处理措施是：①术前应用 α 受体阻断剂苯苄胺要适量，一般不超过 80mg/d，即达到控制症状和恢复血容量，不致造成血管收缩反应性降低。术前一天停用苯苄胺，如血压再升高，可用短效能的酚妥拉明；②在肿瘤血流阻断前，至少补液 2000ml，并及时补充失血量。有人主张在肿瘤切除前再输血 600ml；③肿瘤血流阻断或肿瘤切除时，立即停用酚妥拉明，血压下降至收缩压 10.7kPa（80mmHg）时，静脉推注去甲肾上腺素 1～2mg，并静脉滴注去甲肾上腺素（500ml 液体内含去甲肾上腺素 10mg）速度调节至收缩压维持在 16kPa（120mmHg）左右；④如不能提高血压，立即加快输血及输液速度，增加血容量；⑤少数病例，尤其是双侧肾上腺嗜铬细胞瘤，需加用皮质激素；⑥如血压仍不易升高，可考虑用麻黄素，能促进血管壁对儿茶酚胺的再敏感。还可考虑应用血管紧张素。

8. 手术操作　要轻巧、快速，尤其是切除肿瘤时，尽量避免挤压肿瘤。对于较大肿瘤和右肾上腺肿瘤，宜先解剖和暴露腔静脉、肾蒂和肾上极以及腹部大血管，可避免手术意外损伤血管和大出血。在肿瘤切除后，如血压不见下降，或下降幅度不大，收缩压未低于13.3kPa（100mmHg），而且很快又回升到原来水平，说明体内可能还有未被发现的残存肿瘤，应进一步探查。

## 362

### 嗜铬细胞瘤的术后并发症有哪些？

大多数病人，手术效果良好，肿瘤切除后血压下降，症状消除。少数病人可出现以下并发症：

1. 术后低血压　术后如血压低于10kPa，一般需用低浓度去甲肾上腺素维持，根据情况递减或停止。如血压略低（10～13kPa）病人情况佳，尿量正常，不必用升压药，继续观察。如低血压明显，尿少，心率快，一般情况欠佳，除应用去甲肾上腺素维持外，仍需适当补充血容量。如手术中已充分补充血容量，则要考虑①手术部位止血不佳，尚有出血；②心脏功能减退。根据情况适当处理。

2. 术后高血压　可有不同情况：①高血压和术前相仿，持续性者血压仍高，阵发性者仍有发作，尿儿茶酚胺和代谢产物排量仍高，有可能尚有残留的嗜铬细胞瘤未切除，需用α受体阻断剂控制症状，经检查后考虑第二次手术；②补液量过多以致血压较高，经适当调整后，很快可降至正常；③高血压病史长，程度重，已发生肾损害，故血压不能降至正常，或是病人同时有原发性高血压。在这些情况下，病人血压虽未降至正常，较手术前有所降低，可用一般降压药物；④偶尔是由于伴发的肾萎缩或肾动脉狭窄所致高血压，或是切除肿瘤时损伤了肾动脉，造成肾血管性高血压。

3. 感染　创口感染和膈下脓肿多见，可继发同侧胸腔积液。

4. 外伤性胰腺炎　伴一时性血清淀粉酶升高可继发左侧胸腔积液。

## 363

### 原发性醛固酮增多症如何与继发性醛固酮增多症鉴别？

继发性醛固酮增多症是由于一些疾病致使肾素－血管紧张素过多，兴奋肾上腺球状带，引起醛固酮继发性分泌过多所引起的。常见的有：

1. 利尿剂引起的继发性醛固酮增多症　常见的原因是：降压用利尿剂，引起尿钾丧失而未补钾或补钾量不足。需停药一个月并补钾，以后观察药物是否清除。

2. 肾动脉狭窄　收缩压与舒张压均较原醛为高，舒张压往往在 16～17.3kPa（120～130mmHg）或以上，高血压的进展较原醛迅速，一部分病人可在上腹中部或肋脊角处听到血管杂音。核素肾图往往两侧有差别，患侧肾功能异常。静脉肾盂造影：一般可无明显异常，严重者患侧肾脏缩小或不显影。血容量，原醛者高于正常，肾动脉狭窄正常或低于正常。血钠，原醛高于正常或正常高值，肾动脉狭窄不高。血细胞比容，原醛偏低，大多数在40%以下，肾动脉狭窄往往高于40%。螺内酯试验：肾动脉狭窄阴性。血浆肾素活性，肾动脉狭窄升高，原醛降低。肾动脉造影，不但可确诊肾动脉狭窄，还可了解狭窄的性质、程度。

3. 恶性高血压　高血压的恶性型，由于肾脏普遍缺血，可引起肾素－血管紧张素的产生过多，导致继发性醛固酮增多，部分病例可有低血钾，与原醛有如下区别：①血压很高，舒张压多在17.3～18.7kPa（130～140mmHg）或以上；②进展快，往往有肾功能减退、氮质血症；③有视网膜渗出，视神经盘水肿，视力减退；④有严重头痛，可有发作性抽搐；⑤血钠一般不高，往往偏低；⑥血尿素氮可增高；⑦一般无碱中毒。

4. 肾炎性病变　肾脏髓质中高渗组织的损害，通常由上行性肾盂肾炎所致，可造成"失盐性肾炎"。起始时可无蛋白尿，但肾功试验可见肾功能减退，尿钠排量高、脱水、血液浓缩，可有低血压；经过数年后，可出现高血压、肾功能不良，用脱氧皮质酮也不能潴钠，因为失钠是肾功能损害所致。此种病人可因低钠、血浆容量低而发生继发性醛固酮增多症，于是出现失钾。与原醛的鉴别是：①肾功能损害明显；②血钠不高或偏低；③无碱中毒，多有酸中毒；④低钠试验示肾脏不能潴钠。

5. 肝硬化合并腹腔积液　肝硬化有腹腔积液的病人，由于细胞外液电解质和容量的改变，影响到渗透压感受器和容量感受器，而刺激醛固酮分泌，同时肝脏破坏醛固酮的功能减弱也有关系。与原醛的鉴别：①有肝炎病史；②腹腔积液征阳性；③肝功能改变。

6. 妊娠中毒症　妊娠后期，尿醛固酮增加原因可能是妊娠期血管功能发生变化，使有效动脉血容量降低，兴奋肾素分泌，妊娠期雌激素分泌增多，使血浆中血管紧张素原增加。正常孕妇并不出现原醛的表现。因为，一方面妊娠时血浆中与醛固酮结合的蛋白浓度升高，使醛固酮的活性受到影响；其次，妊娠产生大量孕酮，可拮抗醛固酮的作用。与原醛的鉴别：①妊娠期出现的高血压；②血浆肾素水平增高。

肾素活性测定是鉴别原发和继发醛固酮增多症的主要依据。原发性醛固酮增多症的血浆肾素活性受抑制，是由于腺体分泌较多的醛固酮，引起体内钠水的潴留，血浆容量增加，从而抑制球小体细胞释放肾素所致。有人提出血浆肾素活性降低，醛固酮分泌过多及尿17-羟皮质类固醇排出量正常，不管低血钾存在与否，绝大多数病者可诊断为原发性醛固酮增多症。其次通过测定血浆离子、螺旋内酯试验、B超、CT，放射性核素扫描等检查，对原发与继发醛固酮增多症的诊断均有帮助。

## 364

### 肾上腺危象是如何引起的？

肾上腺危象也称急性肾上腺皮质功能减退症，为肾上腺皮质急性衰竭。表现为循环虚脱、高热、胃肠功能紊乱、惊厥、昏迷等症状。病势凶险，需及时抢救。病因可分为以下几类：

1. 原有慢性肾上腺皮质功能减退症　因感染、创伤、手术、胃肠紊乱、停用激素等而诱发急性肾上腺皮质功能减退。

2. 长期大量应用肾上腺皮质激素治疗　长期大量应用肾上腺皮质激素造成下丘脑 – 垂体分泌 ACTH 功能的抑制，ACTH 分泌减少，引起继发性肾上腺皮质萎缩。停用肾上腺皮质激素后相当长的时间（可达 1 年），下丘脑 – 垂体 – 肾上腺反应性差，在并发感染、创伤、手术等情况时，如不补充较多的肾上腺皮质激素，则可发生急性肾上腺皮质功能不全。

3. 急性肾上腺出血　可见于以下情况：①新生儿：由于难产，窒息，在剧烈的复苏手术过程中，有时可引起创伤性出血，肾上腺内充满大量血液，有时血液可渗至腹膜后肾上腺周围组织；②严重败血症：主要是脑膜炎双球菌败血症可引起肾上腺出血，与弥散性血管内凝血有关，多见于儿童。肾上腺有大片出血或有许多小出血区，出血部位主要在肾上腺髓质及皮质的网状带，皮质内的类脂质皆消失，细胞索内有炎性渗出物，并有散在的多发性血栓形成。此外，皮肤、肺、脑、肝、肾等器官普遍有淤血、出血、微血管内血栓形成，许多器官间质内可见灶性炎症和实质性坏死。其他细菌所致败血症、流行性出血热也可并发本病；③双肾上腺静脉血栓形成：多见于成人，肾上腺髓质充满血液，皮质的出血程度较轻，有时在皮质外周还有一圈正常组织；④肾上腺出血：为全身出血性疾病的表现之一；⑤抗凝药物治疗：也可引起肾上腺出血。

4. 双侧肾上腺手术切除　因肾上腺疾病或肾上腺以外疾病做双侧肾上腺切除术；或是一侧肾上腺肿瘤、肿瘤侧肾上腺切除，对侧肾上腺已萎缩，并对 ACTH 兴奋不能起反应。对这种病人如不做激素替代治疗，可引起急性肾上腺皮质衰竭。

## 365

### 肾上腺危象的处理要点有哪些？

急性肾上腺皮质功能减退症需积极抢救，立即补充肾上腺皮质激素，补充液体和控制感染。

1. 5% 葡萄糖生理盐水 500ml 加氢化可的松 100mg，在 1~4 小时内静脉滴注完，以后每 6 小时滴注 100mg。同时肌内注射醋酸可的松 100mg。如病情好转，次日改为每 6 小时滴注氢化可的松 50mg，维持 24 小时。病情稳定可改为每 6 小时口服或肌注可的松（泼尼松）25mg，以后逐步减少到维持量每日 50mg。

2. 补充电解质　静脉输注生理盐水或增加食盐摄入量，补充潴钠激素，可口服氟氢皮质素 0.05~0.2mg，每日 1~2 次；或肌注醋酸脱氧皮质酮 5mg，每日 1~2 次。

3. 如血压很低，于输液中加去甲肾上腺素 5mg，缓慢滴注。

4. 如脱水失盐明显，虚脱严重，在输液和补充激素同时，输全血和血浆。

5. 病人往往合并感染，需用有效抗生素控制，对于有严重败血症性休克的病人，还应采用相应的治疗措施。

## 366

### 如何认识无症状性肾上腺肿瘤？

无症状性肾上腺肿瘤，也称无功能性肾上腺肿瘤或肾上腺偶发瘤。是指临床上无症状的偶然发现的肾上腺占位性病变。此类肿瘤不产生大量糖皮质激素、盐皮质激素和性激素，在无刺激的情况下，也不产生大量儿茶酚胺类物质，故临床上不产生相应的功能亢进症状，因此难以早期发现。

当肿瘤逐渐增大，出现腰痛、上腹部疼痛，偶尔可触及上腹部包块，少数病例可因肿瘤较大压迫胃肠道而误诊消化道肿瘤。本病以往曾有散在报道，但未引起人们的重视。近年来，随着医学影像学的发展，尤其是 B 超及 CT 的广泛应用，肾上腺偶发瘤的检出率有所增加。早在 1982 年，Geelhoed 首次采用"肾上腺偶发瘤"这一名称，并报告 20 例。他认为肾上腺偶发瘤是不需外科处理的肾上腺病变。1985 年，Abcassism 等报告 19 例，全部由 CT 发现，他认为肾上腺偶发瘤通常是小的、无功能的和良性的肾上腺肿瘤。根据文献报道，肾上腺偶发瘤大部分是良性的非功能性肿瘤，但也有恶性肿瘤、功能性肿瘤、转移瘤。偶发瘤可以单独存在，也可与其他恶性肿瘤并存。国内文献报道，无功能肾上腺肿瘤占肾上腺肿瘤的 5%~26.6%，恶性肿瘤最高占 45.9%。并且无症状有功能的嗜铬细胞瘤在没有充分术前准备的情况下手术，术后常因低血压休克、心衰、肺水肿而死亡。所以要及时发现和处理无症状的肾上腺肿瘤。

## 367

### 无症状性肾上腺肿瘤的处理要点是什么？

无症状性肾上腺肿瘤的主要问题是，肿瘤是否恶性，是否有功能，是否来源于肾上腺及如何处理。其全面分析和评价是处理的前提。

1. 肾上腺功能测定　功能性肾上腺肿瘤通常是有症状和体征的，但无症状及体征不等于没有功能，同时实验室检查异常者也不一定都有症状和体征。偶尔无症状的功能性肿瘤也可由 CT 检查发现。因此所有偶发瘤都应测定肾上腺功能，其中包括 24 小时尿儿茶酚胺、17-羟、17-酮类固醇，血浆可的松（泼尼松）、电解质、雌二醇雄烯二酮、血浆肾素、糖耐量试验、尿 VMA、睾酮，小剂量地塞米松试验等。

2. B 超和 CT 检查　B 超和 CT 以其快速、准确和可重复性等优点，已成为肾上腺肿瘤的重要诊断方法。B 超是一种低廉，简便的影像学检查方法，可作为健康人查体的首选项目。一旦发现腹膜后肿块，应采用多种体位检查，避免肿块与其他脏器重叠，提高 B 超诊断率。同时采用 CT 复查。诊断仍困难者，选用放射性核素扫描有助于肾上腺肿瘤的定位。

3. 转移瘤的检查　所有偶发瘤都有转移瘤的可能。据文献报道，肾上腺转移瘤多来源于肺、乳腺、结肠和恶性黑色素瘤，其中肺癌占 33%。因此详细了解病史及常规检查乳腺、直肠、胸透是很有必要的。

4. 细针穿刺活检　对于囊性肿块，原发瘤还是转移瘤的鉴别诊断，细针穿刺活检很有价值。但对肾上腺肿瘤的良、恶性鉴别有限，仅极典型者可以确诊。

5. 治疗　恶性肿瘤、功能性肿瘤及较大的良性肿瘤应手术处理。囊肿如无异常的肾上腺功能则无需手术治疗。对于较小的、临床检查未能确定其性质的无功能肿瘤的处理存在一定的分歧。有人提出，肿瘤经过检查未能确定其性质而小于 2.5cm 的可以间隔 3 个月或半年 CT 随访，如肿瘤增大则手术处理；5cm 以上偶发瘤应手术治疗。然而有些恶性肿瘤偶尔也有 2.5～5cm 之间的，因此年轻病例肿瘤虽然在 2.5～5cm 之间也应尽量考虑手术，而 40 岁以上者可以 CT 随访。Seddon 提出，如病人条件允许都应进行手术治疗，因为这是唯一、也是最好的排除恶性肿瘤的方法。但大多数学者认为对所有肾上腺偶发瘤一律手术治疗是毫无理由的，多数可以 CT 随访。总之对于无症状性肾上腺肿瘤处理应当慎重，且不可掉以轻心。

## 368

### 对皮质醇症如何进行病因分类？

皮质醇症即皮质醇增多症（hypercortisolism），又称库欣综合征（Cushing syndrome）。美国神经外科医生 Harvey Cushing 于 1912 年首先描述本病，就以其名命名。Cushing 综合征的名称目前仍然广泛使用。

皮质醇症可分为 ACTH 依赖型和 ACTH 非依赖型两大类。在 ACTH 依赖型中，包括垂体性皮质醇症即 Cushing 病和异位 ACTH 综合征；在 ACTH 非依赖型中包括肾上腺皮质腺瘤或腺癌以及医源性。

1. 库欣病（Cushing disease）　库欣病是专门指垂体性的皮质醇症，其内涵和库欣综合征不同，在概念上不能混淆。

垂体分泌过多 ACTH，刺激双侧肾上腺皮质增生，引起肾上腺皮质功能亢进，是皮质醇症的最常见原因，约占皮质醇症 2/3 以上的病例。垂体为什么会分泌过量的 ACTH？这个问题争论了几十年，其焦点是垂体自主性地分泌 ACTH 还是因下丘脑或更上级神经中枢的紊乱引起垂体 ACTH 继发性分泌增加。目前多数学者的看法如下：

（1）库欣病患者的大多数存在着自主或相对自主的分泌 ACTH 的腺瘤。其理由有：①80% 以上的库欣病患者经蝶窦手术探查时发现垂体 ACTH 腺瘤；②垂体 ACTH 瘤摘除后，有90% 左右的病人获得临床及内分泌生化的完全缓解，其中多数会出现暂时性的垂体 – 肾上腺皮质功能低下，大约 6～12 个月后始得逐渐恢复；③垂体 ACTH 瘤周围的正常垂体组织中的ACTH 分泌细胞变性退化，表现为细胞体积增大，胞质内 ACTH 分泌颗粒明显减少，并出现透明变性。这种细胞被称为 Crooke 细胞，自主分泌皮质醇的肾上腺肿瘤患者的垂体 ACTH分泌细胞也是如此改变；④有人测定了 Cushing 病患者外周血中 CRH 浓度，发现低于正常人，和肾上腺皮质醇分泌瘤患者相仿。这些事实都支持垂体 ACTH 瘤是自主性的。

垂体 ACTH 瘤和其他垂体瘤不同，仅 10%～15% 为直径 ≥10mm 的大腺瘤，其余都是微腺瘤，而且半数以上的微腺瘤直径 <5mm，所以 X 线检查很少发现病人蝶鞍扩大。在过去没有 CT 扫描的条件下，只有少数库欣病患者发现有垂体问题。应用常规染色技术，大部分垂体 ACTH 瘤为嗜碱细胞瘤和嫌色细胞瘤。垂体 ACTH 瘤的绝大多数是良性的腺瘤，但比较大的瘤体具有向周围浸润的倾向。文献中有垂体 ACTH 腺癌的报告，肿瘤可以向脑干、脊柱及中枢神经系统的其他部位转移。

（2）由于中枢神经功能发生紊乱，通过神经递质，兴奋下丘脑分泌过量促肾上腺皮质激素释放因子（CRF）。CRF 促使垂体释放大量的 ACTH。根据下丘脑被兴奋的强度、持续时间和垂体反应等因素的差别，垂体在组织学上的变化可表现为明显肿瘤，显微镜下小肿瘤或 ACTH 细胞增生。垂体持久、大量地释放 ACTH，兴奋肾上腺皮质，使皮质增生，并产生大量皮质醇。大量皮质醇对病态的 ACTH 分泌能起到部分抑制作用，因而病人血中 ACTH 不十分高，色素沉着也不甚明显；而在切除肾上腺后，由于解除了大量皮质醇对病态 ACTH 释放的抑制作用，色素加深，垂体可由原来无明显肿瘤而发生肿瘤。

2. 异位 ACTH 综合征　垂体以外的肿瘤组织分泌大量 ACTH 使双侧肾上腺皮质增生和分泌过量皮质醇，这就是异位 ACTH 综合征。

能引起 ACTH 的异位分泌的肿瘤有多种。常见的有小细胞性肺癌，约占 50%；约 10% 为胸腺瘤，包括类癌或癌；100% 为胰岛细胞肿瘤；5% 为支气管类癌；其他还有甲状腺髓样癌、嗜铬细胞瘤、神经节旁瘤、神经母细胞瘤、胃肠道恶性肿瘤、卵巢肿瘤或睾丸的恶性肿瘤等。

垂体以外的肿瘤合成和分泌 ACTH 的原因可能为：①APUD 学说：所谓 APUD 细胞，是因为这些细胞能摄取生物胺的前体分子为原料，经脱羧作用生成各种生物胺及多肽。腺垂体本身也属于 APUD 系统。异位分泌 ACTH 的肿瘤 3/4 来自于 APUD 细胞，如小细胞肺癌来自支气管内皮细胞，甲状腺髓样癌来自甲状腺的 C 细胞。各种类癌细胞、嗜铬细胞及神经节细胞等都具有 APUD 细胞的特征。这些 APUD 细胞不仅能分泌 ACTH，还可以分泌其他多肽激素，还有 5-羟色胺等。APUD 学说并不能解释所有的异位 ACTH 综合征，因为有不少异位分泌 ACTH 的肿瘤不属于 APUD 系统。②脱抑制学说：按照现代的观点，同一个人的每一个细胞，都具有相同结构的 DNA。但在不同的脏器和组织，细胞内的基因只有部分得到表达，而且具有相应的功能。换句话说，人体的每一个细胞内都存在着合成 ACTH 的基因，通常只有在腺垂体的 ACTH 细胞中得到表达，在其他细胞中都处于被抑制状态。肿瘤细胞内的某些基因，可能会出现脱抑制作用，因而具有了合成 ACTH 或其他肽类物质的功能。异位 V 的分泌一般是自主性的，既不受 CRH 兴奋，也不受糖皮质激素的抑制。但也有例外，如这种肿瘤细胞分泌 ACTH 的同时又分泌异位 CRH，则 V 的分泌调节和垂体 ACTH 相似。

3. 肾上腺皮质肿瘤　约 10% 的皮质醇增多症病例为肾上腺腺瘤引起，肾上腺癌约占 7%。左侧腺瘤比右侧多见，左侧与右侧相比为 2∶1。腺癌两侧发病机会相等。腺瘤和腺癌女性比男性多见，为（4~6）∶1。腺瘤有完整包膜；肿瘤直径为数厘米，重量一般在 30~40g 或以下。腺癌常比腺瘤大，直径在 6cm 以上，确诊时常有转移。

不论是肾上腺皮质腺瘤还是腺癌，其皮质醇的分泌都是自主性的，因而下丘脑 CRH 及腺垂体 ACTH 细胞均处于抑制状态。由于缺少 V 的生理性刺激，肿瘤以外的肾上腺，包括同侧和对侧，都是萎缩状态。

肾上腺腺瘤的分泌单一，只分泌皮质醇，肾上腺雄性激素分泌常常低于正常。腺癌细胞不仅分泌大量皮质醇，还分泌相当大量的雄性激素。有些肾上腺皮质癌的病人，醛固酮、脱氧皮质酮及雌二醇的分泌也可高于正常。

4. 医源性因素　临床上大量长期使用糖皮质激素或 ACTH，可引起皮质醇增多症的临床表现，停药后临床症状可逐渐消失。

## 369

### 对皮质醇症如何进行病因诊断？

不同病因产生的皮质醇症，其治疗方法也不相同，因而病因诊断十分重要。除医源性皮质醇症外，主要是鉴别是肿瘤还是增生。皮质增生又有垂体肿瘤、非垂体肿瘤和异位 ACTH 分泌肿瘤三种不同病因所引起。

1. 一般情况
（1）女性病人男性化明显者，提示肾上腺癌。
（2）儿童皮质醇症大多为癌肿，其次为增生，腺瘤少见。
（3）男性多为增生，腺瘤少见。
（4）皮肤色素沉着明显，向心性肥胖不明显，肺部有异常阴影或其他恶性肿瘤表现者提示异位 ACTH 综合征。

2．药物试验

（1）ACTH 兴奋试验　利用外源性 ACTH 兴奋肾上腺皮质，观察肾上腺功能动态。方法：先留 1～2 次 24 小时尿，测 17-羟皮质醇作对照。试验日上午 8 时起静滴 ACTH，将 ACTH 25U 溶于 5% 葡萄糖液 500ml 中，静脉滴注维持 8 小时，收集当日 24 小时尿，测尿 17-羟皮质类固醇，连续 2 日。肾上腺皮质增生对 ACTH 试验反应都很明显，在注射 ACTH 后 24 小时尿 17-羟类固醇的排量比注射前增加 5% 为阳性反应。表明皮质功能亢进依赖于 ACTH。皮质增生伴有小腺瘤或皮质结节状增生，ACTH 试验的反应和增生型一样，但有时较弱或不明显。皮质肿瘤由于肿瘤以外的肾上腺组织处于被抑制和萎缩状态，对外源性 ACTH 不能起反应或反应弱。但由于病程短尤其小腺瘤和发展迅速的皮质癌，肿瘤以外的肾上腺组织尚未萎缩，对外源性 ACTH 的刺激也可起明显的反应。异位 ACTH 分泌肿瘤，体内已有大量的 ACTH 产生，肾上腺皮质已处于持久的兴奋高限状态，对外源性 ACTH 不能再起反应。

（2）地塞米松抑制试验　方法：先留 24 小时尿测 17-羟，1～2 天作为对照，试验日清晨起口服地塞米松，每 6 小时 2mg 共 8 次。服药第 2 天测尿 17-羟。两侧肾上腺皮质增生，由于下丘脑 - 垂体 - 肾上腺之间的反馈阈提高了，需大剂量地塞米松才能起抑制作用，服用地塞米松之后的 24 小时尿 17-羟类固醇的排量比服用之前减少 50% 为阳性反应。异位 ACTH 分泌肿瘤，因肿瘤与肾上腺之间不存在反馈机制关系，肿瘤自主分泌 ACTH 类物质，不受地塞米松抑制。皮质肿瘤分泌皮质醇也是自主性的，对地塞米松也不起反应。在少数皮质增生型皮质醇症，大剂量地塞米松也不能抑制，大概是由于反馈阈值更高的关系。在皮质结节样增生或伴有小腺瘤的病例，可出现 ACTH 试验阴性。在这种情况下，需要做其他试验来鉴别是皮质肿瘤还是增生。

（3）甲吡酮试验　甲吡酮是 11-β-羟化酶抑制剂，使 11-去氧皮质酮转变为皮质酮及 11-去氧皮质醇转变为皮质醇受抑制，血浆皮质醇含量减少。由于反馈机制，促进垂体分泌大量 ACTH，血浆 ACTH 增高，11-去氧皮质醇的合成增多。11-去氧皮质醇包括在 17-羟及 17-生酮类固醇的测定范围内，因此尿中 17-羟及 17-生酮类固醇的排出量也增多。方法：口服甲吡酮 750mg，4 小时 1 次，共 6 次。收集给药前、当天和给药后 24 小时的尿标本。正常人给药当天和给药后 24 小时尿内 17-羟类固醇增加 2～4 倍；库欣病患者尿内 17-羟排出明显增加，对甲吡酮有加大反应；肾上腺肿瘤病人尿 17-羟无变化或降低。甲吡酮试验在鉴别库欣病和肾上腺肿瘤皮质醇增多症方面优于大剂量地塞米松抑制试验。

（4）赖氨酸加压素试验　加压素有类似 CRF 的作用，可兴奋垂体释放 ACTH。皮质醇增生时该试验呈阳性反应（即血 ACTH 及尿 17-羟的排出量增加）。皮质肿瘤呈阴性反应。

3．辅助检查

（1）明显的低血钾性碱中毒，提示肾上腺癌肿或异位 ACTH 综合征，不过增生型病人亦可出现此种改变。

（2）尿 17-羟特别高，50mg/24h 以上，甚至接近 100mg，提示肾上腺癌肿或异位 ACTH 综合征。

（3）尿 17-酮高于 50mg/24h，提示肾上腺癌或 ACTH 综合征。

（4）蝶鞍扩大 蝶鞍侧位摄片和正侧位体层摄片已列入皮质醇症的常规检查。蝶鞍体积增大，鞍底双边及鞍背直立。可考虑库欣病。但由于 80% 以上的垂体 ACTH 肿瘤为微腺瘤，蝶鞍片的异常发现很少。

（5）腹膜后充气造影 腺瘤往往呈圆球形，但小腺瘤不能显示，增生可见两侧肾上腺增大，或无异常，肾上腺癌往往体积较大。如周围发生粘连，气体不能进入肾脏上区。

（6）碘化胆固醇肾上腺扫描 放射性核素标记胆固醇的肾上腺扫描是诊断皮质肿瘤最有效的检查方法。胆固醇是合成肾上腺皮质激素的原材料，肾上腺皮质摄取胆固醇较多，放射性碘化胆固醇注入人体后，被肾上腺皮质摄取浓集，用 γ-照相对肾上腺病变的性质和定位诊断有很大帮助。目前采用的碘甲基正胆固醇比以往的碘化胆固醇更先进，显像清晰持久。正常肾上腺两侧显像对称，较淡，部分人不显像；皮质增生的肾上腺也两侧对称显像，放射性浓集；皮质腺瘤侧肾上腺放射浓集，对侧不显像；皮质癌与腺瘤相同。

（7）B 型超声波检查 超声显像诊断肾上腺的准确率达 70%～90%。但较小的左肾上腺肿瘤，常因胃内和肺下界受气体影响，超声检出率较低。

（8）电子计算机体层扫描（CT） 皮质醇症的肾上腺肿瘤体积较大，肿瘤直径一般都超过 1cm，适合于肿瘤和增生的鉴别。并可行蝶鞍部冠状位扫描，2mm 薄层、造影剂加强，加矢状重建，能发现约 50% 垂体的微腺瘤。对疑有异位 ACTH 分泌瘤时可行相应部位的体层扫描。

（9）肾上腺血管造影 动脉造影对小的腺瘤和增生病人意义不大。静脉造影由于技术上的原因有的只能做一侧造影。如为肿瘤可显示，一侧肾上腺萎缩提示对侧为肿瘤，一侧增生可推测对侧也为增生。不过有些增生的肾上腺并不表现为明显增大。

目前对皮质醇症的诊断可以简化，在确诊皮质醇症后通过肾上腺放射性核素扫描和 CT 鉴别其病因和对肿瘤定位，多能明确诊断，不必进行过多的生化测定。

## 370

### 双侧肾上腺切除后的 Nelson 综合征临床表现有哪些？如何治疗？

1958 年 Nelson 等报告 1 例库欣病行双侧肾上腺切除术后 3 年发生不染色性垂体瘤，伴有进行性皮肤色素沉着及血浆 ACTH 活性增高，不受静脉输入皮质素抑制。彼等认为垂体瘤的发生是切除肾上腺的后果。而后由于类似病例报告的增多和临床经验的积累，一般认为做过肾上腺切除术的库欣病中约有 10%～20% 可发生垂体肿瘤，其病理结构与库欣病并发的嗜碱性细胞瘤不同，多为不染色细胞瘤，并命名为 Nelson 综合征。

1. 病因 Nelson 曾认为 Nelson 综合征的发生是由于双侧肾上腺切除可能成为刺激垂体瘤生长和大量产生 ACTH 的因素。Salassa 亦认为肾上腺切除，包括双肾上腺全切和次全切除都可能刺激垂体瘤的生长。但这种垂体瘤只见于肾上腺皮质增生已做过肾上腺切除的病例。因皮质肿瘤或其他原因行肾上腺切除的病例尚未见发生垂体肿瘤的报道。

双侧肾上腺切除术后，皮质激素缺乏，失去了对垂体分泌 ACTH 的负反馈作用，成为促进垂体肿瘤生长的因素。肾上腺次全切除术后虽残留有部分腺组织，但亦有发生垂体肿瘤者，可能因为残留腺体组织术后逐渐萎缩、坏死后失去功能所致。

Nelson 综合征好发于青壮年，女性多见，女、男之比为 3∶1。本征初诊库欣病时比较年轻，而初诊时即有垂体肿瘤的病人年龄较高。Young 等则指出，儿童库欣病发生 Nelson 综合征的比成年组更多，约为 27%。

2. 临床表现　①Nelson 综合征的早期症状是皮肤和黏膜色素沉着，以颜面、手背、甲床、腋下、乳晕及手术瘢痕处皮肤最明显；黏膜以口内、牙龈、唇内面及舌尖等处较突出。色素沉着呈缓慢进行性加重，与肾上腺皮质功能低下所引起的色素沉着不同，不会因补给皮质激素而消退；②脑神经压迫症状：随着垂体肿瘤的增大继皮肤色素沉着之后，逐渐出现颅内压迫症状。患者除头痛外，常因视神经受压引起视力障碍、眼睑下垂等。检查可发现视野缩小，眼底视盘水肿、视神经萎缩；③全身症状，可有乏力，体重减轻，胃肠道功能紊乱，包括食欲缺乏、恶心、呕吐、腹痛；低血压、低血糖、抵抗力降低、性功能紊乱等。

3. 诊断　为早期发现 Nelson 综合征，必须对一切做过肾上腺切除术（包括双肾上腺全切和次全切除术）的库欣病患者进行严密观察。定期随诊，至少每半年到 1 年 1 次。查好发部位的色素沉着，并测视力。如发现色素沉着，应做蝶鞍部 X 线断层摄影、CT 检查，并投以足够剂量的皮质激素，观察用药后色素沉着的消长，以便与肾上腺皮质功能低下引起的色素沉着鉴别。有视力改变及头痛者应进一步作视野和眼底检查。根据色素沉着、视力改变、头痛及垂体 X 线、CT 改变即可诊断 Nelson 综合征。如有条件测血浆 ACTH 值，特别是赖氨酸加压素试验，测定肌注赖氨酸加压素前后血浆 ACTH 的改变，更有助于本征的早期诊断。

4. 治疗　垂体肿瘤与一般肿瘤治疗相同，应早期行手术切除或放射治疗。垂体肿瘤手术操作比较复杂，开颅或经蝶窦术式都有一定危险性，并有引起垂体功能低下，尿崩症等并发症的可能，故宜用于视神经受压迫症状明显的病例，垂体照射虽亦偶有引起垂体功能低下的可能，但相对比较安全，效果亦较好，适于多数病人。

近年来，随着 CT、B 超技术的进展，有人认为不是双肾上腺切除诱发了 Nelson 综合征，而是这些病人本来就有垂体瘤，只是在切除肾上腺后垂体瘤增大而已。所以，主张对库欣病行肾上腺切除同时对垂体进行照射或切除垂体小肿瘤，以期达到最好的疗效。

## 371

## 何谓肾上腺髓样脂肪瘤？如何诊断？

肾上腺髓样脂肪瘤（adrenal myelolipoma）是肾上腺的一种少见无分泌功能的良性肿瘤。

单侧多见，发病率男女比例大致相同，以 50~59 岁多见，青春期前很少发病。肿瘤起源于肾上腺皮质或髓质，由脂肪组织和骨髓组织按不同比例混合而成，约 20% 发生钙化。

临床表现：多数无症状，往往在其他检查时发现。肿瘤较大时，腹部可扪及深而固定的肿块。若压迫邻近的器官，则引起压迫症状，如腹痛、腰背痛、血尿、高血压等。

影像表现：B 超可在肾上腺区发现高回声的实质性肿块，可知其大小及与邻近器官的关系，仍可和囊肿相鉴别。静脉肾盂造影：若肿瘤较大时可见肾脏受压移位的影像。CT：大小不一，为类圆形，偶为分叶状，轮廓清晰，有包膜。平扫多为混杂密度，可有分隔，脂肪组织成分 CT 值为 -113 ~ -45Hu，骨髓组织 CT 值为 13~36Hu。20% 病例可见斑点状及壳状钙化。增强扫描病灶内软组织部分可增强，脂肪部分不增强。少数含脂肪含量少的不典型病灶，较难与肾上腺的其他实质性肿瘤鉴别。如原醛，嗜铬细胞瘤等，但其各具有较典型的临床症状，可供鉴别时参考。

## 372

### 肾上腺结核有何临床表现？

肾上腺皮质激素分泌不足：乏力是本病早期出现的重要症状，随病情进展，乏力渐加重，易疲劳，休息后不易恢复是本病的常见症状。胃肠功能紊乱：有食欲缺乏，恶心、呕吐、腹痛或腹泻等，由于患者进食减少，体重明显下降，由于水盐代谢紊乱，患者往往喜吃咸食。电解质紊乱：由于皮质醇及醛固酮分泌减少、肾脏潴钠排钾功能减低，尿钠排量增加，慢性失钠，脱水，血容量下降，在病情较重及摄钠量不足者，可出现明显的低血钠及高血钾的症状。心血管症状：由于低钠，脱水，血容量不足，心排血量减少，病人多为低血压，易发生头晕，可有直立性低血压，甚至一过性晕厥。心电图可显示低电压、窦性心动过缓等。糖代谢紊乱：由于皮质醇水平低下，患者对各种刺激均缺乏抵抗力，在感染、外伤、手术、精神刺激及其他应激情况下，会出现血压降低，神志模糊。严重时可出现急性肾上腺皮质功能减退性危象。其他：可有头晕、嗜睡、表情淡漠、精神不振、记忆力减退等神经系统症状。男性病人可有阳痿，女性病人可有月经紊乱或闭经，阴、腋毛脱落，稀少等。皮肤及黏膜色素沉着是本病的特殊症状之一。色素沉着为全身性，并以暴露及经常受摩擦的部位为显著，如面部、手背、掌纹、乳晕、指（趾）甲、牙龈、口腔黏膜、舌、瘢痕及束腰带的部位最为明显。

## 373

### 肾上腺结核如何诊断和治疗？

根据典型的有特征分布的皮肤黏膜色素沉着，有乏力、消瘦、食欲缺乏、血压低等临床症状，以及低血钠、高血钾等电解质异常，一般不难诊断本病，但确诊还需有可靠的实验室检查，有时还应与慢性肝病鉴别：

1. 诊断

（1）血、尿皮质醇水平测定　多数病人血、尿皮质醇及尿 17-羟皮质类固醇测定低于正常，也可在正常低限，故需多次测定。

（2）血浆促肾上腺皮质激素及其相关肽 N-POMC 的测定　用放射免疫法测定血浆促肾上腺皮质激素及相关肽 N-POMC 水平，可较正常人高 5~50 倍，而继发性肾上腺皮质功能低下者一般低于正常或在正常低限，故此项检查对艾迪生病的诊断有极重要意义。

（3）促肾上腺皮质激素兴奋试验　是艾迪生病确诊的重要指标，可测定肾上腺皮质分泌皮质醇的储备功能。做法：将促肾上腺皮质激素 25U 加入 5% 葡萄糖液 500ml 中每天匀速静脉点滴 8 小时，共 3 日，于对照日及刺激第 1 天、第 3 天分别留 24 小时尿测定尿游离皮质醇或 17-羟皮质类固醇水平。艾迪生病患者基础对照值低于正常，促肾上腺皮质激素刺激 3 日后仍无显著上升反应，而正常人促肾上腺皮质激素刺激 1 日后即可比对照日上升 1~2 倍。如病情较重者，应同时用地塞米松治疗，以防止发生肾上腺危象。

（4）其他　如腹平片及肾上腺 CT 扫描示肾上腺区有钙化阴影，则可肯定肾上腺结核所致艾迪生病的诊断。

2. 治疗一旦确诊艾迪生病，应立即治疗，并终生用药。

（1）常规治疗　即补充日常状态下维持正常功能的生理剂量的肾上腺皮质激素，部分病人需同时补充糖及盐皮质激素。氢化可的松最符合生理性，应为首选。给药方式应符合皮质激素的昼夜分泌节律，清晨服 2/3，下午服 1/3，故氢化可的松早上服 20mg，下午 5~6 点服 10mg，或醋酸可的松早上 25mg，下午 12.5mg。如病人血钠及血压偏低，则加用 9α-氟氢可的松，上午一次口服 0.05~0.1mg，同时患者应有充分的食盐摄入量。

（2）应激时治疗　肾上腺皮质功能减退症病人在应激状态时，由于抵抗力低下，肾上腺皮质储备功能减低，因此需增加肾上腺皮质激素的补充量，视应激程度轻重增加氢化可的松 50~200mg/d，不能进食及病情重者可用静脉滴注。同时需去除诱因，应激过后，再逐渐减至原来的基础用量。

（3）肾上腺危象的治疗　当艾迪生病患者在感染、外伤、手术或其他应激状况下，未及时增加皮质激素用量，而平时肾上腺皮质已有分泌不足的表现，则会出现肾上腺危象，患者有恶心、呕吐、腹痛、腹泻、严重脱水、血压低、心率快、昏迷、休克等临床表现，需立即进行抢救治疗。首先应积极补液，纠正脱水，可用 0.9% 氯化钠或 5% 葡萄糖盐水，每日 2000~3000ml，氢化可的松 200~300mg 加入液中静脉滴注，并积极控制感染及其他诱因，多数病人在 24 小时内可以好转。病情改善后，次日起激素逐渐减量，如抢救及时一般 1 周左右可恢复到平时的替代剂量。

（4）病因治疗　应给予积极的抗结核治疗。

（孙世平）

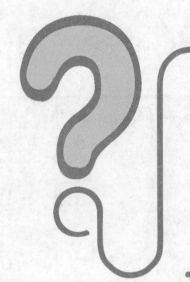

十一、

尿流动力学检查

## 374

### 尿流动力学的基本概念是什么？

尿流动力学是泌尿外科的一个分支学科。它主要依据流体力学和电生理现象的基本原理和方法，检测尿路各部压力，流率及生物电活动，从而了解尿路排送尿液的功能及机制以及排尿功能障碍性疾病的病理生理学的变化。为排尿功能障碍患者的诊断、治疗及疗效评价提供了客观依据。

尿流动力学一般分为上尿路尿流动力学和下尿路尿流动力学两部分。前者主要研究肾盏、肾盂、输尿管内尿流输送过程，目前尿流动力学的发展主要集中在下尿路，并已成为泌尿外科临床中的常规检查技术之一。

排尿运动包括贮尿和排尿两个阶段，分别称为贮尿期和排尿期。贮尿期尿道关闭，膀胱相对松弛，尿道阻力大于膀胱压力，尿流得以储于膀胱内，并在膀胱内呈相对的静止状态，称相对静止期。用流体静压力原理可以得到膀胱的贮尿功能。排尿期正好相反，膀胱收缩，压力上升，尿道舒张，阻力降低，膀胱内的尿液由静止状态变为动态，此时用尿流动力学原理可测得排尿时的膀胱压力、尿道阻力，从而了解排尿时这两个器官的功能状态及相互间的协同功能。

## 375

### 研究尿流动力学的基本要求是什么？

1. 要求具有一定的基础医学知识，特别是尿路解剖学、组织学及神经解剖学等。如此方能对尿流动力学的现象进行本质性认识，在临床上做出正确诊断。

2. 对有关泌尿外科疾病的病因学、病理生理学要有坚实的基础，否则很难得出肯定正确的临床诊断。

3. 要求理解流体力学中的基本定律及其含义。

4. 分析尿流动力学图像的基本要求

（1）必须有完整的病史，主诉明确。

（2）要求进行必要的全身检查及泌尿系统检查，包括神经系统检查。

（3）要求做必要的化验检查，如尿常规、尿细菌培养。

（4）要求首先认识正常图像。

（5）要求能结合临床表现，应用基础理论进行尿流动力学图像分析。

（6）必要时应配合 X 线检查结果对照分析。

5. 尿流动力学检查包括

（1）膀胱测压。

（2）尿流率测定。

（3）尿道压力描记。

（4）尿道外括约肌电流测定。

（5）同步录像膀胱尿道测压排尿造影。

## 376

### 何为充盈性膀胱测压？其适应证有哪些？

充盈性膀胱测压是指测定充盈期膀胱功能，即逼尿肌及支配逼尿肌有关神经功能。此检查主要通过测定膀胱内压力与容积间的关系反映膀胱的功能，可将膀胱充盈及收缩过程描记成膀胱压力容积曲线，从曲线上可以了解膀胱的感觉及运动神经支配情况、容积及压力改变的关系。其适应证如下：

1. 原因不明的慢性尿频、尿急、尿痛。

2. 排尿困难。

3. 各种类型的尿失禁。

4. 遗尿症。

5. 有残余尿或明显盆腔手术后所引起的膀胱排空障碍。

6. 各种治疗效果的预测及疗效观察。

7. 排尿神经生理及病理方面的研究。

8. 与排尿有关的病理研究。

## 377

### 何为尿流率？最大尿流率的意义是什么？

尿流率是指单位时间内尿流通过尿道被排出体外的体积，单位以 ml/s（毫升/秒）计算。尿流率是在尿动力学检查中最简单的、无损伤的、非侵入性的检查方法，其客观地反映下尿路的排尿过程；反映了排尿期膀胱、膀胱颈、尿道和尿道括约肌的功能以及它们之间的关系。对疑有尿路梗阻患者作为初步检查手段。

最大尿流率是尿流率测定中最重要的参数。在男性大于 20ml/s，在女性大于 24ml/s。一般超过 15ml/s 提示正常的膀胱逼尿肌功能，低于 10ml/s 提示膀胱下梗阻、逼尿肌功能障碍或总尿量太少也能产生低于正常的尿流率。一般认为最大尿流率在 25ml/s 以上可排除下尿路梗阻的存在，在 10ml/s 以下者提示有梗阻，15～25ml/s 之间为可疑梗阻。在做尿流率测定时一次尿量少于 200ml 时测定结果准确性差，200～400ml 之间最好。且因年龄不同而有差异。

## 378

### 尿道压力测定的基本原理有哪些？

尿道在储尿期呈封闭状态。若在储尿期，在尿道内插入一尖端有侧孔的导尿管，由于尿道黏膜的柔软性及可塑性，在尿道外层张力的作用下，将尿道封闭起来。若由导尿管注入尿液，尿管内水的压力将作用于尿道黏膜壁上，若水压超过尿道压力，则把黏膜推开，水进入尿道腔内，推开黏膜所需要的静压力即代表尿道侧孔处之尿道压。

## 379

### 无抑制性神经源性膀胱的临床表现有哪些？

是由于脑干排尿中枢脱离大脑皮层中枢的抑制造成。常由于大脑皮层中病变引起，如脑血管意外、脑肿瘤、多发性神经硬化症及无髓鞘神经纤维自主神经疾患等。其典型表现为：

1. 随意起始排尿功能存在，但抑制排尿功能受到一定损害。
2. 无残余尿。
3. 膀胱感觉正常。
4. 膀胱容量轻度减少。
5. 初次排尿感提早出现。
6. 会阴鞍部感觉存在。
7. 有各种不同程度逼尿肌无抑制性收缩出现，可出现尿频、尿急、尿失禁。
8. 尿道球海绵体肌反射存在。
9. 膀胱测压显示膀胱感觉正常，但在低容量时即出现无抑制性逼尿肌收缩。

## 380

### 反射性神经源性膀胱的临床表现有哪些？

是由于骶上中枢的感觉和运动神经全部或部分性损害引起。其损伤部位在腰 2 以上。但骶髓的低级排尿中枢反射正常，而骶上中枢对其抑制，调节和感觉神经通路则全部切断。常见于骨脊髓外伤性损害，如横断性脊柱炎、无髓鞘神经疾患和脊髓肿瘤等。其典型表现为：

1. 无随意起始排尿功能。

2. 残余尿量增加。

3. 膀胱感觉丧失。

4. 出现逼尿肌无抑制性收缩，或逼尿肌外括约肌收缩不协调，并见膀胱容量下降。

5. 鞍部感觉丧失。

6. 球海绵体肌反射、肛门反射及冰水反射呈阳性。

7. 膀胱测压图有无抑制性收缩存在，曲线上升很快。

## 381

### 自主性神经源性膀胱的临床表现有哪些?

是由腰 2 以下骶髓中枢损害引起。膀胱的感觉和运动脱离排尿中枢抑制而进行独立活动，此时膀胱无正常排尿及收缩活动，但尿道括约肌张力仍旧存在。自主性神经性膀胱常见的病因为外伤、肿瘤、盆腔根治性手术并发症及先天性病变。其临床表现为：

1. 不能随意起始或终止排尿。

2. 残余尿不定，从少量到大量。

3. 膀胱感觉消失。

4. 无抑制性逼尿肌收缩。

5. 鞍区感觉消失。

6. 球海绵体反射及肛门反射正常，冰水试验阴性。

7. 膀胱测压图有两种表现　一种是低压曲线，膀胱容量大，因运动神经受损表现为无收缩性膀胱，膀胱内压力较低；另一种曲线是膀胱内压力随其容量增加而迅速上升，此曲线产生的原因是由于后期膀胱本身纤维化或盆腔手术及创伤造成膀胱周围纤维化而引起。

自主性膀胱的残余尿量不一，可从很少到大量，完全决定于患者对膀胱容量增加的调节能力、膀胱颈部平滑肌和外括约肌的功能以及神经损害的程度。

## 382

### 感觉麻痹神经源性膀胱的临床表现有哪些?

本病是指膀胱和脊髓间感觉神经纤维的损害，或是传入至脑部的神经纤维损害，但运动神经纤维正常。此种损害常见于糖尿病，其次为恶性贫血和脊髓痨等。其典型临床症状和尿流动力学特征表现为：

1. 随意起始排尿功能存在。

2. 膀胱感觉早期存在，唯初次排尿感延迟，之后则表现为感觉迟钝甚至完全丧失。

3. 残余尿仅在膀胱过度扩张失调后始出现。

4. 膀胱容量极大，可大于 1000ml。

5. 无抑制性逼尿肌收缩出现。

6. 会阴部鞍区感觉存在。

7. 球海绵体肌反射可以表现为正常、迟钝或消失。

8. 膀胱测压图表现为低压大容量曲线。

膀胱容量增大并非是运动神经病变引起，而是由于膀胱过度扩张排尿次数减少引起。运动神经功能早期正常，晚期可能受损害。

## 383

### 运动麻痹神经源性膀胱的临床表现有哪些？

是由支配膀胱的副交感神经中的运动神经纤维损害引起，但感觉神经纤维完整。见于脊髓炎、带状疱疹、盆腔根治性手术以及外伤等。可为部分性或完全性损害，其临床症状亦因此表现不一，其典型特征是：

1. 随意起始排尿能力随损害程度表现不一，从正常到不能起始。

2. 残余尿量大。

3. 膀胱感觉正常。

4. 膀胱容量明显增大。

5. 不出现逼尿肌无抑制性收缩。

6. 鞍区感觉存在。

7. 球海绵体肌反射消失。

8. 膀胱测压早期正常，仅见排尿起始困难，而在晚期因膀胱长期慢性过度扩张、逼尿肌失代偿及感觉损害而出现低压。

## 384

### 何为不稳定膀胱？其病因和临床表现是什么？

逼尿肌不稳定可称为不稳定膀胱。依照国际控尿协会的定义，逼尿肌不稳定指储尿期膀胱产生不自主收缩，使逼尿肌压出现高于 $15cmH_2O$ 也可算有不稳定膀胱。

导致不稳定膀胱的病因为：膀胱颈出口梗阻，膀胱颈周围手术及其自身特发性。

其临床表现为病人尿频、尿急、排尿憋不住，严重者来不及上厕所就尿在裤子里，晚上则需要几次排尿，有的听到流水声或接触冷水也会尿失禁，儿童可能会造成白天和晚上都尿床，甚至造成膀胱输尿管反流。

## 385

### 下尿路梗阻常用的尿动力学检查及其意义是什么？

1. 常用的尿动力学检查
（1）尿流率检查。
（2）充盈性膀胱测压。
（3）尿道压力图检查。
（4）压力、流率同步检查。
（5）影像尿动力学检查。
（6）膀胱做功能力测定。
2. 意义
（1）量化评估排尿状况。
（2）明确有无尿道梗阻及梗阻程度。
（3）确定膀胱功能。
（4）对尿道梗阻的定位诊断提供依据。
（5）预测上尿路是否会发生损害。

## 386

### 何为影像尿动力学检查？

影像尿动力学检查指在膀胱显示和记录尿动力学参数的同时显示和摄录 X 线透视或 B 超下尿路动态变化图形。在影像尿动力学检查中所测定的尿动力学参数包括膀胱压、直肠压、尿流率和尿道外括约肌肌电图。
影像尿动力学检查的指征包括：
1. 前列腺增生术后排尿困难。
2. 复杂性神经源性膀胱尿道功能障碍。
3. 压力性尿失禁。
4. 女性排尿困难。
5. 可控性尿流改道。

影像尿动力学检查已逐渐成为下尿路梗阻和复杂膀胱功能障碍的主流技术。

## 387

### 何为漏尿点压测定？其意义是什么？

漏尿点压是指尿液自尿道口流出时的膀胱压力。可分为：①膀胱漏尿点压：其膀胱压升高的原因为逼尿肌升高；②腹压漏尿点压：其膀胱压升高的原因为腹压升高。

膀胱漏尿点压主要用以反映开放尿道所需的逼尿肌压力，对梗阻诊断及上尿路功能预测有较大的价值；腹压漏尿点压主要用以反映尿道括约肌的关闭能力，能够反映随腹压增加时的尿道括约肌关闭能力。

## 388

### 何为肌电图检查，其检查项目有哪些？

肌电图，是用特定的仪器描记肌肉和神经肌肉接头电活动的一种检查。其包括：

1. 尿道外括约肌运动单位肌电图检查　确定是否有尿道肌肉神经支配异常。
2. 尿道外括约肌募集电位肌电图检查
（1）观察储尿期膀胱容量和压力变化与尿道外括约肌舒张和收缩活动的关系。
（2）观察排尿期逼尿肌收缩排尿与尿道外括约肌活动的协调性。
3. 神经反射检查
（1）确定支配尿道外括约肌的骶神经反射弧的完整性。
（2）确定大脑皮层到骶髓排尿中枢的神经通路的完整性。
主要有骶反射检查、骶皮层诱发电位检查、运动诱发检查。

## 389

### 何为功能性膀胱颈梗阻？

是由于膀胱颈自主神经功能失调引起的一种疾病。表现为排尿时有逼尿肌收缩，但膀胱颈开放不全或完全不能开放；膀胱镜检查及尿道探子检查无器质性膀胱下尿路梗阻证据，肌电图检查尿道外括约肌活动正常。

1. 病因主要有
（1）交感神经兴奋性增高。

（2）膀胱颈 α 受体兴奋性增加。

（3）膀胱颈 α 受体及 β 受体失调。

2. 临床表现

（1）膀胱下尿路梗阻症状。

（2）尿路刺激症状。

（3）疼痛症状。

（4）精神行为改变。

3. 治疗

（1）药物治疗　用 α 受体阻断剂，抑制膀胱颈和前列腺尿道内的 α 受体，使膀胱颈松弛。

（2）手术治疗　药物治疗失败及症状严重者可行经尿道膀胱颈 5 点及 7 点切开术。

## 390

前列腺增生症术前后尿流动力学检查的临床意义是什么？

前列腺增生症（BPH）术后，梗阻虽然解除却仍然表现尿频、尿急、排尿不畅或尿失禁等，除因术后并发症外可能与术前存在不稳定膀胱（DI），膀胱逼尿肌收缩功能障碍（IDC）等因素有关。

文献报道，BPH 术后疗效不佳约 10%～20%，是临床较为棘手的问题，必须面对和深入探讨。由于尿动力学检查技术的发展，可明确术后疗效不佳的发生原因；术前可查明除膀胱颈梗阻（BOO）外，是否合并 DI 和 IDC，以便评估术后疗效如何，避免医疗纠纷。

研究发现，BPH 术后疗效不良的主要原因为逼尿肌不稳定，即 DI，逼尿肌收缩功能障碍和膀胱出口仍有梗阻所致。

BPH 患者 DI 的发生率为 52%～80%，其诊断标准：储尿期膀胱产生不自主收缩，逼尿肌压力波动 >15cmH_2O。术后 DI 可能暂时或持续存在。是术后疗效不良的主要原因之一。主要表现为尿频、尿急、少数患者可因术后尿道压力相对降低而发生急迫性尿失禁，多数术后 DI 可因 BOO 的解除而逐渐消失。DI 的发生与年龄增大及病程延长有关，70 岁以上 DI 发生率 >70%。资料表明，长期 BOO 可导致逼尿肌去神经病理改变，尤其术后神经支配功能的改变而使 DI 持续存在。有些患者不排除因年龄因素引起的原发性 DI。

IDC 也是 BPH 术后症状改善不良的另一主要原因。一般认为 BOO 是 IDC 的常见原因。但有下尿路症状（LUTS）的 BPH 患者无 BOO 者为 20%～30%，其中 IDC 约半数。

BPH 引起 BOO，逼尿肌功能改变导致膀胱顺应性（BC）改变。（包括低顺应性和高顺应性膀胱）。随着 BOO 加重病程的延长而出现逼尿肌组织结构的改变，使逼尿肌难以产生协调而快速有力的收缩，引起逼尿肌从代偿到失代偿的功能改变。

低顺应性膀胱指储尿期较少的膀胱容量增加可产生较高的膀胱内压。其发生机制认为是 BPH 引起逼尿肌广泛纤维化，膀胱挛缩所致。尿动力学特点：膀胱空虚时静止压 > $15cmH_2O$，或充盈后压力上升超过 $15 \sim 25cmH_2O$。但无逼尿肌反射亢进。低顺应性膀胱，口服尼莫地平、黄酮哌酯治疗可以缓解。

高顺应性膀胱即膀胱收缩无力（DDC），即使膀胱过度充盈，其内压始终维持低水平状态。表现为感觉功能障碍和膀胱容量增大。

尿动力学特点：剩余尿量明显增多，充盈期压力 $<10.20cmH_2O$，或 BC $>40ml/cmH_2O$。DDC 的治疗口服吡啶斯的明或肌注新斯的明及膀胱功能训练，使逼尿肌功能逐渐恢复。

BPH 术后膀胱出口梗阻也是症状改善不良的常见原因。主要与膀胱颈口缝合过紧，腺体切除不全和后尿道瘢痕缩窄有关。

尿动力学检查具有直观、准确、量化、可比性强等优点。通过尿动力学检测能正确认识由 BPH 引起的 BOO，逼尿肌功能变化，前列腺症候群的病因分析，从而能对 BPH 的治疗方案，治疗时机的选择特别是对术后疗效的预测有着重要的指导作用。

### 391

## 前列腺增生症引起的逼尿肌功能变化有哪些？

前列腺增生症（BPH）常因膀胱颈梗阻（BOO）而引起膀胱逼尿肌功能变化。包括：逼尿肌不稳定（DI），逼尿肌功能受损（IDC）和膀胱顺应性（BC）改变。

1. 逼尿肌不稳定（DI） 又称不稳定膀胱，即在膀胱充盈时自发或被诱发，不能被主动抑制的逼尿肌不自主地收缩。文献报道 50% ~ 80% BPH 患者出现 DI，正常老年人随年龄增长，DI 发生率也在不断增加。神经系统病变，也是 DI 的常见原因，部分 DI 属特发性。BPH 时，DI 是引起尿频、尿急、急迫性尿失禁等的主要原因。部分患者术后持续存在尿频、尿失禁及膀胱痉挛也与 DI 有关。研究发现，DI 是 BPH 常因 BOO 造成膀胱内压升高，膀胱壁缺血，引起膀胱逼尿肌运动神经去神经改变所致。

2. 逼尿肌收缩功能受损 完整的逼尿肌功能是排空膀胱的基础。膀胱逼尿肌功能受损（IDC）时势必影响膀胱排空功能，导致剩余尿量增多。一般认为 BPH 常因 BOO 引起逼尿肌失代偿，逼尿肌变薄，收缩力下降所致。但临床 BPH 时常引起膀胱壁肥厚，逼尿肌收缩力下降。这是因为平滑肌的细胞肥大且与邻近细胞交织在一起，可影响各自的收缩功能，甚至互相拮抗，致使收缩功能明显下降。

3. 膀胱顺应性改变 膀胱对增加容积的耐受力称为顺应性。正常膀胱逼尿肌可顺应膀胱容积从零到最大容量的快速变化，而膀胱内压维持相对稳定。BPH 引起 BOO，逼尿肌功能改变，导致膀胱顺应性改变（包括低顺应性膀胱和高顺应性膀胱）。低顺应性膀胱指在储尿期较少的膀胱容量增加可产生较高的膀胱内压。多因逼尿肌产生纤维化，僵硬，舒张功能下降所致。尿动力学特点是剩余尿量大于 50～100ml，最初尿意容量较小（小于 150ml），膀胱空虚时静止压力大于 $15cmH_2O$，或充盈后压力上升超过 15～25$cmH_2O$ 或较小的膀胱容量增加伴有较快的膀胱压力上升，但无逼尿肌反射亢进。长期膀胱高压，加之逼尿肌退行性改变，导致输尿管抗反流功能减退，从而上尿路扩张，肾功损害。高顺应性膀胱指在膀胱充盈过程中即使是膀胱过度充盈，其内压始终维持较低水平状态。常伴有膀胱感觉功能障碍及膀胱容量增大。尿动力学特点是剩余尿量明显增多，多大于 500ml，冷热感觉迟钝，充盈期压力小于 1.0kPa，尿意极晚，膀胱容量 >1500ml，排尿期压力小于 2.0 kPa，尿流率曲线严重低平（最大尿流率 <3.0ml/s）。此类患者容易发生无症状性慢性尿潴留。长时间可导致上尿路积水，肾功受损。

DI 是 BPH 引起逼尿肌功能变化的代偿期表现。而 IDC 及膀胱顺应性改变则为膀胱逼尿肌失代偿的标志。正确认识 BPH 引起的逼尿肌功能变化，不但有利于对 BPH 的症候群的病因分析，而且对 BPH 的治疗方案，治疗时机选择及其预后评估也有重要的指导作用。

## 392

### 动态观察 BPH 患者剩余尿量的临床意义？

前列腺增生症（BPH）在非手术期间有 3%～13% 发生肾积水。通过对患者的国际症状评分（IPSS）最大尿流率（$Q_{max}$）和剩余尿量（PVR）与肾积水的发生多因素分析，显示 PVR 与肾积水的发生有显著性联系，属危险性因素。

PVR 的增加虽不能区别是由 BOO 还是由膀胱收缩力的改变所引起；但可反映膀胱功能的异常。PVR 持续存在和不断增加，可使逼尿肌紧张性收缩，使膀胱内压升高，因而阻碍了正常尿液从输尿管流向膀胱，导致上尿路积水。发生这种病理改变的时间难以预测。但通过 PVR 动态监测，可间接评估。文献报道，PVR <55ml 时，无肾积水发生，当 PVR 为 55～100ml 时，肾积水发生呈缓慢性增长；当 PVR 为 110～130ml，肾积水发生率明显升高；而 PVR150ml 时肾积水发生率可达 55%。由于膀胱容量的个体差异，剩余尿率（剩余尿量/膀胱容量）多更能显示出临床意义。Ameda 等指出 BPH 患者剩余尿率超过 42% 术后不能获得良好的治疗效果。Wasson 等证明，待机处理的 BPH 患者手术后排尿症状不改善与 PVR 有极大关系，PVR >350ml 可推测其失败的结果。因此，PVR 与肾积水发生率出现显著性变化这一阶段，可能就是待机处理的极限所在。外科治疗也应从此时或在此前进行。

总之，非手术治疗阶段，应对 IPSS、$Q_{max}$ 进行监测。同时动态测量 PVR，可及时发现，积极防止肾积水的发生。以便果断、适时实施外科治疗。

（史东民　王晓东）

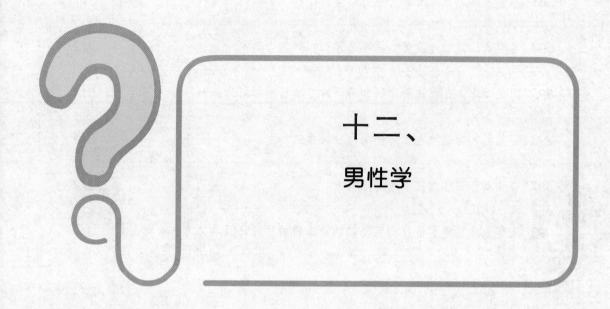

十二、

男性学

## 393

### 阴茎勃起功能障碍如何应用心理治疗？

随着阴茎勃起机制及勃起功能障碍的病理生理研究的逐步深入，阳痿的诊断和治疗取得显著进展。心理性阳痿应着重心理治疗，而器质性阳痿也几乎都有心理因素影响。因此，在治疗器质性疾病同时不要忽略心理方面的治疗。阳痿治疗首先是去除可能影响勃起的各种心理因素，停用可影响勃起的药物及禁烟戒酒。器质性阳痿也往往并非单一型病变，可能同时存在有几种因素如糖尿病性阳痿常有血管与神经病变。所以在决定治疗方案前，应进行全面检查与分析。明确其病因，才能更接近或达到预期的疗效。近年来手术治疗阳痿有明显进展，但各种手术的术后效果与长期疗效的资料尚少，难以做出全面的判断。因此对手术治疗应采取慎重态度，诊断必须明确，适应证一定要严格。

人类的性活动是一种本能，受各种因素影响。因此，性治疗主要目的是消除影响勃起的干扰因素，接受科学的性教育。一些心理刺激如焦虑、抑郁、宗教、性恐怖以及以往经历的精神创伤也能从大脑传递强烈的信息至脊髓勃起中枢抑制或中止勃起。焦虑是导致心理性勃起功能障碍的重要病因。夫妻双方如果过分地注意勃起能力就会失去性生活的自然性，加上女方的埋怨、焦急与不满情绪的影响更会使男方失去信心而导致病情进展与复杂化。心理性阳痿的治疗首先应进行详细病史的询问。性感集中训练应夫妻双方共同进行，因性生活的不协调是夫妻双方的问题。不能完全责怪一方，更不能由此产生烦躁或拒绝合作。双方主动承担责任共同参加治疗使病人的心理障碍能得到充分理解并有助于减轻病人的心理压力。双方应理解性交只是性的需求表达方式之一，非性交的感情交流在重建正常的性功能方面占有重要地位，如语言的交流、眼神的传递与拥抱接吻等，同样也是性的表达形式，因此强调双方共同参加治疗有助于减轻病人的压力，从而取得较好的疗效。在正式治疗前，首先应对夫妻双方进行与性生活有关的解剖、生理及心理等方面的教育。矫正与澄清认为性是罪恶与肮脏的错误观念，并对性无知者进行具体指导，以缓解病人焦虑情绪自然地完成性交过程。性感集中训练分为几个阶段集中进行，第一阶段为非生殖器官性感集中训练，触摸面部、手和身体其他部位，提高身体感受力，消除病人紧张心理，体验其舒适感，唤起自然的性反应。第二阶段为生殖器官性感集中训练，触摸生殖器等敏感区，以进一步消除恐惧，建立起勃起信心；但不急于进行性交。第三阶段为阴道内容纳与活动，生殖器插入阴道，女方最好主动配合，可增强病人信心，最后达到完成性交。可采取女方上位性交方式。开始可静止后逐渐加大活动幅度，达到双方的性高潮。通过上述循序渐进治疗使病人完全放松、解除抑郁、焦虑、紧张情绪，增强信心而达到满意性交目的。其改善率达30%～50%，在有选择的病人约60%～80%症状得以改善。长期阳痿、老年性欲下降者、有同性恋倾向或有明显精神障碍者疗效不佳。

## 394

### 真空负压助勃起装置的原理是什么？如何应用？

该仪器的原理是利用真空吸引使阴茎充血胀大达到能性交的硬度后，将缩窄环推至阴茎根部，限制血液回流，去除真空筒后仍能维持其硬度进行性交。整个装置由真空筒、泵及缩窄环组成，真空直径为 4~5cm，真空压力约 13.3 kPa，最大不能超过 30kPa，否则会出现淤斑与血肿。应用该装置前用润滑剂涂抹缩窄环和阴茎根部，使之能封闭。阴茎放入真空筒后，以泵吸引约 6 分钟后达到需要的硬度，以缩窄环套在阴茎根部，其维持时间不超过 30 分钟。此装置可造成类似勃起的阴茎，但与正常的勃起不完全相同。其静脉呈充血状态，动脉血流受限，使阴茎表面的静脉青紫扩张，阴茎皮肤温度下降，阴茎远端较硬，基底部较软。其海绵体内压可达到注射罂粟碱后的水平，此装置也可用于阴茎假体术后失败者，但阴茎没有形成广泛地瘢痕组织时方可有效，也能与假体或罂粟碱协同作用，改善勃起效果。

与此装置相似的另一种装置是真空阴茎套，此装置也是利用真空负压将血吸入阴茎，使阴茎胀大，无需用缩窄环。此容纳阴茎的容器，是半硬硅胶鞘，恰恰适合于胀大的阴茎，性交时其鞘仍能固定在阴茎上。其优点为无需缩窄环，不阻止动脉血流入阴茎，因此亦无时间限制。缺点是在性交时带有外鞘较厚，阴茎感觉差或外鞘可刺激女方外阴，感到不舒适，故只限于脊髓损伤致感觉消失的病人。近年来国内利用该装置原理生产各种多功能男子性功能康复仪。除真空负压系统外还增设水循环系统使容器内水翻滚达到按摩作用。温控系统使水温恒定及电场、磁场系统等试图增强勃起功能。适用于心理性阳痿，经负压与水按摩作用，阴茎胀大，在某种程度上起到减轻心理压力作用，消除疑虑增强信心。该法为非介入性疗法，且安全、方便、副作用小，有一定疗效，病人易于接受。

## 395

### 阴茎海绵体自我注射疗法如何评价？其药物如何选择？

阴茎海绵体内注射罂粟碱可产生勃起。该方法用于诊断与治疗勃起功能障碍。主要适用于各种神经性阳痿、某些血管性阳痿及糖尿病性阳痿，心理性阳痿也往往能在注射后满意性交而减轻焦虑并缓解心理压力，达到治愈目的。动脉性阳痿因平滑肌松弛障碍，血流灌注不足而导致勃起能力减弱。罂粟碱是平滑肌松弛剂，可模拟血管活性肠多肽作用，增加细胞内 cAMP 并减低钙对平滑肌收缩作用的影响，从而延长平滑肌松弛，改善勃起功能。酚妥拉明是 α 肾上腺素能阻断剂，通过受体介导反应而影响肾上腺素能作用，促使血管平滑肌松弛。罂粟碱和酚妥拉明联合注射比单一用药效果好。一般罂粟碱 30~60mg，酚妥拉明 0.5~

1mg。二者联合应用已有混合溶液内含罂粟碱15mg和酚妥拉明0.5mg/ml。用细的一次性注射器，应从小剂量（0.25ml）开始，逐渐增加剂量直到能进行性交的勃起硬度。开始应在医生指导下进行，注射部位在海绵体侧方，避开血管，勿注入尿道内，注射后局部压迫2分钟，在无菌下操作，注射后5分钟阴茎开始胀大，勃起，可持续2小时，并能进行性交，一旦持续超过6小时，应及时处理，用输血针头吸出海绵体内积血，阴茎可痿软。如不能痿软仍有动脉搏动可在海绵体内注射多巴胺10mg、阿拉明2mg或阿拉明19mg与5%葡萄糖200ml混合液体反复冲洗，勃起仍不能消退者需进行手术分流。海绵体内注射并发症除上述阴茎延长勃起外（约4%~6%），还可出现淤斑、海绵体硬化和纤维化，前者能通过适当训练可避免，而后者往往是多次反复注射或注射液的酸性刺激所致，因此注射频率应控制在每月10次以下为宜。长期注射可使血转氨酶、碱性磷酸酶、乳酸脱氢酶水平升高。

目前海绵体内注射多采用前列腺素E1（PGE1）。PGE1为强烈的平滑肌松弛剂，可使阴茎动脉扩张，改善微循环。PGE1很快代谢至全身，70%在肺代谢。由于其代谢迅速，所以通常无全身反应。每次注射剂量是10~20μg，每月1~4次，完成性交率84%，仅有个别人出现局部肿胀。由于PGE1的pH值高于罂粟碱，对局部刺激少，所以形成海绵体结节及纤维化可能性小。半衰期短很快排出体外，体内不蓄积，因此持续勃起发生率亦低。局部疼痛可加入少量局麻药或罂粟碱，其痛感明显下降。目前普遍认为PGE1海绵体内注射比较安全。

## 396

### 阴茎勃起功能障碍如何使用内分泌疗法？

根据不同的类型、采用不同的治疗方法：

1. 原发性性腺功能低下　采用睾酮替代治疗，能较满意地改善性欲、性功能及男性第二性征的发育。一般选择长效睾酮、环戊丙酸睾酮、庚酸睾酮。十一酸睾酮可以淋巴吸收也是目前较为理想的口服药物。此外还有皮下或阴囊内埋置的缓释睾酮胶囊、异体睾丸移植等。睾酮替代治疗应注意肝功能、血脂变化以及痤疮、钠潴留等副作用。睾酮过量可出现红细胞增多症、动脉粥样硬化并有发生血管栓塞的危险。

2. 继发性性腺功能低下　多继发于下丘脑和垂体疾病，一般采用绒毛膜促性腺激素（HCG）和促性腺激素释放激素联合治疗。HCG具有LH生物活性可促使睾丸间质细胞发育并合成睾酮。血睾酮水平升高继而影响第二性征发育。

3. 高泌乳素血症　多原发于垂体肿瘤、慢性肾衰及服用药物（雌激素和α甲基多巴），由于抑制下丘脑中枢，使血睾酮下降，性欲下降。药物治疗以多巴胺受体激动剂溴隐亭效果较好。服用应从小剂量开始以避免消化道副作用，起始剂量1.25mg，每日2次，每3~7天增加1.25mg，一般每日可达7.5mg，定期进行血催乳素检查，直至催乳素降至正常水平。

血催乳素降至正常者往往仍不能正常勃起，还需联合给予睾酮治疗。

397

### 静脉漏性阳痿如何手术治疗？

轻度静脉漏可应用罂粟碱和酚妥拉明或前列腺素 E1 行海绵体内注射改变动脉血流入与静脉血流出的比率以改善勃起功能，严重的静脉漏可行手术治疗。静脉系统在勃起机制中起重要作用，海绵窦与白膜之间的静脉丛和导静脉受压，限制静脉回流致使阴茎能维持勃起硬度。然而，即使导静脉回流完全阻滞，海绵体静脉回流完全阻滞，海绵体静脉回流明显减少，其回流始终存在，以保证在勃起时，循环血能供给勃起组织氧合作用所需要的氧。静脉系统在勃起时关闭功能不健全，导致静脉漏性勃起功能障碍。手术方法有以下几种：

1. 阴茎背深静脉结扎术　取耻骨下 3cm 弧形切口，分离皮下组织及 Buck 筋膜，阴茎背静脉位于白膜与 Buck 筋膜之间、阴茎海绵体间沟内。两侧有阴茎被动脉伴行。游离背深静脉近端至阴茎悬韧带，远端至阴茎头。结扎并切除背深静脉及其围绕白膜的旋静脉以及导静脉。海绵体内注入罂粟碱或前列腺素 E1 观察手术效果，如仍不能硬性勃起，表明有遗漏静脉未结扎，可用亚甲蓝注入海绵体显示背深静脉及其分支。术中注意勿损伤动脉与神经。

2. 阴茎海绵体脚静脉结扎术和坐骨海绵体肌折叠术　会阴中线切口，分离至附着于耻骨支的两侧阴茎脚，在阴茎脚后用 1 号丝线缝针跨过耻骨附着处缝合，深度不超过 1cm。结扎前后均应用多普勒超声探测仪监测阴茎深动脉，以免误扎。坐骨海绵体肌折叠术即显露两侧包绕阴茎海绵体脚的坐骨海绵体肌并将其折叠缝合 1 针以增加海绵体静脉回流阻力。

3. 阴茎海绵体静脉结扎术　腹股沟阴囊斜切口长 3cm。显露阴茎根部，切断悬韧带，耻骨下切除背深静脉。在手术显微镜下显露海绵体静脉并结扎。注意勿损伤海绵体动脉和神经，重新缝合悬韧带。

阴茎静脉手术效果难以肯定，其主要原因是合并有动脉疾病，手术结扎不完全和术后感觉减退。阴茎静脉结扎手术并发症有阴茎水肿、血肿、手术广泛分离过多瘢痕导致阴茎缩短、感觉减退或消失。结扎静脉过多偶可引起异常勃起。

398

### 阴茎血管重建术治疗阴茎勃起功能障碍的适应证及具体方法有哪些？

术前应进行系列检查包括病史、内分泌检测、罂粟碱试验、动脉造影，证实为动脉性勃起功能障碍。除外静脉、神经病变导致的阳痿。病人以 60 岁以下，无糖尿病、高血脂、动脉粥样硬化、凝血性疾病及神经病者为宜。手术方法如下。

1. 腹壁下动脉－阴茎海绵体吻合术  由于腹壁下动脉血流直接进入阴茎海绵体，海绵体内压过高导致勃起组织纤维化、吻合口血栓及阴茎异常搏起等，故不主张采用此术式。

2. 大隐静脉搭桥、股动脉－阴茎背动脉吻合术  取大隐静脉段分别与股动脉及阴茎背动脉行端侧吻合术。

3. 腹壁下动脉－阴茎背动脉吻合术。

4. 腹壁下动脉与阴茎背动脉、背静脉吻合术。

5. 阴茎背深静脉动脉化。

（王晓东）

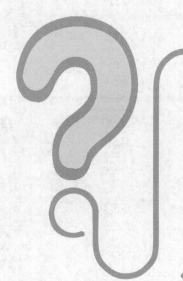

十三、

性传播疾病

## 399

### 何谓性病？

性病是由于不洁性交而引起的泌尿生殖器官或阴部发生的炎症疾患；也有的破坏机体的免疫系统或引起全身病变和严重的并发症，甚至死亡，因此把性病也称之为性传染病。传统所称的性病仅包括淋病、梅毒、软性下疳和腹股沟淋巴肉芽肿（第四性病），以上四种称为"经典性病"，也称第一代性病。1973年世界卫生组织决定以STD（Sexually transmitted diseases）代替"性病"一词。其范围包括各种性接触方式可能传播的疾病。除以上四种外，尚包括有非淋菌性尿道炎、性病性淋巴肉芽肿、嗜血杆菌阴道炎（棒状杆菌阴道炎）、生殖器念珠菌病、生殖器疱疹、尖锐湿疣、传染性软疣、滴虫性阴道炎、疥疮、阴虱病、非淋菌性阴道炎、艾滋病和乙型肝炎等，共20余种。目前世界各国对STD的范围和应包括的病种尚未取得一致意见。例如疥疮和阴虱病等有的学者不同意列入STD。

国务院于1986年即行文将STD列入传染病管理范围，在开放城市、旅游胜地、经济特区等地进行性监测工作。实行监测的目前暂以淋病、梅毒、非淋菌性尿道炎为重点，同时对软下疳、生殖器疱疹、尖锐湿疣，艾滋病的发病情况给以注意。

## 400

### 淋球菌的生物特性是什么？

淋球菌为革兰阴性双球菌，亚甲蓝染色呈蓝色双球菌。形态类似脑膜炎双球菌，在培养基中能分解葡萄糖，但不能分解麦芽糖。细菌外形呈肾形，成对排列，凹面相对长 $0.6\sim0.8\mu m$，宽 $0.5\mu m$。两菌体大小可稍有不同。

在淋菌急性发病期间，脓性分泌物涂片革兰染色，可见大量白细胞，许多白细胞质内有多对、甚至数十对革兰阴性双球菌。由于治疗不及时，时间稍长淋球菌也可存在于细胞外。急性期中淋球菌有特殊的排外性，不允许一般细菌同时存在。涂片中除淋球菌外，很少有其他细菌。慢性淋病，淋球菌多潜伏于尿道腺体或前列腺中，分泌物所见均是一般细菌，淋菌反不易找到，需要做培养来确诊，培养基上的细菌涂片，可见到菌体大小、排列及染色深浅与分泌物直接涂片不同，约25%的菌体呈典型的双球菌，25%为单球菌、四联体或八叠形。

淋球菌易在 $35\sim37℃$ 条件下生长，需要适当的湿度及 $CO_2$（$3\%\sim5\%$），氢离子指数对淋菌亦有一定影响，在pH$7.2\sim7.6$时，淋球菌生长迅速。淋球菌最怕干燥，在干燥环境下或曝晒后，于 $1\sim2$ 小时内即全部死亡。附着在衣裤、被褥上存活 $18\sim24$ 小时。在厚层脓液或潮湿的物体上可存活数天。污染的湿毛巾上存活 $10\sim24$ 小时，马桶上存活18小时。淋球菌对各种消毒剂的抵抗力很弱。1∶4000 硝酸银溶液内存活 7 分钟，1% 苯酚内存活 3 分钟，1∶1000 升汞内立即死亡。故用 1% 硝酸银溶液点眼是预防淋菌性眼结膜炎的一种有效方法之一。

检查接种 20 小时的菌落，可见菌落内细菌表面具有菌毛，当细菌衰老，细菌的菌毛亦消失。通过菌毛，淋球菌可黏附于宿主的黏膜上皮引起感染，这在淋病的发病机制中占有重要地位。菌毛亦可抑制白细胞的吞噬，但菌毛的抗原变异很大，想以菌毛作为抗原制备抗体来预防淋病，尚存在一定困难。

淋球菌的细胞外层表面结构与其他革兰阴性细菌相似，细胞膜由外、中、内三层组成。外膜中含有多种蛋白Ⅰ、Ⅱ、Ⅲ及脂低聚糖，这些物质是淋球菌的重要毒力结构，是淋球菌发病的关键。

## 401

### 淋病的传染方式及发病机制怎样？

成人泌尿生殖系的淋病，差不多全是通过性交传染的。但是，污染的衣裤、被褥、毛巾、寝具和手，在传染中也起一定作用。幼女阴道上皮尚不成熟，比成人更易被感染，在医院或托儿所可因使用被污染的毛巾、肛表、尿布、浴盆、马桶圈及护理人员的手而酿成流行。新生儿的眼结膜炎，多由母亲产道分泌物感染所致，但很少引起尿道炎。男性病人与正常女性性交 1 次，女性被传染的可能性达 60%～90%，反之，正常男性与女性病人性交一次被传染率为 30%～50%。

正常男性尿道长约 15～18cm，其黏膜由三种不同性质的细胞组成，三种细胞对淋球菌的抵抗力各不一致，舟状窝黏膜由鳞状复层细胞组成，细胞重叠排列，对细菌的抵抗力最强，细菌无法侵入，只能在表面发展。前尿道黏膜由柱状细胞组成，为单层结构，是最易被淋球菌所侵犯的部位。后尿道及膀胱黏膜由移行上皮组成，对细菌的抵抗力亦较强，但逊于复层鳞状上皮细胞。正常男性与女患接触后立即排尿也不能防止感染，淋球菌借助于菌毛、蛋白Ⅱ及 IgA$_1$ 分解酶，迅速与尿道上皮黏合，黏附 1 小时后，感染即于尿道黏膜表面形成，淋球菌细胞外膜的蛋白Ⅰ与尿道上皮一经接触，即引起尿道柱状上皮细胞吞噬淋球菌，被吞噬后的淋球菌再从柱状上皮细胞内转送至细胞外黏膜下层。淋球菌也可通过另一途径——细胞间隙抵达黏膜固有层，在内毒素、脂低聚糖与补体、IgM 的协同作用下，于该处引起炎症反应，此外也可引起尿道腺感染，腺体导管发生梗阻后引起小脓肿，脓肿破裂后可形成尿道瘘，感染严重时甚至可侵及尿道海绵体、阴茎海绵体产生尿道周围炎及腹股沟淋巴结炎。少数患者尿道球腺及包皮腺也可被淋球菌感染。如合并淋巴管炎及血栓静脉炎，则阴茎可显著水肿。尿道脓液涂片染色检查，可见白细胞内有大量淋球菌。如未得到及时治疗，则中性粒细胞逐渐被巨噬细胞及淋巴细胞所取代，黏膜增厚变硬，脱落的黏膜重新为复层鳞状上皮覆盖，对再感染有较强的防御力量。黏膜固有层的感染可引起结缔组织增生，如感染轻微或治疗及时，结缔组织逐步吸收后可恢复正常，若感染严重，治疗不当，增多的纤维组织可引起尿道狭窄。淋球菌可沿尿道黏膜自前向后扩展，形成后尿道炎，细菌除侵入膀胱颈部及三角区外，主要侵袭尿道嵴及精囊的开口处，引起前列腺炎和精囊炎，并可进一步发展引起附睾炎导致不育。潜伏在这些腺体内的细菌是慢性淋病的主要病灶。后尿道及前列腺的慢性炎症可引起膀胱颈部纤维化，甚或引起慢性尿潴留。

淋球菌在女性生殖道内，被柱状上皮吞噬，并在细胞内增殖，上皮崩解，淋球菌到达黏膜下层，引起多叶形白细胞反应，形成典型淋球菌性炎症。月经期或月经后，淋球菌进入宫腔，致子宫内膜炎，上行破坏输卵管上皮，侵入黏膜下及浆肌层，引起急性输卵管炎，约60%～70%的淋菌性盆腔炎发生在月经后。安有宫内节育器者，急性输卵管炎发生率高于无节育器者。急性输卵管炎输卵管水肿、积脓、积液由伞端流入盆腔，致成盆腔炎、盆腔脓肿，或局限性腹膜炎，伞端与周围组织粘连、闭锁。如炎症波及卵巢，致成卵巢炎、卵巢脓肿、弥漫性腹膜炎、中毒性休克等严重后果。输卵管炎或脓肿被控制，脓液被吸收，形成输卵管积水，输卵管部分梗阻，后者易发生异位妊娠。如双侧输卵管完全梗阻，则致成女性不育。

男性发病90%为急性尿道炎。女性主要是宫颈炎85%～95%，尿道炎65%～75%，直肠感染20%～50%。10%的感染由宫颈经子宫感染到输卵管。

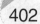

## 402

### 男性淋病的临床表现有哪些?

淋病的潜伏期为1～10天，多在不洁性交后的4天内发病，潜伏期的长短与细菌毒性、细菌的数量及个体的抵抗力有关。典型的急性淋病早期症状为尿道瘙痒、轻度刺痛、尿道外口红肿发痒。一天内有稀薄分泌物由尿道口溢出。起初为黏液性，1～2天后转变成黏稠脓性，黄色或黄绿色，重者呈脓血性分泌物，不断由尿道口溢出污染内裤，令患者挤压尿道可有较多黄色脓汁流出。红肿发展到整个阴茎头，尿道外口肿胀外翻，晨起时脓痂可封住尿道外口。此时排尿次数增加，排尿时尿道有刺痛。夜间入睡后易引起阴茎勃起，勃起时疼痛，炎症扩散到后尿道，可出现尿急、尿频等症状，少数病人可有低热、头痛及周身不适等全身症状。腹股沟部淋巴结可肿大、压痛，亦可红肿、破溃。急性尿道炎如不治疗，2周后有60%的病人感染可蔓延到后尿道，表现为尿频、尿急、尿痛及终末血尿等膀胱炎刺激症状，1～2周后症状会自然消失。症状持续2个月以上称为慢性淋病。淋球菌可隐伏于尿道球腺、尿道隐窝、尿道腺、前列腺、精囊、甚至附睾内。慢性淋病是淋病传播的重要来源之一，如不治疗，5～10年后可形成尿道狭窄。男性主要的并发症，有淋菌性包皮腺炎、尿道球腺炎、前列腺炎、精囊炎及附睾炎。还有尿道狭窄和尿瘘。

## 403

### 女性淋病的临床表现有哪些?

女性淋病症状轻，有半数病人主观上无症状，难于发现，虽无症状，却成为感染源，女性淋病好发于子宫颈及尿道。女性急性淋病表现为白带增多，常为脓性，有时略带血色，有臭味，偶有腰痛或下腹痛。常有外阴痒及烧灼感。尿道口红肿、有脓性分泌物溢出，有尿频、尿急、尿痛及排尿烧灼感。女性主要并发症是淋菌性输卵管炎、盆腔炎、输卵管卵巢脓肿。脓肿破裂可致盆腔炎及腹膜炎。女性急性淋病性输卵管炎多发生于月经后，寒战、高热、白带增多及下腹痛，多以一侧为重。检查时宫颈有举痛，附件压痛。如经治疗体温仍不下降，可能形成输卵管卵巢脓肿，B超可协助确诊。如突然腹痛加重，一侧为重，脉快或休克，腹肌紧张，有压痛及跳痛，应考虑脓肿破裂。急性淋病未治疗或治疗不彻底，则转入慢性。炎症可消失，但淋球菌仍存在，长期潜伏在尿道旁腺、前庭大腺、宫颈腺体和输卵管的皱褶内。具有传染性。表现为下腹不适、腰痛、白带增多，月经过多，劳累或性交过度，可使炎症加重。幼女可以发生淋菌性外阴阴道炎，幼女阴道由柱状上皮组成，易被淋球菌感染。宫颈腺体发育不全，淋球菌不易侵入内生殖器。阴道上皮缺乏糖原，阴道内缺乏阴道杆菌生长，不能维持像成人一样阴道内有一定的酸度，故易受淋球菌感染。其症状有：外阴红肿，阴道内有较多的脓性分泌物。可有尿痛、外阴痒、痛。分泌物流到肛门周围，致成肛门周围皮肤红肿、糜烂，可引起直肠炎。妊娠期淋病对母婴危害较大，胎膜易早破，羊膜腔内感染，致早产、产后子宫内膜炎及产后败血症等；胎儿在宫内感染，发育迟缓，体重低，以及早产，对高危或可疑病人，应在初次产前检查及妊娠末期各做 1 次宫颈涂片和培养。

## 404

### 淋球菌性肛管直肠炎、眼炎、咽炎的临床表现有哪些?

淋球菌性肛管直肠炎：男性同性恋患者可患淋球菌性肛管直肠炎。女性则由于阴道分泌物污染或由于肛交所致。男性 2/3 无症状，少数肛门部痒、痛、里急后重，有脓血便。肛镜检查，可见肛管黏膜充血，黏膜上有脓性分泌物，淋球菌培养阳性，却无临床症状，这类淋球菌能在肛管内繁殖，而胆盐和脂肪酸、染色体内常带有耐多种抗生素的基因、治疗比较困难。

淋球菌性眼炎：新生儿淋菌性眼炎多发生于产后 2 ~ 3 天。眼睑红肿，大量脓性分泌物，不治疗可致成角膜炎、全眼炎，最后致盲。脓性分泌物中可找到淋球菌。成人发生淋球菌性眼炎者较少。一旦感染，症状较重，多由于分泌物污染的手或毛巾带入眼内感染，多为单侧。症状多结膜充血、水肿及大量脓性分泌物。严重者角膜溃疡，导致视力减退，甚至失明。

淋球菌性咽炎：行口咽性交可患淋球菌性咽炎，多数无临床症状，只有少数患者表现有咽炎及颈部淋巴结肿大，感染一般在 10～12 周自行消失。咽炎不易治愈，可作为感染源，也有引起播散性淋病的危险。

## 405

### 播散性淋球菌性败血症的临床表现有哪些？

播散性淋菌性败血症由淋菌菌血症引起，是指淋球菌经过血行播散引起全身性淋菌性疾病，典型的表现为关节炎——皮肤综合征。发生率低于1%，多见于女性或无症状及未治疗的男性同性恋者。播散后感染可发生在任何部位。多见于月经期、月经后或怀孕期。急性期患者出现寒战、高热（38～40℃）、关节痛、皮疹，多侵袭膝、腕、手、肘、踝关节，关节液较少，多不需要穿刺治疗。发病2天内关节液培养淋球菌阴性，但血培养阳性。也可发生腱鞘炎，多见于腿、臂的远端伸、屈肌腱的腱膜，表现为局部红肿、压痛。菌血症症状出现4天以后，全身症状减轻，而出现化脓性关节炎的表现。一般侵袭某一关节，也可多个关节，关节腔内出现大量渗出液。关节液中有大量白细胞，可找到淋球菌。多发生在大关节，膝关节较多见，其次为肩和肘关节，也可见于胸锁及颞颌关节。化脓性关节炎如不治疗，关节面可被毁坏，可纤维性或骨性强直。淋球菌播散感染的皮肤病变有出血型和水泡丘疹型。出血型，皮肤开始出现红斑，不痛痒，1天内红斑中间隆起成一个脓疱，脓疱可出血，破溃后呈一浅溃疡，周围红斑，3～4天后愈合，不留瘢痕，渐变成紫色。多见于手掌及足跖部，也可见于躯干，很少见于面部。水泡丘疹型，在红斑上出现丘疹，变成水泡，再变成脓疱。病变有痛感，全身分布不对称。多见于四肢被侵犯关节的四周。4～5天后渐消退。亦可经血行播散可引起脑膜炎、心内膜炎、心包炎、腹膜炎和肺炎等。

## 406

### 急性淋病如何诊断？

1. 有不洁性交史。
2. 有淋病的典型临床表现。
3. 体格检查　全部暴露外生殖器，令患者自行挤压或医师戴手套挤压尿道，可有黄色浓稠的脓液从尿道外口溢出，内裤往往都有污染、脓痂，有时只看内裤的分泌物就可确定有淋病的可能性。因患淋病者也可患有其他性传播性疾病，注意检查整个阴部、阴囊、阴茎及腹股沟部的皮肤病变。腹股沟淋巴结有无肿大、压痛，睾丸、附睾、精索处有无肿块，包皮过长者应将包皮全部上翻露出阴茎头检查，除尿道口外，尚应注意阴茎头部是否有溃疡或肿瘤。

4. 涂片　尿道分泌物直接涂片染色是诊断男性有症状淋菌性尿道炎最可靠的方法。如果在涂片中查到革兰阴性双球菌，诊断即可确立，在急性期敏感性为 95%~100%。取尿道或阴道宫颈分泌物，在载玻片上涂抹均匀，空气中晾干，涂抹面朝上，在火焰上快速通过 3 次固定，革兰染色，油镜下可见到满视野多叶形红细胞，多个白细胞浆内有许多对革兰阴性双球菌，少则 2~3 对，多则 30~40 对。并可见细胞外双球菌。

5. 培养　涂片阳性者一般无需再做淋球菌培养证实。涂片阳性者细菌培养阳性率只有 90%~98%。所以培养并非绝对可靠。尿道外淋菌感染，如咽部、直肠与播散性淋菌感染，则不单凭涂片染色确定诊断，而需同时进行培养检查，培养仍是诊断这些部位淋菌感染的可靠方法。无症状的尿道炎，主要通过培养做出诊断，分泌物中仅可见到细胞外球菌，细胞内球菌不典型时，需要培养检查证实。取材部位和方法准确才能获得培养成功。淋球菌好发生在柱状上皮，在男性，取材应超过舟状窝以上的部位。取材时，对无分泌物病人，棉拭子要深入尿道 2~4cm 处，连续转动 5 秒钟，停留 10 秒钟，再取出。女病人尿道取材，应朝耻骨联合方向按摩尿道，再用同男人一样的方法取材。取材应立即接种，标本离体时间越短越好。如距离实验室较远，应先将标本浸在运送培养基中，以保证淋球菌生长。

## 407

### 慢性淋病如何诊断？

慢性期淋病患者，尿道分泌物涂片检查发现淋球菌的阳性率较低，一般在急性发作时其阳性率也只能为 60%。这样给确诊带来一定困难。

细菌学检查阳性率低的原因为：

1. 在慢性期，淋球菌的数量减少，也不聚集在细胞内，而散布在细胞外。另外，淋球菌大多隐伏于腺体深处，黏膜表层存在极少，因此很难从分泌物中发现。

2. 慢性期尿道黏膜上皮变性，环境对淋球菌生长不利，因此其繁殖力和活力均减少。

3. 患者长期应用抗生素，使菌型及染色发生变化，形态上很难辨认。

在性传播性疾病流行地区，有下列情况时应考虑为慢性淋病：

1. 有急性淋病病史，而应用抗生素不正规者。

2. 其配偶患有淋病史。

3. 不能用其他原因解释的慢性尿道炎及慢性前列腺炎、精囊炎、附睾炎。

4. 常常与非淋菌性尿道炎相混淆，应靠分泌物的病原菌培养作鉴别。见下表。

**淋菌与非淋菌性尿道炎鉴别**

| | 淋 病 | 非淋菌性尿道炎 |
|---|---|---|
| 病原菌 | G⁻淋病双球菌 | 衣原体或支原体 |
| 发病时间 | 传染后 1~4 日内 | 1~3 周或更长 |
| 尿痛 | 明显、持久 | 较轻、时轻时重 |
| 尿道分泌物 | 常见、量多、呈脓性 | 少或无，呈浆液性 |
| 排尿困难 | 多见 | 无 |
| 全身症状 | 偶见 | 无 |
| 尿道分泌物检查 | 白细胞内 G⁻双球菌 | （－） |
| 尿道分泌物培养 | G⁻淋病双球菌 | 衣原体或支原体 |

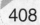

## 408

### 急性期淋病的一般疗法有哪些?

淋病急性期的一般疗法不容忽视，应注意适当休息，禁止一切剧烈运动，大量饮水，保证有足够的尿液，以冲洗尿道。禁忌饮酒及服用刺激性食物如浓茶及咖啡。在治疗期间禁止性生活。保持局部清洁，每日洁尔阴、硼酸洗液（殷泰）、日舒安、盐水或 1/5000 高锰酸钾液清洗阴茎、龟头及会阴部，有包皮过长者应将包皮上翻彻底清洗。严防脓液传染并注意患者是否有其他性传播性疾病。污染的内裤要清洗消毒，严禁盆浴及游泳以防播散。

## 409

### 急性期淋病抗生素应用如何选择?

几十年来，淋病治疗几经起伏，最初以磺胺类药物，继之以小剂量青霉素治疗，效果良好，几乎治愈率达 90% 以上。然而近年来耐药青霉素菌株逐渐增多，致使青霉素剂量逐渐增大，从 240 万 U 增至 480 万 U，目前已应用到 800 万 U，尽管如此，淋菌对青霉素的耐药仍在继续增加。耐药性的产生是通过淋菌染色体突变引起的。突变发生后，可能减低了细菌细胞上青霉素结合蛋白与 β-内酰胺抗生素间的亲和力或减低了细胞膜对青霉素及其他抗生素的渗透性，致使青霉素不易进入细胞内。染色体突变不仅对青霉素产生耐药性，也对其他各种抗生素如四环素、氯霉素、链霉素及大观霉素等产生耐药性。

1976 年发现了能产生青霉素酶的淋球菌，这种淋菌能破坏青霉素的 β-内酰胺环，使其失去抗菌作用，破坏 β-内酰胺环的质粒，能在淋球菌中传播，迅速扩散，对淋病的防治提出了新的挑战。

近年来世界各地的淋菌耐药菌株包括产青霉素酶的耐药菌株与染色体突变耐药菌株均在成倍的增长。耐药的淋球菌株正在全世界广泛传播，消灭这类淋菌很困难。故应常规采用对各类淋球菌及各类淋球菌感染均有效的抗菌药，并同时应用两种对大多数淋球菌均有效的抗生素防止或延缓耐药菌株的产生。

1. 抗生素治疗的原则

（1）及时、足量、规范、彻底。

（2）治疗结束 4~7 天应随访，涂片及培养均阴性才算治愈。

（3）由于青霉素耐药菌株的存在，故应该放弃首选青霉素治疗淋病，除非淋球菌株对青霉素很敏感才能选用青霉素。

（4）尽量不用单剂治疗，应尽可能联合用药。淋球菌感染的同时往往有衣原体及支原体感染，甚至也可有 HPV 感染，故应联合用药，同时治疗。

（5）同时治疗性伴侣和传染源是根治淋病的措施之一。

2. 抗生素的选择

（1）头孢三嗪（头孢曲松）1g 肌注加丙磺舒 1g，或 250mg 肌注，1 次/日，共 5 天。

（2）大观霉素男 2g 女 4g 肌注，以后 2g 肌注，1 次/日，共 5 天。

（3）青霉素 G1000 万 U，静点，1 次/日，共 5。同时服用丙磺舒 1g 2 次/日。

（4）氨苄青霉素 3g，丙磺舒 1g，口服共用 7 日。

（5）羟氨苄青霉素 3.5g，丙磺舒 1g，口服。

（6）喹诺酮类

1）诺氟沙星（氟哌酸）　首次 800~1000mg，次日 200mg，共 3 日。

2）氧氟沙星（氟嗪酸）　首次 400mg（女性 600mg）1 次，次日 200mg，2 次/日，共 3 日。

3）环丙沙星（环丙氟哌酸）　首次 500mg，次日 250mg。2 次/日，共用 3 日。

4）依诺沙星（氟啶酸）　600mg，2 次/日，共用 4 日。

（7）利福平　为治疗结核的常用药物，对淋病双球菌亦有强大的抑制作用，1984 年 Boaker A. T 报道了用利福平和红霉素合用治疗有并发症的女性淋病有意义，国内亦有报道，其应用利福平 1.5g/d，同时口服四环素 2g/d，治疗女性淋病，治愈率为 82.4%。

3. 新生儿淋病的治疗

（1）大观霉素 40mg/kg，肌注，1 次/日，共 7 日。

（2）头孢噻肟钠 25mg/kg，静脉滴注或肌注，1 次/日，共 7 日。

（3）头孢曲松（头孢三嗪）25~50mg（单剂量不超过 125mg）静脉滴注或肌注，1 次/日，共用 7 日。

## 410

### 妊娠期淋病如何治疗？

妊娠期患淋病后自然防御机制易遭到破坏，炎症可通过宫颈上行，可引起流产、早产或宫内死胎，同时易引起败血症。所以，对妊娠期淋病应高度重视和积极治疗。

1. 青霉素800U静脉滴注，1次/日，共5~7日。

2. 大观霉素2~4g1次/日，肌注3~5日。

3. 淋菌性尿道炎患者30%同时并有衣原体感染，故应给予四环素500mg，4次/日，或多西环素（强力霉素）100mg，2次/日，共7日，以消除尿道衣原体和支原体。

## 411

### 淋病并发症如何治疗？

1. 在急性期前列腺炎及附睾炎是淋病的常见并发症，临床症状与非特异性感染相似，如果患者有典型淋菌性尿道炎的表现，诊断当无困难。但约50%的淋菌性附睾炎患者及衣原体尿道炎，尿道分泌物很不明显，故应仔细询问病史，采取尿道标本涂片染色，进行淋菌培养以明确诊断。采用的药物应对淋球菌及衣原体均有疗效。头孢曲松250mg，肌内注射，四环素500mg，每日4次，服用至少10天。药物治疗应适当延长，氧氟沙星（氟嗪酸）、羟氨基苄青霉素对两者亦有较好的疗效，脓肿形成者切开引流。

2. 尿道狭窄是淋病的晚期并发症，多于病后数十年才发生，急性尿道炎时，尿道黏膜呈片状脱落，以后逐步为7~8层的复层鳞状上皮覆盖，黏膜增厚，黏膜固有层则有纤维组织增生及尿道旁腺感染。感染后的尿道旁腺可形成脓肿增加黏膜固有层纤维化，严重者可涉及尿道海绵体全层。尿道狭窄多见于尿道球部，与尿道旁腺感染的部位相一致。轻度狭窄者可按期逐渐扩张尿道，并辅以药物治疗，重者则可根据狭窄的部位、长度及程度采取不同的手术。局限病变可经尿道内切开，顽固性炎性阴茎段尿道狭窄可采用先切开尿道，形成人工尿道下裂，待炎症好转后再行尿道成形术。这种情况在使用抗生素治疗淋病后已不常见。

## 412

### 尖锐湿疣如何诊断？

尖锐湿疣亦名阴部疣、尖圭湿疣、性病疣或生殖器疣，是一种发生于肛门、生殖器部位的常见性传播疾病。近年来世界各地包括我国发病率有逐年增加的趋势。其发病率居性病的第二位。其病原体为人类乳头状瘤病毒（human papilloma virus，HPV），HPV 含双链、环状、螺旋状的 DNA，由 72 个病毒衣壳粒组成的 20 面体的衣壳所包绕。病毒颗粒的分子量约 $5 \times 10^6$，其中 88% 代表病毒蛋白，此病毒无包膜。对乙醚灭活、冷冻及干燥均有抗性。HPV 的 DNA 基因有 8000 碱基对，衣壳直径为 52～55nm。不能进行组织培养。用 DNA 杂交技术将 HPV 分型，目前报告有 60 型。与尖锐湿疣有关的有 13 型。在本病中体液免疫和细胞免疫都可能起一些作用，但以细胞免疫反应为主。大多数活动性病人检测不到抗体，少数可检测到低滴度的抗疣组织抗原的 IgM 型抗体。患者细胞免疫反应降低，血中总 T 淋巴细胞数目及 CD4 细胞数减少，病损中朗格汉斯细胞及 T 淋巴细胞数目减少。体外细胞免疫试验示其阳性率低于正常人，但对 HPV 抗原特异的细胞免疫试验阳性率高于正常人。与感染者发生性接触，HPV 通过皮肤或黏膜的微小损伤进入接触者的皮肤黏膜，HPV 刺激表皮基底细胞，发生分裂，使表皮产生增殖性损害。

本病多发生于 16～25 岁，传染源为本病患者。传播途径：性接触；母婴传播；家庭内密切的非性接触。发生感染的因素：接触病毒颗粒数目；与损害接触的程度；宿主对病毒感染的抵抗力；皮肤黏膜有微小的损伤或皮肤有浸渍。

尖锐湿疣早期为局限性表皮增生，真皮乳头受压呈扁平状。成熟的病变表皮示轻度角化过度，角化不全，棘层肥厚显著，皮突增厚延长，呈乳头状瘤样增生，类似鳞状细胞癌。该病的潜伏期 2 周至 8 个月，平均 3 个月。初起时为小而柔软的淡红色疣状丘疹，以后逐渐增大增多，表面凹凸不平，通常无自觉症状。继续增生，可成乳头状、菜花样和鸡冠状增生物，有的可融合成大的团块。疣体表面粗糙，呈白色、红色或污秽色，此时可有痒感或压迫感，偶可破溃、渗出和继发感染。还可有亚临床损害，外涂 5% 醋酸，用放大镜或阴道镜检查可见白色或淡红色扁平丘疹。在男性本病可发生于阴茎的任何部位，而最常见于系带、冠状沟及包皮的内侧面，这些部位在性交时易发生损伤。本病常侵及男性尿道，首先发生于尿道口，可向尿道内扩散，可导致出血，出现分泌物及排尿困难，也曾有膀胱出现疣的报告。男性同性恋者病变可发生于肛门周围及直肠。女性尖锐湿疣好发于大小阴唇、阴蒂、肛周、会阴部、阴道及宫颈。可无自觉症状或有白带增多、瘙痒，偶有性交困难或性交后出血现象。阴茎可以发生巨大尖锐湿疣，疣体逐渐增大，大部分生殖器可被破坏。尖锐湿疣偶尔可发生癌变，尖锐湿疣与生殖器癌之间有密切关联。

## 413

### 尖锐湿疣如何治疗？如何与扁平湿疣鉴别？

1. 治疗

（1）疣体较大者可行手术切除，愈合快不留瘢痕。

（2）电烧灼，适用体积小的疣。

（3）激光。

（4）冷冻。

（5）干扰素　所用制剂有α、β、γ-干扰素，目前已有重组干扰素。干扰素局部外用无明显疗效；病损内注射虽有疗效但复发率高。全身用药可使一些病人的难治的疣消退。此疗法可作为其他疗法的辅助治疗。

2. 尖锐湿疣与扁平湿疣的鉴别　见下表。

**尖锐湿疣与扁平湿疣的鉴别**

|  | 尖锐湿疣 | 扁平湿疣 |
| --- | --- | --- |
| 病原体 | 乳头状瘤病毒 | 梅毒螺旋体 |
| 病程 | 缓慢的原发病变 | 梅毒第二期的一种 |
|  | 无任何全身症状 | 皮肤损害 |
| 颜色 | 鲜艳 | 污秽色黑褐 |
| 增殖的形态 | 呈球团或草莓状 | 扁平、凸凹不平 |
| 坏死状况 | 中心性坏死 | 表面坏死 |
| 淋巴结肿大 | 无 | 多发性肿大 |

## 414

## 非淋菌性尿道炎如何诊断和治疗？

一般有不洁性交史，因临床症状与淋菌性尿道炎相似，有时难以鉴别。病原体的分离和培养是理想的诊断方法，目前尚难以普遍的做到。从以下几方面可以考虑诊断问题：①分泌物涂片以排除淋菌、念珠菌和其他细菌；②有患急性淋菌性尿道炎病史，经治疗后淋菌检查阴性而尿炎的症状仍然存在，应高度怀疑本病；③尿道分泌物作革兰染色，在高倍镜视野中可见到10～15个，油镜视野下可见4个以上多形核细胞，而细胞内外均未发现革兰阴性淋病双球菌及其他化脓菌，即有诊断意义。

非淋菌性尿道炎的治疗：

病程可持续数月之久，一般可采用广谱抗生素，虽然不能完全消灭病原体，但能抑制其生长，缩短病程，可选用如下抗生素：

1. 诺氟沙星（氟哌酸）200mg，3次／日，共14日。

2. 氧氟沙星（氟嗪酸）200mg，2次／日，共14日。

3. 环丙沙星（环丙氟哌酸）250mg，2 次／日，共用 14 日。

4. 四环素 0.5g，4 次／日，共用 7 日，改为 0.25g，4 次／日，共 14 日。

5. 多西环素（强力霉素）0.1g，2 次／日，共 7 日。

6. 红霉素硬脂酸盐 0.5g，4 次／日，共 7 日。

7. 红霉素琥珀酸乙酯 0.8g，4 次／日，共用 7 日。

8. 米诺环素（美满霉素）0.2g 即刻，0.1g，2 次／日，共 14 日。

9. 磺胺、利福平、庆大霉素、新霉素、多黏菌素等对衣原体有效。

10. 链霉素、大观霉素对支原体有效。

（王晓东）

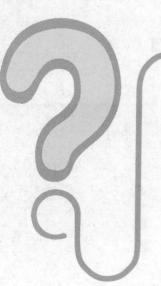

十四、

腔内泌尿外科学

## 415

### 目前腔内泌尿外科的发展现状如何？

由于放射学、超声波、CT、MRI 等诊断技术和腔内医疗器械的不断更新发展，随之诞生了腔内泌尿外科（Endourology）新的领域，即在无切口或者采用小切口的条件下，在泌尿道腔内或者腹腔、腹膜后间隙以及泌尿器官有些血管腔内，通过内镜、腔内器械或者导管技术来诊断、治疗泌尿系统某些疾病。

自 1804 年 Phlip Bozzini 制造出世界上第一架用烛光照明的膀胱镜到 1876 年 Max Nitze 将光源加在膀胱镜尖端解决了光源内移的问题，1879 年 Joset Leiter 将三棱镜接在 Max Nitze 膀胱镜的物镜上，通过直角棱镜光学系统，扩大了观察范围，称为 Nitze-Leiter 膀胱镜。其问世奠定了现代泌尿外科内镜的基础。直到 1972 年 Sachse 描述了尿道内切开技术，1976 年经皮肾镜取石成功，1979 年 Perez-Castro 设计了硬性输尿管镜。此后又研制出软性可弯式尿路内镜。特别是近 20 年来，随着现代工业技术飞快发展，医用光学和医用电子学技术的进步，以及辅助设备的不断完善，使得泌尿外科腔内技术不仅可以诊断和治疗下尿路疾病，也可以直接观察和处理上尿路疾病。尤其是 1990 年后利用腹腔镜在腹腔、腹膜后、盆腔内进行泌尿器官的手术操作。

腔内泌尿外科技术的发展是现代泌尿外科的标志。不但在诊断水平得到很大提高，而且改变了传统单纯依靠开放手术治疗泌尿外科疾病的模式。腔内泌尿外科的创立，使泌尿外科即将告别"大刀阔斧"的外科观念，腔内泌尿外科属于微创治疗，是最理想的低侵袭手术，具有痛苦轻、恢复快等优点。然而内镜只解决了手术入路并没改变外科实质。广义的微创外科应是缩小手术带来的局部的和全身的伤害性效应，所以微创外科概念并非只限于内镜手术和腹腔镜手术。微创外科的出现是继无菌术、麻醉、器官移植之后在外科发展史上又一重大技术革命。微创外科是 20 世纪外科的升华，应具最佳的内环境稳定状态、最小的手术切口、最轻的全身炎症反应、最小的瘢痕。21 世纪的外科应是更完美的外科。随时间的推移，腔镜等微创技术慢慢也变成了常规手术，将来还会被演变出的新的术式所替代。

## 416

### 尿道疾病的腔内手术诊治的范围有哪些？

1. 尿道狭窄的治疗，依据尿道狭窄长度和程度，采取尿道内切开术 即在内镜直视下将导丝或者导管通过狭窄段作为引导和标志，以冷刀或电刀切开狭窄处的瘢痕组织，然后再以电刀将其切除。此法简单安全有效。术后 1 年有效率可达 75%～80%。适于各种病因导致的局限性、非闭锁性尿道狭窄、经尿道扩张失败或者疗效不佳者。

对于尿道闭锁不超过 1cm 者，可通过膀胱造瘘置入纤维膀胱镜或尿道扩张器作为标志，打开尿道，然后再行冷刀、电刀切开，切除瘢痕。近年来用等离子双极汽化电切系统治疗尿道狭窄更为安全有效；可用其柱状电极通过低温汽化切割，热穿透不深，不会造成周围组织的损伤，尤其对尿道闭锁者的治疗为显著。

2. 尿道结石，对远离尿道外口的嵌顿结石，可行膀胱尿道镜或输尿管镜气压弹道碎石或激光治疗。

3. 后尿道肿瘤或者膀胱全切后尿道残端癌，可电切治疗或用等离子双极电切系统切除，尤其前尿道较深的尖锐湿疣的治疗更为合适。

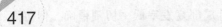

## 417

## 前列腺良性增生（BPH）的腔内治疗有哪些方法？

1. 经尿道前列腺切除术（TUR-P） 自 1925 年以来，在国际上公认 TUR-P 是治疗 BPH 的金标准。具有损伤小、恢复快、并发症少、住院时间短等优点。目前看正受到其他新方法的挑战，不过 TUR-P 仍然是这些新方法衍生的基础。

2. 经尿道汽化切除术（TUVP） 1994 年用于临床，利用高功率电流产生的热能使增生的前列腺组织汽化而达到切除前列腺的目的。优点是在汽化同时直接凝血，故术中出血较少，操作较为安全。

3. 经尿道前列腺激光切除术（TULc-P） 在泌尿外科最常用的是钬激光、绿激光、2 微米激光。激光所引起的生物效应，主要包括光致热作用，光致压强作用及光致化学作用。泌尿外科主要利用激光被组织吸收之后，将光能转化为热能，使组织凝固坏死至汽化而达到止血、切割及分离的目的。

钬激光前列腺切除术（HoLRP） 与 TUR-P 和开放手术对照研究，显示了留置尿管时间短、并发症少、无需输血、不发生电解质紊乱的优点。尤其 >100g 的 BPH 适合于 HoLRP 治疗。HoLRP 已成为治疗 >100g 前列腺的"金标准"。

4. 经尿道等离子双极汽化切除术（TUPKP） 2000 年应用于临床，它不同于 TUR-P 和 TUVP，其基本原理是，高频电流通过两个电极时激发递质（生理盐水）形成动态等离子体，作用于组织产生电气化及电凝效果。特点是：①低温切割 <90℃；②穿透较浅的组织；③用生理盐水冲洗，防止了 TUR 综合征的发生；④不需使用负极板。

此外前列腺电化学治疗、射频治疗、记忆合金支架网置入术等均可收到一定疗效。

## 418

### 膀胱疾病经尿道的腔内手术有哪些方法？

1. 经尿道膀胱颈电切术　对女性膀胱颈梗阻可行电切治疗。一般首先自6时位开始，半刀薄层切，使之与三角区相平，然后5、7时位向12时方向切除。深度为0.3～0.5cm至颈部环形肌为止，长度<1.0cm。切除范围基本1周。切除颈部组织多少，一定要参考术前残余尿量，尿动力学改变等，依其梗阻程度或术中拔镜观察尿流情况来定。有作者指出切除重量不超过2.0g为宜。注意勿切除过多而致尿失禁及穿孔等并发症的发生。

2. 膀胱肿瘤内腔镜手术（TUR-Bt）　一定掌握TUR-Bt手术适应证和并发症（膀胱穿孔、出血等），操作技术难于TUR-P，术者应给予足够重视。

3. 接触式激光膀胱肿瘤切除术（TULc-Bt）　与TUR-Bt相比最显著的优点是无电场效应所致的闭孔反射，因此手术安全性明显提高，且局部复发率低、切割精确。但也有不足，前壁肿瘤切除困难；较大肿瘤耗时、费用高等。

4. 经尿道膀胱白斑、腺性膀胱炎的电灼或切除。

5. 经尿道输尿管口膨出切除术　为罕见的先天畸形，女性多见，10%～15%为双侧膨出，常伴有重复肾及输尿管畸形，膨出多发生在上肾输尿管开口，因狭窄及下段输尿管壁发育不全所致，呈球形向膀胱内突出，X线造影呈"蛇头样"表现，表面有的小开口往往合并囊内结石或肾积水。电切手术时在切除囊壁解除梗阻同时要考虑输尿管反流的问题。因此一般将囊壁大部切除，留1/3或1片囊壁，希望起到抗反流作用。

6. 经尿道膀胱结石碎石术　经尿道腔镜直视下，机械碎石、液电碎石、超声碎石、钬激光碎石及气压弹道碎石等。

## 419

### 输尿管疾病的内镜手术有哪些方法？

输尿管疾病的内镜手术包括：上尿路结石的粉碎和取出、上尿路肿瘤的切除及电灼、某些上尿路出血止血、上尿路狭窄的治疗、上尿路异物的取出等。

输尿管镜治疗输尿管结石最为常用的方法有：套石法、钳夹法、气压弹道碎石、激光碎石、超声碎石等。

由于输尿管镜的不断改进，可对上段输尿管及肾盂内病变进行治疗。特别对孤立肾输尿管及肾盂肿瘤的激光治疗，可充分发挥内镜优势。

## 420

### 经皮肾镜的临床应用有哪些？

经皮肾盂镜主要治疗肾结石、肾盂肿瘤、肾盂输尿管交界部狭窄，甚至上段输尿管局限性狭窄等。

20世纪后期，体外冲击波碎石（ESWL）是泌尿系统结石的首选治疗方法，有效率达90%，但碎石后能否短期内充分排出以及可能出现对肾脏的一定损伤，是不可回避的实际问题。

近年由于微创经皮肾造瘘术（PCN）技术的开发，各类型肾结石尤其肾鹿角状结石均能经肾镜通过气压弹道、钬激光、超声波/气压弹道碎石等直接碎石，并能完全取出结石，很少有结石残留，即使有亦可保留已建立的通道二次碎石取出。具有碎石取石疗效确切、损伤少、并发症少、术后恢复快的特点。这是其他治疗方法无可比拟的，已成为当今治疗肾结石的金标准手术。

## 421

### 腹腔镜手术在泌尿外科的应用及其优点有哪些？

腹腔镜手术是在膀胱尿道镜的启发下开展的。1901年Jacobaeus成功地利用膀胱尿道镜观察了腹膜腔，从此将内镜用于人类腹腔内器官疾病的诊断。20世纪70年代腹腔镜开始在泌尿外科应用于某些疾病的诊断，如腹腔内隐睾的诊断。80年代随着腹腔镜胆囊手术的成功，腹腔镜才逐渐应用于泌尿外科疾病的治疗。1979年Wickham首先用腹腔镜在腹膜后取出输尿管结石。1990年Clayman又通过腹腔镜行肾肿瘤的肾切除成功，使腹腔镜扩展到腹膜后间隙。1991年Vancaillie应用cooper韧带行膀胱尿道悬吊术（Burch手术）。1994年Gill等首先报道应用猪作模型的腹腔镜活体供肾切取术。1995年Ratnert等首先开展了第一例人类腹腔镜活体供肾切取术。2000年Vancaillie报道567例治疗前列腺癌根治术的经验等等。近年又出现了智能机器人协助腹腔镜手术和远距离遥控手术，扩大了腹腔镜在泌尿外科的应用。到目前为止，大多数泌尿外科开放手术都可以经腹腔镜实施。如腹腔镜肾上腺肿瘤切除（金标准手术）、肾癌肾盂癌根治术、肾盂输尿管交界部狭窄肾盂成形术、前列腺癌膀胱癌根治术及尿路重建术等。在我国腹腔镜已迅速向普及和纵深发展，已取得瞩目的成果。腹腔镜手术具有很多优点：①损伤小、切口小、出血少；②手术效果确定可以达到开放手术的效果；③术后并发症少；④恢复快、住院时间缩短。因此，腹腔镜手术已成为微创外科的重要组成部分。

然而腹腔镜手术不是对所有疾病的治疗都是最佳的选择，需要掌握好适应证，做好术前准备，避免出现一些并发症，有待日臻完美成熟。

### 422

### TURP 适应证如何选择？

BPH 是一种进展性疾病，虽经药物等治疗有所缓解，但部分患者最终难免外科手术治疗。其目的是解除下尿路症状（LUTS）及其对生活质量的影响和并发症。对于外科手术治疗方式的选择应综合考虑：①医生的经验；②患者的意愿；③前列腺的大小；④患者有无伴发疾病和全身状态。不论选择哪种手术方法，对其评价：①治疗效果；②并发症；③经济条件综合考虑。

20 世纪 80 年代，国外对 BPH 90% 行 TURP 治疗；而仅 10% 行开放手术。近年国内各级医院基本已趋向施行 TURP 等微创手术治疗。具有损伤少、出血少、术后并发症少、恢复快、手术指征宽等优点。因此，TURP 仍是 BPH 治疗的"金标准"。

TURP 手术指征：①BPH 有明显下尿路症状：尿频尿急，夜尿增多，尿线变细，严重的排尿困难，非手术治疗无效且症状加重，已明显影响生活质量；②最大尿流率 $Q_{max} < 15ml/s$；③发生过尿潴留或残余尿 >60ml，且有逐渐增多趋势；④肛诊或彩超等检查前列腺明显增大；⑤出现并发症：上尿路积水，肾功改变；反复血尿、尿路感染；膀胱结石；膀胱憩室等；⑥合并心脑血管等全身疾病，不手术又难以解除梗阻，难以耐受开放手术的高危患者；⑦前列腺体积较大，甚至 >80g，尤其 TUVP 可放宽指征，也是安全的。

### 423

### TURP/TUVP 手术技巧有哪些？

1. 术者首先要掌握 TURP/TUVP 技术和有关电外科知识。

2. 置镜之前要了解有无尿道狭窄，尿道外口狭窄者要切开，避免强行扩张。尿道内充分注入润滑剂，避免术后尿道狭窄。

3. 首先要观察认准输尿管开口、颈部及精阜所在。这些标志术中要随时加以确认。

4. 最好低压灌注进行电切。腺体较大者最好行膀胱穿刺造瘘，既可保持术野清晰，又可减少冲洗液吸收，缩短手术时间，是更为安全的。

5. 切颈部时膀胱在充盈状态下进行，切精阜两侧尖区或最后检查有无腺体残留时应半充盈状态下进行。

6. 有中叶增生时最好先切除中叶，使三叶增生变为两叶，以便进行手术。

7. 两侧叶切除的顺序，以术者习惯而定。有的先从 6 时开始至精阜，作为"第一切"，明确精阜作为远端界限，然后右叶顺时针、左叶逆时针顺序进行；有时从 1 ~ 4 时位，11 ~ 8 时位，然后切 5、6、7 时位，避免前列腺动脉出血，影响视野。腺体较大时亦可从 1 ~ 6 时位，11 ~ 6 时位近包膜切除，集中止血，后顺利快速切除失去血供的腺体。无论切除顺序如何，每位术者形成的习惯，不轻易改变。切法各有差异，但最终效果基本一致。

8. 腺体切除可分段分层有序进行，两叶同时进行，万一有意外情况，中止手术，也能不同程度解除梗阻而能排尿。

9. 12、6 时位要薄切，避免 12 时位切除过深而伤及包膜或耻骨后静脉丛而出血；6 时位易致直肠瘘（必要时肛诊引导）。颈部 6 时位一定要切平，后尿道与三角区处同一平面。

10. 颈部，精阜两侧前列腺尖区切除时不能"平切"，否则颈部穿孔或伤及膜部括约肌而尿失禁。精阜远端 0.4cm 为膜部括约肌，切记勿切过。术中令患者咳嗽以便观察膜部括约肌所在。

11. 当有前列腺小结石出现或接近包膜时组织颜色不同于腺体组织时说明接近包膜；若有脂肪组织暴露说明过深，适可而止。

12. 术中有较明显出血，应及时电凝止血。术中动脉出血是垂直喷血，明显可见。静脉出血不可一味电凝止血，应放慢冲洗，尽快结束手术。

13. 术中电切、电凝电流强度（功率）因人而异，随时调整，不能所有患者用同一电流强度（功率），不能一成不变。

14. 合并膀胱结石者，一般先行碎石（机械碎石、气压弹道碎石、激光碎石），而后行腺体切除。

15. 术中熟练者每分钟做 30 ~ 40 次电切，甚至 2 ~ 3 次/秒。术中尽量缩短手术时间，避免发生电切综合征（TURS），尤其术中有多处静脉出血或腺体较大、创面也大时，容易发生。

16. 术中切除最好薄切，长条状或呈船型，可达 2.0cm、深 3 ~ 4mm，避免"小鸡啄米"状。切后腺窝平整呈高脚杯状。膜部呈罗马式屋顶圆形，而不是哥特式建筑的梭型。否则，影响术后排尿效果。

17. 手术结束前一定要充分止血，明确有无腺体残留，尤其冲吸切除组织后，最后要耐住"烦躁心情"再检查一次，予以明确。

18. 术后留置气囊尿管，气囊于膀胱内适当牵拉；如有静脉出血，亦可是二囊三腔尿管，腺窝内适当气囊压迫止血。膀胱造瘘，酌情留置或拔出。

19. 术中与麻醉医生配合监测，有无 TURS 发生，必要时血气分析，以便及时妥善处理。

20. 术后应计算记载出血量、组织切除量、电切电凝功率。

术前前列腺重量计算公式：

$$前列腺重量（g）= 1.05 \times 0.52 \times R1 \times R2 \times R3$$

注：R1、R2、R3 分别为前列腺的纵径、横径、前后径，1.05 为前列腺比重，0.52 为前列腺体积常数。

$$电切术后切除实际重量（g）= 切除组织（g）\times 1.3$$

注：因电切组织凝固而缩小故乘以系数 1.3。

## 424

### TURP 切除多少腺体为合适？

Reuter 为了澄清什么是 TURP，他提出：①假 TURP，是指仅仅一小部分腺体 <30% 被切除，多数是 <10g。他认为这对任何病例都是不够的。②部分 TURP，指 30%~90% 的腺体被切除。其中切除 50% 以内的称为姑息性切除，只是在前列腺打开一个通道，结果并不满意，多数在 1~5 年还需再次切除。正是这类手术影响了 TURP 的声誉。对 90% 的腺体被切除称为次全切除，长期随诊绝大多数病例是满意的。③TURP，即完整的 TURP 或称经尿道前列腺切除术，几乎 100% 的切除腺体，如同开放手术一样。只有如此才能称得上 TURP，才能与开放手术相提并论。也有人认为留 3mm 一层腺体是允许的，也算是满意的 TURP。一般很难达到 100% 的切除。不过，无论是姑息性切除还是次全切除，切除的多少与疗效有密切关系。④田中正敏观察到，疗效不佳的发生率与切除量有关，切除 <10g 者为 11%，10~20g 为 5.6%，>20g 为 0，即切除量与疗效平行。理想的切除应在 90% 以上，切除后腺窝 X 线造影应呈"高脚杯状"。

我们认为，应以增生腺体的大小、全身状态等为基础，决定切除量。原则应彻底切除腺体；但对高龄、体弱、有严重合并疾病或术中情况不佳、不能耐受长时间手术或有出血意外情况时可酌情切除，适可而止，甚至只切除梗阻部分的腺体。否则会因手术时间的延长、出血、损伤、感染等并发症而影响整个治疗效果。即使一段时间后再现梗阻，由于争取了对合并疾病的有效治疗时间，全身状态的改善尚可重复切除也是值得的。

## 425

### TURP 术后尿失禁如何治疗？

TURP 术后尿失禁可能是暂时的也可能是永久的。术后暂时性尿失禁，一般并非尿道外括约肌损伤所致，可能因：①增大的前列腺压迫，使外科包膜的结缔组织和平滑肌长期过伸或萎缩所致；②尿道外括约肌部分损伤；③操作时间过长，反复多次尿道内插入较粗切除镜及摆动角度过大造成损伤而发生一过性尿失禁；④术后尿管留置时间过长。永久性尿失禁，主要是尿道外括约肌损伤所致。多数由于前列腺尖区组织切除过深等或术中精阜标志不清，盲目切除导致外括约肌受损。

预防：术中认清精阜这一解剖标志，切除勿超过精阜水平，其两侧前列腺尖区组织切除要少而薄，切忌"平切"，确保电切弧在腺体内切除。插镜之前先注入滑润剂，术中缩短手术时间，勿反复插拔切除镜，操作要轻巧，避免镜鞘摆动角度过大。如疑有外括约肌损伤，止血尿管气囊勿置腺窝之内，勿加压牵引。暂时性尿失禁，术后数日或1个月内配合提肛练习，多能逐渐恢复。

对尿道外括约肌损伤的永久性尿失禁，即压力性尿失禁或真性尿失禁，可行增加尿道阻力的外科治疗。作者采用尿道海绵体转位术收到好的疗效。手术方法：会阴部纵向切口，暴露游离球部尿道及阴茎海绵体脚，并向上切开阴茎海绵体中隔2~3cm，将其于球部尿道腹侧对拢缝合1~1.5cm，使尿道海绵体夹于之间，尿道内留置尿管。本术式在于使尿道海绵体转位造成弯曲并借助阴茎海绵体弹性压力来增加尿道阻力控制尿失禁，并非使尿道狭窄，因此效果满意。近年来有报道，行球部尿道悬吊术治疗TURP术后尿失禁收到一定疗效，但悬吊尺度难以掌握。2007年有作者报道，用可调节吊带（MRS）进行治疗（一般需1~2次调节，治愈率66.7%，明显改变19.6%）。有人认为人工括约肌是金标准手术，治愈率87%~90%。对不能接受手术治疗的患者，也可以采用阴茎夹控制排尿。

**426**

## TUR-Bt 的适应证、操作要点和术后并发症有哪些？

1. TUR-Bt 的适应证　主要根据膀胱肿瘤的组织学类型、肿瘤的浸润度和分化程度；其次要考虑肿瘤的大小、数目、位置，形态。适用于病理分化好或比较好（G1、G2）的表浅肿瘤（Tis、Ta、$T_1$）或称非肌层浸润性膀胱癌。但近年有作者提出，对浸润较深的肿瘤可以二次切除，达到治疗的目的。

2. 操作要点

（1）取截石位，两下肢尽量开大，并妥善固定，避免在发生闭孔神经反射时不自主地踢动，造成膀胱穿孔。

（2）切除肿瘤采用顺行切除法，应从远向近，由浅向深分层切除，越到基底越要掌握切除深度。肿瘤切除后对肿瘤基底部再做补充切除或电灼。有时肿瘤遮盖基底部，需逆行切除，要慎重勿切除过深而穿孔。

（3）如肿瘤较大，切除时易出血，此时勿盲目追求止血，应尽快把肿瘤大部切除，暴露基底部出血点，较易止血。

（4）若前壁肿瘤或颈部肿瘤同时伴前列腺增生应同时切除。此时冲洗液勿充过多或压迫下腹部使肿瘤接近切除镜便于切除。顶部肿瘤切除困难，此时可摆动切除，但需注意切除范围和弧度，以防膀胱穿孔。

（5）输尿管开口部位的肿瘤，应尽量保存输尿管口；难以保留时可连同管口一并切除。但要注意，尽量不使用电凝，以免管口形成瘢痕而狭窄。

（6）切除深度和范围，对 Ta、$T_1$ 期肿瘤一般切到浅肌层，必要时可切至深肌层；切除范围包括肿瘤基底及其周围 2cm 以内的黏膜。

（7）对多发肿瘤应一次切净。

3. 术后辅助治疗　TUR-Bt 术后 1 年内有 10%～67% 复发，且有可能发展为肌层浸润性膀胱癌，而单纯 TUR-Bt 术不能解决术后易复发和进展问题，所以术后均应进行辅助性膀胱灌注治疗。

（1）TUR-Bt 术后即刻膀胱灌注化疗　即术后 24 小时内完成表柔比星或丝裂霉素等灌注，可使肿瘤复发率降低 40%。

（2）术后早期灌注化疗及维持灌注化疗　TUR-Bt 术后每周 1 次，4～8 周后每月 1 次，6～12 个月。

4. 术后并发症

（1）出血　多由于肿瘤切除不完全或术中止血不充分所致。少量出血可通过冲洗并保持尿管通畅可以解决。若出血较多应尽快再次止血，否则应改用开放手术止血。

（2）膀胱穿孔　可因膀胱过度充盈，壁变薄或切除过深以及因闭孔神经反射而导致膀胱穿孔。此时应尽快开放手术处理。预防，主要是膀胱灌注勿过多；另外切除侧壁肿瘤时，随时警惕可能发生闭孔神经反射，而导致穿孔。

（3）闭孔神经反射　在切除侧壁肿瘤时有发生的可能，往往在高频电流中混有低频电流时对闭孔神经有刺激而发生。关键在于提高警惕；另外要固定好下肢，切除时先试探性短时间的进行，一旦发生更应重视，术者上肢与患者身体固定好，即便发生亦可避免损伤。

（史东民　史沛清）

## 427
### 输尿管镜术需要的器械有哪些？

1. 输尿管硬镜　输尿管硬镜分输尿管长镜（输尿管肾盂镜）和输尿管短镜（输尿管镜），外径粗细不同，具有旁视和直视两种。输尿管镜头设计因工厂不同而设计不同，通常具有以下特点：①首先输尿管的嘴必须斜行而不是方形，否则输尿管镜很难进入输尿管口；②输尿管镜必须牢固，不能在鞘内摆动，否则在受到压力下，内镜会移动影响视野。

2. 输尿管软镜　近年来发展很快，OLYMPUS 公司生产的一种软镜，镜体全长 1010mm，工作通道长 700mm，外径为 9.9F，工作通道腔内为 3.6F，可通过各种纤细的取石套篮和取石器。0°镜，视野 90°，端部通过控制杆操作，向上弯 180°，向下弯 100°。易进入肾内各盏中，尤其是肾下盏，是目前较理想的输尿管软镜。

3. 辅助工具

（1）输尿管镜液压灌注泵　利用液压在输尿管镜口造成持续的压力"喷泉"，扩张输尿管口和壁段输尿管。该泵对输尿管无任何损害，进镜过程保持视野清晰。

（2）体内碎石器　较大的输尿管结石不能直接取出，需要碎石器进行碎石。目前使用的碎石器有：①超声碎石器；②液电碎石器；③激光碎石器；④气压弹道碎石器等，各有优缺点。气压弹道碎石器是目前用于输尿管硬镜中最理想的碎石器，碎石效果好，且不产生热效应。

（3）输尿管镜直视下取石器械　输尿管镜直视下取石的主要工具有两种：①套石篮；②取石钳。原则上稍大的结石用套石网篮，较小的结石用取石钳。

## 428

### 输尿管肾镜检查和治疗的适应证与禁忌证有哪些？

1. 输尿管肾镜的适应证

（1）用于检查目的

1）静脉尿路造影或逆行造影发现肾盂、输尿管有充盈缺损。

2）各种 X 线检查正常，但尿细胞学有阳性者。

3）可透 X 线阴性结石。

4）不明原因输尿管狭窄或梗阻。

5）上尿路原位癌。

6）肾盂或输尿管肿瘤局部非根治性切除术后随诊。

7）来自上尿路的特发性血尿。

（2）用于治疗目的

1）输尿管结石　病人反复发作肾绞痛，结石不能自然排出；结石梗阻造成上尿路扩张而影响肾功能；体外冲击波碎石或经皮肾镜碎石后形成输尿管结石等。

2）肾盂、输尿管异物，肾造瘘管、输尿管支架管断裂可通过输尿管肾镜取出。

3）肾盂或输尿管浅表肿瘤或原位癌取活检及电切术。

4）输尿管狭窄扩张。

5）上尿路出血电灼止血。

2. 输尿管肾镜的禁忌证　绝大部分为相对禁忌证。

（1）泌尿系感染急性期。由于冲洗压力易导致败血症等严重并发症。

（2）膀胱挛缩病变。

（3）尿道狭窄，输尿管肾镜不能插入并易造成尿道损伤及输尿管肾镜损坏。

（4）有盆腔外伤、手术史，放射治疗史，输尿管固定、扭曲、纤维化使插管困难并易造成输尿管穿孔等并发症。

（5）前列腺增生影响输尿管肾镜进入。

（6）输尿管结石以下的输尿管狭窄、梗阻、扭曲而通过内镜也不能矫正者。

（7）肾后性无尿急性期。

（8）逆行造影后 3 天之内。

## 429

### 经皮肾镜取石术的手术适应证及禁忌证有哪些？

1. 手术适应证

（1）体健身瘦，直径 1cm 以下的孤立性结石，位于轻度积水的肾盂或扩张的肾盏。

（2）较大的肾盂或鹿角状结石。

（3）震波碎石后残留结石或未被粉碎的结石。

（4）对于孤立肾或马蹄肾等结石，应由有经验者操作。

2. 手术禁忌证

（1）出血性体质。

（2）急性感染或有肾结核。

（3）极度肥胖或严重脊柱后凸畸形。

（4）高位肾伴有肝大或脾大。

（5）小的肾内型或分支型肾盂。

（6）缺血性心脏疾患。

（7）未纠正的糖尿病。

（8）安装心脏起搏器而术中需用液电碎石。

## 430

### 腹腔镜设备有哪些？

1. 腹腔镜电视摄像系统

（1）腹腔镜　常用的腹腔镜直径有 10mm 和 5mm 两种，长度一般为 300～335mm。另有一种直径小于 3mm 的针式腹腔镜。腹腔镜的视角从 0～120 度不等。对于大多数泌尿外科手术来说，使用前视 0 度镜已足够。15～30 度角度镜视野大，适用于比较复杂的手术和经验丰富的操作者。

（2）电视摄像系统　由摄像机、光电转换器和监视器组成。

（3）冷光源　300W 全自动氙光源。

（4）气腹机　全自动二氧化碳气腹机。

2. 附属设备

（1）冲洗吸引系统　由冲洗瓶、吸引瓶和冲洗吸引器组成，直径5mm，吸引器有较多侧孔以便吸出液体、血凝块、烟雾。还可钝性分离组织。

（2）高频电刀　形状较多，钩型电刀常用。

（3）超声刀　利用超声频率发生器使金属刀头以超声频率55.5kHz进行机械振荡，使所接触的组织细胞内水汽化，蛋白氢腱断裂，细胞崩解重新融合，组织被凝固后切开。超声刀是近年来用于腹腔镜手术的新型止血工具，止血可靠，热损伤区域小，只产生水蒸气，不会像电刀那样产生烟雾而影响手术视野清晰，直径3mm以下的血管可直接切割凝合。

（4）双极电凝　通过双极镊子的两个尖端向机体提供高频电能，使双极镊子两端之间的血管脱水而凝固，达到良好的止血效果。适用于直径小于4mm血管的封闭。

（5）结扎速血管闭合系统（Ligasure）　是目前国外研制出的一种新的止血设备，属于双极电刀的一种，可以直接闭合组织束，无需切开或剥离，可以安全和永久性有效闭合直径1~7mm的各种血管，组织粘连和焦痂少，热传导范围小，体内无异物残留，有效减少出血，大大缩短手术时间。

（6）超脉冲等离子电刀（PK刀）　双极电刀的一种，它利用智能化控制的超脉冲电流凝合和切割组织，属新一代外科手术器械。可以闭合7mm以下的血管。

（7）腹腔镜用超声诊断装置　通过工作套管进入手术腔内，为医师了解病变的位置、性质、大小及周围情况提供重要依据。

## 431

腹腔镜手术器械有哪些？

1. 气腹针（veress needle）　1938年由匈牙利外科医师发明，长度100mm、120mm、140mm，直径2mm。针鞘前端为锋利斜面，针芯前端装有一弹性压入的钝头，尾部装有弹簧保护装置，针芯中空，有侧孔，可以通过针芯注水、注气和抽吸。穿刺腹壁时，针芯遇阻力回缩至针鞘内，一旦针鞘斜面穿破腹膜，阻力消失，针芯因弹簧作用先于针尖进入腹腔，其钝头有助于保护腹腔脏器。

2. 工作套管（trocar）　用于建立腹壁通道，是腹腔镜和各种手控操作器械进出腹腔的孔道，直径5~12mm，有金属和非金属两种。

3. 抓钳与分离钳。

4. 电凝器　电凝钩、钳、铲、棒等，主要用于分离组织与创面的电凝止血。

5. 血管夹和施夹器　较大的血管或位置较深的小血管难以电凝止血，这时需要血管夹钳夹止血。种类较多，比如钛金属夹、连发钛金属夹、可吸收血管夹、Ham-o-Lock聚合物夹。金属钛夹呈U型及V型，有大、中、小号。

6. 剪刀　直径5mm和10mm两种，长度310mm，一般有绝缘层和电极头，可在分离的同时电凝止血切开。常用有直头剪、弯头剪、钩形剪。

7. 血管或组织切断闭合器　其原理与订书机相似，采用 2 到 3 排交错的钛钉钉合切口两边的组织，然后再用内置的刀片切断。

8. 其他手术器械　牵开器、持针器、缝合针、粉碎器、取物袋等。

## 432

### 腹腔镜手术切除组织的取出方法有哪些?

小的切除组织如囊肿壁、淋巴结、脂肪块、输尿管段、肾上腺、结石等，可以从套筒中取出或连同套筒一起从腹壁操作通道取出，也可稍扩大切口取出。取出组织前，先将组织放入取物袋中。取物袋可自制，如用手套中指等，也有成品。较大的组织如肾脏、前列腺、巨大的肾上腺肿瘤及巨大的腹膜后肿块，其取出方式有两种：

一是扩大切口或另切切口取出。巨大肾积水无功能肾切除时，将肾脏集合系统积液吸净后，肾体积明显缩小，适当扩大肋下缘切口甚至无需扩大切口，将瘪塌之肾脏取出；肾癌、结核性脓肾手术切除的肾脏使用组织粉碎器有肿瘤播散、感染扩散的危险，可将肾脏装入取物袋中，然后于同侧髂窝切一与肾脏横轴等长的皮肤切口，推开腹膜后从腹膜外取出。

二是用组织粉碎器。组织粉碎器分剪式和刨式两种。剪式组织粉碎器与剪刀相似，使用安全且切割粉碎效果满意，较为常用。

## 433

### 经腹入路与经腹膜后入路的选择原则?

两种入路都应该掌握，根据病人及病变情况选择入路。病变位置靠前，后面有重要结构阻挡者选经腹入路，反之选择经腹膜后入路。病变体积较大，操作复杂，需多套管手术者选经腹入路。曾经行腹部手术者选腹膜后入路，曾经行后腹腔手术者选经腹入路。术后可能有尿外渗者，多选腹膜后入路。需兼顾双侧病变或上下腹病变者，多选经腹入路。

## 434

### 腹腔镜在泌尿外科领域中的应用范围?

1. 肾上腺切除术（已成为治疗肾上腺肿瘤的首选方法）。
2. 肾囊肿去顶术。

3. 肾癌根治术/肾切除术。

4. 肾盂输尿管癌肾输尿管全长切除术。

5. 腹膜后淋巴结清扫术。

6. 膀胱颈悬吊术。

7. 盆腔淋巴结活检术。

8. 隐睾探查与治疗。

9. 精索静脉高位结扎术。

10. 输尿管切开取石术。

11. 肾部分切除术。

12. 肾盂成形术。

13. 肾移植活体供肾摘取。

14. 前列腺癌根治术。

15. 膀胱全切术。

16. 原位膀胱术。

17. 回肠代膀胱术。

18. Indinana 膀胱术。

达芬奇机器人的应用，使远程腹腔镜手术得到实现。

435

## 经皮肾镜常用的手术器械有哪些？

1. 穿刺针　由针鞘和针芯两部分组成。超声引导穿刺常用 G18PTC 穿刺针。而 X 线荧光透视引导穿刺常用 TLA/PCN 穿刺系统或 Cope 导入系统。

2. 导丝　种类多样，均以不锈钢丝制成。直径为 0.889 ~ 0.965mm，长度 100 ~ 145mm。其中斑马导丝性能最好，软硬适中，扩张过程中不易打折扭曲，利于引导扩张。

3. 扩张器

（1）筋膜扩张器　由不透 X 线的聚乙烯制成，型号为 8 ~ 30F，以 2F 递增，长 20 ~ 30mm。

（2）金属扩张器。

（3）Amplatz 扩张器　由 Teflon 材料制成，规格为 18 ~ 34F，扩张以 2F 递增，24F 以上的扩张器的外层均有外鞘。

（4）气囊导管扩张器。

4. 经皮肾镜　有硬性、软性肾镜。

（1）硬性经皮肾镜由镜鞘、闭孔器、观察镜、操作件等组成。镜鞘管径有 16.5 ~ 27F

的各种规格，常用24F和27F两种。

（2）软性经皮肾镜的镜鞘管径较硬性经皮肾镜细，常用15F和18F。

5. 输尿管镜。

## 436

### 经皮肾镜常用的碎石设备有哪些？

1. 超声碎石术　其原理是以电压效应制成的换能器将电能转换成机械能（振动），然后通过一个金属管即超声电极传递至位于电极远端的振动探头上，将能量直接传给结石，导致结石发生高频共振，继而破碎。超声碎石器由超声发生器及换能装置、碎石探头和负压泵等部件组成。探头有中空和实心两种。

2. 弹道碎石术　弹道碎石包括气压和电子弹道，气压弹道碎石是1990年首先在瑞士研制成功的一种碎石技术，1993年开始应用于临床。其原理是将压缩气体产生的能量驱动碎石机手柄内的弹丸，后者以一定的频率击打和手柄相连的金属杆的底部，依靠金属杆的机械运动击碎结石。

3. 激光碎石　激光碎石是利用结石表面和激光头之间形成的气态等离子区膨胀产生的声学冲击波，达到粉碎结石的目的。

激光种类：

（1）钬激光。

（2）脉冲染料激光。

（3）双波长激光。

（于雷　李翼飞）

## 437

### 膀胱镜检查的适应证有哪些？

经过一般检查、B超及X线等仍不能明确诊断的膀胱、尿道及上尿路疾病。

1. 了解泌尿系统外疾病对泌尿系统的影响。

2. 血尿原因及出血部位的确定。

3. 膀胱肿瘤部位、数目、大小及性质确定。

4. 应用于治疗：膀胱异物、结石确诊及取出、活检、电切、电烧等等。

## 438

### 膀胱镜检查的禁忌证有哪些?

1. 尿道狭窄。
2. 膀胱容量过小 ( < 50ml )。
3. 一星期内曾做过膀胱镜者。
4. 急性炎症或妇女月经期间原则上不做。
5. 全身出血性疾病。

## 439

### 输尿管插管（造影）指征有哪些?

1. 因碘过敏而无法实行 KUB + IVP。
2. 因 IVP 等顺行造影输尿管显影不佳而影响诊断。
3. 怀疑有输尿管梗阻。
4. 输尿管插管可分别采集两侧肾盂尿，肾盂灌洗治疗。

## 440

### 膀胱镜检查并发症及防治?

1. 血尿　一般无须处理，多饮水。
2. 发热　应确定有无感染，及时给予抗生素治疗。
3. 腰痛　对症处理。
4. 尿道损伤　重在预防。
5. 膀胱损伤　根据损伤的程度做相应的处理，需要时应及时引流尿液。

## 441

### 何谓窄带成像膀胱软镜技术?

这是一种用于诊断膀胱肿瘤的高清电子膀胱软镜（Olypus NBI）称之为窄带成像膀胱软

镜。这是一种新兴的内镜检查技术。它是利用特殊地滤光器过滤掉内镜光源所发出的宽带光谱，仅留下蓝绿色的窄带光谱，用于诊断膀胱肿瘤。能更精确地观察膀胱黏膜的形态和毛细血管网，改善图像的质量和对比度，及早发现膀胱黏膜的异常病变，从而提高肿瘤的诊断率。此外，该镜为软性膀胱镜，管径细，弯曲大，视野广，无观察死角，患者检查时无痛苦。

（尹水晶）

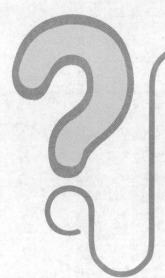

十五、

女性泌尿系疾病

442

## 尿失禁如何分类？

对尿失禁的分类纷纭不一，按 1977 年国际排尿控制研究协会推荐的分类有压力性尿失禁、急迫性尿失禁、反射性尿失禁、充盈性尿失禁。此外还有真性尿失禁和假性尿失禁。

1. 压力性尿失禁　当咳嗽、打喷嚏、体位变动腹压突然增加时，尿液不自主地由尿道溢出的状态，称为压力性尿失禁。其特点是平时能正常控制排尿，只在膀胱内压超过最大尿道压时，不伴膀胱逼尿肌收缩，而发生不随意的漏尿。多见于经产妇，其次是老年女性、肥胖妇女或施行盆腔手术者。

2. 急迫性尿失禁　是指有强烈尿意、难以抑制的逼尿肌收缩，尿液不自主地漏出。进一步可分为运动性急迫性尿失禁和感觉性急迫性尿失禁。前者由精神因素、神经系统病变（脑动脉硬化症、脑梗死、脑内出血、脑肿瘤）等引起。其机制是脊髓上中枢的抑制功能减弱，膀胱逼尿肌发生无抑制性收缩即不稳定膀胱。后者是因膀胱局部病变，如下尿路炎症、肿瘤、结石、前列腺增生等下尿路梗阻引起的强烈尿意，大脑排尿中枢难以抑制，诱发膀胱逼尿肌收缩，而非逼尿肌无抑制的收缩。排尿次数较前者为多。

3. 反射性尿失禁　在缺乏尿意情况下，由于脊髓内异常反射活动引起自发性漏尿。这种情况可见于骶上中枢神经损害，膀胱感觉不能传向大脑，呈骶髓低级排尿中枢反射。一般无排尿感觉，伴逼尿肌反射亢进。

4. 充溢性尿失禁　指膀胱过度充盈、无逼尿肌收缩的情况下，仅仅由于膀胱内压超过尿道最大压力时发生的不自主漏尿。有时由于咳嗽、用力可增加尿量漏出，需与压力性尿失禁鉴别。本病可触到有大量残余尿的胀满膀胱，而压力性尿失禁则无此种体征。

5. 真性尿失禁　是指尿道的肌层、尿道括约肌和尿道周围的横纹肌受到损伤或因有关排尿的神经功能失常，完全失去控制尿液的能力。经常是尿液不自觉的由尿道口流出，膀胱空虚，无排尿感觉。

临床上常分为两类：①括约肌缺损性尿失禁：是指尿道周围横纹肌、尿道外括约肌及膀胱颈部括约肌缺损或迟缓、麻痹，使括约肌失去控制发生尿失禁。如先天性原因、尿道上裂、膀胱外翻等导致括约肌缺失。后天括约肌缺损，产程过长、手术及创伤所致的尿道缺损。如前列腺癌根治术、前列腺摘除术、TUR-P 术后、尿道癌尿道切除、女性尿道阴道瘘修补术等，膀胱空虚无残余尿，尿道压很低。②神经性尿失禁，又称主动性真性尿失禁，是逼尿肌强直性痉挛，膀胱内压超过最大尿道压所致。见于脑脊髓损伤或疾患（脑血管意外、颅内肿瘤、脊髓肿瘤、炎症、脊柱裂、脊膜膨出，统称为神经源性膀胱，包括无抑制性膀胱、反射性膀胱、自主性膀胱及运动麻痹性膀胱）。

6. 假性尿失禁　指尿道以外的尿液不随意溢出。如先天性疾病、输尿管异位开口、膀胱外翻、完全性尿道上裂；后天的有输尿管阴道瘘、膀胱尿道阴道瘘，往往误认为尿失禁。

## 443

### 尿失禁的一般概念是什么？

所谓尿失禁是指尿液间断或持续性不随意漏出的状态，与非经尿道的溢尿不同。

尿失禁并非一个独立的疾病，而是其他疾病累及膀胱尿道功能的结果。病因是多方面的，不同年龄、性别，尿失禁发生的类型各有特点，治疗方法也各有差异。

泌尿系统分为上尿路（肾、输尿管）和下尿路（膀胱、尿道），下尿路主要是储尿和排尿功能。此种功能是靠膀胱和尿道括约肌的协调运动来完成排尿周期的。正常人膀胱储尿 150～200ml 时开始有尿意，即使尿量达到 300～400ml 也不至于漏出，能充分保留。原因是此期间膀胱始终保持在 15～20cmH_2O（1.47～1.96kPa）的低压状态。甚至膀胱内达到最大容量，产生强烈尿意也能保持膀胱不收缩，仍保持低压状态。一般尿道压在 40～60cmH_2O（3.92～5.88kPa），因而尿液不漏出。从有意识排尿开始膀胱内压达 50～80cmH_2O，使尿液流畅完全排出。当膀胱或尿道的一方或双方存在功能或器质性异常时，造成排尿周期的储尿期失常而发生尿液不随意漏出，即尿失禁。

发病原因：膀胱储尿功能依赖于神经控制下的膀胱尿道的协调活动来实现。

储尿功能必备条件：

1. 膀胱方面　膀胱内压低于尿道内压力，充盈过程中保持低压。

（1）依赖于神经系统对逼尿肌的控制。

（2）膀胱自身的良好顺应性和稳定性。

2. 尿道方面　始终保持高于膀胱内压的阻力。

（1）神经系统对逼尿肌－括约肌的精确协调作用。

（2）括约肌保持适当的张力。

（3）膀胱颈与后尿道结构的完整，解剖位置的正常。

当受到病理情况的影响（包括盆底功能障碍）造成尿道内压低于膀胱内压则会发生尿失禁。

## 444

### 女性压力性尿失禁的病理生理及发病机制是什么？

由于腹压突然升高，尿液不自主经尿道口漏出称为压力性尿失禁（stress urinary incontinence，SUI）。其发生是由于腹压上升（不伴有膀胱逼尿肌收缩），膀胱内压增高大于尿道闭锁压而使尿液从尿道流出。

病理生理：女性压力性尿失禁多发生在经产妇、老年、肥胖女性以及曾行盆腔手术者。由于上述因素可导致膀胱颈后尿道周围支持组织的萎缩，盆底肌肉薄弱，耻骨尿道韧带受损，使膀胱颈以及后尿道下移，尿道过度活动，尿道固有括约肌力减弱。雌激素减少使尿道黏膜及黏膜下血管萎缩，闭合作用丧失等，使尿道括约功能下降。

上述病理改变促使尿失禁的发生：

1. 尿道倾斜角及后尿道膀胱角（PUV）开大（正常前者为 $10° \sim 30°$，后者在 $90° \sim 100°$），致使：

（1）膀胱颈部处于开放准备状态。

（2）后尿道近端内腔闭锁功能减弱，此时膀胱内压的水平分力很容易冲开尿道发生尿失禁。

2. 尿道括约功能变弱，尿道内压变低，难以控尿。

3. 往中枢侧尿道压力传递异常　由于 PUV 开大，尿道过度活动，在增加腹压时压力不能有效地传递到尿道而使膀胱内压增高，大于尿道闭锁压，使尿道闭锁压变为负压，而发生尿失禁。也有人提出，尿道括约肌系统是一个由外层横纹括约肌中层平滑肌和内层的固有层及黏膜层组成的有机体，是实现尿液控制特别是应力期控制漏尿的主要机制。尿道括约肌尤其是横纹肌形态结构的薄弱和功能的损害导致了压力性尿失禁的发生。而膀胱和盆底结构在控尿机制中可能只有辅助作用。

还有人提出，女性尿道在尿道中点闭合，而不是膀胱颈。中段尿道缺乏来自耻骨尿道韧带和尿道下阴道前壁的承托等，是导致压力性尿失禁的原因。

总的说来，由于各种因素引起：所谓尿道固有括约肌的缺失、尿道的解剖支持组织的缺乏，而导致压力性尿失禁。

## 445

### 女性 SUI 的诊断要点有哪些？

正确的诊断对治疗方法的选择和疗效的评估是重要的。

1. 病史询问　通过问诊基本可做出本病的诊断和鉴别诊断。

（1）有正常的排尿和控尿功能，仅在加腹压时出现尿失禁即单纯性压力性尿失禁。

（2）了解尿失禁同时有无伴随症状。尿失禁伴有尿频尿急提示有急迫性尿失禁。

（3）有无排尿困难，尿潴留，随体位变化或加腹压在充盈性尿失禁的基础上诱发出现的假性尿失禁。

（4）既往史　有无神经系统病变、糖尿病等所致的神经源性膀胱排尿功能障碍，以及有无手术史、放疗史、难产史或产伤史等，所致膀胱器质性病变和盆底肌肉损害而发生的压力性尿失禁等。

2. 查体及妇科检查 了解尿道体轴倾斜角和阴道前壁是否膨出，即 PUV 是否开大，肛门括约肌张力以及肛周皮肤感觉如何，除外妇科疾病及先天畸形。

3. 压力诱发试验 排空膀胱后仰卧位，插入导尿管，了解有无残余尿而后向膀胱内注盐水 200～300ml，令病人用力咳嗽，使腹压骤增，如有尿液喷出或逸出，当停止加压动作后流尿随即停止，即为诱发试验阳性。有时卧位不明显，可站立进行试验。

4. 膀胱颈抬举试验 在诱发试验同时，如为阳性可将右手中指、示指将膀胱颈抬举，恢复后尿道膀胱角，再行诱发试验。若尿失禁消失，即为阳性。检查时勿压迫尿道，否则会出现假阳性。

5. 棉签试验 了解尿道体轴倾斜角，正常在 10°～30°或不大于 45°。同时了解后尿道膀胱角（PUV）正常为 90°～100°。压力性尿失禁时尿道倾斜角增大，后尿道膀胱角变钝，往往 >180°（不作为常规检查，但可目测）。

6. 膀胱尿道造影 自尿道置入金属拉链并注入低浓度造影剂，行正位、侧位造影，以便了解后尿道膀胱角。亦可同时进行排尿时膀胱尿道造影，可了解膀胱底下移、膀胱颈的状态和加腹压出现尿失禁时视觉上客观评价（不推荐此样检查）。

7. 膀胱镜检查 可了解有无膀胱病变及有无残余尿。若有大量残余尿，要考虑有无神经源性膀胱及膀胱颈梗阻的存在（不作为常规检查）。

8. 尿流动力学检查 主要有以下几项：

（1）膀胱测压 了解充盈期逼尿肌的反应性和稳定性，有无不稳定膀胱（DI）或逼尿肌反射亢进（DHR）等。

（2）腹压漏尿点压（ALPP）膀胱内注水 200ml，加腹压过程中当有尿液流出，此时的压力称为漏尿点压，以此确定尿失禁程度。

（3）尿流率（ml/s）膀胱容量 >150ml 情况下，正常最大尿流率 >20ml/s。了解有无下尿路梗阻或逼尿肌收缩减弱。

（4）残余尿（PVR）明确术前有否下尿路梗阻，最理想的方法是影像尿动力学检查，可以准确了解尿失禁是否由腹压引起，有无逼尿肌的无抑制收缩；发生尿失禁时的膀胱压与尿道压，近端尿道闭合情况及膀胱颈尿道下移情况，以及尿失禁程度。尿动力学检查对病因、鉴别诊断有重要意义，但对单纯性 SUI 可不作为常规检查。

9. 尿失禁程度的评价

（1）I-S 标准 根据临床症状分Ⅲ度（CUA "指南" 高度推荐以症状分度）。

Ⅰ度：仅在咳嗽、打喷嚏时尿液漏出。

Ⅱ度：上阶梯或突然变换体位即尿失禁。

Ⅲ度：站立时尿失禁；卧位则无。

（2）Green 标准 根据尿道下移程度分Ⅰ或Ⅱ型。

Ⅰ型：体轴与尿道轴呈锐角 10°～30°，或 <45°；后尿道膀胱角（PUV）呈钝角或几乎

消失。

Ⅱ型：除 PUV 角消失外，尿道倾斜角 >45°或呈 90°以上的钝角。

10. 压力性尿失禁类型　分型诊断并非必须，但对临床表现与体格检查不甚相符，以及经治疗效果不佳者，建议进行尿失禁分型诊断。

（1）解剖型（单纯型）/尿道固有括约肌缺陷（ISD）型　影像尿动力学检查可将 SUI 分为解剖型/ISD 型；也有作者采用最大尿道闭合压（MUCP）进行区分，MUCP < 20cmH$_2$O 或 <30cmH$_2$O 提示为 ISD 型。

（2）以腹压漏尿点压（ALPP）结合影像尿动力学分型。

Ⅰ型 SUI：ALPP≥90cmH$_2$O。

Ⅱ型 SUI：ALPP 在 60 ~ 90cmH$_2$O。

Ⅲ型 SUI：ALPP≤60cmH$_2$O。

## 446

### 女性 SUI 非手术治疗有哪些方法？

女性压力性尿失禁（SUI）的治疗，首先要诊断明确，再根据发病原因和失禁的程度选择不同的治疗方法。对轻度和中度（部分）尿失禁可行非手术疗法。

1. 盆底肌训练（PFMT）　收缩肛门、阴道和尿道括约肌做中断排尿练习（即盆底肌训练，亦称 Kegel 训练）。目的是加强盆底肌张力、促使膀胱颈后尿道上提，增强后尿道括约肌能。具体方法：持续收缩盆底肌（提肛运动）2 ~ 6 秒，放松休息 2 ~ 6 秒，反复 10 ~ 15 次。每天训练 3 ~ 8 次，持续 8 周以上。文献报道一般 4 ~ 6 周可见效，12 周后 67% 有效，32% 达到治愈。

盆底肌训练两个原则：①掌握正确的盆底肌收缩，避免臀大肌及腹肌收缩；②要持久，训练成"情境反射"，即当有咳嗽、打喷嚏之前，主动而有力地收缩盆底肌。

2. 生物反馈　将测压装置插入尿道或阴道内记录括约肌活动时肌电图改变，更直观地指导盆底肌的收缩练习，疗效优于单纯盆底肌训练。

3. 电刺激　用电流刺激盆腔脏器或支配神经，达到增强尿道括约肌收缩，提高控尿能力，同时抑制膀胱收缩。有报道治愈率达 50.5%。

4. 尿道内口黏膜下注射 Teflon 等物质，使尿道变窄拉长，提高尿道阻力。适于后尿道膀胱颈无明显下移的尿道括约肌缺陷（ISD）、尿道内压降低的 SUI。经多次注射，远期疗效不稳定，或引起局部组织纤维化等。

5. 药物治疗　主要有两种。

（1）雌激素　促进尿道黏膜、黏膜下血管丛及结缔组织增生；增加 α 肾上腺素受体的数量和敏感性；增加尿道闭合能力。用法：口服或经阴道黏膜外用，注意副作用。

（2）α₁ 肾上腺素受体激动剂　增强膀胱颈近端尿道平滑肌张力，提高后尿道括约肌功能。

CUA "指南" 推荐：盐酸米多君（宁通）每次 5mg，2 次/天，4 周。有报道服用后 61.5% 获得自控力，23.1% 症状改善。也可选用丙咪嗪，50～150mg/d。

## 447
## 女性 SUI 手术治疗有哪些方法？

对非手术治疗无效的中重度压力性尿失禁，严重影响生活质量者，以及伴有盆腔脏器脱垂时需手术治疗。

手术方法上百种，随着科技的发展，近年衍生出一些较为满意的微创治疗方法。术式的选择要体现个体的差异（尿失禁的类型、程度等），这与疗效密切相关。

根据 SUI 的发病机制，手术治疗应从三方面进行：①恢复后尿道膀胱颈的正常解剖位置；②增加尿道张力，提高尿道括约肌功能；③盆底修复，强化膀胱尿道周围支持组织。迄今为止，矫正女性 SUI 的外科手术是通过提高和承托尿道膀胱的联合治疗来达到目的。

1. 恢复膀胱颈后尿道的解剖位置，借以恢复后尿道膀胱角（PUV），延长功能尿道长度，增强尿道张力的手术

（1）经腹耻骨后膀胱尿道悬吊术（marshall-marchetti-krantz，M-M-K 法）　将后尿道两侧阴道前壁及膀胱颈分别与耻骨后骨膜和腹直肌缝合固定。使膀胱颈后尿道进入盆腔正常位置，同时恢复了 PUV 角，达到治疗压力性尿失禁的目的。

M-M-K 法的简单方法：①Lapides 法：仅将膀胱颈与腹直肌缝合固定，即膀胱颈悬吊术；②Burch 法：1961 年 Burch 提出，只将后尿道膀胱颈两侧缝合固定到 Cooper 韧带上，亦称 Cooper 韧带膀胱尿道悬吊术。1991 年 Vancaillie 首先报道应用腹腔镜施行 Burch 手术。

M-M-K 法并发症占 22%，主要是排尿困难（5%～20%）和耻骨骨膜炎等。

（2）阴道前壁修补术　Kelly（1913）、Kennedy（1937）及 Barnett（1969）等人提出切除部分阴道前壁并行尿道下筋膜折叠紧缩缝合术。修复增强后尿道膀胱底缺陷，恢复后尿道膀胱角（PUV）。据报道，此法不能持久的矫正压力性尿失禁，治愈率为 31%～69%。

（3）各种膀胱颈后尿道悬吊术

1）经腹肌筋膜悬吊术　利用腹外斜肌腱膜和腹直肌前鞘将膀胱颈悬吊，增强控尿作用，有 Albridge-Studdiford 手术、Millin-Read 手术和 Gaid 手术。手术复杂损伤大，并发症多，悬吊松紧难以掌握，不作为治疗女性压力性尿失禁的第一选择。

2）长针膀胱颈悬吊术　最先 1959 年美国妇科医师 Pereyra 所报道；此后 1973 年美国 Stenford 大学泌尿外科医师 Stamey 加以改进，取得好成绩，成为当时国际普及的术式。手术操作：耻骨上横行切口 3～4cm，阴道前壁 T 或 U 行切开，用 Stamey 特别长针向腹部切口一

侧沿耻骨后进针，经膀胱颈侧方，阴道前壁穿出，将尼龙线引出腹壁，阴道内尼龙线穿过一段人造血管，再将另一端引出腹壁。另一侧同样进行，拉紧两侧缝线使膀胱颈抬高。

Stamey 法主要是通过膀胱颈悬吊，抬高 PUV 角延长功能尿道长度，使近端尿道位于腹压区以上，加腹压时增加尿道阻力，控制尿失禁。

此后又经简化、改进，1987 年 Gittes 提出 Stamey 变法（即 Gittes 法）；1989 年（日本）又出现 Gittes 改良法。

3）各种材质的耻骨后膀胱颈悬吊术（Sling 法） 如 In-Fast 膀胱颈悬吊术，用器械将吊带固定在耻骨后和 Vesica 经皮耻骨后膀胱颈悬吊术，悬吊线固定在耻骨上。

2. 经阴道无张力尿道中段悬吊术（tension-free vaginal tape，TVT）

（1）1996 年由瑞典 Ulmsten 提出，TVT 法的问世，为女性压力性尿失禁的治疗带来全新的革命。

手术方法：于阴道前壁距尿道外口 1.0cm 处，纵向切口 1.5cm，将阴道前壁与尿道间分离。耻骨上中线两侧各 2.0cm 处做 0.3～0.5cm 皮肤切口。排空膀胱，用导针杆把膀胱推向左侧，然后将连接吊带的穿刺针于阴道切口右侧尿道膀胱间隙进入，紧贴耻骨后向右腹壁预留小切口穿出，拉出吊带后膀胱镜检查有无损伤。同法做左侧穿刺，并将吊带拉出，牵拉两侧吊带松紧合适，嘱患者咳嗽观察效果满意后，剪除腹壁外吊带部分。阴道切口用可吸收线连续缝合，留置尿管。

TVT 法主要通过强化耻骨尿道韧带和吊带两侧及尿道下的"吊床"承托作用，获得压力状态下的动力性尿道阻力，达到控尿作用。该手术最大优势在于疗效稳定，损伤小，并发症少，短期疗效在 90% 以上。TVT 法以外，还有自上而下的悬吊 Sparc 法。

（2）2003 年 de Leval 在 TVT 和 TOT（由外向内经闭孔的悬吊）手术基础上，经过解剖学研究和临床观察提出经阴道闭孔无张力尿道中段悬吊术（tension-free vaginal tape-obturator，TVT-O 法）。

手术操作：尿道外口下 1.0cm 切开阴道前壁向两侧外上方分离，将吊带针经两侧闭孔内上，刺破闭孔筋膜由两大腿内侧预留小切口穿出，使吊带无张力置于尿道中段，调好与尿道间距，完成手术。TVT-O 手术操作更简单、安全、疗效稳定，避免发生尿道膀胱的损伤，术中不需膀胱镜检查，短期治愈率达 85%～100%。此手术被认为是目前治疗 SUI 的首选术式（金标准）。

3. 盆地修复，强化膀胱颈后尿道周围支持组织 女性压力性尿失禁通常与生殖器脱垂同时存在，25% 以上的 SUI 伴随阴道不同部位的解剖结构的缺陷。因此，在矫正尿失禁的同时无疑需要进行盆底重建手术。

4. 人工括约肌 适于逼尿肌静止期膀胱颈后尿道处于开放状态的尿道内括约肌缺失（ISD），近端尿道失去控尿功能的严重尿失禁和真性尿失禁。

按 CUA 泌尿外科疾病诊疗指南，SUI 的手术治疗选择有：

（1）高度推荐 TVT、TVT-O 手术。

（2）推荐①Burch 阴道壁悬吊术（开放手术或腹腔镜）；②膀胱颈悬吊（Sling）术。

（3）可选择①M-M-K 法；②针刺悬吊术（Stamey 法或 Gittes 法）；③尿道内口黏膜下注射方法；④人工尿道括约肌；⑤阴道前壁修补术。

## 448

### 对不同类型 SUI 的术式选择与对策?

1. 单纯解剖性 SUI ①无张力中段尿道悬吊术；②Burch 悬吊术（恢复膀胱颈后尿道解剖位置）。

2. 后尿道膀胱颈无明显下移的单纯尿道固有括约肌缺失的压力性尿失禁（ISD）可选择 ①后尿道黏膜下膨胀物注射；②人工尿道括约肌；③尿道中段悬吊术（TVT）；④膀胱颈悬吊。

3. 单纯解剖性 SUI 合并 ISD 的压力性尿失禁即 ISD 伴有后尿道下移者 可选尿道中段无张力悬吊术。

4. 对任何不符合单纯性压力性尿失禁诊断者需行鉴别诊断 可能存在：①尿流率下降：下尿路梗阻，逼尿肌受损；②残余尿增加：下尿路梗阻，逼尿肌受损；③排尿容量减少：膀胱过度活动症（OAB）、神经源性膀胱、间质性膀胱炎、泌尿系结核、感染、不稳定膀胱；④伴尿频尿急：膀胱过度活动症（OAB）、神经源性膀胱、间质性膀胱炎、泌尿系结核、感染、不稳定膀胱。然后选择适宜的治疗方法。

5. 混合性尿失禁 对 SUI 合并急迫性尿失禁的混合性尿失禁，如术前逼尿肌不稳定，膀胱收缩压 >25cmH$_2$O，术后持续性急迫性尿失禁发生率明显增高。这样术前先行行为治疗、盆底肌训练和抗胆碱药物治疗。如有效，能预测术后可能收到疗效，急迫性尿失禁也可缓解，但要慎重并重新评估手术指征。如无效，则提示术后可能出现顽固的膀胱过度活动症（OAB）。

6. 排尿困难 通过尿动力学检查和膀胱尿道造影查出膀胱出口梗阻的相关疾病。应先解除梗阻再评估治疗压力性尿失禁。

7. SUI 合并明显盆腔脏器膨出者 ①膨出器官压迫尿道而排尿困难；②因膨出器官压迫可能出现 OAB；③膨出器官压迫尿道掩盖了压力性尿失禁的表现。因此，①膨出器官复位后行尿动力学检查；②如复位后符合 ISD 诊断者，应同时手术治疗；③治疗严重的器官膨出同时行抗压力性尿失禁手术治疗。

## 449

### 经阴道无张力尿道中段悬吊术手术适应证及手术优点有哪些?

随时代的演变，TVT、TVT-O 手术是当今治疗 SUI 的首选术式。国内外积累了丰富经验，但仍需认真对待。

1. TVT、TVT-O 手术适应证

（1）单纯性压力性尿失禁即解剖性 SUI（金标准手术）。

（2）SUI 合并急迫性尿失禁的混合性尿失禁，术后 50%~85% 症状得到改善。

（3）尿道固有括约肌缺失（ISD）伴有后尿道下移的 SUI，有报道显示疗效在 85%~90%，但静止尿道压 <10cmH$_2$O，术后失败机会多，较难治愈。

（4）复发性尿失禁　疗效在 82%。

（5）与妇科联合手术。

2. TVT、TVT-O 手术优点　手术简单、安全、损伤小、恢复快、并发症少，主观、客观治愈率高，治愈率 84%~92%，明显改善率为 10% 左右，短期治愈率可达到 85%~100%。通过无张力悬吊，可获得在压力状态下动力性尿道阻力（在静止状态和排尿状态不损害尿道功能）；同时加强了耻骨尿道韧带对尿道的承托作用，来达到控尿作用。

TVT-O 比 TVT 手术更简单、省时、损伤小，避免了耻骨后盲穿，不会损伤膀胱尿道，术中无需膀胱镜检查，便于开展。

### 经阴道无张力尿道中段悬吊术术前准备、术后护理及治愈标准？

除常规准备外，术前 1 天给抗生素，终止任何抗凝治疗 10 天，绝经后妇女使用雌激素（或阴道内涂雌激素软膏），使阴道壁状况改善。对将要生育和计划怀孕者不适合。因 Prolene 聚丙烯吊带不能拉伸。

术后护理：①术后不要举重物或运动（4~6 周）；②1 个月内不宜性生活；③术后 1~2 周可恢复正常活动；④如有异常要看医生。

治愈标准：24 小时尿垫测量为阴性（<10g/24h），生活质量改善，满意度 >90% 为治愈。生活质量满意度 >90%，24 小时尿垫渗漏显著下降（渗漏下降 >50%，或 <10g/24h）为显著改善。

### TVT、TVT-O 手术要点和并发症？

1. 手术要点　吊带的张力是手术成功的最重要因素，而吊带的最后调整是手术成败关键。

（1）吊带尿道间距　TVT-O 吊带安放后呈弧形，对尿道承托强度不如 TVT 的"U"形对尿道侧面和下面所提供的吊床作用（侧面提供的承托比直接尿道下提供的承托更为重要）。因此 TVT-O 吊带尿道间距应小于 TVT 尿道间距，以贴附或小于 0.3cm 或仅容解剖剪刀尖端为宜。"宁松勿紧"这只是对 TVT 而言，否则术后疗效不佳。

（2）保持吊带尿道要求间距　吊带要摆平勿扭曲，否则抽出多余的吊带和塑料套时，间距的掌握往往不随所愿。在调整间距时稍留有余地，可先剪去阴道部分塑料套和剪开外露部分，以减少阻力。抽出时要缓慢、匀速。最好一次调成，否则在调整后吊带会变窄，也会影响疗效。

（3）吊带应置于中段尿道　阴道切口勿过长，分离勿过广，尤其同时阴道壁修复时要摆好吊带位置（否则容易形成膀胱颈悬吊，此时可将吊带缝合一针固定在中段尿道）。特别 TVT-O 按 45°向内上分离从闭孔内上穿出既可避免闭孔神经、血管损伤，又能使吊带位置满意。

2. 并发症

（1）TVT 并发症

1）阴道出血　阴道前壁分离时较易出血，尤其老年女性阴道萎缩更易出血。切开前注入低浓度肾上腺素盐水或纱布压迫止血。若有出血不急于操作。特别是吊带放置后确认无出血方可结束手术，以免发生血肿甚至感染。如果持续性大出血要排除大血管的损伤。

2）血肿　发生率 0.5%，与导针通过耻骨后有关。多为静脉血肿，可能与导针太靠近侧面有关。超声波检查可明确血肿大小、部位，如有疼痛最好开窗引流。膀胱充盈或压迫腹部以及阴道内填塞纱布均有助于止血。血肿在较大时，考虑局麻下引流，否则增加感染概率。一般耻骨上小切口不缝合，以利引流同时消炎治疗。

3）阴道损伤　术中阴道黏膜穿孔，取出导针行阴道修补重新进针，稍深些。

4）膀胱穿孔　发生率 2%～6%，有外科手术史者约为 30%。预防，在手术中排空膀胱，导针紧贴耻骨后推进，术中经膀胱镜确认，如有损伤要重新进针，即使吊带在黏膜下没穿破，亦要重新进针，否则将来黏膜破坏吊带会暴露于膀胱，必须在术中发现。留置尿管 48～72 小时。

5）尿道损伤　需修补，留置导尿。

6）排尿困难或尿潴留　排尿困难约 4%，多与吊带过紧有关。有时悬吊不紧也有排尿不畅，与不适应有关。可试行变换体位，多次排尿或尿道扩张缓解，多能自然恢复。若残余尿>100ml，可延长留置尿管时间或自家间歇导尿，直到残余尿<10ml。需除外血肿压迫所致。若吊带过紧，可局麻下，向下牵拉吊带 0.5～1.0cm；如无效可切断吊带，也能解除梗阻，恢复正常排尿并能保持控尿。

7）血管损伤　导针太偏向外侧头侧会引起血管及肠道损伤，并与小腿过度弯曲有关。若有损伤可指压，填塞纱布止血，必要时动脉栓塞。

8）肠穿孔　少见，与前次盆腔等手术使肠管下移有关。

9）网带感染　一般与血肿继发感染有关。Prelene 网片有不感染的良好记录。

10）尿路感染　与导尿管及应用器械有关。

11）吊带对阴道、尿道的腐蚀。

（2）TVT-O 并发症

1）阴道出血。

2）耻骨后血肿。

3）排尿困难，与吊带过紧有关。

4）闭孔神经血管损伤，闭孔神经环状分支受损，下肢活动障碍。内部资料有 2 例报道。

5）吊带感染与局部血肿、感染有关。

6）阴道穿孔，吊带针穿刺后抽出吊带前，仔细检查有无阴道壁损伤，如损伤则重新进针。据了解曾有 3 例发生。与术中操作疏忽、阴道创口愈合缺陷或术后过早性生活有关。

7）大腿内侧疼痛，与吊带穿出部位偏外内收肌损伤有关。

**452**

## 尿道中段无张力悬吊术失败原因及补救办法如何？

术后尿失禁缓解不明显或与术前一样即为失败。首先要想到：①技术问题；②诊断有误；③吊带材质问题。

1. 技术问题　如术前诊断为单纯解剖型压力性尿失禁（SUI）。术后失败多归于手术操作生疏或不成熟，即吊带过松或位置不当所致。另外，期望值勿过高，因为尿失禁是一种退行性改变，术后可再出现持续性压力性尿失禁和膀胱过度活动。

补救办法：一项研究显示，74% 的失败患者再次改行另一种尿道中段悬吊术可获成功。但要注意，勿发生尿道阴道瘘等并发症。

2. 诊断有误　术前可能是混合性尿失禁或并发其他疾病，如尿道内括约肌缺失（ISD）、真性尿失禁、急迫性尿失禁、间质性膀胱炎等。只按 SUI 治疗，疗效当然不佳。对失败病例，认真询问病史，进一步行尿动力学相关检查（包括影像等），明确诊断。

对合并不稳定膀胱者，可先行盆底肌训练和抗胆碱药物治疗。依据疗效重新预测评估再次手术的指征和效果。

如需再次手术，可酌情选择：Burch 手术、M-M-K 法、Sling 法、针刺膀胱颈悬吊、注射方法、人工括约肌等。

3. 吊带材质问题。

总之，对女性压力性尿失禁的治疗，首先要明确诊断，以便选择适宜的术式（严重或复发的病例用较复杂的方法，轻型的用较简单的手术方法）和疗效评估；掌握手术技巧是提高疗效避免并发症的关键。

## 453

### 长针膀胱颈悬吊术的手术要点有哪些?

长针膀胱颈悬吊术治疗女性压力性尿失禁,不是增加尿道的阻力,而是恢复 PUV 正常角度、延长功能尿道长度、恢复正常加腹压时力的传递,增加尿道闭锁压,控制尿失禁。因此,悬吊的力度要考虑到上述原则,松紧要适度,避免排尿困难。

1. 穿刺点的选择　首先以气囊导管测出尿道长度,再通过内镜确定尿道内口与阴道的相应位置,做出标记。目的是准确找到膀胱颈尿道交界处,以便有效的悬吊。穿刺点若偏向尿道远端或离尿道太近,悬吊后容易使尿道受压尿道阻力增加,往往术后排尿困难。

2. 避免损伤膀胱及尿道　关键应排空膀胱,待针刺入腹直肌鞘后立即停止并稍上提,使针在腹壁,然后推向耻骨后。进针时手指触及尿管引导从尿道旁穿出,此时注意尿管有无血尿;拔除尿管置内镜观察,明确有无损伤,如有损伤应重新进针。

3. 螺旋缝合　阴道内一侧两针穿刺点间距 1cm,行 2 次螺旋缝合,深到阴道壁全层。

4. 牵引悬吊　标准:①一般牵引重量 300～400g;②内镜观察尿道口闭合;③后尿道膀胱角恢复正常范围(90°～100°);④膀胱内注水,在一定压力下无尿液流出。

本术式悬吊是手术关键,因此穿刺点要准确,牵引力要适度,过紧过松均会影响疗效。要考虑到年龄和个体的差异;老年人勿过紧,否则术后排尿困难,残余尿多。

## 454

### 女性尿道癌尿道切除、尿路重建术式如何选择?

女性尿道癌目前仍主张以手术治疗为主。尿道全切除尿路重建有以下几种方法:

1. 尿道全切除及耻骨上膀胱造瘘术　对病变较重患者,应尽量做尿道根治性全切除,耻骨上膀胱造瘘,引流尿液。

2. 尿道全切除、膀胱肌瓣腹壁人工尿道成形术　对能够切除的尿道癌,应尽早做尿道全切除,用膀胱肌瓣做成人工尿道,由下腹壁引出。术后训练患者进行定时排尿。效果良好。

3. 尿道全切除、膀胱肌瓣尿道重建术　尿道全切后利用膀胱肌瓣卷成尿道,由原尿道处牵引出与阴道前庭黏膜吻合,形成新的人工尿道。术中要保持肌瓣良好的血循环,新成形的尿道内口不应高出原来尿道内口,否则易致排尿困难。

4. 尿道全切除、带蒂小阴唇皮瓣尿道成形术　利用小阴唇带蒂皮瓣尿道成形取材方便,可获得替代尿道足够长度。小阴唇皮瓣血运丰富,易成活。根据尿道缺损长度,设计带蒂的小阴唇蝶形皮瓣，取两侧小阴唇各宽 1.5cm，自上、下、内侧行黏膜下劈裂向外侧展开，如同蝴蝶两翼。将其缝合成管状与膀胱颈吻合，尿道成形。

5. 尿道全切除可控膀胱成形术　尿道全切后闭合膀胱颈。取部分盲肠及一段末段回肠与膀胱顶吻合，末段回肠折叠紧缩缝合。术后定期自行插管导尿，平时无尿失禁。疗效优于单纯膀胱造瘘。

## 455

### 妇科手术并发输尿管损伤如何诊断和治疗？预防要点有哪些？

妇科手术中容易导致膀胱、输尿管的损伤。膀胱损伤容易发现，治疗简单；然而输尿管的损伤，若不能及时诊断，延误治疗，会给患者带来很大的痛苦。常见的输尿管损伤类型：①剥离导致输尿管血循障碍、缺血、坏死而狭窄或形成瘘；②缝合时误扎，部分或完全结扎；③误伤，部分或完全切断。最终均可造成输尿管梗阻、上尿路积水以及输尿管阴道瘘或腹壁瘘。

1. 诊断要点

（1）术中疑有损伤可静脉注 4% 靛胭脂 5ml 或用利尿剂，观察有无切割损伤。

（2）术后疑有膀胱阴道瘘或腹壁瘘时，可同样进行上述试验检查。

（3）对术后肾区胀痛，疑有梗阻时可行肾图、IVP 或输尿管逆行插管造影等检查。

（4）对术中过分剥离，造成输尿管水肿、缺血者，术后可出现一过性肾区疼痛，对症治疗可好转；但若长时间持续性痛，即便逐渐好转也要定期复查，以防因输尿管狭窄发生肾积水，便于早期治疗。

2. 治疗要点

（1）损伤当时应及时处理，若切割损伤行对端吻合、内置支架管引流，另外吻口附近亦应置管引流。

（2）若术后形成阴道瘘或腹壁瘘时，可试行输尿管逆行插管，留置双 J 导管，有自愈的机会。否则 3~6 个月手术治疗。

（3）手术治疗　因损伤多数位置较低，局部切除瘘管、对端吻合较为困难。多行输尿管膀胱再植或用 Boari 膀胱壁瓣成形术。有人报道可补充输尿管缺损 4 ~ 22cm、平均 11.4cm。认为是架接下段输尿管缺损最满意的方法。

（4）若双侧输尿管术中过分剥离，可置双 J 导管，以防术后发生狭窄，导致肾积水。

3. 预防要点

（1）对卵巢、子宫、盆腔肿瘤广泛粘连手术时，应想到有损伤输尿管的可能，应有这种意识。

（2）术前行双侧输尿管逆行插管，以便术中辨认或先从正常部位分离出输尿管。

（3）术中发生出血等意外情况时，要冷静，在输尿管附近缝合、结扎要慎重，勿大块组织结扎或过深缝合。

（4）在剥离输尿管时勿过重，注意保持组织良好的血液循环。

456

## 女性尿道综合征的临床特点是什么？应注意哪些有关问题？

1. 临床特点　女性尿道综合征是各种不同致病因素引起的一组综合征。主要表现为突发的膀胱刺激征（尿频、尿急及尿痛）、耻骨及肾区疼痛、下腹坠胀、尿量减少或滴血。症状可在几小时内突然加重，甚至伴有畏寒、发热。尽管症状明显，却常迅速好转，但易反复发作。

2. 发病原因

（1）感染因素　多数作者认为，尿道综合征与尿路细菌感染有关。但中段尿培养常为阴性或尿细菌计数 $< 10^5$。这可能与机体抵抗力强或疾病早期以及需特殊培养有关。有人从尿细菌培养阴性的患者中培养出沙眼衣原体。因此有人提示有些病例需经特殊方法培养方可查出致病菌。也有人认为，尿支原体，巨细胞病毒、Epstein - Barr 病毒、疱疹病毒 A 和疱疹病毒 B，都可能成为致病因素。

（2）尿道外口形状变异　如小阴唇融合、尿道处女膜融合、处女膜伞均影响尿液及阴道分泌物排出，引起尿道膀胱的逆行感染。林竞荷、梅骅等报道，对女性尿道外口分为融合型、瓣型和堤坝型三种。何恢绪等报道，尿道外口到阴道口距离与尿道综合征关系密切。两者距离越近，患病率越高，间距在 3mm 以下患病率明显增高，并认为瓣型和堤坝型患病率较高。

（3）其他　性生活时尿道的损伤、尿道及阴道或周围器官的炎症、尿道梗阻、不稳定膀胱、各种化学及机械刺激、女性激素的不足、过频的性交或手淫以及精神因素、免疫机制缺陷、尿道远端周围组织纤维化、尿道外括约肌痉挛等均可成为致病因素。

3. 诊断　主要根据临床表现，尿常规及尿培养。为了明确发病原因和排除其他疾病，应当进行系统检查，如女性外阴检查、尿道膀胱镜、尿道测压、膀胱测压、静脉肾盂排泄造影等。

4. 治疗　①急性发作期，尽快消除症状，去除感染及致病因素。多饮水、多排尿；清洗外阴及阴道；下腹、会阴热敷，碱化尿液来减轻刺激症状。根据培养结果给予抗生素治疗。有些需要给安定精神治疗。中药以清热去湿为主。②手术治疗：在感染控制后，根据局部情况选择手术治疗。对小阴唇融合者行分离术；瓣型、堤坝型用堤坝或瓣切除术。对堤坝型采用 Z 字改形、使尿道外口开大、症状消失。对融合型，行尿道口阴道口间距延长术，使尿道外口与阴道口之间距离延长 5 ~ 7mm。上述手术同时可行尿道扩张术以利于尿流通畅。对远端尿道狭窄者可行尿道前壁纤维组织切除或多处纵行切开术。

## 457

### 膀胱阴道瘘手术成功的关键是什么?

膀胱阴道瘘多因妇女滞产或手术损伤所致。其复杂程度，取决于损伤性质、部位和范围。除简单的小瘘孔修补容易较外，一般容易失败。

手术成功关键在于:

1. 充分的术前准备　①手术适宜时间为瘘发生后 3~6 个月（也有人推荐早期干预: 指伤后 2~3 周即可进行修复手术），月经结束后 5~7 天施行手术为宜；②术前 3 天冲洗阴道；③合并膀胱炎、结石等需消炎妥善治疗；④术前肠道准备；⑤术前外阴部清洗、消毒。

2. 恰当地选择术式　经阴道手术适用于大部分膀胱（尿道）阴道瘘的修补。耻骨上手术入路适用于靠近输尿管口或位于膀胱底部的瘘孔，更复杂的膀胱尿道阴道瘘则需要采用耻骨上－阴道手术入路。

3. 瘘孔周围要充分分离。

4. 瘘孔周围瘢痕切除彻底。

5. 保证良好的血液循环。

6. 修补缝合无张力。

7. 牢靠的创口覆盖"屏障"，对较复杂的膀胱阴道瘘修补术，为增加成功率，可用游离带蒂大网做填塞"屏障"。

8. 通畅的尿液引流（最好术中两输尿管插管引流）。

## 458

### 何谓女性膀胱颈梗阻?

女性膀胱颈梗阻（BOO），有人称膀胱颈挛缩，或称为女性前列腺病，是女性的下尿路梗阻的主要疾病。1843 年 Cuthrie 首次描写了儿童膀胱颈梗阻。20 世纪 30~50 年代文献报道较多。1933 年法国 G. Marrion 系统介绍了本病的病理改变而称为 Marrion 病。因膀胱出口梗阻而发生排尿困难，长期可导致上尿路扩张积水、感染、肾功能不良。

1. 发病情况　任何年龄均可发病，但中老年女性居多。BOO 占女性排尿异常的 2.7%~8%，也有报道在 0.5%~4.6%。

2. 病理改变　综合文献报道，BOO 颈部组织病理所见:

（1）Marrion 最早描述颈部可见明显的平滑肌纤维增生肥大，使尿道内口肌肉肥厚，类似先天性幽门肥大症。

（2）Bodian 等发现膀胱颈平滑肌被弹性纤维组织所代替形成弹性纤维组织增生。

（3）尚有作者发现成年女性膀胱颈部有尿道周围腺体增生，甚至形成腺病趋势，类似男性前列腺肥大。

（4）Corrin 等发现主要在颈部黏膜有炎性浸润与水肿增厚，并有鳞状上皮化生。

3．BOO 分类

（1）先天性梗阻（原发 BOO）　Marrion 认为先天性膀胱颈梗阻与成人不同，它类似于先天性幽门肥大症。主要由于胚胎期的发育障碍即膀胱间叶组织发育障碍所致。其病变主要为颈部括约肌的增生肥厚。Jackson 认为除肌纤维增生肥大外，尚有生理性神经支配的失调，导致膀胱逼尿肌收缩时颈部不松弛，从而产生功能性梗阻。

（2）后天性梗阻（继发 BOO）

1）功能性 BOO　主要病理改变是膀胱内括约肌痉挛。由于膀胱慢性炎症刺激导致膀胱超敏或神经支配失调而发生逼尿肌 – 尿道内括约肌功能失调即排尿时逼尿肌收缩而尿道内括约肌痉挛（即交感神经功能亢进）导致梗阻。

2）器质性 BOO 或机械性 BOO　主要是膀胱颈部纤维化挛缩或平滑肌增生：①长期慢性炎症而使膀胱颈黏膜下层及肌层的纤维弹性组织增生肥厚与挛缩；②女性尿道周围腺体从胚胎学上与男性前列腺同源，同样受内分泌的影响与控制，因而在中老年妇女可因激素平衡失调而导致尿道周围腺体增生，产生与男性前列腺肥大的同样症状与后果。

总之，BOO 是一组由不同原因、不同发病机制的病变所致的综合征，很难找出一个单一因素能解释全部病例。

4．临床症状　经久不愈的下尿路症状：排尿困难症状和尿路刺激症状。

（1）排尿困难症状　尿等待、尿线变细无力、排尿时间过长、尿不尽感、加腹压排尿、尿潴留、充盈性尿失禁等。

（2）尿路刺激症状　尿频、尿急、尿痛、夜尿增多、急迫性尿失禁等。

（3）常合并反复尿路感染、双肾积水、肾功能不良等。

## 膀胱颈梗阻如何诊断？

1．详细询问病史　中年以上妇女出现进行性排尿困难时，应想到本病的可能。包括生育史、手术史、创伤史、神经系统病变及服药史等。

2．查体　下腹部叩诊、肛诊、内诊、妇科检查。目的：除外其他疾病所致的下尿路梗阻。

3．实验室检查　尿常规、尿培养、肾功检查。

4．影像学检查　有无上尿路积水。

5. 膀胱镜检查　是确诊最主要、最可靠的方法。典型改变：膀胱颈后唇明显抬高，呈堤坝样隆起；膀胱颈纤维化形成环形狭窄，颈部黏膜苍白水肿、僵硬、滤泡样增生。膀胱壁见有小梁、小室或合并结石等。

6. 尿动力学检查　为诊断提供客观依据，也能排除如神经源性膀胱等其他疾病，对本病诊断具有重要意义。包括：最大尿流率（$Q_{max}$）、最大尿道闭合压（Muc）、最大尿流率时逼尿肌压（Pdet $Q_{max}$）、残余尿量（RUV）等。其中最大尿流率易受多种因素的干扰，尤其心理、环境、逼尿肌等因素影响。有报道 $Q_{max}$ <10ml/s 者，BOO 占 88%，而 $Q_{max}$ >15ml/s 者，65% 无梗阻。目前认为，排尿期压力 - 流率测定，尤其是 Pdet $Q_{max}$，可明确 BOO 的存在。排尿时高 Pdet、低 $Q_{max}$ 提示存在梗阻；当 Pdet 与 $Q_{max}$ 均低表示逼尿肌收缩无力。以 $Q_{max}$ ≤12ml/s，Pdet $Q_{max}$ ≥30cmH$_2$O，最大尿道闭合压 >80 cmH$_2$O，结合膀胱镜检查可作为女性 BOO 诊断依据，其敏感性特异性均 >80%。

鉴别功能性和机械性 BOO 的简便有效方法是酚妥拉明尿道压力分布（UPP）试验。

静脉注射酚妥拉明 0.1mg/kg，3 分钟后重复尿道压力分布测定，如果尿道最大闭合压降低 30% 以上，则为试验阳性。说明 BOO 是由交感神经功能亢进使尿道内括约肌痉挛所致的功能性 BOO，准确率在 80% 以上。临床病例当用 α 受体阻断剂（酚妥拉明）后，排尿症状改善，尿道闭合压下降，尿流率增加，残余尿减少均有助于功能性 BOO 的诊断。

## 460

## 膀胱颈梗阻如何治疗？

根据 BOO 不同类型、病情发展不同阶段，选择不同的治疗方法。

1. 保守治疗　对功能性 BOO 或症状较轻排尿困难能不明显者，尿路感染较轻，无残余尿或仅有 10~20ml，无上尿路积水肾功能不全者，先选用保守疗法。包括：α - 受体阻断剂［酚妥拉明、盐酸坦索罗辛（哈乐）等］的应用，或定期尿道扩张等治疗，均可使症状缓解。

2. 手术疗法

（1）手术指征　对膀胱颈机械性梗阻者；长期排尿困难、尿频、尿急等症状加重者；最大尿流率 <10ml/s，残余尿量增多（>100ml）者；药物等保守治疗无效者；由于膀胱颈梗阻，尿液反流，肾功能受损者；膀胱镜检查证实膀胱颈狭窄，膀胱小梁、小房形成者；合并难以控制的尿路感染者。

（2）手术方法

1）没有"电切"设备者可采用传统的膀胱颈楔形切除或 Y-V 成形术，能收到一定疗效。

2）目前多采取经尿道电切术（TUR）认为是最佳的治疗方法。①膀胱颈切开术：常用 3、9 点或 5、7 点切开颈部环形肌（狭窄环），深过浆膜露出脂肪组织，长度 <1.0cm 或加

12 点切开。有作者仅行颈部 12 点纵行切开，长 0.5cm，深 0.5cm，宽 0.5cm，达到松解膀胱颈，消除梗阻的目的，不会损伤阴道；②膀胱颈电切术：常用膀胱颈 5～7 点（后唇）行堤坝样隆起半月形切除，深约 0.5cm，达环形肌，长度小于 1.0cm，切后使后尿道与三角区处同一平台。还有作者提出，颈部环形切除，使颈部成漏斗形，长 0.8～1.0cm，深 0.3～0.5cm，5～7 点切到与三角区相平。

有作者指出环形切除将有可能颈部再次瘢痕挛缩。笔者采取颈部 3、9 点用钩状电极切开颈部后唇半月形适当切除，使后尿道与三角区处同一平面，临床观察疗效满意。

（3）颈部电切并发症

1）出血　颈部切开或切除，创面应及时电凝止血，而不应大面积预防电凝止血，可避免术后颈部再次挛缩狭窄，如有出血可再次电凝或气囊压迫止血。

2）膀胱阴道瘘　往往因切开切除过深所致。颈部 6 点或 5、7 点切开或切除勿过深（应＜0.5cm）。术中膀胱应半充盈状态下进行，可在内诊引导下试探性电切。有人提出 3、9点充分切开疗效满意而且安全。

3）尿失禁　研究发现，女性尿道中下 1/3 有来自自主神经支配的平滑肌和体神经支配的横纹肌组织构成的所谓尿道横纹肌复合体，是女性重要的控尿机制。因此无论是颈部切开或切除，只要长度＜1.0cm，就是安全的。根据梗阻程度，颈部切开或切除要留有余地，不能贸然进行。

（4）术中注意事项

1）膀胱颈切开时，要切断颈部环形肌或狭窄环，过浆膜显露脂肪；颈部电切时深达环形肌，切开切除长度＜1.0cm，使后尿道与三角区处同一平台。

2）术中保持膀胱半充盈状态，使膀胱颈解剖形态不变。

3）每切一刀检查 1 次，决定下一次切的位置、深度、长度。颈部后唇电切可在内诊引导下进行。

4）电切组织宁少勿多，宁浅勿深，切透而不过。可避免术后尿失禁和阴道瘘的发生。

5）使用单纯电切电流，不用混合电流，使用边电切边电凝止血，不做大面积电凝或预防性电凝。

6）术后留置三腔 Foleys 管，3～5 天气囊稍加牵引，既可止血还可避免切开组织重新粘连愈合。

7）手术治疗应"保守"些，必要时可酌情再次处理，勿因冒进而造成难以挽回的尿失禁或阴道瘘。

461

## 什么是膀胱疼痛综合征/间质性膀胱炎?

1. 定义　间质性膀胱炎（interstitial cystitis，IC）的定义多年来仍未达成一致意见。目前，把尿频、尿急、膀胱或盆底疼痛称之为膀胱疼痛综合征（PBS）。对除有上述症状外尚有典型的膀胱镜下表现和组织学特征者可定为间质性膀胱炎（IC）或统称膀胱疼痛综合征/间质性膀胱炎。国际尿控协会将其定义为"一种与膀胱充盈相关的耻骨上疼痛，并伴随其他症状，如白天和夜间排尿次数明显增加，同时除外泌尿系感染和其他病理病变"。

IC 是一种持续性慢性盆腔疼痛疾病。症状不尽相同。其特点：膀胱充盈时膀胱区疼痛，且有明显尿意、尿急感觉。但不会出现急迫性尿失禁。疾病早中期、排尿后疼痛可明显缓解，月经期间通常会加重。尿频（可达 60 多次/日）并不总和膀胱容量有关，很多严重的 IC 患者膀胱容量都是正常的。有时还会出现性交疼痛。

IC 在女性 > 男性。美国估计有 70 万 IC 患者，其中 90% 为女性。IC 发生率在欧美国家大约为（30 ~ 67）/10 万。我国目前尚无有关间质性膀胱炎的流行病学资料，大多数医师对 IC 缺乏认识。

2. IC 分类和病理　一般将间质性膀胱炎分为溃疡型间质性膀胱炎（或称典型性间质性膀胱炎）和非溃疡型间质性膀胱炎（或称非典型间质性膀胱炎）。

因为 IC 的症状和强弱差别很大，所以有作者认为 IC 不是一种，而是几种不同的疾病。对仅以有无溃疡进行分类提出质疑，因为绝大多数的 IC 病例都和溃疡无关，而且是否有溃疡出现并不是影响疗法选择的重要因素。

溃疡型间质性膀胱炎：占 IC 中的 5% ~ 10%，其典型的大体病理表现为 Hunner 溃疡，膀胱壁出现瘢痕或变得僵硬，还可能出现肾丝球状出血点。镜下表现为溃疡黏膜下炎症水肿、充血、出血，肉芽组织形成，逼尿肌纤维化，肥大细胞增多、激活，神经着色增多等。

早期间质性膀胱炎，表现黏膜断裂脱落，黏膜的轻度炎症。对早期 IC 而言，经膀胱镜活检病理无明显特异性，不足以作为诊断依据。另外，膀胱原位癌在 PBS/IC 同时存在也并非罕见。有报道 IC 活检结果为原位癌者，男性为 23%，女性为 1.3%。因此对 IC 患者，活检极为重要，同时病检对预测预后有重要意义：肥大细胞越多，膀胱炎症和纤维化越严重，保守治疗的疗法越差。

3. IC 的发病原因　尽管 IC 被描述和研究已近百年，但其发病机制仍不甚了解。临床出现一系列症状可能与多种因素有关。目前主流观点包括：泌尿系统上皮细胞渗透性发生改变、肥大细胞增生同时伴有促炎介质的释放、神经免疫机制、神经可塑性、感染源等。

Parson 等提出膀胱黏膜表层有氨基葡聚糖层（GAG）形成血尿屏障。当 GAG 层一旦遭到破坏有害物质尿素、钙、钾就进入膀胱壁，致使神经发生去极化，随后出现典型的 IC 症状。当给予硫化多糖（如肝素、多硫戊聚糖、透明质酸）可减少膀胱壁内尿素及氯化钾的跨壁移动，而缓解 IC 症状。上皮渗漏理论，目前尚不能视为 IC 首要致病因素。近年研究发现抗增殖因子（APF）升高和肝素结合 – 表皮生长因子（HB-EGF）下降是膀胱黏膜通透性增加的主要因素。肥大细胞激活在 IC 中起到重要作用，其内含有炎性介质，如组胺、白三烯、5-羟色胺和细胞因子，在慢性炎症中起着很大的作用。溃疡型 IC 中黏膜下肥大细胞 10 倍于对照组，而非溃疡型 IC 仅轻度升高。因此，认为肥大细胞的激活是 IC 的基本特征。

在 IC 患者的膀胱活检标本中，含有 P 物质的神经纤维有所增加，尿中具有免疫活性的 P 物质含量也增多。P 物质可诱导肥大细胞脱颗粒释放组胺，增加血管通透性使白细胞聚集。上述神经源性炎症的原因，目前尚无证据与病毒感染有关。

尽管 PBS/IC 患者常有反复泌尿系感染病史，但尚不能肯定是 IC 的诱发因素或致病因素。

## 462

### 如何对 PBS/IC 进行诊断？

因为 IC 的症状与其他泌尿系统疾病相似，因此在做出 IC 的确诊前必须要排除其他疾病。按美国 NIDDK 诊断排除标准：①尿动力学检查时膀胱测压容积 >350ml；②膀胱测压灌注速度为 30~100ml/s 时仍无急迫排尿感；③充盈膀胱测压，有非随意收缩；④症状持续存在 <9 个月；⑤无夜尿；⑥抗生素、抗胆碱药物和抗肌肉痉挛药物能使症状缓解；⑦每天排尿次数 <8 次；⑧3 个月内曾确诊为细菌性膀胱炎；⑨膀胱或输尿管下段结石、肿瘤、结核性或放射性膀胱炎、化学性膀胱炎等等。

IC 的诊断：

1. 症状　典型的 IC 临床表现包括尿频（≥8 次/天）、尿急、膀胱充盈感觉疼痛以及排尿后疼痛缓解。疼痛是 IC 基本症状，表现为膀胱区（下腹部）、尿道、阴道、盆底、直肠疼痛。疼痛必须是慢性的无其他特殊疾病所致。上述症状缺乏特异性。

2. 查体　阴道前壁和膀胱底部可出现压痛。

3. 尿常规、尿培养。

4. 膀胱镜检　目的：①Hunner 溃疡的诊断；②麻醉下水扩张；③膀胱随机活检同时除外原位癌或其他局部病变。

（1）麻醉下水扩张　耻骨上 80~100cmH$_2$O 的压力将水注入膀胱直至流速减慢，最终停止。保持 1~3 分钟然后排除（或重复 1 次）。

（2）置入膀胱镜观察　是否出现肾丝球状出血，弥散在膀胱 3 个象限以上，每个象限出现 10 处以上出血点，提示红斑病阳性（NIDDK 标准），则有助于诊断，但必须结合症状及排他性检查。

5. 钾敏感性试验（PST 试验）　PST 试验的原理是 IC 时膀胱黏膜通透性增加，如灌入钾离子溶液，钾离子可进入黏膜下，引起疼痛反应。如黏膜血尿屏障正常，仅少量钾离子渗入，与间质性膀胱炎相比疼痛明显轻或无明显疼痛。疼痛评分为 0~5 级，0 级为与基础值比较无明显差异，5 级为明显疼痛或尿急。

首先，经细尿管向膀胱缓注 40ml 无菌生理盐水保存 5 分钟，用 0~5 分级评估作为疼痛基础值，然后排出后再灌注 100ml 盐水加 40mmol 氯化钾溶液，停留 5 分钟，排出，再行疼痛分级。如无疼痛或尿急可认为 PST 试验阴性；若诱发不适或症状加重，疼痛分级≥2 时，为 PST 试验阳性，则认为可能患 IC。

另一种试验：导尿排空膀胱后，以 50ml/min 速率将生理盐水灌注膀胱直到患者不能耐受，记下灌注量；排空后灌入 0.2M 氯化钾溶液（500ml 生理盐水 + 10% KCL 90ml）以 50ml/min 速率向膀胱灌注，记最大容量。最后记两次充盈的膀胱最大容量的百分数比差异，如果灌注钾溶液后膀胱容量下降＞30%，说明对钾敏感，PST 试验阳性。

膀胱最大容量下降百分比 = 生理盐水充盈最大容量 − 氯化钾充盈最大容量/生理盐水充盈时最大容量。

此试验阴性也不能完全排除 IC；阳性时提示黏膜通过性异常，但也要除外其他疾病。小于 3% 的健康人群 PST 为阳性，而 IC 患者 80% PST 呈阳性，因此，PST 试验阳性可提示 IC 诊断。然而，人们对氯化钾试验的诊断价值仍有分歧。

6. 尿动力学检查　根据 NIDDK 诊断标准，尿动力学可判断膀胱测压容积和膀胱顺应性。IC 中约 14% 存在膀胱过度活动症现象，此类患者如抗胆碱药物治疗症状完全消失，可除外 IC 的可能。如尿流率明显减低，需除外膀胱出口梗阻。

## 463

### 怎样治疗 PBS/IC？

1. PBS/IC 的保守治疗　目前还没找到有效的 IC 疗法，无法预测哪种疗法对哪些病人最有效。有时症状会莫名其妙地消失，也可能几天几周几个月或几年后卷土重来。因为 IC 的病因不明，现在的疗法只能减轻症状，经过一种或几种疗法治疗后多数患者能有时间长短不等的缓解。通过沟通寻找最佳的治疗方法。因此，目前的治疗只能根据 IC 病因的一个或两个优势理论制订的，很难制订一个全面、系统、可操作临床治疗方案。

（1）等待观察　对症状较轻的 PBS/IC 患者，如夜尿 1~2 次，昼间 2~3 小时排尿 1 次，仅轻微膀胱区疼痛，对生活无明显影响的可以等待观察。此期间应接受 IC 的健康教育。

（2）行为治疗　记录排尿日记，了解尿频、尿急和膀胱疼痛的变化。行为治疗包括：定时排尿，逐步延迟排尿，饮水控制和盆底肌训练等。近期行为治疗有效率达 50%，仅作为辅助治疗，尚不能完全控制症状。

（3）物理治疗　主要形式有生物反馈治疗和软组织按摩，可缓解盆底疼痛。

（4）饮食调整　IC 患者应避免酸性饮料和食物，如咖啡、辛辣食物和酒精等。

2. 口服药物治疗

（1）戊聚糖多硫酸钠（PPS）　FDA 批准的药物，它能在膀胱黏膜表面形成一层保护膜而对破损的 GAG 层有修复作用。一般剂量为 100mg 每天 3 次。不同文献报道用药后 30%~40% 的患者症状有 40%~50% 改善。需长期服药，6~12 个月才能起效。

（2）阿米替林及三环类抗抑郁药物　阿米替林治疗 IC 的机制与抗抑郁无关，但其抗 $H_1$-受体的作用能稳定肥大细胞并减少其释放炎症介质，能有效地缓解 IC 的疼痛。认为是治疗 IC 最有效药物之一，有效率达 60%~90%，起始剂量 25mg 每天 2 次，可渐增达 75~100mg/d。药物的副作用有嗜睡、口干、眼干、排尿困难。

（3）抗胆碱和抗痉挛药物　对有轻度症状或同时存在不稳定膀胱的 IC，用药能缓解疼痛，但对中到重度症状者效果较差。

3. 膀胱内治疗

（1）麻醉下水扩张　既是诊断 IC 的手段，也是治疗方法之一。膀胱内压力在收缩压与舒张压之间平均水平，持续 3 小时。①可使膀胱壁内感觉神经的缺血坏死达到治疗目的；②研究发现尿中 HB-EGF 增加，而 APF 减少，有助于膀胱黏膜生长。水扩张疗效各异，扩张 6 个月后的疗效为 37.7%~60.0%；1 年后的有效率达 21.9%~43.3%。

（2）二甲基亚砜（DMSO）　是一种有机溶剂，具有抗炎、止痛和肌肉松弛作用。50% 的二甲基亚砜每周膀胱灌注 1~2 次，依灌注后症状缓解的时间长短来决定灌注频数。主要副作用为出现大蒜臭味。治疗初期 10%~15% 患者可暂时症状加重。

单纯 DMSO 灌注有效率为 50%~70%，随诊 2 年有 40% 症状复发。DMSO 是 FDA 批准用药。DMSO 可同氢化可的松、肝素和碳酸氢钠同时使用能增加疗效。

（3）肝素　文献报道，膀胱内缓慢灌注肝素能治疗 IC，每天剂量 10000~20000 单位溶于 10ml 盐水冲每周 3 次，治疗 3 个月后，总有效率为 50%。症状缓解期限 2~6 个月不等，经过 1~2 年治疗后效果最好。作用机制与戊聚糖多硫酸钠相似，能恢复 GAG 层，减少上皮渗漏性，而缓解症状。与 DMSO 合用能明显延长 DMSO 的疗效。

（4）透明质酸钠（西施素）　其成分和肝素相似，可以临时替代膀胱壁表面上缺损的葡萄糖胺聚糖层，使膀胱黏膜耐受有害物质的刺激和破坏；此外透明质酸钠还有清除自由基的作用。透明质酸钠 40mg，每灌注 1 次，连续 4 周治疗后有效率为 56%；连续治疗 12 周后有效率为 71%，一般无副作用。

4. 外科治疗

（1）骶神经电刺激神经调节治疗　通过刺激传入神经而抑制盆底传出神经的冲动，从而达到治疗尿频、尿急和急迫性尿失禁。该治疗最初用于顽固性膀胱过度症。而后有学者用于 IC 的治疗，尤其是对严重的尿频、尿急，盆底疼痛的治疗收到良好的效果。亦属于微创治疗，在美国已成为顽固性 IC 最主要的疗法之一。

（2）经尿道膀胱 Hunner 溃疡切除或激光消融术　典型的溃疡型 IC，经尿道电切、电灼或激光消融以切除 Hunner 溃疡，患者的症状尤其是疼痛症状可得到明显缓解，有效率为 40%~70%。

（3）开放手术　主要有肠道膀胱扩大术，膀胱全切尿流改道术等。膀胱扩大术主要适用于膀胱顺应性低的 IC；膀胱大部切除仅保留三角区和尿道行膀胱扩大术，仍有部分患者疼痛不缓解，这与残存部分仍有间质性炎症有关。膀胱尿道全切尿流改道是治疗 IC 的最后手段。缓解率在 80% 左右。主要适用于长期 IC 导致膀胱纤维化，顺应性明显减低，甚至影响上尿路功能者，一般不轻易采用开放手术治疗。

### 464
### 对晚期盆腔肿瘤肾积水应如何预防和治疗？

盆腔恶性肿瘤（宫颈癌、直肠癌等）晚期或术后复发，转移所致的输尿管梗阻，肾积水（双侧或单侧）时有发生。其发病原因：腹膜后组织粘连，纤维化；肿瘤转移压迫；放疗以及输尿管血液循环障碍，自身纤维化狭窄等有关。

当患者术后出现单侧或双侧腰痛，肾功受损，肾图或影像学检查，可见输尿管狭窄梗阻，不同程度肾积水即可确诊。

这类患者无论生存期长短都应积极治疗。①此类患者，估计术后有近期狭窄可能时应严密观察，一旦有狭窄迹象时提早置双 J 管，否则已形成狭窄有时难以置管；②对不能行双 J 管内引流的患者，过去多行切开肾造瘘术，近年多行经皮肾穿刺置管引流；③最近，国内可开展肾盂膀胱皮下旁路引流术，替代经皮肾造瘘术。避免了体外引流的并发症和生活不便。文献报道，旁路引流双圈猪尾导管，因材质不同在体内可保留 6~84 个月，为了延长保留时间，应采取避免导管堵塞的措施。笔者曾开展 1 例 [中华泌尿外科杂志，2008，29（2）：102]，体会本术式操作简单，是最佳选择方法。

（史东民　史沛清）

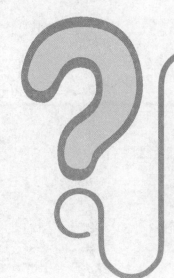

十六、

甲状旁腺功能亢进症

## 465

### 人体内钙磷代谢是如何调节的？

钙和磷为人体组成的重要物质，约占人体总量的 3%，体内 99% 的钙和 85% 的磷储存在骨骼内，少部分存在于软组织及血液中。

食物中的钙、磷进入肠道后，小肠能主动吸收。在血液循环过程中，血中的钙、磷与骨骼中的钙、磷进行不断的交换。肾脏可把少量的钙、磷排出体外，重要的是使血液中的钙、磷浓度保持一定的恒定水平。

调节体内钙、磷代谢的激素有三种，即：甲状旁腺素、维生素 D 和降钙素。

1. 甲状旁腺激素（PTH）　由甲状旁腺分泌而来。其作用是动员骨骼中的钙进入血液中，促进肾小管对钙的重吸收，减少尿钙排出，增加尿磷排出及加强维生素 D 的作用，使肠道吸收钙增加。

2. 维生素 D　可从食物中获得，亦可从体内胆固醇转变而来。其作用是增加肠道对钙磷的吸收，使体内获得必要的钙磷，保证骨骼和血液中钙、磷的需要量。加强骨骼生长和增加钙磷含量，使骨骼变得坚硬。

3. 降钙素　由甲状腺组织中的甲状腺腺泡旁细胞（又称 C 细胞）分泌的。其作用是降低血钙浓度，抑制钙从骨骼中出来进入血液。

在正常情况下，上述三种激素协调统一地调节钙、磷代谢。当血钙降低时，甲状旁腺激素分泌增多，使骨骼内的钙释放入血液，肾脏重吸收钙增多。当血钙增高时，甲状旁腺激素分泌减小，降钙素增多，减少骨骼中钙到血液中，维生素 D 能促使钙、磷回到骨骼中，使钙降低。因此，血中的钙、磷二者处于这样一个动态平衡之中。

## 466

### PTH 的主要生理作用有哪些？其对肾脏的作用有哪些？

PTH 的生理作用主要有四方面：①促进骨的转换，动员骨钙释出进入血液循环；②加快维生素 D 的活化；③间接促进肠吸收和减少尿钙排泄；④加快肾脏排出磷酸盐。

PTH 对肾脏的作用主要是：PTH 先促使肾曲小管上皮细胞的 3′, 5′-环磷酸腺苷（cAMP）增多，从而抑制肾小管重吸收磷，使尿磷丢失增多，血清无机磷下降。

PTH 轻度抑制近曲小管对 $Na^+$、$K^+$、$Ca^{2+}$、$HCO_3^-$、$Mg^{2+}$ 及氨基酸的重吸收。从实验大鼠看到，PTH 还减少肾小管对水的重吸收。因此，超生理量的 PTH 可引起氨基酸尿症。过多失 $HCO_3^-$，导致高血氯性酸中毒。少数甲状旁腺功能亢进病人的多尿，除因高尿钙引起的渗透性利尿外，也与水的再吸收减少有关。

PTH 作用于远端肾小管上皮细胞，使管腔侧的刷状缘 cAMP 的升高大于基底膜一侧的 cAMP 升高。这样，肾小管管腔中原尿的 $Ca^{2+}$ 易于进入小管上皮细胞，再经基底膜一侧的细胞进入血液。此机制保留一部分由肾小球滤出的 $Ca^{2+}$，减少尿钙丢失。单发性甲状旁腺功能亢进时的尿钙高于正常人，是由于在高血钙情况下肾小球滤出较多钙的结果。而在甲状旁腺功能减退者，缺乏 PTH 对肾小管重吸收钙的作用，以致病人肾小管重吸收的能力减低，血钙仍然低于正常，但尿钙可高于正常。

由于高血钙，肾脏排钙量超过正常，钙盐（草酸钙、磷酸钙、碳酸钙等）在肾脏中沉积形成结石或肾实质内钙盐沉积，肾钙化，将导致肾功能不全及氮质血症。

## 467

### 甲状旁腺功能亢进症的分类及其原因是什么？

可分为四种类型：即原发性、继发性、三发性和假性。

原发性甲状旁腺功能亢进症：由于甲状旁腺本身的病变，如肿瘤、增生等促使甲状旁腺素（PTH）增多所致。以甲状旁腺腺瘤为主，其次是增生，腺癌少见。国外有人统计：在 1737 例中腺瘤为 1516 例，占 90%，增生只有 158 例。

继发性甲状旁腺功能亢进症：常见的原因是慢性肾功能衰竭，也可出现在各种原因所致的骨质软化症、骨质疏松症、小肠吸收不良症等。由于甲状旁腺受到低血钙的刺激，腺体增生肥大，代偿性的分泌较多的 PTH。如接受肾移植的慢性肾衰竭的病人在肾移植前均有一定程度的继发性甲状旁腺功能亢进，但肾移植后其功能即恢复正常。

三发性甲状旁腺功能亢进症：肾移植的病人，在移植后 1 年左右，对甲状旁腺的刺激逐渐消失，甲状旁腺功能恢复正常。少数患者甲状旁腺功能亢进的血清学指标及症状持续或复发，表明甲状旁腺细胞已具有自主性，组织增生或发生肿瘤，而分泌过多的 PTH。

假性甲状旁腺功能亢进症：可继发于支气管肺癌、乳腺癌、肾上腺癌及鳞状上皮癌等，这些肿瘤可分泌甲状旁腺相关的肽或分泌前列腺素，由此引起高血钙、低血磷等。

## 468

### 原发性甲状旁腺功能亢进症（PHPT）如何定性诊断？

PHPT 是甲状旁腺激素（PTH）合成和分泌增多，体内钙、磷代谢紊乱，临床表现为泌尿系及骨骼方面的异常，晚期可致多数器官受累，预后不良。

完整的诊断应包括其定性和定位的诊断。

定性的诊断主要依靠临床表现，X 线所见和化验检查。

临床表现：有疼痛，其特点是多在持重部位、呈对称性，进行性加重，一般治疗无显效。泌尿系症状可有肾疼痛、血尿等，骨骼系统有骨折、畸形等，若二者同时存在更应考虑有 PHPT 的可能。晚期可有顽固性高血压，肾功能损害，预后不良。

X 线所见：其特征为骨膜下骨吸收，好发于双手第二、三指中节指骨的桡侧和爪端。颅骨骨板松化或颗粒状脱钙。长骨扁骨和肋骨可发生纤维囊性骨炎。骨盆、四肢可变形。齿槽硬板消失。典型的 X 线所见对诊断极有帮助，一般骨骼丢失钙质 30%～50% 时在 X 线片上才能有典型的所见。若未发现 X 线典型所见时，也不能轻易否定 PHPT 的可能。

化验检查：高血钙是诊断 PHPT 的主要根据之一。一般认为如 ≥2.65mmol/L 应高度怀疑，如 ≥2.75mmol/L 意义更大。文献报道 PHPT 血钙的均值 ≥2.75mmol/L 者占 56.5%～64.7%，高血钙的病人应计算 Ca/P 比值。若其比值大于 33 则该病人患 PHPT 有 96% 的可能性。如比值小于 30 则该病人有 92% 的可能性是非 PHPT 所致的高血钙症。

低血磷，低于 0.96mmol/L 者占 50%～95.7%。

24 小时尿钙测定：吃低钙饮食 3～6 天后，尿钙排出量大于 200mg 者占 60%～80%。

血清碱性磷酸酶升高，占 65.0%～96.4%，而且腺瘤较增生，骨型较肾型患者血清碱性磷酸酶升高更明显。

血清甲状旁素测定：是为较特异的检查法，一般均不同程度的高于正常值（20～50pg/ml）。该检查仍可鉴别非甲状旁腺病变所致的高血钙，如某些恶性肿瘤（伴骨转移的肺癌、乳癌等）。但 PTH 仅轻度增高，维生素 D 中毒或结节病引起高血钙时，PTH 反而降低甚至不能测出。在尿毒症、妊娠、促胃液素瘤时 PTH 均可增高。因此，诊断 PHPT 时，PTH 升高仍要结合高血钙等判定。

上述几项化验检查，必要时应反复进行。

## 469

### 原发性甲状旁腺功能亢进症如何定位诊断？

术前定位：对提高手术探查的成功率，缩短手术时间，预防手术并发症及选择手术方法等都是很重要的。

颈部触诊：能否触及肿块主要取决于瘤体大小和部位。有时要和甲状腺结节及淋巴结相鉴别。但只凭触诊检查难以确诊。

超声波检查：可作为常规检查方法之一。其回声常较甲状腺的回声低。其重量在 0.5g 以上，直径在 1.0cm 以上的球形病灶易于发现。在技术条件允许下，可行在超声引导下甲状旁腺穿刺活检，有很高的定性诊断价值。

CT 检查：对异位甲状旁腺的定位诊断优于 B 超。异位的上甲状旁腺常见于甲状腺实质内，咽部及食管后；异位的下甲状旁腺多在下颈部的胸腺中，前纵隔等处。

核素扫描：可用 $^{99m}TC$ 和 $^{201}TL$ 消影法扫描，对甲状旁腺定位诊断的敏感性、特异性和准确性较高，尤其对异位甲状旁腺的定位诊断有较高的应用价值，但会受病变性质、大小和部位的影响。

选择性颈内静脉插管多段采血测定 PTH，该检查只适用于初次手术探查失败而需再次探查，其他检查方法不能定位者。据朱预报道 30 例的经验，90% 的结果与手术探查时发现的病变部位相符。该法不仅能定位诊断，而且对区别腺瘤和增生以及多发性腺瘤也有帮助。

选择性动脉造影检查有发生失明和偏瘫的危险，临床较少应用。

术中定位：术中保持基本无血的术野很重要。甲状腺下动脉与喉返神经交叉部位的准确解剖是找到甲状旁腺的重要条件，因为大约 80% 的同侧甲状旁腺即处于以这个交叉点为中心 2.5cm 的区域内，此区被称为 Romanus 区。

对术前未明确病灶位置的病例，可遵循甲状旁腺瘤的发生率，自右下至左下逆时针方向递减的规律。术中探查的顺序应该是甲状腺右下，左下，左上，右上。正常位置不能探查到的，应考虑到有异位的可能，单侧探查阴性时应行双侧探查。

甲状旁腺术中染色定位：因甲状旁腺的血运 80% 来自甲状腺下动脉，仅有少数来自甲状腺上动脉及上下动脉的吻合支，术中可将 1% 亚甲蓝 1ml 与生理盐水 4ml 溶解后，经甲状腺下动脉主干，用 4 号半针头穿刺，分别注入两侧甲状腺下动脉。结果可发现甲状旁腺呈深蓝色，与周围腺体有明显区别。据李益民等的 37 例报道中，1 例探查未认出甲状旁腺，曾施用此法定位成功。

## 470

### 原发性甲状旁腺功能亢进症（PHPT）被误诊的原因有哪些？

多数病人均有误诊史，多被误诊为泌尿系结石、泌尿系感染、风湿性关节炎或类风湿关节炎、多发性肌炎、骨质疏松、骨折或病理性骨折、骨肿瘤等，其原因是：

1. PHPT 起病慢、病程长、症状复杂多样、缺乏特异性。

2. PHPT 引起肾和骨骼系统的并发症的症状突出，而多被误诊为肾及骨骼系统疾病。如肾型的占 70%，对双侧、多次复发的泌尿路结石未考虑是本病。

3. 医师对 PHPT 认识不够，才疑诊时未能反复地进行血钙、血磷、尿钙、血碱性磷酸酶的测定，未尽早进行 PTH 的测定。

总之，提高对 PHPT 的认识，掌握其临床特点，重视血生化的异常，尽早作 PTH 检查是减少误诊的关键。

**471**

## 甲状旁腺功能亢进症继发肾结石如何诊断?

1. 临床症状　多数病人为双肾多发和反复发作的肾结石。且有全身乏力、高血压、消化道症状及颈部可触及肿物。

2. 化验室检查

（1）血清钙　正常值为 2.12～2.62mmol/L（0.085～0.105g/L），甲旁亢时可在 2.62mmol/L（0.015g/L）以上。

（2）血清磷　正常值为 0.96～1.45mmol/L（0.030～0.045g/L），甲旁亢时低于 0.8mmol/L（0.025g/L）。

（3）24 小时尿钙、尿磷测定　正常人尿钙为（150±50）mg/24h，尿磷为 500mg/24h。甲旁亢时尿钙、尿磷均升高。

（4）肾小管磷再吸收试验（TRP）　正常人为 78%～89%，甲旁亢时，可降至 10%～70%，低于 75% 即有诊断意义。

（5）PTH 测定。

3. 颈部 B 超、核素扫描和 CT 检查　对确诊和定位有帮助。有时需行食管钡剂透视，除外食管旁、纵隔或颈动脉附近的甲状旁腺瘤。

4. 甲状旁腺功能亢进症的分型鉴别　按孙昌惕报道，分为骨病型和肾石型比较实用，二者鉴别如下表。

**甲状旁腺功能亢进分型的鉴别**

|  | 骨 病 型 | 肾 石 型 |
|---|---|---|
| 性　别 | 男多于女 | 男多于女 |
| 年　龄 | 20～30 岁 | 20～50 岁 |
| 病　程 | 短，发展快 | 长，发展慢 |
| 早、晚期症状 | 骨病，骨质疏松，骨囊肿及病理性骨折等 | 肾结石至双肾多发结石 |
| 血　钙 | 持久偏高，可达 0.15g/L | 稍高于正常 |
| 尿　钙 | 较高 | 较高 |
| 碱性磷酸酶 | 升高 | 正常 |
| 血氧化钠 | 大于 102mmol/L | 大于 102mmol/L |
| 钙、磷代谢检查 | 多呈阳性，因此以上检查多已能确诊，故可酌情免做此检查 | 诊断较困难，需做钙、磷代谢检查才能做出诊断 |
| 肿　瘤 | 较大，直径约 3.0cm | 较小，直径约 1.0cm |

## 472

### 原发性甲旁亢合并肾结石如何治疗？

诊断明确后需行手术治疗。应先治疗甲旁亢病变，然后再处理结石，如先做肾石手术。术后结石可能迅速复发，甚至术后发生高血钙危象（hypercalcemic crisis）。甲状旁腺肿瘤（腺瘤或癌）切除术后，结石可回升溶解，疗效显著，而甲状旁腺增生者，虽行 $3\frac{1}{2}$ 旁腺切除，疗效仍欠佳。

术前纠正酸中毒，改善营养状况，可补充磷酸盐溶液，配方是：$Na_2HPO_4 \cdot 12H_2O$ 96.3g，$KH_2PO_4 \cdot 2H_2O$ 10.3g，水 500ml，10ml 含磷元素 215mg，30~60ml/d，可降低血钙、增加骨矿物质沉积，有利于减轻术前症状，并可帮助术后血清钙、磷水平迅速恢复正常。术前如有高血钙危象必须积极治疗好转，或缓解后再行手术。术前甲状旁腺定位检查亦是一项重要的准备工作。手术时要术野暴露充分，止血彻底，操作轻巧，仔细查找到四个甲状旁腺。必要时取活检，冷冻切片，是保证手术成功的必要条件。

文献报道下列情况暂不宜手术治疗，宜用内科治疗：①病情较轻，如患者 10 年内只排出 1~2 块小结石，而血钙只略高于正常者，可考虑应用磷酸盐合剂或纤维素磷酸盐，以降低血钙；②多次手术仍找不到腺瘤的甲旁亢病人，亦用上述药物治疗。

## 473

### 何谓"三发性甲旁亢"？

继发性甲旁亢是由于各种原因所致的低钙血症，刺激甲状旁腺，使之增生肥大，分泌过多的 PTH 所致，常见于肾功能不全、骨软化症、小肠吸收不良和维生素 D 缺乏与羟化障碍等疾病。在继发性甲旁亢的基础上，由于腺体受到持久的刺激，部分增生组织转变为腺瘤，自主性地分泌过多 PTH，称为三发性甲旁亢。临床上少见。

## 474

### 甲旁亢患者出现高钙危象如何处理？

血钙增高所引起的症状可影响多个系统。中枢神经系统可出现记忆力减退，情绪不稳定，轻度个性改变，抑郁，嗜睡。神经肌肉系统可出现倦怠，四肢乏力，以近端肌肉为甚。

可出现肌萎缩。常伴有肌电图异常，临床上可误诊为原发性神经肌肉疾病。当血钙超过 3mmol/L 时，容易出现症状。严重时可出现明显精神症状，如幻觉、狂躁，甚至昏迷。消化系统可出现食欲减退、腹胀、消化不良、便秘、恶心、呕吐，还可引起急性胰腺炎，消化性溃疡。

甲旁亢患者血清钙 >3.75mg/L 时称高钙危象，严重威胁生命，应予紧急处理。①大量滴注生理盐水，根据失水情况每天给予 4~6L。大量生理盐水一方面可纠正失水，同时因多量钠从尿中排出而促使钙从尿中排出；②二膦酸盐，如帕米膦酸钠 60mg，静脉滴注，用 1 次，或 30mg 每天滴注 1 次，连用 2 天。应用时以 10ml 注射用水稀释，加入 1000ml 液体中静脉滴注；③呋塞米 40~60mg 静脉注射，促使尿钙排出，但同时可导致镁与钾的丧失，应适当补充；④降钙素可抑制骨吸收，2~8U/（kg·d）皮下或肌内注射；⑤血液透析或腹膜透析降低血钙；⑥糖皮质激素（氢化可的松或地塞米松）静滴或静注。

## 475

### 甲旁亢患者如何手术治疗？

外科手术是治疗甲旁亢患者唯一有确切疗效的方法。手术探查时，如仅一个甲状旁腺肿大，提示为单个腺瘤，应切除肿瘤。如四个腺体均增大，提示为增生，应切除三个腺体，第四个切除 50%。异位甲状旁腺大多位于纵隔，可顺沿甲状腺下动脉分支追踪搜寻，常不必打开胸骨。如果剩留的甲状旁腺血液供应发生障碍，则会出现严重的低钙血症。如血清钙持续在 2mmol/L 以下，可出现 Chvostek 征与 Trousseau 征，或有手足抽搐，可静脉注射 10% 葡萄糖酸钙 10~20ml。必要时可一日内重复 2~3 次，或置于 5% 葡萄糖溶液中静脉滴注。滴注速度取决于低钙症状与对治疗的反应。如 2~3 日内仍不能控制症状，可加用维生素 D 制剂。少数患者术后低钙血症持续不恢复，血清磷逐渐升高，提示有永久性甲状旁腺功能减退症的可能，则需长期补充钙制剂与维生素 D。

（周　力　高治忠）

# 十七、

## 肾血管性高血压（RVH）

## 476

### RVH 病人如何筛选?

RVH 常见的原因是肾动脉狭窄（RAS），少见的原因有肾静脉栓塞、肾动脉瘤、肾动静脉瘘和急性肾梗死等。高血压由 RAS 引起的占 5%～10%。欧美国家多为动脉粥状硬化所致。其次为肾动脉纤维肌肉增生，大动脉炎少见。我国和其他东方国家多数由大动脉炎所致。熊汝成报道：177 例 RVH 中，122 例为大动脉炎。占 68.9%。该病被认为是自身免疫性疾病。是以动脉中层为主的全动脉炎，晚期可累及内膜及外层，造成多发性动脉狭窄。国内文献报道：对 570 例大动脉炎并发 RAS 的综合分析，其特点为：①多见于青年，女性发病率较高；②血压已在高水平，而临床表现轻微；③病程发展较快，但进入慢性期后进展缓慢；④眼底早期出现改变；⑤腹部有杂音；⑥患肾功能明显减退。RVH 筛选的程序是：

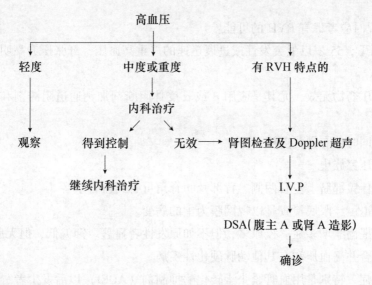

## 477

### 大动脉炎的临床特点是什么?

大动脉炎是一种自家免疫性疾病。好发于青年。女性多于男性。在我国及其他东方国家多见。本病临床可分为三期：①急性活动期；②慢性炎症期；③瘢痕狭窄期。急性活动期临床表现往往不明显，可有全身乏力、发热、盗汗等，易被忽视，难以及时做出诊断。其后由于继发过敏免疫反应激起大动脉及其主要分支病变，累及动脉时则可引起继发性高血压。其病理变化以动脉中层为主的全层性动脉炎，内膜层呈弥散性肉芽组织增生伴淋巴细胞和浆细胞浸润，从而使其正常功能和结构遭破坏。经过反复多次活动浸润后，血管内膜纤维增殖，表面肿胀、粗糙和血栓形成，终于形成管腔狭窄和闭塞。此外，由于大动脉炎中膜层弹力纤维和平滑肌变性断裂，可形成动脉瘤样折断。动脉外膜因炎症与周围组织粘连不易分离。这些变化都和动脉粥样硬化不同，病人血沉快，抗链球菌溶血素"O"试验阳性，α、γ 球蛋白升高，免疫球蛋白 IgG 升高，血中抗 A 抗体试验阳性者均提示为活动期。大动脉炎活动期患者需应用药物治疗，以控制炎症的进展，抑制免疫反应和增加受累器官的血液供应。不宜应用手术治疗。治疗后，若上述检查指标均正常，病变在瘢痕狭窄期才适合手术治疗，必要时术后仍需应用药物治疗。

### 478

### 诊断 RVH 的依据是什么？

有下列情况时应考虑有 RVH 的可能：

1. 30 岁以下，55 岁以上突发性或进展迅速的严重高血压，舒张压升高明显，常伴发心血管病变。

2. 应用降压药物无效，尤其是应用 β 或 α 受体阻断剂加钙通道阻滞剂和利尿剂降压无效者。

3. 高血压同时伴有腰背疼痛。

4. 无高血压家族史。

5. 高血压伴腹部脐上左右两侧、背部及肋脊角可听到血管杂音。

6. 视力减退。经眼底检查是以视网膜为主的病变。

7. 继发性醛固酮增多症。夜尿多，但不如原发性者显著。钾偏低，但无肢体麻痹。

8. 糖尿病合并高血压和有其他动脉硬化性疾病。

9. 氮质血症。特别是用血管紧张素转化酶抑制剂（ACEI）以后发生者。

### 479

### 肾素活性（PRA）测定在诊断 RVH 中的意义如何？

PRA 在诊断 RVH 有重要意义。其敏感性可达 75%~95%，特异性为 80%~93%。RVH 是由肾素介导的疾病，其 PRA 明显高于原发性高血压，有呋塞米（速尿）或直立位刺激肾素分泌，则两者之间的差别更加明显。PRA 测定血管紧张素 I（A I）大于每小时 5ng/ml，则提示有 RVH 的可能，但其敏感性和特异性不高，如欲提高 PRA 对 RVH 诊断的准确性则宜用血管紧张素转化酶抑制剂进行激发。如卡托普利（巯甲丙脯酸），能阻断AⅠ转化为AⅡ，血循环中AⅡ减少，通过反馈机制使肾素催化酶增加，肾素分泌因而大量增加。具体方法是：检查前2～3周停用抗高血压药物，特别不能应用血管紧张素转化酶抑制剂、利尿剂和钙。抽血测基础 PRA。服用卡托普利（巯甲丙脯酸）25～50mg，15～20分钟测血压1次、60分钟后再次抽血测 PRA。RVH 的阳性指标为：①服药后60分钟 PRA≥12ng（ml·h）；②PRA 增加的绝对值≥10ng/（ml·h）；③PRA 增高百分比应大于400%。

该项检测的敏感性、特异性虽然高，但其不足之处是不能区分单侧或双侧 RAS，不能确定哪侧肾分泌肾素过多。

## 480

### 药物试验或称阻抑试验在诊断 RVH 中如何应用？

肾缺血刺激球旁细胞增加肾素分泌，作用于肝脏的高压素原（一种 $α2$ 球蛋白）形成10肽的 AⅠ，流经各脏器特别是肺。受血管紧张素转化酶作用后，形成8肽的 AⅡ，再与受体结合，使动脉收缩和醛固酮分泌增加，水潴留，这就构成了体内的升压体系（RAA System），其中只有 AⅡ 和醛固酮有升压作用。若阻断这一系统中的任一环节，即可产生降压作用。具体方法有：

1. 血管紧张素转化酶抑制试验　壬肽抗压素（teprotide）是一种9肽物质，可阻滞血管紧张素转化酶使 AⅡ 生成减少，服药后血压下降，诊断 RVH 的阳性指标为：①舒张压降低≥9.3%；②PRA 测定 AⅠ≥18ng/（ml·h）；③PRA 反应值/对照（基础）值≥3.3。

2. 血管紧张素Ⅱ受体阻断试验　肌丙素（saralasin）是血管紧张素Ⅱ的特殊阻断剂，90%～95%肾血管性高血压患者此项实验呈阳性。诊断：RVH 的阳性指标为：①舒张压下降≥9.3%；②PRA 测定 AⅠ≥14ng/（ml·h）；③PRA 反应值/对照值≥2.2。

以上两种试验中都有 PRA 增高，这是由于血压下降刺激了肾小球旁致密斑和 AⅡ 减少降低了反馈机制，使肾素分泌增加。这是简便易行，安全有效的筛选 RVH 的方法。

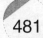

## 481

### 分肾功能试验对诊断 RVH 的意义如何？

做法是：术前4～5日给普食，停服一切利尿剂。检查前1小时饮水800～1000ml，使每分钟尿量维持在1～3ml，然后经膀胱插入双侧输尿管导管，分别收集两侧肾盂尿，做如下检查：

1. 酚红排泄试验　患侧显色时间晚且色淡。

2. 尿量对比　患者尿量少于健侧 60%。

3. 尿钠对比　患侧尿钠少于健侧 15%。

4. 尿肌酐对比　患侧尿肌酐高于健侧 50%。

以上四项可以诊断为单侧主干梗阻，如果尿量少于 30%，尿肌酐高出 20%～25%，可诊断为分支梗阻。凡有下列情况认为试验不可靠，如尿流中断、尿量太少、血尿严重、尿钠少于 10mmol/L。

因输尿管插入深浅不适，可致从管周围漏尿，疼痛可抑制排尿，均可影响试验结果，因此出现假阳性、假阴性较多，影响诊断的判断。对手术治疗的预后判断价值亦不大，现已不作为常规的检查方法。

## 482

### RVH 治疗时肾切除的指征是什么？

RVH 的外科治疗方法主要有两种：一为肾血管重建性手术，其中包括肾动脉成形，多种修复手术；二为肾切除术，各有其手术指征。一般认为以进行肾血管重建性手术为宜。不应将肾动脉狭窄侧（"患侧"）做肾切除术，因为一侧肾动脉狭窄引起高血压时，加压因子可使无动脉狭窄一侧遭受其影响，产生不可逆转的血管性变化，而患侧可因其动脉狭窄而受到较好的保护。因此，不应行患侧肾切除。另外，由于对 RVH 发病机制的深入了解，肾动脉修复手术技术不断地提高，对肾动脉狭窄侧缺血肾切除术的机会愈来愈少，指征日益严格，目前认为肾切除的指征是：

1. 病变一侧确系无功能，而对侧肾功能良好者。

2. 肾动脉及其分支病变广泛，无法施修复性手术者。

3. 肾内有广泛的血栓形成。

4. 动脉重建性手术失败，无法再行修复及 PTA 治疗，而对侧肾功能良好者。

5. 单侧肾动脉重建性手术成功，术后血运良好、肾功恢复，但血压仍不下降。经对侧活检证明有高血压继发性病变者，如坏死性动脉炎、近球体增殖或肾静脉血肾素活性增高者。

## 483

### 自体肾移植治疗 RVH 的评价如何？

自体肾移植是治疗 RAS 中血管重建手术主要方法之一，此外尚有动脉内膜切除术、狭窄段切除吻合术、血管代用品搭桥或旁路术、脾肾动脉吻合术、肝肾动脉吻合术、肠系膜上动脉、肾动脉吻合术等。

自体肾移植术的优点是：有较丰富的同种异体肾移植的经验可供借鉴，术野较表浅，血管易暴露，操作比较方便，血管吻合的方式的自由度较大，手术成功率高。自体肾移植手术并发症在 5% 以下，而除此以外的其他血管重建术为 5%～10%。双侧肾动脉狭窄可先行狭窄严重的一侧，而后，再行另一侧。下肢血压低于上肢时亦可行此手术，其理论依据是依Poiseuille 定律，即 $P = \dfrac{Q8L\eta}{\pi R^4}$（P = 压力差即推动流体前进的功能，Q = 流速，L = 管长，$\eta$ = 黏滞度，$\pi \times R^4$ = 管腔截面积的平方）。公式表明：管腔的大小与压力差成反比，即管腔越小，要求的压力差越大，管腔越大，要求的压力差越小。虽然髂内动脉由于腹主动脉缩窄后内压已有降低，然而髂内动脉与肾动脉吻合后，肾动脉的截面积变大、对压力差（血流的动能）要求降低。因此，肾动脉仍可满足血液供应的需要。但亦有文献报道：当下肢血压低于上肢时，除非同一手术时先做腹主动脉狭窄的远近两端的旁路手术，否则难收效，故对下肢血压低于上肢者应慎重考虑。

总之，自体肾移植适应证比较广泛，手术并发症少。在条件不具备行 PTA 治疗时，选好适应证仍不失为治疗 RVH 的较好的术式。

## 484

## 离体肾手术的适应证是什么？

离体肾手术（Bench surgery 或 vivo renal surgery）就是将病肾切下后，经过冷灌注，在体外无血条件下行病变部位切除、修补或肾血管成形术，然后做自体肾移植。

自 1967 年 Ota 首先应用离体肾显微外科技术，施行肾动脉成形术，然后做自体肾移植获得成功以后，适应证日益广泛，解决了许多以前肾脏手术无法解决的困难。其手术适应证如下：

1. 肾动脉狭窄并分支畸形　可比较容易地将狭窄部切除，同时行多分支的血管重建，而且手术成功率高，是肾血管性高血压中复杂的肾动脉狭窄手术治疗较好的术式选择。

2. 肾动脉瘤和肾动静脉瘘　在肾原位行动脉瘤切除和瘘修补术难以完成，多将肾切除，自临床开展此术式后，病变处易于处理，而且肾脏得以保留。

3. 巨大的鹿角状结石　在 20 世纪 50 年代部分巨大鹿角状结石多施用此术式取得较好的疗效。以后，由于在肾原位切开取石术式的改进和体外震波碎石的应用，逐渐较少应用。

4. 其他　如孤立肾的肾肿瘤、粉碎性的肾损伤、输尿管广泛损伤时，应行病变切除，又要保留部分正常的肾组织，应选用此术式。

5. 在异体肾移植中的应用　尤以在应用尸体供肾时，术前对尸体肾血管情况难以了解，取肾时又容易损伤，故在肾切除后，经过冷灌注，修剪供肾时，需要时可即行血管整形、修补手术，然后再行肾移植，因此，不但尸肾的利用率提高，而且肾移植手术的成功率亦明显的提高。

## 485

### 何谓经皮腔内血管成形术（PTA）？

此方法是经皮穿刺将 Grüntgig 双腔导管逆行导入肾动脉，在导丝引导下将囊腔导管置入狭窄部，以 5～8 个大气压充起囊腔，使狭窄部得以扩张。此为一非开放性手术，安全性大，扩张成功率及治愈率皆可达 80%～90%。对孤立肾、双肾动脉狭窄、下肢血压低于上肢者有肾功能不全、肾病综合征且并发心、脑并发症的危重患者，更能显示某些优越性。第一次扩张后，发生再度狭窄的症状复发者，可重复扩张。凡具有开放性手术施行肾动脉血管成形术的，均可采用此治疗方法。

1986 年，董宗俊总结 PTA 治疗 RVH 35 例，认为无论哪种病因与类型，肾素活性比值如何，均可用此法治疗，较为安全、创伤小，2/3 患者获得成功，即使失败也不影响手术治疗，或行再次扩张。

1992 年，Ross 报道对 28 例 RAS 者在肾动脉气囊扩张后，于狭窄部位留置金属内支架，结果 27 例获成功，消除了气囊扩张后的血管壁弹性回缩而造成的再狭窄。其报告的一组 45 例患者的 47 根肾动脉狭窄行经皮肾动脉内支架术，随访 4 个月时，88% 的动脉通畅，其中随访 1 年者 12 例，无再狭窄现象。1996 年北京友谊医院报道应用此技术治疗肾移植术后，肾动脉狭窄获得良好的疗效。

（高治忠）

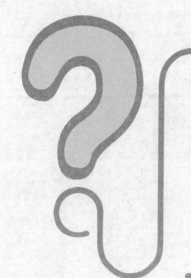

十八、

急性肾衰竭

486

## 急性肾衰竭的概念是什么？

急性肾衰竭（ARF）主要是由于各种原因的创伤和中毒等而引起的肾实质性损害的一种急性肾脏疾病。多数病人的临床表现为无尿或少尿和代谢物质在体内滞留而出现的一组综合征。

根据 ARF 病因不同，曾有许多名称如：急性肾小管坏死、下肾单位肾病、挤压综合征、休克肾、中毒性肾病、创伤性尿毒症、烧伤性肾炎、输血肾等。

在一般情况下，人体每天排出溶质约 30~50g，肾脏发挥其最大浓缩能力时，每溶解 1g 溶质需要 15ml 尿液。所以，每天尿量应维持在 500ml 以上才能完成其排泄这些溶质的任务。故临床上 24 小时尿量少于 400ml 为少尿。又因人体内整个尿引流系统的黏膜上皮组织，24 小时最大分泌量不超过 50ml，故 24 小时尿量少于 50ml 即称为无尿。

ARF 多出现无尿或少尿，但少尿不一定就是 ARF。尿不少也不一定不是 ARF。所以，要注意非少尿型的 ARF。

诊断时不但要明确是否 ARF，而且要鉴别出哪一种类型的 ARF。一般分为肾前性即功能性 ARF，肾性即器质性 ARF 和肾后性即梗阻性 ARF。

ARF 在战争时期多见，但在和平建设时期亦非少见，仍是临床多科室多种常见病的严重并发症。近年来，由于医疗技术，其中包括透析技术等和急症监护的迅速发展，死亡率较前明显降低，但仍在 50% 左右。

ARF 若经及时诊断和治疗，一般能得到满意的效果，否则多死于水中毒、心衰、钾中毒和感染等并发症。

487

## 肾前性急性肾衰竭的病因是什么？

1. 血容量减少　如各种原因引起的大量失血和脱水、大量频繁呕吐和腹泻；大面积烧伤引起大量的体液丧失、出大汗；大量应用利尿剂或血管扩张剂；大量体液急剧地在体内第三间隙潴留。

2. 心肺功能不全　如心输出量减少、导致肾血流灌注不足。$PaO_2 < 5.33kPa$（40mmHg）或 $PaCO_2 > 8.66kPa$（65mmHg）均可导致肾小球滤过率降低。

3. 血压的改变　收缩压突然 $\leqslant 10.7kPa$（80mmHg）或外周血管阻力增加。收缩压迅速升至 24.0kPa（180mmHg）以上，超过肾脏的调节负荷，可导致肾小球滤过率降低。

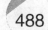

## 488

### 肾前性急性肾衰竭时的液体补给试验如何进行?

液体补给试验是诊断肾前性急性肾衰竭的重要方法之一。经液体补给后,每小时尿量等于或超过 30~40ml 为阳性,即肾功能尚好,但有血容量不足的现象。

1. 液体的选择  一般用 10% 葡萄糖溶液;创伤、失血时用全血;失盐、失水并有酸中毒时,用生理盐水加乳酸钠或碳酸氢钠溶液;烧伤、腹膜炎时可用血浆、右旋糖酐。

2. 输入液体量  为体重的 1.0%~1.5%,约为血容量的 20%。例如:50kg 体重的病人,可输入 500~700ml 液体。

3. 输入的速度  按不同的液体的性质而定。胶体每 30~40 分钟内可输入 500~700ml,晶体每 30~40 分钟内可输入 1000ml。

## 489

### 肾前性急性肾衰竭治疗原则和方法怎样?

1. 原则  补足血容量,纠正心肺功能,预防肾缺血,减少毒素的产生和促进其排泄。

2. 方法

(1) 即时输血、补液、补足有效血容量,维持每小时尿量在 30~40ml。

(2) 应用血管解痉挛药物  如氨茶碱、罂粟碱和利尿合剂 (10% 葡萄糖溶液 500ml,维生素 C 5g,氨茶碱 250mg,奴佛卡因 0.5g)。

(3) 纠正心肺功能。

(4) 创伤、感染病人应即时彻底扩创、去除病灶。

(5) 增加毒素排泄

1) 甘露醇  可降低血管阻力,使肾小球输出动脉扩张、增加滤过率。维持肾小管内静水压,可防止间质水肿,减轻对小管的阻力。尿量增加,可稀释沉淀物质,防止小管阻塞。Nesbit 曾提出:于大手术前,麻醉诱导开始即可应用甘露醇,预防急性肾衰竭。

2) 呋塞米(速尿)  可抑制肾小管髓袢升段对钠的重吸收,从而利尿,能改善肾血循环,减少肾间质水肿,作用强而毒性低。Ireland 曾提出 24 小时可反复应用,累积量可达 2~3g。

3) 甲状旁腺激素  有扩张血管及利尿作用。对血管内溶血的病例效果较好。一般用量为 200U 加入 5% 葡萄糖溶液 100ml 内,静脉滴注 1~2 次/天。

## 490

### 少尿如何鉴别？

1. 首先排除由于下尿路梗阻，如前列腺增生症、神经源性膀胱排尿功能障碍而引起的尿潴留及充盈性尿失禁。查体时，下腹部膀胱膨胀，经导尿后即可证实。

2. 对病情危重者，应测中心静脉压（CVP）、根据 CVP 的情况进行分析和诊断。

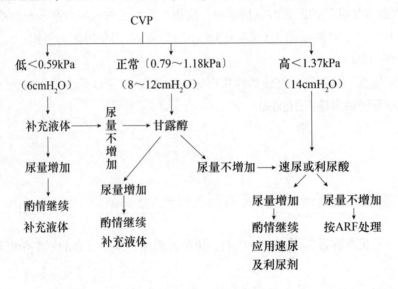

## 491

### 肾前性和肾性少尿如何鉴别？

肾前性和肾性少尿的鉴别见下表。

**肾前性和肾性少尿的鉴别**

| 项 目 | 肾前性 | 肾 性 |
|---|---|---|
| 病史 | 多见于血容量不足及心肺功能不全等 | 多见于各种原因的创伤及中毒 |
| 尿比重 | 1.010 或更高 | 固定在 1.010 或更低 |
| 尿显微镜检查 | 无异常 | 肾小管细胞和管型 |
| 血细胞压积 | 上升 | 下降 |

| 项　目 | 肾前性 | 肾　性 |
|---|---|---|
| 氮质血质 | 轻度 | 明显 |
| 血钾 | 轻度缓慢上升 | 直线上升 |
| 尿钠 | 少于 40mmol/L | 多于 40mmol/L |
| 尿素 | 多于 33.3mmol/L | 多于 16.65mmol/L（1g/100ml） |
| 尿尿素/血浆尿素 | 大于 15:1 | 小于 15:1 |
| 尿肌酐/血浆肌酐 | 小于 30:1 | 小于 20:1 |
| 补液试验 | 尿量增加 30~40ml/h | 尿量不增加 |
| 自由水清除率 | -15~-100 | -5~+15 |
| 滤过钠排清率 | <1 | >2 |
| 肾衰指数 | <1 | >2 |

**492**

### 自由水清除率的计算方法，判定标准及临床意义怎样?

自由水清除率（$CH_2O$）又称净水清除率:

计算公式:

$$CH_2O = 尿排出毫升数/小时 \times (1 - 尿渗透压/血渗透压)$$

判定标准:

正常值为 -30~-110，越接近 0 越说明肾功能损害严重。

临床意义:

一般用以反映肾小管功能，反映远曲小管对水重吸收障碍。其变化早于血尿素氮和肌酐的变化约 2~3 天。用于诊断早期的急性肾衰竭比较准确。对于急性肾衰竭，或易发生急性肾衰竭的病人，若连续监测自由水清除率，可反映肾脏功能变化的状况。

**493**

### 滤过钠排泄分数（FENa）的计算公式、判定标准及临床意义怎样?

计算公式: $FE_{Na} = 钠清除率/肌酐清除率 = \left( \dfrac{尿钠 \times 尿量}{血浆钠} \right) / \left( \dfrac{尿肌酐 \times 尿量}{血浆肌酐} \right) = (尿钠 \times 血浆肌酐) / (血浆钠 \times 尿肌酐) \times 100\%$

判定标准：

正常值在 0.5% 以下。肾前性急性肾衰竭为 1.0%～1.5%，肾性急性肾衰竭为 1.5% 或 1% 以上。

临床意义：

对急性肾衰竭的诊断、病理状况的鉴别、监测病情转归均有重要意义。

马腾骧等报道：FENa 不正常但不超过 1.5% 者，多为肾前性急性肾衰竭。1.5% 以上，多为肾小管坏死（最高可达 41%）。

饭田报道：对 17 例急性肾衰竭患者，用 FENa 作病因诊断，其结果肾前性为 2% 以下，肾小管坏死为 1%～5%，而肾皮质坏死为 30% 以上。

## 494

### 肾衰指数（RFI）计算公式、判定标准及临床意义怎样？

计算公式：

$$RFI = 尿钠/（尿肌酐/血肌酐）= 尿钠 \times 血肌酐/尿肌酐$$

判定标准：

正常值在 1 以下，肾性急性肾衰竭时，一般在 1 以上。肾前性在 1 以下。

临床意义：

在急性肾衰竭时，即可明确诊断，又能反映其病理状况，与 FENa 比较：RFI 在公式中把血浆钠认为是固定的，实际上，急性肾衰竭时血浆均偏低，并有变动。而 FENa 中对血浆视为可变的，故更能说明问题。

## 495

### 多尿型或非少尿型急性肾衰竭如何诊断？

为临床少见的一种急性肾衰竭。多由于肾中毒所致。主要原因是肾小球滤过率减少、肾小管损害更为严重，回吸收原尿减少，因而尿量增多。每日超过 1000ml 或更多。尿比重固定在 1.010 或更低。体内仍有代谢物质的潴留，尿素氮、肌酐逐日渐增，肌酐廓清率相应递减。在初期发生水中毒、钾中毒者较少。若延误诊断和治疗，亦多因肾性急性肾衰竭的并发症而死亡。

少尿型与非少尿型急性肾衰竭只是程度上的差别，本质上都属于急性肾衰竭。因此，只要具有导致发生急性肾衰竭的病因就应及时监测肾功能等检查，不能把"少尿"作为诊断急性肾衰竭的唯一的依据。

## 496

### 肾性即器质性急性肾衰竭诊断要点是什么?

1. 有致病的诱因　如各种原因的失血性休克，严重的、复合性的外伤，严重的感染或败血症，误输异型血等等。

2. 无尿或少尿　并能除外肾前性或肾后性急性肾衰竭。

3. 血化验检查　血尿素氮、血肌酐、血钾升高，血二氧化碳结合力降低。

4. 以尿液为主的检查

（1）尿比重固定在 1.010 或以下。

（2）尿蛋白增高，可见大的颗粒管型（或称肾衰管型）。

（3）尿/血肌酐比值 <20∶1；尿/血尿素比值 <15∶1；尿钠 >40mmol/L。

5. 液体补充试验　尿量不增加，应用呋塞米尿量亦不增加。

## 497

### 肾性即器质性急性肾衰竭治疗的原则及方法有哪些?

1. 原则　是维持病人内环境的稳定，使其安全度过危险期（一般为 1~2 周）。

2. 方法

（1）控制液体的输入　应以"量出为入"为原则。每日液体量维持在 600ml（不显性失水－内生水）＋前 1 日排出量（包括尿、大便、呕吐、伤口渗出及引流量）。若发热，体温每升高 1℃每小时应增加量为 0.1ml/kg。若病人每日体重减少 0.5~1.0kg，CVP 正常，血钠为 140~145mmol/L，为补液适量。若体重不减或增加，血钠少于 145mmol/L，CVP 高，为液体摄入过多，且易发生水中毒及心力衰竭。

（2）矫正酸碱、离子平衡失调

1）代谢性酸中毒　$CO_2CP$ < 15mmol/L 应即时纠正，可按应用 5% 碳酸氢钠 2.0~2.5ml/kg，或乳酸钠（1mol）1.0~1.5ml/kg 计算碱性物质。

2）高血钾　应用碱性药物、钙制剂（钙离子可拮抗钾对心肌的毒性作用），或应用每葡萄糖 4g＋胰岛素 1U 静脉滴注，以促进糖原的合成，钾进入细胞内。上述治疗无效，应尽早行血液透析。

3）低钠血症　多数病人是由于液体输入过多所致。因此，限制液体的输入是预防低钠血症的有效措施。

（3）控制感染及合理应用抗生素　病人应予隔离，重在预防感染、彻底清创，脓肿应即时切开引流。尽早拔出尿管，若有感染应行细菌培养，按细菌及其敏感药物使用抗生素。一般运用青霉素、红霉素及新生霉素等。肾毒性药物，如链霉素、庆大霉素、卡那霉素、多黏菌素 B 等，当肾衰竭时药物的半衰期延长，剂量应适当减少。

（4）饮食的调节　每日应供给 1500kcal。1kcal＝4.184kJ 左右的热量，可使病人减少内源性蛋白质的分解，使尿素保持在最低水平。如体温升高 1℃，新陈代谢可增加 7%，其所需热卡量则应增加至 2000kcal 左右。为了减少蛋白质的分解，应多输入葡萄糖。一般每日给 50% 葡萄糖 500～700ml。应减少蛋白质的摄入，但应适当摄入高价蛋白质，避免引起负氮平衡。给蛋白质的参数用量：内生肌酐清除率 10～40ml/min 时，40g/d；5～10ml/min 时，给 25g/d。

可使用苯丙酸诺龙，使细胞内的氯和钾延迟外逸和促进蛋白质的合成。

## 498

### 急性肾衰竭时应用透析疗法的指征是什么？

透析疗法是治疗急性肾衰竭有效的方法。经过透析可以维持病人内环境的稳定，安全度过少尿期。对纠正氮质血症、高钾血症、高容量心力衰竭、酸中毒、低钠血症、高血磷等和改善症状均有明显的效果。因此，诊断较明确后应尽早透析治疗。透析可降低死亡率和缩短恢复期。若延迟透析，不但治疗效果不佳而且可增加透析的并发症，增加死亡率。

透析的指征是：

1. 无尿或少尿 2～3 天以上，有明显尿毒症表现。

2. 严重水肿或伴有肺、脑水肿，心衰者。

3. 高分解状态的急性肾衰竭即 BUN 每日升高 >10.7mmol/L。

4. BUN≥28.6mmol/L（80mg/dl），Cr≥440～884μmol/L（5～10mg/dl）。

5. 血钾≥6.5mmol/L。

6. 重症酸中毒。$CO_2CP$ <13mmol/L，pH <7.25。

有条件一般应采用血液透析，尤其是适用于高分解状态者，清除小分子毒性物质效果优于腹膜透析，但对血流动力学影响大，不适于心功能差及老年患者。腹膜透析操作简单，不需肝素化和血管造瘘，在基层医院即可开展此项工作。腹部外伤及腹部皮肤外伤或有广泛感染者不宜做腹透。

## 499

### 急性肾衰竭多尿期如何处理？

当急性肾衰竭病人的尿量逐日渐增时，即可期待多尿期的来临。每日尿量可达 3000ml

或更多，但血化学仍无明显的变化。原因是尿量与肾功能的恢复不成正比，虽然肾脏已开始滤过和排泄溶质，但仍不足以清除细胞外液内的代谢产物。因肾脏浓缩能力尚未恢复，故原尿仍多，尚有较多的溶质潴留。临床症状亦无显著改善。

1. 补充液体　以防细胞外液的过分丧失。一般补充尿量的 1/3 ~ 1/2 为宜，应注意观察有无缺水的征象，并应防止肺水肿的发生。

2. 纠正低钠、低钾　随着大量尿的排出，钠和钾亦有多量的丢失。若尿量超过 3000ml 时，每日应补充氯化钠 5 ~ 10g/d，氯化钾 3 ~ 8g/d。

3. 增进营养　病情开始好转，身体多很虚弱，易遭感染和其他并发症，因此，要补充营养。食物中注意应有高碳水化合物、高维生素、高蛋白质。

4. 预防感染　尽快地增强体质，控制和减少感染源是预防感染的重要措施。必要时可适当应用抗生素。

病人进入多尿期仍应严密观察病情，积极进行治疗。否则，会导致水盐、离子平衡失调、感染而死亡。

## 500

### 急性肾衰竭临床分几期?

急性肾衰竭时出现肾脏细胞凋亡，大致分为两个阶段，第一阶段是在缺血等急性损伤后几天内，第二阶段是在急性肾衰竭的恢复期。急性肾衰竭在病理上有肾小管坏死和修复两个阶段。目前急性肾衰竭在临床上分为少尿期、多尿期和恢复期。

1. 少尿期　急性肾衰竭的主要阶段，1 ~ 2 周，短者 5 ~ 6 天，长者可超过 1 个月。临床表现为尿量骤减或逐渐较少，每日尿量少于 400ml 者称为少尿，少于 50ml 者为无尿。

2. 多尿期　在少尿或无尿后，如果 24 小时内尿量出现增加并超过 400ml 时，可以认为是多尿期的开始。多尿期大约持续 2 周时间，尿量每天可达 3000ml 以上。多尿期的临床表现主要是体质虚弱、全身乏力、心悸、气促、消瘦和贫血等。

3. 恢复期　在多尿期后，病人进入恢复阶段，在这一阶段病人体力和全身状态都在恢复，大约要 2 ~ 3 个月的时间。

## 501

### 急性肾衰竭血液透析的目的是什么?

1. 尽早清除体内过多的水分和毒素。

2. 纠正高钾血症和代谢性酸中毒以稳定机体的内环境。

3. 有助于液体、热量、蛋白质及其他营养物质的摄入。

4. 有利于肾脏损伤细胞的修复和再生。

## 502

### 缺血导致的急性肾小管坏死的发病机制是什么？

急性肾衰竭有广义和狭义之分，广义的急性肾衰竭可分为肾前性、肾性和肾后性三类。狭义的急性肾衰竭是指急性肾小管坏死（acute tubular necrosis）。

缺血所致的急性肾小管坏死的发病机制，主要有以下解释：

1. 肾血流动力学异常　主要为肾血浆流量下降，肾内血流重新分布，表现为肾皮质血流量减少，肾髓质充血等。①交感神经过度兴奋；②肾内肾素 – 血管紧张素系统兴奋；③肾内舒张血管性前列腺素（$PGI_2$、$PGE_2$）减少；④血管收缩因子产生过多，舒张因子产生相对过少；⑤球管反馈过强，造成肾血流及肾小管滤过率进一步降低。

2. 肾小管细胞代谢障碍　主要为缺氧所致，表现为：①ATP 含量明显下降，$Na^+$-$K^+$-ATP 酶活力下降，使细胞中 $Na^+$、$Cl^-$浓度上升，$K^+$ 浓度下降，细胞肿胀；②$Ca^{2+}$-ATP 酶活力下降，使胞质中 $Ca^{2+}$浓度明显上升，线粒体肿胀，能量代谢失常；③细胞膜上磷脂酶因能量代谢障碍而大量释放，进一步促使线粒体及细胞膜功能失常；④细胞内酸中毒等。

3. 肾小管上皮脱落，管腔中管型形成　肾小管管腔堵塞造成压力过高，一方面妨碍了肾小球滤过，另一方面积累于被堵塞管腔中的液体沿受损的细胞间隙进入组织间隙，加剧了已有的组织水肿，进一步降低了肾小球滤过率及肾小管间质缺血性障碍。

## 503

### 梗阻性 ARF 疾病的特点是什么？

若梗阻时间长必然导致肾性的肾功能损害，会加重病情。就诊时病人有高血压，高血钾，酸中毒，水中毒，心、肾功能不全，病情危重应积极医治，必要时，尽早血液透析，可缓解病情，降低手术风险。资料显示经过治疗，89% 是可以逆转的。关键在于梗阻时间，动物实验证明：如梗阻在 36 小时内解除，肾小球滤过率和肾小管功能几乎可以全部恢复；若在 2 周可恢复45%～50%，3～4 周可恢复15%～30%，超过 6 周基本不能恢复。

## 504

### 梗阻性 ARF 如何诊断?

突然无尿,"滴尿皆无"为其特点之一。其病因多数是肾、输尿管结石(尤其是双肾、双输尿管或孤立肾的),其次是盆腔恶性肿瘤,如直肠癌、结肠癌、子宫颈癌。尤其是手术后,应用过放疗的病人。特发性后腹膜纤维组织增殖症也可见到。症状和体征取决于梗阻的病因、时间、位置等。如腰痛或肾绞痛,尿少或无尿,参考过去病史,排除肾前、肾性的因素,应考虑为梗阻性的,再辅以超声、CT、血生化检查,一般可以做出初步诊断。

## 505

### 梗阻性 ARF 治疗原则及方法是什么?

治疗原则是:尽早确诊,及时解除梗阻,保护肾功,预防感染。优先处理高血钾、酸中毒、水中毒、心、肾功能不全。必要时即早进行血液透析,目的是缓解病情,为进一步解除梗阻创造条件。选用简单、安全、快速、有效的方法,如经皮穿刺肾造口术、双J管置入术、输尿管镜取石或切开取石术等。纠正水盐、酸碱、离子平衡,维持热量,应用抗生素预防感染都很重要。

## 506

### 梗阻性 ARF 治疗中主要注意事项有哪些?

1. 对病情要即时、全面、准确地评估。
2. 梗阻解除前禁用利尿剂,以免加重肾功能损害。
3. 重视解除梗阻后的出现多尿期的处理。
4. 注意病人存在不同程度的出血倾向,应即时处理,以免给外科处理造成困难。

## 507

### 阿昔洛韦导致 ARF 的发病机制是什么?

阿昔洛韦别名无环鸟苷,无环鸟嘌呤核苷等,为合成的核苷类抗病毒药。临床多用于治疗单纯疱疹（Ⅰ，Ⅱ型）、带状疱疹、免疫缺陷者、器官移植后的巨细胞病毒感染等。文献指出阿昔洛韦在体内代谢率很低，主要经肾由肾小球滤过和肾小管分泌而排泄，45%～79%的药物以原形由尿液排泄。由于本品在尿中溶解度很低，在静脉内快速或过量输注后，可引起肾小管内结晶沉淀，致肾小管堵塞，引起 ARF。

## 508

### 阿昔洛韦引起 ARF 的特点是什么？

综合材料分析有如下特点：

1. 大多数患者既往无药物过敏史，既往肝肾功能正常。

2. 各年龄均有发病，但老年人血容量不足，有基础肾脏疾病者更易发生。

3. 静脉给药导致 ARF 的可能性更大，且与药物剂量、浓度、给药速度有关。

4. 发生血尿的同时，部分病人有腰痛、腰酸、恶心、呕吐。

5. 肾脏病理特征表现为急性肾小管坏死或 急性间质性肾炎。

6. 停药，积极治疗后大多患者预后良好，一般不遗留肾功损害，仅有部分患者遗留肾功能损害，甚至危及生命。

## 509

### 应用阿昔洛韦引起 ARF 的主要原因是什么？

据国家药品不良监测中心一组不良反应、事件报告 4430 例中，ARF 63 例，其中 63 例中 47 例存在不合理使用阿昔洛韦的情况，部分病例存在多种不合理用药是主要原因（主要是没按说明书用药），如下：

1. 超适应证使用　7 例（10.9%），用于急性上呼吸道感染、病毒性脑炎。

2. 用法用量不当　有 47 例（65.1%），多者超过 1 倍。

3. 给药速度过快　仅供静脉给药，每次滴注时间应在 1 小时以上。

4. 给药浓度高　该药配制最后药物浓度不超过 7g/L

5. 配伍不合理　与肾毒性药物同时应用。

## 510

### 国家药品不良监测中心曾提出两点建议是什么？

其相关建议是：①建议临床医生严格掌握适应证，严格选取药物用法，用量，一定避免剂量过大，滴注速度过快，浓度过高，避免与肾毒性药物配伍使用。老年人，儿童，肾功不全等高危，特殊人群，应慎用或在监测下使用。使用过程中医护人员应仔细观测患者的肾功能损害征兆和症状，包括少尿，无尿，血尿，腰痛，腹胀，恶心，呕吐等。监测尿常规，和肾功能变化，一旦发现异常应立即停药，并尽快明确诊断，及时治疗。②建议药品生产，经营企业和医疗机构各方加强临床合理使用抗病毒药物的教育与宣传，充分告知医生其药品存在潜在风险，避免此药严重不良反应和药源性疾病的重复发生。

（周　力　高治忠）

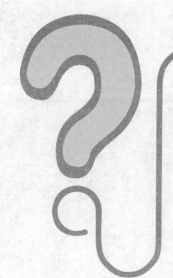

十九、

肾自体移植（RAT）

## 511

### 何谓肾自体移植术（Renal Autotransplantaion，RAT），临床应用意义何在？

肾自体移植术（RAT）是在同一个人体，先将肾脏切取，灌洗保藏，亦可处理肾的病变，一般再将其移植到髂窝。也可称之为肾移位术。

由于科学技术的进步，尤其是同种异体肾移植的发展、肾脏灌洗技术的改进、显微外科，血管重建技术的提高、影像学技术的进步等等，均为 RAT 的发展奠定了良好的基础。在腔镜技术发展的今天，临床实践证明治疗泌尿外科难治的一些疾病如：复杂的，小儿的，PTA 治疗失败的肾动脉狭窄性高血压、肾动脉瘤、孤立肾，尿路上皮癌—双肾，输尿管肿瘤、长段输尿管损伤和狭窄等疾病的一种有价值、可靠、重要的、可推荐的治疗方法。

## 512

### 请简单介绍几位，在国外开展 RAT 中的创业者及其业绩？

1. Hardy（1962，2） 世界首例 RAT 临床应用成功。为 1 例 64 岁，男性，因主动脉瘤两次手术，损伤右侧高位输尿管，长 8 厘米，已行肾造口术，伤及肠管又行结肠造口术。1962 年 11 月 12 日将右肾切取后将其移植在右髂窝，保留了肾脏，恢复了尿路连续性，拔除了两个造口，无手术并发症。手术获得成功。术后进行 Indigocarmine，肾图，肾盂排泄性造影等检查证实，移植肾功能良好。

2. Woodruff（1963，2） 世界首例应用 RAT 治疗肾动狭窄性 RVH 获得成功。随其后 Marshall，Serallch，-Mila，等报道 4 例，均获成功。术后血压均恢复正常。据 1970 年 Glunia 报道：这几例已有 6 年之久，其中 Woodruff 报道的一例，曾正常分娩后，血压亦未见升高。

3. Ota（1964，2） 首例应用肾离体手术再行 RAT 治疗 RVH 获得成功。 临床应用前进行了可行性动物实验。在此基础上于 1964，2，28，为一例，男性，39 岁，双肾动脉狭窄病人，行左肾动脉血管搭桥术。右侧肾体外肾动脉大隐静脉成形后，再行 RAT 获得成功，无手术并发症。随访 2 年 7 个月，无高血压，肾功能良好。

4. Kanfman（1967，4） 首例应用 RAT 治疗小儿肾动脉狭窄性高血压 获得成功。一例 7 岁男孩，患双肾动脉狭窄，血压高达 250mmHg。

曾行左肾动脉脾动脉吻合术，术后疗效不佳，渐失功。血压 160～200/90～100mmHg。于 1967 年 4 月先行右侧 RAT，手术成功。继行左肾切除术，无手术并发症。术后血压 110/60～70mmHg，肾功能良好，已随访 2 年。

5. Belzer（1970） 设计出肾脏体外循环装置。进行连续，脉冲式的灌注冷藏，即可在体外行肾离体手术，再行 RAT. Gueriero 又添加手术台和 X 线装置。当时这种装置在开展 RAT 方面起一定的推动作用。Corman（1972）第一次应用此装置治疗肾动脉狭窄成功。

6. ¢ yen（2009，5） 为一例女性，38 岁，右肾动脉瘤及一例女性 55 岁右侧医源性输尿管损伤，应用微创肾自体移植治疗成功。

## 513

### 请简单介绍国外报道 RAT 病例较多的几篇文章?

1. Flatmark 等报道 1971～1985 年间，12 年共施 RAT 305 例次，274 例病人。计有肾动脉纤维肌增生 56 例，动脉硬化 98 例，肾血管病，肾结石病 97 例，肾肿瘤 15 例，输尿管损伤 8 例。其中 1/3 病例有肾功损害，1/2 有严重高血压，术后死亡率为 4%，与年龄和肾功损害程度相关。25 例为孤立肾，2 例因术后肾失功而死亡。长期肾功稳定的 60 例，恶化的 7 例。文章指出：离体肾手术和 RAT 是治疗某些难治的肾脏疾病可选用的，安全的有效的手术治疗方法。

2. Novick 等报道 1972～1988 年间 16 年共施 RAT 108 例，计有肾动脉疾病 67 例，输尿管疾病 27 例，双肾或孤立肾肾癌 14 例，用于肾动脉异常儿童病例等应用肾体外手术修复 54 例，成功 52 例（96%）。对全部或大部分输尿管病变的应用 RAT 治疗 27 例中 25 例（92 例）成功，术后病人肾功能良好。RAT 比肠代输尿管优越。14 例肾癌应用体外肾手术做肾部分切除，保留肾单位手术 12 例成功（85%）。这种术式比原位手术并发症少。

3. Duberad 等报道 1972～1985 13 年间，78 例 RVH 应用手术治疗，45 例应用血管搭桥手术（用大隐静脉 22 例，髂内动脉 23 例）。术后 36 例（80%）血压恢复正常或好转。应用 RAT 治疗的 33 例中 32 例血压恢复正常或好转（97%）。5 年后 19 例做血管造影（RAT，9 例，搭桥术 10 例）。结果：RAT 的无血管异常，搭桥术者有血管扩张。

4. Bilal Azhar 等（2015，2）在其肾自体移植适应证的概述中报道 腹腔镜技术早已应用于 RAT Gill，Bluebend 等，各有 4 例的报道，Meng 等报道 6 例均获成功。Eisenbug 等报道 19 例其中 15 例为复杂的输尿管疾病应用 RAT 治疗均获成功。

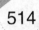

## 514

### 请简单介绍国内报道 RAT 较早，病例较多的几篇文章?

1. 1973 年 1 月，上海华山医院 在国内首先报道应用 RAT 治疗肾动脉狭窄 RVH 获得成功。1973，1～1978，6 共收治 29 例 肾动脉狭窄 RVH，共施 RAT 31 次，其中 2 例孤立肾，16 例肾动脉狭窄（2 例双侧），1 例同时做肾盂切开取石术，无手术并发症，无死亡病例。

随访 1 至 5 年显效及有效者达 89.6%。

2. 1973 年 9 月，苏州新医学院附属二院　应用 RAT 治疗肾动脉狭窄 RVH 成功。据江苏医学会泌尿学组报道：至 1978 年 5 月已积累 31 例，33 次 RAT 双侧肾动脉狭窄 15 例，2 例双侧 RAT，无手术并发症，无死亡病例。按 Nakada 标准，治愈和好转率为 93%。

3. 1981 年 9 月，天津医学院附属医院报道　自 1978 年至 1981 年 9 月 共施 RAT 治疗肾动脉狭窄 RVH 21 例。无手术死亡病例。随访 2 个月至 2 年，痊愈，有效和好转共 20 例。

4. 1988 年 4 月，哈尔滨医科大学附属第二医院报道　1977 年 3 月至 1987 年 3 月，应用 RAT 治疗肾动脉狭窄 RVH 20 例，无手术并发症。随访 6 个月至 10 年。按 Nakada 标准治愈和好转为 89%。

## 515

### 肾灌洗保藏技术的改进，如何促进了 RAT 的发展？

肾灌洗保藏技术是器官移植中主要步骤之一。目的是通过冷灌洗使肾降温，使其在缺血状态下最大限度地防止肾细胞受损，血液再接通后，使其尽快恢复正常状态。临床应用的有两种方式：一种是 Belzer 体外循环装置，连续、脉冲式的灌洗，另一种是悬吊式直接单次灌洗。前者在体外手术时动脉在充盈状态，易于剥离，血管成型后，可行血管造影，检查吻合修复的情况。装置比较复杂，不便于推广。另一种悬吊式直接单次灌洗法，同时把肾脏放在冰盐水或冰灌洗液中，可进行体外手术。悬吊高度为 100~120cmH$_2$O、温度为 4℃、一般用灌洗液为 500ml 左右、需时 5 分钟左右。灌洗液常用的有，Collin 液（Ⅰ，Ⅱ号），Sach 液（Ⅱ号），UW 液。国产的 HCA 液（高渗枸橼酸腺嘌呤液）应用已较为普遍，效果良好。RAT 中肾的灌洗保藏同样是其重要步骤之一。前述经验完全适用于 RAT。实践已证明确已推动了 RAT 的发展。

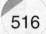

## 516

### 国内开展 RAT 的主要经验有哪些？

1. 我国肾动脉狭窄主要是由于大动脉炎所致。病人应在其病情稳定阶段进行手术治疗为宜。

2. RAT 之前应行肾动脉造影。不但能确定有无狭窄，并能知道狭窄的程度、范围、分支、侧支和腹主动脉，髂血管的情况，可为手术方式的选择提供依据。开展之初多采用经皮穿刺肾腹主动脉造影，或选择性肾动脉造影，现已改用 CT 无创检查法。

3. 肾脏的切取　大部分采用开放式，即经腰腹部切口。少数单位已应用腹腔镜技术或手助式腹腔镜技术，均取得满意的效果。

4. 肾脏的灌洗和保藏　多选用悬吊式直接单次灌洗法。灌洗后可借助"一摸，二看"来评估移植肾的质量。"一摸"是摸肾脏的质度，好的质度均一而韧。"二看"是一看肾表面颜色，好的色苍白而无花斑；二看肾静脉流出液的速度和血色，好的流速快，而血色很快变澄清。

5. 双侧肾动脉狭窄的治疗　可先应用 RAT 治疗病变严重的一侧，若术后血压恢复正常或好转时，可不即行另侧手术。应先给予观察治疗，再给予处理。同时有腹主动脉病变的，若下肢血压低于上肢不明显，亦可行 RAT。

## 517

### 离体肾手术的优点和适应证是什么？

离体肾手术（bench surgery 或 vivo renal surgery）就是将肾切取后，经过灌洗保藏，在体外无血状态下，可有足够的空间和时间，做肿瘤切除，可以做到理想的切割。

可行血管修复，成形，可防止血管的并发症等。自 1967 年 Ota 首先应用离体肾手术，用显微外科技术做动脉成形术，然后再行 RAT 获得手术成功以来，适应证日趋广泛，解决了不少疑难的手术问题。其手术适应证如下：

1. 肾动脉狭窄并分支畸行等　在体外修复血管畸形，容易成功，可减少手术并发症。使用于复杂的肾动脉狭窄。

2. 肾动脉瘤及肾动静脉瘘　在原位处理难以成功，多以肾切除而告终。选此术式是最佳的选择。

3. 尿路上皮癌，双肾尤其是孤立肾肿瘤，用此术式不但可较完全的切除肿瘤，而且可最大限度地保留肾组织。

4. 巨大的鹿角状肾结石　20 世纪 50 年代巨大鹿角状肾结石多选用此术式，取得满意的疗效。在腔镜技术，体外冲击波碎石术发展的今天，逐渐较少应用。

5. 同种异体肾移植　Novick 等指出，曾为 43 例同种异体肾移植的供肾行此手术，如，动脉、静脉的整形，修复，再行肾移植。体会到，这样做不但缩短血管吻合时间，减少血管并发症，还能提高供肾利用率和受者的生存率。对肾移植是有益的。

## 518

### RAT 治疗 RAS 合并的 RVH 评价是什么？

RAT 是治疗 RAS 合并 RVH 的手术方法之一。其他的血管修复成形的方法有：动脉内膜切除术，动脉狭窄部切除吻合术，血管代用品成形术，血管搭桥术，脾肾动脉吻合术，肝肾动脉吻合术等等。手术并发症在 5%～10% 或更高。通过临床实践证明 RAT 是治疗 RAS 并发 RVH 的主要方法。其优点是：有较丰富的同种异体肾移植的经验，可供借鉴。该术式术野较表浅，血管易于暴露，操作比较方便，血管吻合方式选择的自由度比较大。并发症少，在 5% 以下。双侧肾动脉狭窄亦可施用此手术：可先行动脉狭窄严重的一侧。需要时再行另一侧。下肢血压低于上肢时亦可考虑进行，其理论依据是依 Poiseuille 定律，即 $P = \dfrac{Q8L\eta}{\pi R^4}$（P = 压力差即推动流体前进的功能，Q = 流速，L = 管长，η = 黏滞度，$\pi \times R^4$ = 管腔截面积的平方）公式表明：管腔的大小与压力差成反比，即管腔越小，要求的压力差越大，管腔越大要求的压力差越小。髂内动脉由于腹主动脉缩窄后内压已有降低，然而髂内动脉与肾动脉吻合后，肾动脉截面积变大，对压力差（血流的动能）要求降低。因此，肾动脉仍可满足血液供应的需要。有的文献报道：当下肢血压低于上肢时，除非同一手术时先做腹主动脉狭窄两端的旁路手术，否则难以收效。故对下肢血压低于上肢的病人应慎重考虑。

## 519

### 输尿管高位，长段损伤或狭窄应用 RAT 治疗的优点是什么？

输尿管下段，短的损伤或狭窄可应用切除病损的输尿管，再行吻合、输尿管与膀胱，膀胱壁瓣吻合术（Boar's 法）高位长段的为了保留肾脏，恢复尿路连续性，过去一般采用肠代输尿管的方法。但此法术后多出现难以治愈的感染，酸碱离子平衡失调，泌尿系结石，肾功渐进性损害，肾功能不全等并发症。自 1962 年 11 月 Hardy 等世界首例应用 RAT 治疗输尿管高位，长段损伤，狭窄成功以来，临床报道逐渐增多。可查及的 10 篇文章 50 例的报道中均认为：输尿管高位，长段的损伤或狭窄应用 RAT 治疗，可以保留肾脏，术后长期随访肾功良好，可以完全取代肠代输尿管术。RAT 是手术方式的最佳选择。国内刘斌等报道 10 例应用 RAT 治疗输尿管高位，长段损伤，除一例术后 7 天出现移植肾栓塞外，其余 9 例随访 5～75 个月肾功能良好。

## 520

### RAT 是否可用于治疗特发性后腹膜纤维组织增殖症（Idiopathic retroperitonel fibrosis，IRPF）？

后腹膜纤维化是某些原因造成后腹膜间隙广泛纤维组织增生，可包绕其中的血管，输尿管等等，造成血管狭窄，血流不畅，影响血液循环，输尿管梗阻可致肾积水，肾功能不全等等。多种原因可引起后腹膜纤维化如：感染、出血、主动脉炎、放射性损伤、化学物质的接触、后腹膜肿瘤等等。大约 30% 病人能找到原因。没有明确原因的称谓特发性后腹膜纤维化或称之为后腹膜纤维组织增殖症（IRPF）。该病初步诊断时多数不适于药物等治疗。可应用输尿管松解术、肠代输尿管术，肾造口术等。疗效欠佳，且给病人生活带来许多不便。一种姑息性的治疗方法是：采用输尿管内留置输尿管内支架管，需要定期更换，易出现尿路感染等合并症。1981 年，Palleshi J 等报道 4 例、1993 年，Hoesterwizt 等报道 12 例手术获得成功，随访效果满意。国内也有应用 RAT 治疗成功的报道。当髂窝及其血管受侵时就不适于行此手术。

## 521

### 什么是原位肾自体移植术？

原位 RAT，就是将肾切取后，灌洗保藏，或在体外经一定处理后，再移植到原位。近期，国内有手术成功的报道。2013 年 8 月，四川省人民医院报道一例，39 岁，已婚未育的女性，患左肾血管平滑肌脂肪瘤，直径 18 厘米大小，患者多年来一直想生育，但左肾有这么大的肿瘤，存在着种种顾虑．若行肾切除，只剩一个肾脏，术后因怀孕，肾脏承受的压力会更大，也可能存在一定的风险。若移植到髂窝胎儿在腹中容易受挤压，出现意外等等。因此，若将肿瘤切除，肾移植到原位是比较理想的。经过研讨、沟通，认真准备后，做离体肾手术，顺利切除了肿瘤，又将原肾移植到原来位置。肾原位自体移植获得成功。术后情况良好。这样对病人来说，分娩就更加安全了。原位 RAT 术野比较深，暴露欠佳，手术难度大，易出现手术并发症，应严格掌握适应证，同时应有一定的技术条件和经验。否则应按 RAT 的一般规律，将原肾移植到髂窝为宜。

## 522

### 对下列应用 RAT 治疗成功的病例如何评价？

据华西大学华西医院报道：该院于 2014 年 6 月 11 日为一例 2 岁 4 个月的男婴，患先天性左侧巨输尿管畸形，实施 RAT 获得成功。来院前该患儿曾行手术治疗，左侧输尿管出现长段狭窄，闭锁。入院前曾多次出现发热等，已做肾造口术。经术前充分准备，多科室如，小儿外科、心外科、麻醉科、手术室、PICU 等协作，和家属详细沟通，进行了左侧 RAT 治疗。手术经过顺利，获得成功。术后情况良好。术后排尿通畅。血液各项指标正常。超声波检查两肾形态良好。左侧移植肾吻合口流速增加，各级肾动脉阻力指数未见异常。2014 年 6 月 23 日顺利出院。该病例是国内，乃至世界年龄最小的儿童 RAT 成功的报道。

该患儿是 RAT 的适应证：若长期留置肾造瘘管，不但容易出现难以治愈的感染，重要的是对患儿生长发育，甚至心理上有巨大的影响。对患儿应争取保留肾脏，不宜做肾切除，更不宜选用肠代输尿管术。所以，应用 RAT 治疗是最佳的选择。手术成功的关键：除手术精心，细致，安全操作外，术前对患儿状态做全面的评估，做好充分的术前准备，有关科室的相互协作，和家属详细的沟通都是成功的关键。

## 523

### PTA 治疗失败的病例再手术治疗，方法如何选择？

PTA 治疗操作简单，创伤小，近期疗效肯定，但其有一定的再狭窄发生率。Leertouwer 等报道：644 例经 PTA 治疗和 676 例肾动脉支架置入术，术后再狭窄的发生率分别为 26% 和 17%。PTA 治疗失败后再手术治疗，应用离体肾手术，RAT 是最好的选择。国内三篇文章，15 例应用 PTA 治疗 RAS 并发 RVH 失败的，选用离体肾手术，RAT 治疗均获成功。并提出两点建议：一为再次手术前一定做肾动脉造影：因为做 PTA 治疗后肾动脉狭窄程度会加重，范围会扩大，只有做肾动脉造影才能了解现在的肾动脉真实情况，以便做相应的处理。二是实践证明，应用离体肾手术，RAT 是最好的选择，也体现了该术式优越性。

## 524

### 应用 RAT 治疗肾，输尿管肿瘤的适应证是什么？

适用于双侧肾实质肿瘤，尤其孤立性肾肿瘤或尿路上皮癌。自 RAT 临床应用以来，据报道在低分级，低分期肾实质肿瘤的治疗中，RAT 5 年生存率 $T_1$ 期达 73%~100%，$T_2$ 期达 91%，$T_3$ 期达 54%~69%，$T_4$ 期为 22%，其效果等同于肾根治术。避免了长期透析，提高了生活质量。Holmang 等报道：尿路上皮癌—肾盂，输尿管肿瘤 23 例，25 次应用 RAT 治疗，随访 5~20 年，认为应用 RAT 治疗是可选的，好的治疗方法。尤其是对孤立肾的病人十分有益。

## 525

### RAT 治疗输尿管癌的理论基础是什么？

黄亚胜报道 16 例输尿管癌的治疗中，应用 RAT 的 9 例。手术均获成功，无手术并发症。随访结果：生存率 1 年 100%，2 年为 88.8%，5 年为 66.7%，与根治性肾输尿管切除术，生存率相当。并提出 RAT 治疗输尿管癌的理论基础。①输尿管切除水平以上很少发生癌变，而水平以下有较高的肿瘤发生率。②术前鉴别肿瘤分化程度和估计浸润深度较为困难。盲目保守治疗会影响预后。③局部切除有使肿瘤细胞溢出的危险。④50％输尿管肌层和淋巴受侵。⑤由于上尿路肿瘤术后有 42.9％ 患侧输尿管周围发生膀胱肿瘤，因此，包括膀胱壁间段的广泛切除是必要的。本组发生率为 22.2％。

（仇　宇　高治忠）

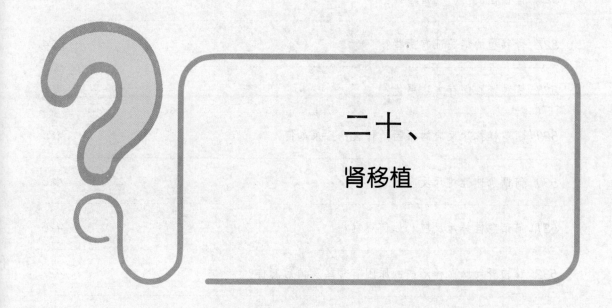

二十、

肾移植

## 526

### 肾移植国内的现状怎样？

器官移植是先进科学技术在医学领域中的综合反映，是一种先进的、有效的治疗手段。现已成为可以信赖的治疗方法。肾移植是目前公认的、治疗终末期肾脏疾病最佳的治疗手段，且已列入常规的治疗范畴。

早在 1960 年北京医学院吴阶平院士做了首次尸体肾移植，由于没有有效的免疫抑制措施，未能长期存活。1972 年中山医学院梅骅教授行首例亲属供肾移植，术后存活 1 年零 50 天，后因传染性肝炎而死亡。20 世纪 70 年代末、80 年代初器官移植工作已进入一个飞跃阶段。其表现为发展迅速、种类繁多、成绩显著。

目前，肾移植已成为各种器官移植中数量最多，成功率最高的实体器官移植，成为临床中的常规手术。我国肾脏移植在数量和质量上均居世界前列，仅次于美国，居世界第二、亚洲之首。儿童肾移植、高龄患者肾移植的报道逐渐增多。2007 年，国务院公布"人体器官移植条例""人体器官移植术临床应用管理暂行规定"，并要求各器官移植准入单位成立"人体器官移植技术临床应用和伦理委员会"。这更完善了器官移植的法律及法规。对今后进一步开展器官移植工作具有重要意义。

器官来源方面，我国自 2015 年起全面终止司法途径的器官来源，以公民逝世后的器官捐献（DCD）为主要器官来源，同时辅以亲属活体肾脏移植。截至 2016 年 7 月 3 日，我国已完成公民逝世后器官捐献 7683 例，完成大器官移植 21212 例，器官捐献逐年增长，已正成为我国器官来源的重要途径。

免疫抑制剂方面，仍以术前免疫诱导 + 他克莫司 + 霉酚酸 + 激素的免疫抑制方案为肾移植手术的标准治疗方案。各类新型免疫抑制剂纷纷出现，利妥昔单抗、ATG、硼替佐米等药物为移植肾的长期存活保驾护航。

在肾移植领域中，当前的研究热点为抗体介导的排斥反应、免疫耐受、异种移植等等。

## 527

### 肾移植的禁忌证有哪些？

由于移植技术的不断提高，有效免疫抑制药物的应用及移植学（transplantology）的兴起，器官移植进展迅速。肾脏移植历史最长，经验最多，可作为开展各种器官移植的借鉴。当然，为了有效地利用移植肾脏，而获得最长的移植肾寿命，移植受者的寿命应当长于移植肾的平均半衰期。这样必要将有恶性肿瘤及慢性疾病的患者排除于肾移植候选，因为免疫抑制能加速肿瘤生长，实际上能减少患者寿命。有活动性感染的患者，只能在感染得到控制及消失后再考虑肾移植。

目前，下列疾病仍应视为肾移植的禁忌证，如散在的恶性肿瘤，顽固性心力衰竭、慢性呼吸衰竭、凝血机制紊乱、病毒性肝炎（尤以肝功能不佳者）、精神病等。

## 528

### 哪种肾脏保存方法更优？

当前有两种广为接受的肾脏保存方法。一是单纯低温保存法；另一是机器灌洗保存法。这两种方法都是以降低保存肾脏温度为基础的。

单纯低温保存法是将肾脏用低温器官保存液充分冲洗后，保存于 0～4℃同一保存液中待移植。这种方法具有操作简单、运肾容易、耗费低等优点。在不长于 36 小时的时限以内，其保存效果与机器灌洗保存无大差别，因而，单纯低温保存是当前最常用的方法。

机器灌洗保存法是将肾脏用低温保存液冲洗后，放入循环灌洗机器中，4～8℃的灌洗液灌注压为 2.67～5.33kPa，灌入肾动脉，从肾静脉流出的灌洗液被循环使用。这种方法是公认的最佳肾脏保存方法。无论是保存时限，还是移植后肾功能的恢复、机器灌洗都优于单纯低温灌洗法。而且，灌洗过程中所提供的压力/阻力等指标是判定肾活力的方法之一。机器灌洗法优于单纯低温法的机制目前尚不明确，但是，其供氧、消除代谢产物及保存血管充盈状态的优势是明显的。

机器灌洗法所用设备相对复杂、昂贵，运肾不如单纯保存法简单，且需有经验人员操作，在广泛应用上受到很大限制。

## 529

### 超急性排斥反应的原因是什么？后果如何？

超急性排斥反应发生在移植肾血循环建立后很短的时间内，其原因是受者体内存有抗移植物抗原的抗体。这些抗体可能来源于移植前反复输血、妊娠、前次移植或细菌的致敏作用。随着抗体在移植肾内沉积，移植物内继而出现大量单型核淋巴细胞浸润，血小板沉积于血管内皮细胞上，导致移植肾内血栓形成及不可避免的移植肾坏死。超急性排斥反应无有效的治疗方法。一旦确定诊断为超急性排斥反应取出移植肾是唯一的选择，以免强烈的排斥反应危及生命。

当前，唯一能减少超急性排斥反应发生的方法是：在选择肾脏受者时，通过体外交叉配型试验来证实受者移植前的血清不能溶解供体的细胞。但事实上，尽管交叉试验是阴性，仍有超急性排斥反应发生。这可能是由于低滴度的细胞毒性抗体或者针对血管内皮细胞抗原的血清学反应并不能出现于交叉配型试验的靶细胞——淋巴细胞之上。

## 530

### 何谓加速性排斥反应？

又称为迟发性超急排斥反应，通常发生在术后 2~5 天。临床表现为突然少尿、无尿或少量血尿，体温上升，血压升高，移植肾区肿胀疼痛，血肌酐持续增加，或恢复正常后又变异常，B 超示肾增大，皮质变厚，皮质和髓质分界模糊，锥体水肿，回声增强，肾血流供应不佳。移植肾活检诊断价值仍较大。病理变化为：仍以血管病变为主，如毛细血管破裂，小血管纤维坏死，间质出血，血栓形成和皮质坏死。治疗上应尽早应用抗淋巴细胞球蛋白（ATG）或 OKT3。若经治后病情仍渐进性发展，肾功能不见好转，B 超示血流不佳，应尽早行移植肾切除。其诱因和超急排斥反应者相同。

## 531

### 何谓急性排斥反应？如何观察？

此种排斥反应是在临床上最多见的一种排斥反应。一般发生在肾移植后 6 天至术后 6 个月内；好发于移植后 3 个月内。据统计，肾移植后 3 个月内有 30% 病人至少发生一次急性排斥反应。主要表现为发热，体温在 38℃ 左右，尿量减少，移植肾肿大有压痛，血压升高，血肌酐上升等。重点观察如下：

1. 前驱症状　如食欲减退，情绪改变，可有兴奋多言或烦躁不安，畏寒，头痛，头昏，疲倦，腹胀等。

2. 体温升高　多为突然发热或清晨低热，以后逐渐升高，应多次试温，并与感染相鉴别。

3. 每日测 2 次体重，如体重持续增加时应考虑有无发生急排的可能。

4. 患者术后一般有多尿现象，以后逐渐减少至每日 2000~3000ml 时，若尿量减少 1/3 时，应予注意，若至 1/2 时应考虑为"急排"。

5. 每日应检查移植肾区肾脏大小、质度、张力等体征。

治疗是以应用甲基泼尼松龙或加环磷酰胺冲击治疗为主。

## 532

### 移植肾动脉血栓形成的原因有哪些及预后怎样？

移植肾动脉血栓形成通常出现于术后 24 小时以内，肾移植受者一旦出现移植肾无功能或者突然无尿，就应想到有动脉血栓形成的可能。在除外梗阻及肾前因素后，进行 DTPA（$^{99m}$Tc-diethyltriamine pentaacetic acid）肾扫描或者血管造影即可明确诊断。一旦确诊，就应立即进行手术探查，否则移植肾会因热缺血而损伤。据报道，延误校正肾脏血液灌注可导致大多数移植肾"切除"。

在移植肾动脉血栓形成的原因中，手术操作技术问题占有很大比例，如取肾时造成的动脉内膜分离，由于动脉硬化或供 – 受体血管口径差异过大导致的不良吻合，以及血管扭曲等。第二常见的原因有：超急性排斥反应或不可逆性急性排斥反应，前者可根据组织学的血小板及血管内大量单核型细胞浸润来诊断；后者则表现为间质出血，小动脉炎，水肿及静脉淤血。第三种原因是受者本身的高凝状态，可能与自体免疫病的体液因素有关。第四种原因是较少见的药物因素。

## 533

### 如何降低或避免移植后早期环孢素 A 的副作用？

虽然，环孢素 A 可能在移植抗原表达之时，即移植肾脏在受者体内恢复血运后，发挥更好的免疫抑制作用，但是考虑到其肾脏毒性作用或者有一些移植肾早期无功能，移植医师更愿意减少或放弃环孢素 A 在术后早期的应用。因为供体肾脏切取以后都要经历缺血，移植后又会有不同程度的再灌注损伤，后者使移植肾脏更易受到环孢素 A 的毒性损伤。以下两种方法多被用于减少早期环孢素 A 使用所带来的损伤作用：①移植后早期用单克隆（OKT3）或多克隆（ATG 或 ALG）抗淋巴细胞抗体替代环孢素 A，达到免疫抑制；②移植后立即使用环孢素 A 或应用延迟给药法即血肌酐浓度下降到接近正常时，开始使用，均要在严密的测定浓度控制之下。

## 534

### 环孢素 A 的药代动力学及肾毒性有何特点？

虽然环孢素 A 在血液中的谷值仍在有效治疗界限以内，但实际上，它的肾脏毒性或排斥反应可能已经存在。因为谷值与其浓度－时间曲线动力学数据所测的环孢素 A 水平并无关系。

由于不同肾移植受者间的环孢素 A 药物动力学有极大的差异，如果没有实际药物动力学监测，很难预测受者是更倾向于出现排斥，还是出现肾毒性。定期监测浓度－时间曲线会使医师能够更有效地实施环孢素 A 疗法，因为环孢素 A 总量能根据浓度－时间曲线来调整，而用药的时间间隔可根据谷值而定。然而，治疗剂量并不能保证完全抑制排斥反应。因此，对受者环孢素 A 的使用应结合药物浓度与临床指标而定。

环孢素 A 能引起肾入球小动脉收缩，导致肾小球滤过率下降，肾血流减少，造成肾损伤。有时，即使受者的环孢素水平在公认的"安全"界限以内，由于缺血损伤，同时使用的其他肾毒性药物以及移植肾正经历免疫损伤等，会使移植肾脏增加对环孢素 A 的敏感性，而出现肾中毒。

## 535

### 在环孢素时代，应如何认识急性排斥反应？

目前，没有一种免疫抑制疗法能安全防止急性排斥反应的发生。应用足够、适当的免疫抑制疗法和移植组织配型相近的肾脏能减少排斥反应的发生率。急性排斥反应主要出现在移植后 3 个月内。这期间，急性排斥反应占所有类型排斥反应的 85%。除非受者停止或减少环孢素用量，否则急性排斥反应很少发生于肾移植 1 年以后。

当年以应用硫唑嘌呤为主出现的急性排斥临床症状，如不适、发热、体重增加、少尿、肢体水肿、肺水肿、移植肾触痛、舒张压升高等，在目前环孢素 A 时代已不典型。在这种情况下，实验室数据及影像学检查就变得更可靠，而首先考虑的鉴别诊断应是环孢素 A 肾毒性损伤。

如果肾移植受者的血肌酐高于平时的 20%，就应立即开始各项检测。如果受者尿量突然减少，应放置 Foley 尿管以密切观察尿量，并排除尿路梗阻的可能性。盆腔超声可鉴别肾积水（梗阻）及肾周积液（血肿、淋巴囊肿、尿性囊肿）。肾前因素，包括低血容量，可被输血、输液所纠正。而心功能不全者，可能需要强心剂或有创性支持疗法。细菌、真菌及病毒感染也能诱发出现移植肾功能不全。必要时，可进行移植肾活检病理检查，以辅助诊断。

## 536

### 病理活检是肾脏排斥反应的决定性诊断吗？

随着环孢素 A 的应用，肾脏移植的排斥反应症状常不典型，为诊断增加了困难。结果使得移植医师更倾向于依赖组织病理学诊断。

然而，肾移植的排斥反应并不像心、肝移植的排斥反应，单靠病理检查就能确诊。因为肾脏移植的排斥反应常呈"片状"，一小块楔形肾组织并不能准确地反应全肾的情况，而出现"样本误差"，导致相反的结果。像其他辅助检查一样，病理活检有其局限性。

此外，感染、梗阻及移植肾功能不全所致相应的移植肾病变常与排斥反应的病理所见相混淆。因此，我们不应将移植肾活检视为排斥反应确诊的最终依据。肾脏排斥反应的确诊应建立于临床标准和病理诊断相结合的基础上。

## 537

### 什么是理想的免疫抑制剂?

理想的免疫抑制剂应既能防止排斥反应，又无药物副作用且不使患者生存于免疫抑制所致的易感染和恶变的有害状态之中。然而，理想的免疫抑制法仍在探索之中。

在早期的肾移植，硫唑嘌呤和大剂量皮质醇激素是维持免疫抑制状态的主要药物。近十几年来，环孢素 A（CsA）成为标准的免疫抑制药物。大多数移植中心使用环孢素 A、硫唑嘌呤和泼尼松的三联用药法；有的中心则使用环孢素 A 与泼尼松的二联用药。如果出现急性排斥反应，则给予大剂量甲基泼尼松龙。在治疗严重的、皮质醇激素无效的排斥反应时，通常使用多克隆（ALG 或 ATG）或单克隆（OKT3）抗体。

在移植术后 1 年内，有 50% 的受者出现急性排斥反应。因此，急性排斥反应仍是移植肾功能丧失的主要原因之一。许多新的免疫抑制剂正在实验室或临床试用阶段。例如 tacrolimus（FK 506）、mycophenolate mofetil（MMF）、rapamycin、deoxyspergualin，brequinar 等。有些新药已被证实很有效，但是从目前的结果看，理想的免疫抑制仍是几种药物联合应用。将来，人们可望通过诱导免疫耐受，使得供体器官和受者表现出混合嵌合性（mixed chimerism），从而免除对免疫抑制的需要。

## 538

### 接受免疫抑制的肾移植受者在不同时期会出现什么感染?

在当前普遍应用的免疫抑制疗法控制下，肾移植后不同时期有出现不同感染的倾向性。在此，可将时间分为 3 个期，即移植术后 1 个月内，1~6 个月及 6 个月以后。

移植术后 1 个月内常有两种感染。一种是被移植手术或免疫抑制加重的术前已存在的感染。如原已存在的轻度自体肾感染会导致败血症和切口感染。稍后还会有肺、静脉及膀胱的相同细菌或念珠菌感染，这些感染与手术、静脉和膀胱置管及引流等操作有很大关系。术后

1 个月内的另一种感染是较少见的移植肾带来的微生物感染。

在 1 月后至半年这段时期，主要的感染原因可能是具有免疫调节作用的病毒感染——巨细胞病毒（CMV）。有时，这种感染在临床上并无明显症状，但确可增加受者的免疫抑制状态，从而增加机会感染的危险性，如卡氏肺孢子菌、单核细胞增多性李斯特菌及真菌等感染。

6 个月以后，肾移植受者可能出现 3 种情况。60%～70% 的受者这时只用低剂量免疫抑制，并有较好的移植肾功能，而无慢性病毒感染的征象。这些受者可与正常人群一样受到同样流行的感染。在 10%～15% 的受者，其慢性病毒感染不断发展，最终出现终末期器官损伤。例如巨细胞病毒（CMV）脉络膜视网膜炎、乙型和丙型肝炎病毒所致肝硬化和肝细胞癌、EB 病毒导致的移植后淋巴组织增生性疾病、HIV 引起的艾滋病等。还有 10%～20% 的受者，尽管应用大量免疫抑制剂，急、慢性排斥反应仍能导致移植肾功能不全。这些受者有更多机会受到上述感染而危及生命。

## 539

### 新型环孢素（neoral）与环孢素 A（CsA）在药代动力学方面有什么差异？

新型环孢素（neoral）即新山地明（sandimun neoral）是应用微乳剂技术将亲水性溶剂、亲脂性溶剂、表面活化剂以及活性成分加以混合而制成的环孢素 A 的新口服剂型。环孢素 A（CsA）于 1977 年开始应用，经过多年的临床应用，已证明 CsA 是在现阶段器官移植中最有效的免疫抑制剂，明显改善了器官移植的效果，促进了器官移植的发展。

据第三届世界环孢素（CsA）学术会议简讯报道：两者药代动力学在最高血浓度时间（$T_{max}$）、最高血浓度（$C_{max}$）及浓度时间曲线下面积（AUC）方面均有明显差异。neoral 是一种微型乳化预浓缩物质，与 CsA 相对照，其 $t_{max}$ 出现早、$C_{max}$ 较高、AUC 亦明显增加，但在不同病例中差异较小，从较多病例临床研究中证实 neoral 吸收差异不大，与 CsA 相对照，neoral 药物的吸收极少受食物的影响；在稳定的肾移植病人中，两种药物同剂量更换，neoral 生物有效率高于 CsA 的 29%，最高血药浓度（$C_{max}$）高于 CsA 59%。一组肾移植后较稳定病人，术后服用 neoral 两周后，其 $C_{max}$ 较服用 CsA 高 61%，连续观察血肌酐情况基本无明显差异，但应详细观察 12 周，以明确其调整用药情况。另一组 55 例稳定肾移植患者观察、低脂肪饮食者 CsA 组血浓度明显低于 neoral 组，结论为服 neoral 后吸收较快且不受饮食影响。一组 300 例肾移植患者应用 neoral 的临床观察结论为：服 CsA 后改用 neoral 剂量为 1：1，仍较安全，但长期观察及测血药浓度的对照结果，neoral 剂量应逐渐减 9%～15%。有多篇研究报告证明 neoral 显示有较 CsA 为佳的药代动力学；改进了药物的吸收、个体间差异较小，最高血药浓度（$C_{max}$）和浓度时间曲线下面积（AUC）均较 CsA 为高，且比较稳定，长期随访的病人调整药物比较容易。

## 540

### 新型器官保存液——UW 液的特点是什么？

供肾的保存是肾移植中的重要环节之一。方法是供肾通过低温灌注液的灌注后放在同一灌注液中保存。供肾的新陈代谢随着温度的降低而相应的降低，从而延长了肾脏的活力。有效的保存是保证肾移植成功和移植后肾功能迅速恢复的重要措施。

国内外应用的灌注液配方繁多，国外多年来曾广泛应用仿细胞内液的 Collins 液和 Eurocollins 液。国内目前临床广泛应用于肾移植的是仿细胞内液的 HCA 液（高渗枸橼酸盐腺嘌呤液）。国外，自 UW 液（university of wisconsinsolution）问世以来，已被认为是一种有效而安全的多器官保存液，已被世界许多器官移植中心应用。其成分是，乳糖钾盐 100mmol/L，$KH_2PO_4$ 25mmol/L，$MgSO_4$ 5mmol/L，棉糖 30mmol/L，腺苷 5mmol/L，谷胱甘肽 3mmol/L，胰岛素 100U/L，青霉素 40U/L，地塞米松 8mg/L，别嘌呤醇 1mg/L，羟乙基淀粉 50g/L。UW 液与以往的器官保存液相比，其差别在于：该保存液不含葡萄糖，而用乳酸钾盐（大分子量的非渗透阴离子）代替葡萄糖，以预防细胞水肿，同时加用棉糖（相当大的分子量）以增加渗透作用。其含有羟乙基淀粉，是一种稳定的胶体，目的在于利用渗透压来阻止细胞间隙的扩大，维持细胞内外渗透压平衡。磷酸盐为含有氢离子的缓冲剂，可以预防酸中毒，谷胱甘肽能稳定细胞膜，减轻再灌注损伤，并具有促进细胞合成 ATP 的功能。腺苷在冷保存后再灌注时，为细胞合成 ATP 提供原料；别嘌呤醇可以减少氧自由基的生成，从而减轻再灌注损伤，较有效地保护器官的功能。以上几点是 UW 液与其他灌注液相比所具有的特点。

## 541

### 慢性排斥反应的治疗原则是什么？

Haryry 在研究探索慢性排斥反应的病因和发病机制中，强调同种移植物血管壁内一系列互相联系的炎症反应的重要性，这种免疫应答错综复杂，因此慢性排斥反应不能用一种方法来预防和治疗。控制慢性排斥反应的最好方法是控制调控同种移植物局部的细胞因子、生长因子和烷化剂产生，但目前还未证实存在有效的药物或治疗方案。第二代免疫抑制剂如骁悉 MMF 可能有助于减少慢性排斥反应的主要高危因素、急性排斥反应的发作次数和强度。

慢性排斥反应一般发生于术后 6 个月以后。临床特征是进行性肾功能损害。表现为血肌酐升高，不同程度的蛋白尿，高血压及进行性贫血，结合肾活检可以确诊。

目前，国内不少学者认为我国肾移植术后慢性排斥反应的发生除一般的因素外与术后免疫抑制剂的停、改和用量不当有密切的关系。提出除避免其发生的一般因素之外，一旦确诊目前可应用综合治疗：即调整免疫抑制剂、降压、可应用血管紧张素转化酶抑制剂（如卡托普利）、抗凝、促进肾脏的血液循环、矫正贫血、降低氮质血症和维持营养。此反应临床过程慢，预后不良，往往根据病情需要透析治疗和再次移植。

## 542

### 肾移植手术中尸体供肾常见的异常情况有哪些？如何处理？

目前存在着肾源不足的问题，如何提高尸体供肾的使用率，掌握对尸体供肾异常的处理，不容忽视。常见的情况有：

1. 肾血管异常　多支动脉发生率在 20%～30%，载祥麟报道：在尸解中肾动脉畸形发生率高达 51%，以 2～3 支动脉多见。Chin JL 报道：供肾单侧肾血管畸形发生率为 25%，双侧为 10%。做肾移植的医师应该熟悉和了解肾血管的正常解剖和变异，同时还要掌握合理的满意的血管重建技术。谢桐报道：多根动脉的吻合法，如供肾有两根动脉时处理方法有：①连同主动脉片与髂血管吻合；②动脉双腔于体外吻合后与受体髂动脉吻合；③分别与受体血管做端端吻合或端侧吻合，以选用二支并拢侧侧缝合成一支动脉再与髂血管吻合为佳。

肾迷走血管多在肾上、下极，直径小于 2mm 的可以结扎，大于 2mm 除应灌注外，仍应予以保留。可利用腹壁下动脉端端吻合。动脉内膜硬化者，应行内膜切除后再与受体髂血管吻合。肾静脉畸形少见，在切取时，右侧若连同部分腔静脉为宜。直径小于 5mm 的分支可予结扎。

2. 输尿管异常　在取肾和修剪肾脏时应注意勿损伤输尿管及其血供，肾门处多留些脂肪组织。血管接通开放后，如输尿管断端出血，输尿管壁上的血管充盈良好、有蠕动，即可判定输尿管血供良好，再行输尿管膀胱吻合术为佳。双输尿管畸形的可分别再植或下端并拢侧侧缝合以后再植。输尿管短缺者可行供、受者输尿管吻合。

3. 漏血问题　肾静脉、动脉吻合完毕时，在近肾门处分别阻断肾静脉或肾动脉以后，分别观察两个吻合口的情况，若有漏血即可分别缝合，切忌再次阻断髂血管，以免造成第二次热缺血和再灌注损伤。

## 543

### 移植肾破裂如何防治？

移植肾破裂的发生率为 3%～6%，多在术后 1 个月内发生。急性排斥反应为其诱因。尤其是排斥反应和梗阻同时存在时更易发生，并与灌洗、保存处理不当有关。肾移植术后若同时发生移植肾区疼痛、低血压和少尿，即所谓的 Lord 三联症，对诊断移植肾破裂大有帮助。若移植肾区持续疼痛加剧，有休克及内出血的征象，而又难以查找出确切原因时，应高度疑有移植肾破裂的可能。

防治措施：①术前应坚持组织配型选择供肾。提高取肾、灌洗和保存的技术水平；②积极及时有效地处理急性排斥反应；③一旦诊断确定或有高度怀疑时，应立即手术探查，根据术中情况，做移植肾修补缝合术或切除术。

## 544

### 肾移植术后合并尿瘘如何防治？

尿瘘可发生在尿路的任何部位，但以输尿管与膀胱吻合处最多见。据报道国外发生率为 3%~10%。国内为 5.6%~12.8%。

Belge 等指出：在切取肾脏时最容易发生两种失误，一为对输尿管血供的损害，一为肾动脉、肾静脉的损伤。当输尿管血供受损，尤以中下段血供不足时，可造成输尿管与膀胱吻合处愈合不良，若再有梗阻存在时，更易出现尿瘘，也可由于手术吻合不确切，缝合间距过大或过小所致。

防治措施是：①取肾和修剪时，应多保留一些肾蒂处的脂肪组织、输尿管周围组织，勿损伤输尿管；②血管接通后，应检查输尿管血供情况，若输尿管远端有出血、表面血管充盈、有蠕动，说明输尿管血运良好；③吻合要确切，针距要适宜。输尿管勿过长、勿扭曲、无张力；④应用隧道式输尿管膀胱吻合时，应注意紧贴肌层分离膀胱黏膜，吻合口上下端缝合时可带少许肌肉组织，隧道出口处除通过输尿管外，尚应通过 F18 探条；⑤若发现创口有尿外溢，应保持尿管创口引流通畅，必要时用负压吸引；⑥积极和控制感染不容忽视。

## 545

### 难治性急性排斥反应如何处理？

难治性急性排斥反应可与由于反复输血、多次妊娠、长期透析、再次移植等等，使受者体内存有针对供肾抗原的抗体有密切关系。一般诊断的依据是常规应用甲基泼尼松龙 0.5~1.0g/d 冲击 3 天，如继续发热、尿量减少、血肌酐增高、血压难以控制、病情迅速恶化，再行彩色多普勒 B 超检查，可与 CsA 中毒和急性肾小管坏死相鉴别。

进入 CsA 时代以来，难治性急性排斥反应仍是影响移植肾存活的主要问题。改用单克隆抗体 OKT3 已证实大部分难治性急性排斥反应有效。但其副作用尤其首次剂量应用时较为严重如发热、肺水肿、低血压、心绞痛等等。其价钱昂贵，尚存在着抗鼠抗体问题，因此，临床应用受到一定的限制。多克隆抗体 ATG 是针对淋巴细胞的特异性生物免疫制剂，有较好地抑制 T 细胞免疫反应的功能。资料表明：ATG 含有直接对抗多种 T 细胞表面活性分子，如 CD2、CD3、CD4、CD8、CD18、CD25 和 HLA-DR 的特殊抗体，这些特殊抗体在实验和临床研究中有很强的免疫抑制作用，因而能较迅速逆转由于 T 细胞作用引起的排斥反应。广州南方医院应用 ATG 治疗难治性急性排斥反应 20 例，19 例完全逆转，其使用的方法是法国巴斯德梅里厄公司（PMSV）生产的 ATG 100mg/支，经常规皮试（1：100 稀释）试敏阴性者才能使用，首次使用前半小时静脉滴注 MP 0.5g 而后用 ATG100mg + 生理盐水 100ml 静脉滴注，2～4 小时滴完。以后改用 ATG100mg + 生理盐水 100ml 静脉滴注每日 2 次，总量 20 支。在用 ATG 期间，CsA 减半量，泼尼松和硫唑嘌呤不变，口服阿昔洛韦（无环鸟苷），停用 ATG 后改口服 CsA 全量。

（尹　明　高治忠）

## 546

### 肾移植受者可以妊娠的条件是什么？

1958 年世界上首次报道：肾移植受者妊娠成功，并娩出一活婴，随后各国不断有类似报道。1958 年我国黄剑刚等首次报道肾移植受者术后妊娠并娩出一活婴。目前全球肾移植术后的育龄女性妊娠并分娩的病例近万例。说明肾移植术后和其他器官移植一样，能做到移植后妊娠和安全分娩。

文献报道女性肾移植受者可以妊娠的条件为：①年龄小于 30 岁；②一般情况良好，移植后 2 年以上；③身体条件适合产科要求；④移植肾功能良好；⑤无高血压，无或者仅有少量蛋白尿；⑥无排斥反应迹象；⑦低剂量免疫抑制剂维持；⑧B 型超声波或静脉肾盂造影检查无移植肾盂或输尿管扩张。

妊娠对患者和移植肾的损害有时是很难预测的，对女性肾移植受者的妊娠总是应慎重、全面考虑，以保证患者生命安全，并延长移植肾存活时间。下列情况应果断终止妊娠：①肾功能损害逐渐加重，危及移植肾存活；②产科原因，如重度妊娠高血压综合征，胎儿窘迫，胎膜早破，胎儿畸形和死胎等均必须终止妊娠。

## 547

### 何谓环孢素的 C0 及 C2 血药浓度监测？其意义是什么？

合理应用免疫抑制剂和个体化治疗，是提高器官移植长期存活率的一个重要措施。环孢素 A（CsA）是主要的免疫抑制剂。对其血药浓度值的监测，对用药量的判定，疗效的估计，排斥反应的预测，毒副反应的预防有重要意义。

C0血药浓度监测是采集清晨服药前2小时的全血2ml，测药的谷值。

C2血药浓度监测是采集服药后2小时的全血2ml，测药的峰值。近年来认为是一种较好的监测法。

C0监测最初的目的是预测和减低副作用，但长时间实践证明：其并没有使CsA的临床效果达到最优化，不能很好地预测急性排斥反应。主要原因是它与曲线下面积（AUC）不具有很好的相关性。而药代动力学及大量临床试验分析显示，CsA的AUC是反映急性排斥反应发生率和移植物存活率的敏感指标。吸收的变异性是发生慢性排斥反应的危险因素。

临床研究表明：AUC 0~4可以精确反映急性排斥反应、急性肾功能不全的发生。但AUC监测需多次采血，费用昂贵，临床工作中并不实用。国外研究显示C2与AUC 0~4的相关性最好，是其较高相关性的单一采样点，可以反映CsA的最大免疫抑制效果出现的时期。

进一步临床实践表明：C2监测比C0监测更灵敏，以C2为依据进行药物剂量调整，可以明显降低急性排斥反应发生率。

国外推荐肾移植术后C2的标准浓度0~6个月为1700ng/ml，6~12个月为1200ng/ml。上海市第一人民医院等单位提出给药后2小时浓度较谷值可更敏感地预示急性排斥反应及不良反应的发生，推荐中国肾移植受者近期（0~3个月）C2值为1250~1500ng/L。

## 548

### 移植肾切除的适应证有哪些？

1. 超急排斥反应。
2. 经治疗后不能逆转的加速排斥反应或急性排斥反应。
3. 移植肾的血管有严重的并发症或移植肾破裂不能修复的。
4. 移植肾局部缺血严重，有梗死的可能时。
5. 慢性排斥反应，移植肾已丧失功能，同时并发严重的感染，移植肾区疼痛，肿胀难以消退的，难治性高血压，顽固性血尿。如果移植肾完全丧失功能，但对患者机体无何影响，局部又无症状，此类移植肾多已形成一个纤维增生的肿块，可以不行移植肾切除，行血透维持其机体内环境的稳定，选择时机，行再次肾移植。

## 549

### 移植肾切除术时有哪些注意事项？

1. 术前　应停用免疫抑制剂。治疗已出现的并发症如心功能不全，肺感染等。选定时机后，常规行术前一天血透。

2．术中 要求操作要稳妥、仔细，止血要彻底。一般由原切口进入，移植肾周围粘连较重，按常规切除有困难时，通常行肾包膜下切除术较为安全。血管易受损伤，造成大出血：在移植后早期，血管吻合愈合欠佳，应仔细分出髂内动脉，在吻合口之近端结扎髂内动脉。若施用髂外动脉行端侧吻合的切断肾动脉后，必要时要行髂外动脉修复术。在切断输尿管后，膀胱壁要常规二层缝合，以防术后形成尿瘘。创腔要彻底止血，放置引流。

### 550

#### 移植肾切除术的并发症有哪些?

病人全身情况不佳，术后并发症多而严重，死亡率高。最严重的并发症是：心功能不全，肺水肿、心衰。术前适时矫正心功能，术后即时血透是预防的关键。

经过反复多次的排斥反应或炎症的影响，病理变化明显，周围粘连重，手术难度大，技术要求高。术后出血、渗血或血肿形成常见，多是由于血管损伤、感染、凝血机制障碍所致。还有静脉栓塞、血栓性静脉炎、创腔感染、败血症、尿瘘等，术后创腔要引流充分，加强支持疗法，矫正低蛋白血症和贫血。合理使用抗生素，尽早行充分的血透均很重要。

### 551

#### 再次和多次肾移植应该注意些什么?

移植肾丧失功能后，病人恢复透析治疗。经过积极准备，创造条件，病人可接受二次或三次移植，另有第四次或第五次肾脏移植的成功报道。目前认为，如果首次肾移植失败由供肾质量、手术操作等因素导致，二次移植可获得与首次移植同等效果；如果移植肾失功能主要是由于免疫原因所致，则二次移植往往容易出现排斥反应，且多为抗体介导的排斥反应。二次移植前应对供受者进行 HLA 高分组织配型，检测受者体内是否预存抗供者特异性抗体（DSA），避免选择具有高危位点的供者。移植术前给予免疫诱导，降低排斥反应风险。若移植后发生抗体介导的排斥反应，则积极给与血浆置换、免疫吸附、静脉输注免疫球蛋白（IVIG）、CD20 抗体、硼替佐米等手段治疗抗体介导的排斥反应。总之，二次移植手术风险增加，移植肾远期存活差于首次移植，在于患者充分沟通的前提下方可实施。

## 552

### 常用的免疫抑制药物有哪些?

临床常用的免疫抑制药物有:

1. 皮质类固醇激素 甲泼尼龙或泼尼松。主要对 T 细胞和巨噬细胞起作用,类固醇受体复合物结合 DNA,改变细胞因子合成相关基因的转录和翻译,阻止混合淋巴细胞反应和细胞毒性 T 细胞的生长,抑制 IL-1 和 IL-6 的合成。

2. 抗增殖类药物 包括硫唑嘌呤、霉酚酸酯、霉酚酸钠等。

(1) 硫唑嘌呤 抑制嘌呤、DNA、RNA 合成。常用剂量 2~5mg/(kg·d),维持量 0.5~3mg/(kg·d)。主要副作用为骨髓抑制、肝炎、胆汁淤积、肝静脉血栓形成、胰腺炎、皮炎、脱发和促进感染。

(2) 霉酚酸酯/霉酚酸钠 抑制 T 细胞和 B 细胞增殖及抗体生成,抑制细胞毒性 T 细胞繁殖。常用剂量为 1.0~1.5g/d。主要副作用是胃肠道症状、骨髓移植、白细胞减少、关节痛等。

3. 钙调磷酸酶抑制剂 包括环孢素 A、他克莫司等。

(1) 环孢素 A(CsA) 阻止数种早期 T 细胞激活基因(IL-2、3、4、和 INF-α)的转录,抑制巨噬细胞产生 IL-1。常用剂量 6~10mg/(kg·d),属于狭窄治疗窗类药物,需监测血药浓度。主要副作用是肝和肾毒性作用、多毛症、牙龈肥大、高血压、促进感染、高尿酸血症。

(2) 他克莫司(FK506) 类似环孢素,免疫抑制作用强 10~100 倍,阻止受异常刺激的 T 细胞 IL-2 受体表达。常用剂量为 0.10~0.15mg/(kg·d),属于狭窄治疗窗类药物,需监测血药浓度。主要副作用为糖尿病、肾毒性作用、头痛、失眠、震颤、皮肤感觉异常、促进感染。

4. mTOR 抑制剂 西罗莫司、依维莫司。

5. 其他 抗淋巴细胞球蛋白(ALG)、抗胸腺细胞球蛋白(ATG)多克隆抗血清、抗 CD20 抗体(利妥昔单抗)、蛋白酶抑制剂(硼替佐米)等。

## 553

### 排斥反应有哪些类型?

1. 根据发生时间和临床特点可以分为 4 种形式 超急性排斥反应(HAR)、加速性排斥反应、急性排斥反应(AR)和慢性排斥反应(CR)。

2. 根据病理机制和组织学特征可分为 T 细胞介导的排斥反应(TCR)和抗体介导的排

斥反应（AMR）。

## 554

### 抗体介导的排斥反应（AMR）如何诊断？有哪些治疗手段？

1. 根据 Banff 病理诊断标准，肾移植术后 AMR 需具备以下条件。

（1）排斥反应的病理组织学改变。

（2）存在抗体与血管内皮细胞相互作用的证据，如补体裂解产物 C4d 在肾小管周围毛细血管沉积、微血管炎性改变、活检标本中提示内皮损伤的基因转录证据。

（3）血清中存在抗供者特异性抗体。

2. AMR 分为急性抗体介导的排斥反应和慢性活动性抗体介导的排斥反应。

（1）急性 AMR 主要由于受者体内预存抗供者特异性抗体，如二次移植、妊娠史、移植前输血史，体内预存抗体针对受者血管内皮细胞展开攻击，导致移植物损伤。其治疗可采用用血浆置换、免疫吸附、IVIG 及输注抗 CD20 抗体、硼替佐米等药物，清除体内抗体，有一定的治疗效果。

（2）慢性活动性 AMR 主要由于体内新生 DSA 的产生，其原因目前认为主要由于受者药物依从性差所导致，也是导致移植物失功的主要原因。对其治疗目前尚无理想的治疗手段，一些新型的补体抑制剂尚在临床试验阶段，需进一步的临床验证。

## 555

### 什么是抗供者特异性抗体（DAS）？有何临床意义？

抗供者特异性抗体（DSA）是受者体内针对供者抗原形成的抗体，是诊断抗体介导排斥反应的必备条件，也是导致移植物损伤主要原因之一。DSA 分为体内预存抗体和新生抗体，前者主要存在于二次移植、妊娠史和移植前输血史的患者，通过清除体内抗体可使移植肾得到较好存活。后者发生于移植远期患者，主要由于患者依从性差所导致，是导致移植肾失功的重要原因。

## 556

### 何谓程序性活检？有何临床意义？

对于移植肾功能良好的患者，在移植后 1 年内按规定时间进行的移植肾活检，称之为程序性移植物活检，简称程序性活检。程序性活检可以发现亚临床急性排斥反应、早期诊断慢性移植肾肾病、监测高危移植受者的肾脏病变、发现非免疫因素导致的移植肾组织损伤，并为新生或复发性肾脏疾病的诊断提供依据。总之，程序性活检可以早期发现移植肾病变并给予针对性治疗，提高移植物的存活率。

（周　力　赵亚昆　高治忠）

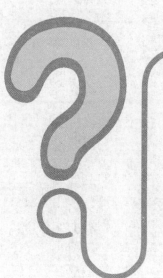

二十一、

活体供肾移植

## 557

### 活体供肾移植较尸体供肾移植有哪些优点?

1. 供受者组织配型相对要好,因此,从理论上讲有较好的长期生存率。

2. 可选择适当的手术时机 可将患者一般状况调整到最佳状态时进行手术,最大限度提高受者的手术成功率和最大限度地减少手术后的并发症。

3. 供肾的热缺血时间和冷缺血时间明显缩短,有利于肾功能的恢复,减少术后移植肾功能延迟回复(DGF)等并发症的发生,提高患者的生存率。

4. 从理论上讲,活体供肾移植供受者的组织配型优于尸体供肾移植,术后免疫抑制剂的应用相对减少,减少了由免疫抑制剂所带来的肝、肾毒性。

5. 活体供肾者身体健康,供肾解剖和功能正常。与尸体供肾相比,活体供肾可避免供者低血压、菌血症以及脑死亡出现导致的严重生理学紊乱等不利影响。

## 558

### 活体供肾的捐献者需要符合哪些条件才能成为捐献者?

1. 符合国际通则和我国相应的法律及法规,自愿捐献,不允许器官买卖。根据卫生部 2006 年 7 月《人体器官移植技术临床应用管理暂行规定》和 2007 年 5 月《人体器官移植条例》,活体器官捐献人与接受人仅限于以下关系:①配偶:仅限于结婚 3 年以上或者婚后已育有子女的;②直系血亲或者三代以内旁系血亲;③因帮扶等形成亲情关系:仅限于养父母和养子女之间的关系、继父母与继子女之间的关系。供者年龄必须大于 18 岁且具有完全民事行为能力,残障、弱智、贫穷、发育不全者不能捐献。并应通过伦理委员会讨论。

2. 通过供者的医疗评估 对供者进行全面的身体检查,重点关注供者的手术耐受性、肾脏的状况和影响肾功能的各种因素。供者患有高血压且已造成终末器官损害、糖尿病应列为绝对禁忌证,供者的体重指数(BMI)超过 $35kg/m^2$ 为绝对禁忌证。同时供者应排除肿瘤性疾病、传染性疾病和全身感染性疾病。应注重供者分肾功能的评估,肾脏 ECT 测量肾小球滤过率(GFR)可帮助很好地进行判断,如预测在有生之年校正后的 GFR 值低于基本要求,不适合捐赠。

3. 免疫学评估 供受者 HLA 组织配型良好,淋巴细胞毒实验应为阴性。

## 559

### 活体供肾者肾脏捐献的主要禁忌证有哪些？

1. 绝对禁忌证

（1）严重认知障碍，不能了解供肾的危险性。

（2）有明显的精神疾患。

（3）吸毒和酗酒者。

（4）糖尿病 糖尿病是活体捐赠的绝对禁忌证。

（5）肥胖 体重指数（BMI）超过 35 是捐赠者的绝对禁忌证。

（6）高血压 高血压已造成终末器官损害是肾脏捐献的绝对禁忌证。

2. 相对禁忌证

（1）高血压 如果捐赠者正在接受治疗，且血压低于 140/85mmHg，可以考虑继续医疗鉴定。但应提醒：肾切除后高血压可能加重并且可能增加后续心血管的风险。捐赠者血压偶然低于 140/90mmHg，也应对其进行深入的心血管的评估。

（2）肥胖 体重指数（BMI）超过 30 小于 35 是肾脏捐赠的相对禁忌证；体重指数（BMI）超过 30 的捐赠者需进行仔细的术前评估，以除外心血管，呼吸和肾脏疾病。应忠告：围术期风险较大，远期有潜在肾脏疾病的风险，建议术前减肥，在达到理想体重后再考虑捐赠。

（3）蛋白尿 尿蛋白是考虑肾脏疾病的一个重要指标；如尿蛋白排泄增加（24 小时尿蛋白大于 300mg）将被排除，通常不考虑肾脏捐赠。

（4）镜下血尿 人群中 8%～21% 可见无症状镜下血尿，大多数预后良好，无需进行肾脏活检。如捐赠者持续镜下血尿应全面检查潜在的原因，如果不能用显而易见的泌尿系疾病解释，需行肾脏穿刺活检。当诊断为薄细胞膜异常病时，是否适合移植应听取遗传学专家的意见。

（5）肾脏疾病 肾炎，复杂的泌尿系统畸形，泌尿系集合系统梗阻合并肾积水，顽固性泌尿系感染，较大的、多发的肾结石，肾肿瘤等。

（6）遗传性疾病 当受者肾衰病因为遗传性疾病所致，如果捐赠者也有相似的遗传性疾病，其是否适合捐赠应听取遗传专家的意见。

（7）脓尿 捐赠者发生脓尿，必须确认其是否属于可逆性损害，如复杂的尿路感染，将不能作为捐赠者。

（8）肾结石病 肾结石病史不是捐赠的绝对禁忌证。患有肾结石的活体捐赠肾后，建议长期随访。

（9）供体传染病 HCV 和 HBV 感染通常为活体供肾的相对禁忌证；在与之前，供受者

CMV 感染状态必须明确，CMV 血清阴性患者接受来自 CMV 血清阳性供体时，应当告知增加 CMV 感染的风险。

## 560

### 活体供肾捐献者术前为什么需要对肾血管进行评估？

1. 肾血管的评估，有利于估计供肾摘取的手术难度。

2. 根据肾脏血管的分支情况，采取相应的血管吻合术式。

3. 两个肾脏均为单支血管，左肾血管较长利于移植，通常选用左肾作为供肾；如受者为婴儿或小孩，可选择右肾，有利于腹腔内植入。

4. 肾血管的评估原来多采用血管造影（DSA）的方法，现今临床更多应用螺旋 CT 肾血管三维重建（CTA）为供肾血管评估的优选检查方法。具有无创、肾血管分辨率高的特点，同时可帮助确认肾静脉后腰静脉分支，有利于医师更好地完成腹腔镜供肾摘除手术。

## 561

### 活体供肾者年龄如何选择？

活体供肾移植供者年龄没有绝对要求，从伦理学角度考虑，至少要在 18 岁以上。年龄上限没有严格界定，在供者的利益得到保证的情况下，考虑肾脏捐献的可行性。供者年龄过大会增加围术期的风险。各移植中心根据本中心特点决定供者的年龄上限，超过此标准不能成为供者。根据美国 UNOS 统计，27% 的移植中心无年龄限制，6% 以 55 岁为上限，13% 以 60 岁为上限，70% 以 70 岁为年龄上限，3% 以 75～80 岁为上限。对于高龄供者，可考虑行供肾穿刺活检（移植前穿刺或零点穿刺）以评估供肾的质量。同时要根据供者身体状况，肾脏 GFR 综合考虑供者肾脏的取舍。

## 562

### 活体供肾移植如何选择供肾？

1. 供者肾脏的选择应遵循对供者伤害最小的原则。

2. 术前对供者进行肾脏 ECT 检查，测量分肾功能，尽量选择 GFR 偏低的一侧肾脏，将较好的肾脏留给供者。

3. 尽量选择存在潜在病变的一侧肾脏，如伴有小结石、肾囊肿的肾脏。

4. 术前行肾脏血管造影（DSA）或肾脏血管三维 CT 成像（CTA）检查以明确肾脏血管情况。若双肾动脉均为单支，建议选用左肾。因为左肾肾蒂血管暴露比右肾容易，左肾动静脉变异较右肾少，左肾较适合移植于右髂窝。若一侧为单支，另一侧为双支时，选用单支侧。若双侧均为双支，可选左侧，若双侧为多支时，要根据技术条件或另选供体。

5. 供者今后可能发生问题的一侧肾脏，如供者为年轻女性，应考虑用右侧，因右侧肾在妊娠时容易发生积水及合并感染。

总之，供肾的选择应综合考虑肾脏功能、可能合并的潜在病变及肾血管情况，由移植医生与供者共同商讨制定安全、合理的手术方案。

## 563

### 活体供肾移植的供者选择程序为何？

一般来自亲属捐献，适于其亲属身体健康、精神状态正常，无遗传性疾病及家族史者。ABO 血型相符→HLA 检查相匹配，淋巴细胞毒试验在 5% 以下。全面查体：血压正常，血尿常规及肝肾功能系列检查均无异常，HBsAg（-），B 超，IVP 无异常。做 DSA 检查：若双肾动脉均为单支，选用左肾。因为左肾肾蒂血管暴露比右肾容易，左肾动静脉变异较右肾少，左肾较适合移植于右髂窝。若一侧为单支，另一侧为双支时，选用单支侧。若双侧均为双支，可选左侧。若双侧为多支时，要根据技术条件或另选供体。如供者为年轻女性，应考虑用右侧，因右侧肾在妊娠时容易发生积水及合并感染。

## 564

### 活体供肾摘取的手术原则及术式有哪些？各有哪些优缺点？

1. 手术原则　最大限度降低供者手术并发症和死亡率，保证供肾功能和形态的完整性。

2. 手术方式　开放手术、腹腔镜手术、机器人手术。

3. 开放手术　包括经腰或经腹腔供肾摘取术，其优点是安全、有效，围术期死亡率和并发症少，供肾的形态和功能完整性好。其缺点是创伤大，恢复期长，经腹腔手术有术后肠梗阻的风险。

4. 腹腔镜手术　其优点是切口小、疼痛轻、住院及恢复时间短，与开放性手术并发症相似，发生率约 1%~2%。远期肠梗阻的风险很小。其缺点是价格较贵，技术要求较高，且供肾的热缺血时间长于开放手术。供者的并发症与开放性手术相似，约为 10%~14%，转为开放性手术约为 2%~4%，大多数为血管损伤，但随着经验的增加而逐渐减少。受者移植肾功能延期恢复（DGF）发生率为 0~6%，输尿管并发症和血栓发生概率增高。其原因可能与气腹，供肾热缺血时间延长，肾脏摘取时灌注不足有关。

5. 机器人辅助腹腔镜供肾切取手术　同腹腔镜手术，主要缺点为价格昂贵。现已在国内大型移植中心开展。

## 565

### 活体供肾摘取对供肾者会造成哪些伤害?

活体供肾者在摘取肾脏前均要进行完备的身体评估，只有身体状况良好及肾脏功能、形态良好者方能成为供肾者。从理论上讲，正常的单侧肾脏即可满足机体的代谢需求，不会对供肾者造成身体损伤。但也有部分供肾者随着年龄的增长，单侧肾脏难以满足机体需要，出现肾功能不全，甚至极个别患者可能进入尿毒症期。另外，生活习惯可能对肾脏功能产生影响，曾有供肾者进行大体力运动及过量食用高蛋白食物后出现一过性肾功能不全的病例。因此，移植医生在术前应与供肾者充分交谈，告知供肾后可能出现的风险。同时应告知供肾者摘取一侧肾脏后，人体失去了一侧肾脏的代偿作用，抵御肾脏潜在病变的能力明显降低，以及在就业、保险等领域可能带来的歧视，由供肾者充分考虑后决定是否进行肾脏捐献。

## 566

### 供肾者术后为什么需要定期随访?

1. 临床资料表明，供者剩余肾可以代偿性的弥补供肾造成的肾功能下降。
2. 捐献肾脏可能增加供者心血管危险因素的发病的风险。
3. 捐献肾脏后的并发症可能加剧肾功能下降。
4. 个别供肾者肾功能进行性下降的原因尚不明确。

鉴于以上原因，活体供肾捐献者术前需详细评估以排除潜在的肾脏病变，术后需终身定期随访，发现问题及时处理，必要时给予进一步治疗。

（祝清国　赵亚昆　王　雷）

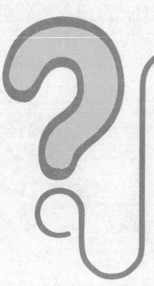

# 二十二、

## 公民逝世后器官捐献（DCD）供肾移植

## 567

### 什么是 DCD？

DCD：Donation after citizen's death，公民逝世后器官捐献。中国人体器官捐献分为 3 类，即中国一类（C-Ⅰ）：国际标准化脑死亡器官捐献（DBD）；中国二类（C-Ⅱ）：国际标准化心脏死亡器官捐献（DCD）；中国三类（C-Ⅲ）：中国过渡时期脑 – 心双死亡标准器官捐献（DBCD）。鉴于我国国情，现临床多应用中国三类（C-Ⅲ）即：中国过渡时期脑 – 心双死亡标准器官捐献。

## 568

### DCD 供肾移植国内的发展趋势如何？

公民逝世后器官捐献是国际移植界普遍认可的供体器官来源，我国自 2010 年 3 月在全国 11 个省市启动器官捐献试点工作，同时制定了一系列的法规和指南，以便更好地指导 DCD 的开展。DCD 工作在全国陆续开展，DCD 供肾移植占肾移植比例逐年上升，截至 2016 年 7 月 3 日，我国已完成公民逝世后器官捐献 7683 例，完成脏器移植 21212 例，器官捐献逐年增长，已正成为我国供体器官来源的重要途径。

## 569

### DCD 供肾移植需要履行哪些手续？

公民因脑血管意外、外伤等出现脑死亡或不可逆转的深度昏迷后，可成为潜在捐献者。由器官获取组织（OPO）专家对潜在捐献者进行全面身体检查，排除肿瘤、感染性疾病和传染性疾病等，确定符合器官捐献标准。由患者家属提出捐献意愿，在当地红十字会见证下签署器官捐献知情同意书，要求捐献者的直系亲属均同意捐献。履行上述手续后，可进入捐献流程。

## 570

### DCD 供者需要满足哪些条件？

公民因病出现脑死亡或不可逆转的深度昏迷后，即成为潜在捐献者。需对潜在捐献者进行全面的身体检查，排除恶性肿瘤、传染病及感染性疾病，捐献器官功能、形态符合捐献标准。经潜在捐献者直系亲属知情同意后可进入捐献流程。如捐献者家属同意依照脑死亡标准进行器官捐献，可撤出生命体征支持，完成捐献过程。如家属要求按照心脏死亡或脑-心双死亡标准进行器官捐献，由 OPO 专家对捐献者进行综合评估，经评估捐献者在撤除生命体征支持 1 小时内可发生呼吸、心跳停止，则推至手术室，撤除生命体征支持，完成捐献过程。

## 571

### DCD 供肾移植术后容易出现哪些并发症？

1. DCD 供者在生命体征维护期间多合并不同程度的低血压，同时由于缩血管药物的使用，受者术后移植肾功能延迟恢复发生率较高，需配合血液净化治疗。

2. DCD 供者由于长时间的气管插管及长时间处于 ICU 等感染高风险的环境中，故受者术后易出现感染并发症，包括肺部感染、泌尿道感染、创口感染等，甚至有受者因真菌感染侵袭移植肾血管导致移植肾血管破裂出血而危及生命。

## 572

### DCD 供肾移植较传统尸肾移植和活体供肾移植存在哪些优缺点？

1. DCD 供肾移植是我国目前肾脏移植的主要方式，占肾移植的比例逐年增加。DCD 供肾目前已成为我国肾脏移植的主要来源，部分缓解了移植肾脏的供需矛盾。

2. DCD 供体由于具有突发性和不可控性的特点，较传统尸肾移植和活体供肾移植相比，术后移植肾功能延迟恢复的比例明显增高。

3. DCD 供肾移植术后急性排斥反应发生率与传统尸肾移植和活体供肾移植相比是否偏高尚存在争议，有学者认为 DCD 供肾移植急性排斥反应发生率偏高，而部分专家持否定态度。

4. DCD 供肾移植术后受者发生感染并发症的概率明显升高，其中由于真菌侵袭导致移植肾血管破裂的严重并发症在 DCD 供肾移植出现后明显增加并已引起广大临床医生的重视。

（祝清国　赵亚昆　王　雷）

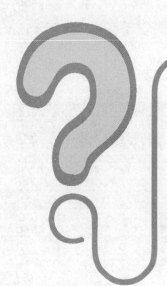

二十三、

显微外科技术在泌尿外科的应用

## 573

### 如何应用显微外科技术降低尿道下裂术后并发症?

尿道下裂是泌尿生殖系统常见的先天性畸形,手术方法很多,至今报道已有200种以上,但手术效果都不令人满意,术后易出现并发症。术后主要并发症有尿道裂开、尿道瘘、尿道缝线结石等。分析术后出现并发症的原因除与术者的手术技巧和所选用的术式不当外,更可能出现与手术操作粗糙,术中组织损伤大,血运差致使组织愈合能力低下有关;与应用普通肠线缝合法异物多,缝线反应重,易发生感染等因素也有关。作者认为应用显微外科技术修复尿道下裂,使用显微解剖、分离、止血、缝合,操作精细,组织损伤大大减轻,血管损伤少,血供良好,皮肤边缘对合整齐,缝合致密而异物少,使局部组织愈合能力增强,可明显降低术后并发症。

目前,应用显微外科技术行阴囊中隔血管岛状皮瓣法一期成形术治疗尿道下裂效果良好。其术中主要采取措施有:

1. 应用显微外科器械切取带蒂阴囊正中皮瓣 于阴囊中隔皮肤设计皮瓣,其长度应较阴茎下曲矫正后尿道实际缺损长度多0.5~0.8cm,宽1.5cm左右,应用显微外科器械仔细游离皮瓣,勿损伤阴囊中隔血管主干,其深度达肉膜和阴茎浅筋膜层,皮瓣近原尿道口处应比远端略宽,以保证皮瓣有良好血运。将游离好的带蒂皮瓣向阴茎头侧翻转,缝合阴囊部切口。

2. 显微外科技术尿道成形 皮瓣内插入一多空的硅胶支撑管,只插到原尿道口以下1~2cm、不进入膀胱,以防尿液流经新形成尿道。将带蒂阴囊正中皮瓣向上翻转,将皮肤表面向内,包绕支撑管形成一新尿道管,用7-0~9-0无损伤带针尼龙线在放大10倍的手术显微镜下结节全层缝合,表皮略带一点。针距1~1.5cm,外层皮下组织用5-0丝线结节缝合一层。将带蒂皮瓣末端向外翻转3mm,以待与阴茎皮肤缝合。新形成的尿道两侧与白膜固定数针。常规阴茎背侧皮肤向下转移包埋尿道,不需阴茎背侧皮切开减张。术后常规做膀胱造瘘。

此术式的最大优点是术中显微器械操作用力轻微、不损伤组织,特别是新老尿道交界吻合处,是尿道瘘口形成的主要部位。在此处用显微吻合可减少尿瘘的发生。用显微器械游离阴囊中隔皮瓣可最大限度保证皮瓣血供,术后不挛缩,成活率明显高于其他尿道替代物。用显微外科无损伤缝线代替普通肠线,其组织反应轻,皮缘对合整齐,内腔光滑,术后无尿道缝线结石形成。临床实践证明应用显微外科技术修复尿道下裂安全可靠,并发症少,便于推广,具有广阔的前景。

# 574

## 显微外科输精管与附睾管端侧吻合的手术要点是什么？

"排泄性无精子症"或"阻塞性无精子症"是指睾丸活检有正常精子细胞形成，但是由于精道阻塞，在排出的精液中无精子，占男性不育症的 3%～10%，而附睾阻塞是其中最常见的病因。随着显微外科技术的发展，应用显微外科技术进行输精管、附睾管吻合术，输精管吻合术愈来愈受到人们的重视。对于输精管附睾管常见的吻合术式有 Silber 法和 Wagenknech 法，即输精管与附睾黏膜端端吻合和输精管黏膜与附睾管黏膜端侧吻合。我们认为行输精管黏膜与附睾管端侧吻合较为合理。从解剖上看，附睾管是一条 5～6cm 长的管道，直径约为 0.33mm，在附睾中迂曲排列。临床上切除附睾尾部病灶后，附睾的横断面上，可看到较多的附睾管断面，较难判断附睾管的近端和远端，仅靠管腔的扩张，或有附睾液的流出情况来判断是不够准确的。如行输精管和附睾管的端侧吻合可避免附睾远近段的判断错误。由于附睾管较细，所以手术要求十分精细，下面将输精管与附睾管端侧吻合的术中要点归纳如下。以下步骤均在 10×20 倍手术显微镜下进行。

1. 确定吻合的部位　在附睾硬结以上，用拇指和示指夹住附睾，并在手术显微镜下观察，通过附睾的被膜，可以看到扩张的附睾管，一次可确定吻合的区域。

2. 开窗　用显微外科尖刀，在确定吻合部位的附睾被膜轻柔的切开 1～2mm，深度不宜过深，以免损伤附睾管。然后用显微外科尖刀将切口加以修剪，使附睾被膜开窗的直径相当于输精管直径的外径。

3. 附睾管的固定　用拇指和示指稍加压，即可使扩张的附睾管从开窗处向被膜外突出。然后用 11－0 无损伤外科缝线，于突出的附睾管一端进针，针在管壁内行走，勿穿透管腔，以免附睾液漏出，管径坍塌，此线用小血管夹牵引，做牵引线同时也做标志线。

4. 显微附睾管切开　在显微镜下，用显微外科尖刀片，刀刃朝上，由附睾管一端刺入，向另一端向上挑着切开，切开的长度约为输精管管腔的直径。切开后，可见较多的附睾液流出，并取附睾液涂片送检。如查到精子，侧行输精管附睾管端侧吻合。在切开的附睾管上滴 1～2 滴亚甲蓝溶液，除切开的附睾管腔外，其他组织均被染成黑色，从管腔流出的附睾液呈粉红色。

5. 显微牵引　用特制的显微吸引平针头，与小注射器连接进行吸引，使管腔显露得更加清楚，吸引的压力要适当，以免损伤附睾管。

6. 吻合　使用 10－0 双针无损伤缝线，均从附睾管管腔由内向外进针，一般为 4 针，分别于附睾管的 9、12、3、6 点钟处，分别用小血管夹牵引，暴露吻合口。然后将修剪好的输精管断端拉近。用 9－0 无损伤线将输精管外膜与附睾被膜在一侧间断结节缝合 3 针，结打在管腔外面。然后将以上留置的 4 针，分别从输精管的相应部位由管腔外穿出。打结顺序为 12、9、3 点最后是 6 点。然后再用 9 – 0 无损伤线间断结节缝合输精管和附睾管的被膜。

以上各步骤都要做到轻柔、细致、管腔对合准确，这是保证术后管腔通畅的关键。

## 575

### 如何应用显微外科技术合理地建立动、静脉内瘘？

慢性肾衰竭的病人，需要长期的血液透析，如何选择理想的体外循环通路，既满足血液透析所需要血流量，又不增加心脏的负担，对心脏功能无影响，是保证长期顺利血液透析的关键。而临床上需要做动静脉内瘘的患者多数为不可逆的终末期肾病，患病时间较长，由于长时间的静脉点滴或做瘘前直接的动静脉穿刺，使静脉变硬，失去弹性，管腔缩小，致使静脉闭塞，给做动静脉内瘘时血管的选择带来一定的困难。随着透析患者寿命的延长，血管通路遇到的问题也越来越复杂。如何利用患者具体的血管条件，合理地建立动静脉内瘘，对病人的长期透析至关重要。应用显微外科技术为尿毒症病人做动静脉内瘘，技术精细，对合良好，血管内膜保护良好，肌层损伤少，通畅率高，并发症少。可适用于各类血管条件的患者，已广为人们所接受。下面就如何根据患者血管条件选择内瘘术式归纳如下：

1. 临床上做动静脉内瘘的血管，一般均选用前臂的桡动脉与头静脉或贵要静脉做血管吻合血管。手术一般在 10 倍手术显微镜下进行，根据血管情况选用 7 – 0 ~ 9 – 0 无损伤缝线。如血管条件较好，应当由血管远端向近端选择。桡动脉的位置、管径较恒定，静脉管径变异较大，情况较为复杂如血管较粗，可选择做静脉、动脉的端侧吻合或动静脉的端端吻合。但应首选端侧吻合，此法的优点是可以保持动脉的连续性，即使今后内瘘栓塞，此动脉仍可以为第二次内瘘手术时候用。但如动脉压力较低最好选用端端吻合，这样可增加流经静脉的血流量，增加静脉压，既可促进静脉动脉化的发育，又可避免血流过缓、血栓形成。

2. 对于血管细小的病例，传统的端侧吻合及端端吻合有一定困难，此种情况最好采用动静脉侧侧吻合，吻合口需控制在 6 ~ 8mm，删去单纯的侧侧吻合，由于静脉分流而影响了内瘘的发育，因此需同时结扎远端头静脉，并可避免肿胀手综合征的发生，形成功能上的端侧吻合。同样如动脉压力较低也可同时结扎桡动脉远端，形成功能上的端端吻合。

3. 如果患者急诊需要快速建立动静脉外瘘，又要为长期透析做准备而做动静脉内瘘，我们可以应用显微外科技术一次做两种动静脉混合瘘。即行桡动脉与头静脉的侧侧吻合，吻合口为 4 ~ 6mm，并利用靠近内瘘静脉的远心端（此时已经动脉化），作为外瘘动脉插管，再在该静脉的近心端另找一分支做静脉插管，分别通过皮下隧道穿出外瘘，按常规固定后接通外瘘。但要注意动静脉端插入部位有无静脉瓣，否则动脉血流容易受阻，此术式的优点是通过一次手术一对血管解决了两种血管通路方法，有效地利用了血管。

576

## 如何应用显微外科技术行阴茎血管重建术治疗动脉供血不足型的勃起功能障碍？

阴茎勃起功能障碍被定义为阴茎勃起不坚或不能维持勃起达到满意的性交。近年来，国外资料表明 40～70 岁的男人中 52% 的人患有阴茎勃起功能障碍。非手术治疗方法包括：心理治疗，激素治疗，药物治疗，体外仪器治疗。外科手术治疗包括：阴茎假体和阴茎静脉漏血管结扎术，后者术式的远期疗效不令人满意。由于采用多途径诊断阳痿的原因，发现器质性阳痿达 60%～80%。国内研究资料表明阴茎勃起功能障碍心理性因素占 49.4%，器质性因素（血管，内分泌，神经性）占 50.6%。糖尿病或骨盆骨折等病因致阴茎动脉供血不足，致出现供血不足型阴茎勃起功能障碍。合理的治疗方法是通过阴茎血管重建术，使原来减少的阴茎动脉基础血流提高到较高水平，在适当的刺激下，达到阴茎充分勃起，具有良好的疗效。

阴茎血管重建术的方法很多，在此仅介绍两种有代表性的效果较好的手术方法：

1. 腹壁下动脉 – 阴茎海绵体吻合术（Michal I 型手术）　经腹直肌旁切口，暴露一侧腹壁下动脉，在脐部平面切断，远心端结扎，将近心端动脉向下翻转。于阴茎根部做一纵向切口，暴露同侧阴茎海绵体。在阴茎根部扎一止血带后，切开阴茎海绵体，将海绵体的几个腔隙剥开制成一个小的空腔。在 10 倍手术显微镜下，将腹壁下动脉与海绵体做端侧吻合，采用 11 – 0 尼龙线连续缝合。如腹壁下动脉与阴茎海绵体间搭桥，因血管口径较大，术后获得较高的动脉血量。

2. 腹壁下动脉 – 阴茎背动脉吻合术（Michal II 型手术）　本手术与上述术式不同点：在阴茎的基底部暴露同侧阴茎背动脉，在手术显微镜下用 10 – 0 尼龙线行腹壁下动脉与阴茎背动脉间断结节端侧吻合术，此手术仅适用于阴茎背动脉由于各种原因引起的狭窄，而静脉正常。术中注意事项：血管吻合口尽量接近耻骨弓，以免术后性交时损伤。

577

## 输精管 – 附睾管吻合方式有几种？

附睾梗阻可以是先天性，亦可为炎症性。无精子症的男性如精液量正常，睾丸大小正常，双侧输精管可触及，睾丸活检显示足够生精功能，其梗阻部位很可能是附睾，手术前应进行输精管造影以确定输精管通畅的程度，并根据术中的情况确定吻合的部位和方式。

目前常用的显微外科输精管 – 附睾管吻合术有以下几种：

1. 输精管 – 附睾管端端吻合术　在显微镜下采用附睾小管与输精管端端吻合。由于输精管附睾管管腔大小悬殊，而且扩大的附睾管管壁很薄，所以实际操作比较困难，另一种改良式的套入式端端吻合方法较简单，即将附睾管的一段插入输精管内，并将其头端固定在输精管中，输精管外膜与附睾管外膜缝合。

2. 输精管－附睾管端侧吻合术　这是最常见的方法。挑选一段经穿刺证实有精子的附睾管，在其侧方开口与输精管远端吻合，另一种套入式端侧吻合，是将有侧切口的一段附睾管套叠式地拖入输精管并固定，输精管与附睾的外膜包埋缝合。

3. 附睾－输精管端侧吻合术　采用整个附睾截面与输精管吻合，首先应在附睾横切面的液体中发现精子而后行输精管侧方切开吻合。

## 578

### 如何应用显微外科技术提高输精管吻合手术的成功率?

1. 输精管吻合前，必须保证被吻合的两端输精管通畅。通常采用 6 号钝平针头插入吻合输精管的精囊端，注入生理盐水 5 毫升，若手感无张力，病人有尿意，可认为输精管通畅，输精管附睾端一般在切断后，管腔内可见乳白色液体溢出，若不见液体溢出，可轻压附睾，见有液体溢出，可证实为通畅。术中最好取近端输精管溢出液于载玻片，镜下观察有无精子。

2. 充分游离输精管两端，使之无张力对合，从输精管两端清除外膜组织，但要注意保护输精管管壁血运。

3. 用蚊式钳夹住输精管外膜或用牵引线拉住输精管两断端，以方便操作，防止回缩。

4. 在 10~16 倍显微镜下进行吻合，作者认为采用两层吻合法效果较好，用 10-0 尼龙线缝合近端输精管术者对侧壁的黏膜层，再缝合至远端输精管的黏膜，结扎并剪断缝线，距第一针 180 度在黏膜层缝合第二针；同样在前壁黏膜层继续缝合 2~3 针，转动输精管再缝合 2~3 针，黏膜层共计 6~8 针。用 9-0 尼龙线缝合近侧壁数针，翻转输精管缝合对侧面，共缝合肌层 8~12 针。

5. 血肿一般不需要引流，但可能危及吻合处，因此术中必须精心止血。

6. 术中仔细分析输精管内的精液特别重要。精液常在输精管切除部位的近端出现，由术者或有经验的病理医师检查精液，判断有无精子。若有精子，证明近端输精管与睾丸相同，有输精管吻合的指征。若无精子，应考虑输精管附睾吻合术。

## 579

### 如何应用显微外科技术行高位隐睾自体移植术?

1. 做一长腹股沟切口，向上超过腹股沟韧带以便必要时进入腹腔。

2. 显露精索血管，寻找睾丸。在放大镜下解剖，在腹膜后顺血管走行游离直至精索血管与腔静脉或肾静脉及主动脉交汇附近，做好标记以辨认动、静脉。游离输精管并保护其血管。察看腹壁下血管的粗细及血流情况，在腹直肌下高位结扎切断，近端上血管夹，肝素盐水冲洗，备用；结扎精索血管，在结扎线远侧切断，备用。

3. 将精索动脉及腹壁下动脉置于 10 ~ 16 倍手术显微镜下，用显微血管夹固定后用 10 –0 或 11 –0 尼龙线进行端端吻合，有可能两者血管管径相差很大，补偿的办法是斜面或劈开吻合；同法吻合静脉，或结扎后依靠侧支回流。缺血时间应短于 1 小时。

4. 开放血管夹之前给予病人半量的肝素（按体重计算全量的一半），随后静脉用低分子右旋糖酐 500ml/24h，共 3 天。将睾丸置入阴囊肉膜袋内。仔细关闭腹股沟切口，避免血管阻塞。

（于　雷　祝青国）

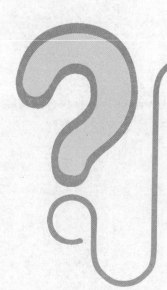

# 二十四、

## 多器官功能障碍综合征（MODS）

## 580

### MODS 是如何提出的？

1969 年 Skillman 等就报道了急性应激性溃疡大出血以后，继发一系列器官或系统进行性的多器官衰竭。20 世纪 70 年代相继又有学者提出"序贯性系统衰竭（scquential system failure）""70 年代综合征"或"多器官衰竭（multiple organ failure，MOF）"的概念。1991 年美国胸科医师会和危重医学学会（ACCP/SCCM）联合提议，将多器官衰竭（MOF）更名为 MODS（multiple organ dysfunction syndrome），能更加准确地反映该综合征的进行性和可逆性的特点。1995 年，我国在庐山召开的全国危重急救医学学术会议上正式决定，将 MOF 统一命名为 MODS，被译为多器官功能失常综合征，多器官功能障碍综合征和多器官功能不全综合征。

## 581

### MODS 的特点有哪些？

MODS 原发病多为严重创伤、感染、休克、大手术等等。一般在原发病发生后 24 小时左右，同时或序贯发生两个或两个以上脏器功能失常，临床所出现的一组症候群。其中包括全身炎症反应、内毒素血症、水钠潴留、低心排血量、电解质及酸碱平衡失调、血流动力学不稳定等等。在发生 MODS 前，大多数器官功能良好。MODS 若治愈存活，大多数器官功能可以恢复正常。应该强调的是 MODS 是可逆的。MODS 是多学科，多种常见病的严重并发症，发病急，进展快，死亡率高。

## 582

### MODS 常见的病因有哪些？

MODS 的发病机制尚不清楚。其病因可分为感染性和非感染性两类。感染性病因中，常见者为全身感染如脓毒血症。腹腔内感染亦是主要原因之一，死亡率高达 20%。非感染原因中多见于严重创伤，如多脏器损伤、多发性骨折、大面积烧伤、大手术、大量失血、低血容量休克、延迟复苏等。以上这些是其病因，也是其高危因素。

## 583

### MODS 的诊断依据是什么？

完整的诊断依据应包括：诱发病因、全身炎症反应失常和多器官功能障碍三个方面。

1. 存在着严重的创伤、休克、感染、延迟复苏，体内有大量坏死组织存留，有凝血机制失常等诱发因素。

2. 具有全身炎症反应综合征（SIRS）的临床表现。

3. 有两个或两个以上器官或系统的功能障碍。诊断中的诱因不难获得。而如何早期准确地判断是否存在 SIRS 和器官功能失常是诊断 MODS 的关键。

## 584

### 何谓 MODSE？其特点为何？

MODSE（multiple organ dysfunction syndrome）是老年多器官功能失常综合征。见于≥65岁的老年人。老年人器官功能随年龄增长而逐渐衰退，在一些诱因的刺激下，易发生MODSE，其诱因中肺感染常见，占 73%。由于老年患者反应差，可隐匿，一旦发生，来势凶猛，进展迅速，可在短暂时间内同时或序贯出现 2 个或 2 个以上器官功能失常。资料显示：20 世纪 90 年代我国老年人群中，MODSE 发病率为 650/10 万，病死率为 75%~100%，是导致老年危重患者死亡的主要原因之一。

## 585

### MODS 与 MODSE 有何不同？

从广义上讲，MODSE 应包括在 MODS 的范畴内。MODSE 是 MODS 的一个特殊类型，二者间有着许多相似的特点，不过研究对象不同，MODS 的研究对象多为中青年人，而MODSE 是老年人。两者发病的基础不同，MODS 多无明显的慢性病史，发病前各器官均为正常，而 MODSE 是在器官老化和多种慢性疾病的基础上发病的。致病的诱因多为肺部感染，免疫功能低下，营养不良等等。

## 586

## MODS 诊断标准为何？

国内广泛应用的是 1995 年庐山全国危重病急救医学学术会议上讨论通过的"MODS 病情分期，诊断及严重程度评分标准"。该标准包括外周循环、心、肺、肾等 9 个器官或系统，各为 1~3 分。如下表：

**1995 年重修 MODS 病情分析诊断及严重程度评分标准**

| 受累脏器 | 评分标准 | 评分 |
| --- | --- | --- |
| 外周循环 | 无血容量不足：MAP≥7.98kPa（≥60mmHg）；尿量≥40ml/h；低血压时间持续 4 小时以上 | 1 |
| | 无血容量不足：MAP<7.98kPa（<60mmHg），>6.65kPa（>50mmHg）；尿量<40ml/h，>20ml/h；肢端冷或暖；无意识障碍 | 2 |
| | 无血容量不足：MAP<6.65kPa（<50mmHg）；尿量<20ml/h；肢端湿冷或暖；多有意识恍惚 | 3 |
| 心 | 心动过速：体温升高 1℃，心率增快 15~20 次/分；心肌酶正常 | 1 |
| | 心动过速：心肌酶（CPK，GOT，LDH）异常 | 2 |
| | 室性心动过速：室颤；Ⅰ~Ⅱ、A~V 传导阻滞；心肌骤停 | 3 |
| 肺 | 呼吸频率 20~25 次/分；吸空气 $PaO_2$≤9.31kPa（≤70mmHg），>7.98 kPa（>60mmHg）；$PaCO_2/FiO_2$≥39.9kPa（≥300mmHg）；P（A-a）$DO_2$（$FiO_2$1.0）3.33~6.65kPa（25~50mmHg）；X 线胸片正常。（具备 5 项中的 3 项即可确诊） | 1 |
| | 呼吸频率 >28 次/分；吸空气 $PaO_2$≤7.98kPa（≤60mmHg），>6.6kPa（>50mmHg）；$PaCO_2$<4.65kPa（<35mmHg）；$PaCO_2/FiO_2$≤39.9kPa（≤300mmHg），>26.6kPa（200mmHg）；P（A-a）$DO_2$（$FiO_2$1.0）>13.3kPa（>100mmHg），<26.6kPa（200mmHg）；X 线胸片示肺泡无实变或实变≤1/2 肺野（具备 6 项中的 3 项即可确诊） | 2 |
| | 呼吸窘迫，呼吸频率 28 次/分；吸空气 $PaO_2$≤6.6kPa（≤50mmHg），$PaCO_2$>5.98kPa（>45mmHg）；$PaCO_2/Fio_2$≤26.6kPa（≤200mmHg）；P（A-a）$DO_2$（$FiO_2$1.0）>26.6kPa（>200mmHg）；X 线胸片示肺泡实变≥1/2 肺野（具备 6 项中的 3 项即可确诊） | 3 |
| 肾 | 无血容量不足：尿量等于或近似为 40ml；尿 $Na^+$、血肌酐正常 | 1 |
| | 无血容量不足：尿量<40ml/h；利尿剂冲击后尿量可增多；尿 $Na^+$ 20~30mmol/L（20~30mEq/L）；血肌酐等于或近似为 176.8μmol/L（2.0mg/dl） | 2 |

续表

| 受累脏器 | 评分标准 | 评分 |
|---|---|---|
|  | 无血容量不足：无尿或少尿（20ml/h 持续 4 小时以上），利尿剂冲击后尿量不增多；尿 $Na^+$ > 40mmol/L（40mEq/L）；血肌酐 > 176.8μmol/L（2.0mg/dl）。非少尿肾衰者：尿量 > 600/24h，氮血肌酐 > 176.8μmol/L（> 72.0mg/L），尿比重 ≤1.012 | 3 |
| 肝脏 | SCPT > 正常值 2 倍以上；血清总胆红素 > 17.1μmol/L（> 1.0mg/dl），< 34.8μmol/L（< 2.0mg/dl） | 1 |
|  | SCPT > 正常值 2 倍以上；血清总胆红素 > 34.8μmol/L（> 1.0mg/dl），肝性脑病 | 2 |
| 胃肠道 | 腹部胀气；肠鸣音减弱 | 1 |
|  | 高度腹部胀气；肠鸣音近于消失 | 2 |
|  | 麻痹性肠梗阻；应激性溃疡出血（具备 2 项中的 1 项即可确诊） | 3 |
| 凝血功能 | 血小板计数 < $100 \times 10^9$/L；纤维蛋白原正常；PT 及 TT 正常 | 1 |
|  | 血小板计数 < $100 \times 10^9$/L；纤维蛋白原 ≥2.0 ~ 4.0g/L；PT 及 TT 比正常值延长时间等于或近似为 3s；优球蛋白溶解试验 > 2h；全身性出血不明显 | 2 |
|  | 血小板计数 < $50 \times 10^9$/L；纤维蛋白原 < 2.0g/L；PT 及 TT 比正常值延长 > 3s；优球蛋白溶解试验；全身性出血表现明显 | 3 |
| 脑 | 兴奋及嗜睡；语言呼唤能睁眼；能交谈；有定向障碍；能听从指令 | 1 |
|  | 疼痛刺激能睁眼；不能交谈、语无伦次；疼痛刺激有屈曲或伸展反应 | 2 |
|  | 对语言无反应；对疼痛刺激无反应 | 3 |
| 代谢 | 血糖 < 3.9mmol/L 或 > 5.6mmol/L；血 $Na^+$ < 135mmol/L 或 > 145mmol/L；pH < 7.35 或 7.45 | 1 |
|  | 血糖 < 3.5mmol/L 或 > 6.5mmol/L；血 $Na^+$ < 130mmol/L 或 > 150mmol/L；pH < 7.20 或 7.50 | 2 |
|  | 血糖 < 2.5mmol/L 或 > 7.5mmol/L；血 $Na^+$ < 125mmol/L 或 > 155mmol/L；pH < 7.10 或 7.55 以上标准均需持续 12 小时以上 | 3 |

修改 Glasgow 昏迷评分

## 587

# MODSE 诊断标准如何？

2004 年 1 月公布的我国"MODSE"诊断标准（试行草案 2003）如下：

**老年多器官功能不全综合征（MODSE）诊断标准（试行草案，2003）**

| 项目 | 器官衰竭前期 | 器官衰竭期 |
|---|---|---|
| 心 | 新发心律失常，心肌酶正常；劳力性气促，尚无明确心力衰竭体征；肺毛细血管楔压增高（13～19mmHg，1mmHg=0.133kPa） | 心搏量减少（射血分数≤0.40），肺毛细血管楔压增高（≥20mmHg）；有明确的心力衰竭症状和体征 |
| 肺 | 动脉血二氧化碳分压 45～49mmHg；动脉血氧饱和度<0.90；pH 值 7.30～7.35 或者 7.45～7.50；200mmHg<氧合指数≤300mmHg；不需用机械通气 | 动脉血二氧化碳分压≥50mmHg；动脉血氧饱和度<0.80；动脉 pH<7.30；氧合指数≤200mmHg；需用机械通气 |
| 肾 | 尿量 21～40ml/h，利尿剂冲击后尿量可增加；肌酐 177.0～265.2μmol/L，尿钠 20～40mmol/L（或上述指标在原基础上恶化超过 20%）；不需透析治疗 | 尿量<20ml/h，利尿剂效果差；肌酐>265.2μmol/L，尿钠>40mmol/L（或上述指标在原基础上恶化超过 20%）；需透析治疗 |
| 外周循环 | 尿量为 20～40ml/h；平均动脉压 50～60mmHg 或血压下降≥20%，但对血管活性药物治疗反应好；除外血容量不足 | 尿量<20ml/h，肢体冷、有发绀；平均动脉压<50mmHg，血压需多种血管活性药物维持，对药物治疗反应差；除外血容量不足 |
| 肝脏 | 总胆红素 35～102μmol/L；丙氨酸转氨酶升高≤正常值 2 倍；或酶－胆分离 | 总胆红素≥103μmol/L 或丙氨酸转氨酶升高超出正常值 2 倍以上；肝性脑病 |
| 胃肠 | 明显腹胀、肠鸣音明显减弱；胆囊炎（非结石性） | 腹部高度胀气，肠鸣音近于消失；应激性溃疡出血或穿孔、坏死性肠炎，自发性胆囊穿孔 |
| 中枢神经 | 明显反应迟钝；有定向障碍；格拉斯哥昏迷评分（Glascow）9～12 分 | 严重的弥散性神经系统损伤表现；对语言呼叫无反应；对疼痛刺激无反应；Glascow 评分≤8 分 |
| 凝血功能 | 血小板计数（51～99）×$10^9$/L；纤维蛋白原≥2～4g/L；凝血酶原时间（PT）及凝聚力血酶时间（TT）延长量少于 3s；D-二聚体升高<2 倍；无明显出血征象 | 血小板计数≤50×$10^9$/L，并进行性下降；纤维蛋白原<2g/L；PT 及 TT 延长 3s；D-二聚体升高≥2 倍；全身出血明显 |
| 其他 | 年龄≥65 岁 | |

说明：

1. 在诱因刺激下数日内出现 2 个或者 2 个以上器官功能不全或衰竭，诊断为"多器官功能不全（衰竭前期/衰竭期）"。

2. 如果 2 个或 2 个以上器官功能达到"器官衰竭前期"标准，其他器官功能正常，诊断为"多器官功能不全（衰竭前期）"。

3. 如果 2 个或 2 个以上器官功能达到"器官衰竭期"标准，其他器官功能正常或处于"器官衰竭前期"，诊断为"多器官功能不全（衰竭期）"。

4. 上述诊断标准每项中异常值超过 2 条以上方可诊断。

## 588

### 适用于高原地区 MODS 的评分标准是什么？

张士范等在课题研究中提出，≥1500 米的高海拔地区是区分高原和平原 MODS 诊断标准的一个有临床意义的分界线，并提出 ARDS/MODS 的诊断标准：（全军医药科技研究指令性课题，文章发表在中华危重病急救医学 2005 年 4 月）

**H-ARDS/MODS 评分诊断标准（修订稿）及 PBT 成分和权重**

| 指　标 | 0 分 | 1 分 | 2 分 | 3 分 | 4 分 |
|---|---|---|---|---|---|
| 肺（$PaO_2/FiO_2$, mmHg） | ≥250 | 151～249 | 101～150 | 75～100 | ≤74 |
| 心血管（PBT△） | ≤9 | 10～15 | 16～21 | 22～28 | 29～35 |
| 脑（GCS，分） | 15 | 13～14 | 10～12 | 8～9 | ≤7 |
| 肾（Gr, μmol/L） | ≤90 | 91～120 | 121～200 | 201～300 | ≥301 |
| 血（PLT，$\times 10^9$/L） | ≥130 | 90～129 | 70～89 | 40～69 | ≤39 |
| 胃肠 | 肠鸣音正常，无自觉腹胀 | 肠鸣音弱，腹胀 | 腹胀痛，OB（＋） | 急性胆囊炎、胰腺炎，OB ＞（＋＋） | 应激性消化道出血 |
| 代谢血糖（mmol/L） | 3.9～6.5 | ≤3.8 或≥7.0 | ≤3 或≥7.5 | ≤2.5 或≥8.0 | ＞9.0 |
| 血钠（mmol/L） | 135～145 | ≤134 或≥146 | ≤130 或≥150 | ≤125 或≥155 | ≤110 或≥160 |
| 肝（TBil, μmol/L） | ≤19 | 20～40 | 41～60 | 61～80 | ＞81 |
| P 为脉搏（次/分） | 60～80＝1～3 | 81～90＝3～4 | 91～100＝4～5 | 101～120＝5～7 | ＞120＝7～9 |
| B 为 MAP（mmHg） | ≥70＝1～3 | 65～69＝3～5 | 60～64＝6～7 | 55～59＝8～10 | ≤54＝11～12 |
| T 为血管活性药处理 | 不需要＝1～3 | 少量辅助＝4～6 | 中度依赖＝6～9 | 重度依赖＝9～11 | 不能脱离＝12～14 |
| 合计 | 3～9 | 10～15 | 16～21 | 22～28 | 29～35 |

上表使用说明：①8 个脏器中有 3 个脏器满足评分者可诊断 MODS；②8 个脏器中有 3 个脏器≥3 分或有 2 个脏器满足 4 分者可诊断多器官衰竭（MOF）；③脏器累积评分任选 6 个最重的评分之和，最高为 24 分计算。

### 589

## 何谓 Glasgow 昏迷量表？

1973 年 Teasdale 和 Jennett 根据病人的睁眼反应，口语反应和运动反应制定出 Glasgow 昏迷量表（Glasgow coma scale，GCS），在临床上比较实用，最高 15 分，最低 3 分，分数越高意识状态越好。附表：

**Glasgow 昏迷量表**

| | | |
|---|---|---|
| 最佳睁眼反应 | 有目的和自发性地 | 4 |
| | 口头命令 | 3 |
| | 疼痛刺激 | 2 |
| | 无反应 | 1 |
| 最佳口语反应 | 定向和对答 | 5 |
| | 失定向 | 4 |
| | 不恰当的词汇 | 3 |
| | 含混的发音 | 2 |
| | 无反应 | 1 |
| 最佳的运动反应 | 服从口头命令 | 6 |
| | 对疼痛的局部反应 | 5 |
| | 对疼痛的逃避反应 | 4 |
| | 屈曲反应（去皮层强直） | 3 |
| | 伸展反应（去大脑强直） | 2 |
| | 无反应 | 1 |

### 590

## 何谓 SIRS？

SIRS（Systemic Inflammatory Response Syndrome，全身炎症反应综合征）是由于各种损伤引起的全身性炎症反应。可由于感染或非感染所致。初起是局限性炎症，这是生理性保护反应的表现，一旦丧失局部控制或激发全身炎症反应即称 SIRS，是 MODS 的早期表现，若继续发展，其结果是 MODS。SIRS 是机体炎性细胞被一些损伤因子过度激活后，产生大量的炎性介质，如肿瘤坏死因子（TNF）、白细胞介素（IL）1、IL-4、IL-6、IL-8、血小板活化因子（DAF）、花生四烯酸、白三烯、磷脂酶 A2（PLA2）、血栓素 $A_2$、β 内啡肽、血管通透性因子等，在这些炎症介质的作用下，机体发生血管内皮细胞炎性反应，通透性增加，最终导致机体对炎症反应失控，全身内环境紊乱，而出现的临床症候群。

## 591

### SIRS 发展的过程如何？

文献记载：一般分为 3 期。第一期是对局部损害的反应，局部环境生成细胞因子，从而激发炎症反应；第二期是少量细胞因子释入血液循环而增强局部反应，募集巨噬细胞和血小板，生成炎症因子，激起急性相反应，减少炎症介质以及释放内源性拮抗剂，如这些调控机制丧失和内环境失衡，即进入第三期，此时出现全身反应。细胞因子的主要作用是破坏而不是保护，大量炎症介质激起许多体液连锁反应，激活单核－巨噬细胞系统，微循环完整性丧失而致使器官受到损害，可见 MODS 的发生与上述炎症介质和细胞因子密切相关。SIRS 反应中，肿瘤坏死因子，IL-1，IL-6 是 3 个最有影响的介质。

## 592

### 对 MODS 患者加强监护的重要意义何在？

到目前为止，MODS 尚无特异性的治疗方法。事实证明，若通过严密、有效的临床监测，做到早期发现、早期干预、就有可能减缓或阻断病情的恶化或发展，减少病死率，提高治愈率。另一方面，在 MODS 病情发展过程中，常有短时间的"病情稳定期"，所以，在监测中除一般监测手段外，需要争取进入 ICU 病房，利用较为先进的仪器，对各器官尤其是循环、呼吸、胃肠等功能进行监测。要连续、动态、量化的观察。然后，进行综合分析，为治疗提供依据。MODS 是可逆的。

## 593

### MODS 预防要做到哪些？

应做到快速、充分有效的复苏，及时治疗原发病，尽快清除坏死组织和感染灶，必要时及时使用机械辅助呼吸，维持和提高 $PaO_2$，维持胃肠功能，重视营养的支持。严密监测病人，如观察患者的意识表情，可反映其神经中枢的血流灌注情况。了解患者肢端的温度可反映周围循环的阻力。测脉压，脉搏强度和次数，可反映患者心搏血量的程度。测量每小时尿量，可推测患者内脏的血流灌注情况。了解病人的 CVP 和 BP 的关系可得知其心脏与血容量的关系。

## 594

### 测定胃、肠黏膜内 pHi 的临床意义何在？

利用胃、肠黏膜二氧化碳张力计（Tonometer）来测定 pHi（intramucosal pH, pHi）以了解胃、肠黏膜的缺血状态。循环病理生理学表明：在循环遭到打击时，最早做出反应，而最晚恢复的是胃肠道的血液灌注，并由于灌注不足而导致局部组织缺氧和酸中毒，这种变化先于全身缺氧和酸中毒的表现。如，烧伤后 1 小时，胃 pHi 从 7.33 降至 6.89。失血性休克 1 小时胃、肠 pHi 较伤前平均降低 39%，肠 pHi 下降幅度更大。休克复苏后 6 小时胃、肠 pHi 才接近伤前水平。肠较胃恢复得慢。同时发现肠 pHi 与门静脉血流量呈正相关。因此，监测胃肠黏膜 pHi 有助于判定内脏缺血状态，而且能提前获得比全身或系统更为敏感的资料，对指导休克、复苏和监测病程发展有重要意义。

## 595

### pHi 如何测定？

20 世纪 80 年代 Fiddian-Green 等首先利用二氧化碳张力计，监测胃、肠黏膜内的 pHi（intramucosal pH），该张力计形似胃管，前端是附一层半透膜样的导管。将其插入胃和肠腔内，并向囊内注入生理盐水 4ml，胃肠内的 $CO_2$ 即向囊内弥散，30 分钟左右，压力即趋于平衡。抽出囊内的生理盐水，在血气分析仪上测 $CO_2$，校正后即被认为是代表胃、肠黏膜的 $PCO_2$ 值。同时抽取病人的动脉血测 $HCO_3^-$ 含量，其与胃肠黏膜的 $HCO_3^-$ 相等。代入 Henderson-Hasselbalch 方程，求得胃肠黏膜 pHi。计算公式是：

$$pHi = 6.1 + \lg \frac{HCO_3^-}{0.03 \times P_{CO_2}}$$

## 596

### 一般临床监测呼吸功能的方法有哪些？

MODS 尤其是在 MODSE 中，肺部感染是其主要的诱因，加强呼吸功能监测无疑对

MODS 的发生和发展有重要意义。除应用专科的监护仪器外，一般临床监测呼吸功能的方法有：监测病人的呼吸次数和深度：可了解其肺通气的情况，正常人呼吸节律均匀、和缓，每分钟男性为 12～18 次，女性稍快；测潮气量：男性约 7.8ml/kg，女性约 6.6ml/kg；胸部听、叩诊：可了解肺通气、肺舒张和气道内分泌物的情况；胸部 X 线摄片是获得肺部病变最直观的证据，连续对比的观察，将有助于对病情的早期发现；血气分析：有助于低氧血症的及时发现和处理。

## 597

### DIC 的诊断标准是什么？

在 MODS 中，弥散性血管内凝血（DIC）并不少见。1982 年在全国血栓与止血会议上制定了 DIC 的诊断标准。又在 1986 年做了部分修正，具体内容如下：

1. 存在易于引起 DIC 的基础疾病　有下列两项以上的临床表现：多发性出血倾向、不易用原发病解释的微循环衰竭或休克、多发性微栓的症状和体征，如皮肤、皮下和黏膜血管栓塞坏死以及早期出现肾、肺、脑等器官功能不全。抗凝血治疗有效。

2. 实验室检查有 3 项异常　血小板计数 $>150 \times 10^9/L$ 可排除 DIC，$<100 \times 10^9/L$ 有诊断意义；在凝血因子消耗试验中选择：纤维蛋白原含量测定，正常值为（$2.5 \pm 0.35$）g/L，DIC 时 $<1.5g/L$ 或呈进行性降低，但"正常"不能排除 DIC。凝血因子 FV 含量测定：DIC $<$ 正常值50%；纤溶指标选择：纤维蛋白裂解产物（FDP）$\geqslant 16\mu g/ml$，优球蛋白溶解试验（ELT）$<70s$。

## 598

### MODS 如何治疗？

1. 积极治疗原发病。

2. 早期抗凝治疗，应用低分子肝素，活化蛋白等。脏器功能的支持疗法：如循环支持：检测 CVP，补充血容量，调节胶体晶体的摄入，维持各器官的良好灌注。呼吸的支持：防止缺氧，强调 $PaO_2 >60mmHg$，$O_2$ 浓度 $<50\%$，预防氧中毒，加强气道管理，防止肺部感染。胃肠道：保护胃肠黏膜，防止肠道内细菌紊乱和移位。

3. 合理使用抗生素：确定感染灶，做相应处理。行细菌培养，应用敏感的药物。

4. 皮质激素的应用：可持续小剂量的应用。

5. 营养的支持。

6. 连续性肾脏替代治疗（CRRT）的应用。

## 599

### CRRT 在治疗 MODS 中的应用如何？

1960 年 Serihner 等提出连续性血液净化治疗的概念，是指缓慢、连续性地清除体内水和溶质的方法。1977 年 Kramer 等在血液透析理论的实践基础上提出连续动静脉血液滤过（CAVH）并应用于临床，从此标志着一个新的血液净化疗法－连续性肾脏替代疗法的诞生。1955 年在美国圣地亚哥第一届连续性肾脏替代疗法研讨会上，予以统一命名为 CRRT（连续性肾脏替代疗法，continuous renal replacement therapy）。MODS 通常具有全身炎症反应综合征，产生大量的炎性介质，发生内毒素血症、水钠潴留、低心排血量、电解质及酸碱平衡失调等。CRRT 可使血流动力趋于稳定。可有效纠正水、酸碱离子平衡失调，能维持机体内环境稳定。另外，Bellomo 证实 CRRT 使用的高通透性滤过器可去除大量炎性介质如 TNF-$\alpha$、IL-1、IL-6、IL-8、PAF 等。因此，MODS 治疗中，尤其是早期，应用 CRRT 可以有效地缓解症状，防止病情恶化，减少病死率，提高治愈率。

（仇　宇　高治忠）

二十五、

膀胱过度活动症（OAB）

## 600

### 什么是膀胱过度活动症?

膀胱过度活动症（overactive bladder，OAB）是一组以尿急、尿频为特点的临床综合征，有时可合并有急迫性尿失禁。在过去很长的一段时间内，由于描述这类症状和疾病的概念和名词比较混乱，如逼尿肌反射亢进、逼尿肌不稳定、女性尿道综合征、不稳定膀胱等，医师和患者在理解这一问题时有很多的困惑。为解决这个问题，增加医师和患者对相关疾病和症状的理解，国际泌尿外科界的专家对这一综合征进行了重新定义，逐步形成了现在的膀胱过度活动症的新的概念。

2001 年 9 月，国际尿控协会把 OAB 定义为"下尿路功能障碍的症状综合征"，将其症状归纳为尿急合并或不合并急迫性尿失禁，常伴有尿频和夜尿，并且缺少明显的病理和代谢因素。OAB 是一种以症状学诊断为基础的概念，它取代了以尿流动力学诊断为基础的逼尿肌过度活动这一概念。

2007 版中国泌尿外科疾病诊断治疗指南中对膀胱过度活动症的定义如下：膀胱过度活动症（overactive bladder，OAB）是一种以尿急症状为特征的症候群，常伴有尿频和夜尿症状，可伴或不伴有急迫性尿失禁；尿流动力学上可表现为逼尿肌过度活动（detrusor instability，or detrusor overactivity），也可为其他形式的尿道－膀胱功能障碍。OAB 无明确的病因，不包括由急性尿路感染或其他形式的膀胱尿道局部病变所致的症状。其中对 OAB 中相关症状的界定如下：尿急是指一种突发、强烈的排尿欲望，且很难被主观抑制而延迟排尿。急迫性尿失禁是指与尿急相伴随，或尿急后立即出现的尿失禁现象。尿频是一种主诉，指患者主观感觉排尿次数过于频繁，通常认为成人排尿次数达到昼夜 ≥8 次，夜间 ≥2 次，平均每次尿量 <200ml 时考虑为尿频。夜尿指患者 ≥2 次/夜，因尿意而觉醒排尿的主诉。

OAB 是一种常见病、多发病，对生活质量干扰很大。估计全世界大约 5 千万 ~1 亿人口患有 OAB。在美国的一项调查显示，大约有 16.6% 大于 18 岁的人口有 OAB 症状，其中女性为 16.9%，男性为 16.0%，发病率随着年龄增加而增加。OAB 患者人数估计应排在所有慢性疾患的前 10 名内，比糖尿病（6%）及消化性溃疡还常见。对欧洲 6 个国家（法国、德国、意大利、西班牙、瑞典、英国）的调查显示，大约 16.6% 大于 40 岁的人口可能有轻重不等的 OAB 问题，其中女性 17.4%，男性 15.6%，年龄越大，发生的概率越高。资料显示，台湾大概有 1/3 的妇女患有 OAB。OAB 对患者的影响主要是使患者需要频繁地上厕所，严重者因频繁的尿失禁而带来很多的尴尬，使患者的自尊和健康生活的信心受到损害，严重者产生自杀倾向和行为。

## 601

### 膀胱过度活动症的病因有哪些？

迄今为止，OAB 的发病机制尚未被完全阐明，研究发现，以下因素可能与 OAB 有直接的关系：

1. 中枢神经系统损伤及病变　成人中枢神经系统的损伤或者病变都能够破坏自主性的控尿能力，出现膀胱反射亢进和急迫性尿失禁。各种中枢神经病变和中枢神经系统功能退化均可以出现急迫性尿失禁症状，如脑桥上中枢神经对排尿反射主要起抑制作用，此处病变导致抑制不足，逼尿肌反射亢进发生率为 75%~100%；在帕金森病其发生率为 25%。一些无脑卒中、脑外伤、脑肿瘤病史的老年男性急迫性尿失禁患者，单光子计算机断层扫描术显示大脑皮质，尤其额叶血流不足，可能是相关中枢系统功能减退的原因。此外脑桥 – 骶髓间病变也有膀胱过度活动的表现，并且还有逼尿肌外括约肌协同失调。

2. 周围神经病变及信号传导增强　糖尿病等引起的骶髓周围神经病变理论上应以逼尿肌无反射为主，但亦有报告出现逼尿肌反射亢进，可能与其病灶多发性有关。在膀胱血尿屏障缺陷性疾病，膀胱微环境改变，$K^+$增高、过强的神经信号刺激 C 及 δ 神经纤维，刺激逼尿肌，产生感觉性尿急迫或运动性尿急迫。

3. 肌源性因素　逼尿肌本身的肌源性损害和功能紊乱也会导致逼尿肌不稳定，出现相应的膀胱过度活动情况。在膀胱出口梗阻的疾病，如前列腺增生症、逼尿肌与尿道外括约肌协同失调的患者中，由于膀胱压力升高，存在一定程度的物理性刺激，膀胱逼尿肌去神经化，对副交感神经递质乙酰胆碱超敏感，加之梗阻后逼尿肌细胞肥大，继而呈锥状缺氧，局部自由基及脂质过氧化物聚集后，细胞膜通透性增加，神经末梢及逼尿肌兴奋性增加。另外能够引起逼尿肌形态学变化的一些疾病也会导致局部神经生长因子增加，神经元肥大，强化骶髓排尿反射，从而出现尿频、尿急和急迫性尿失禁症状。

4. 身心因素致行为障碍和心理性疾病　排尿时借助腹肌用力、未排完就有意终止、经常反复憋尿、不定时排尿等不良习惯，易打乱正常条件反射，日久造成排尿功能失调。

5. 受体缺失　动物实验证实，P2X3 蛋白在膀胱充盈、接收信号的过程中起着关键作用。随着膀胱充盈并释放 ATP，神经末梢被一种称为 P2X3 的特殊受体蛋白刺激；对于膀胱过度活动症的患者，阻断 P2X3 受体可以提供一条比现有方法更为有效的恢复正常排尿的途径；如果一种能够有效阻断 P2X3 受体的分子被发现，那么就能够增加膀胱容量、降低排尿次数，治疗 OAB。

## 602

### 膀胱过度活动症如何分类?

OAB 如何分类尚无统一的标准，根据目前的资料有 3 种方法。

1. 按照病因分类　一些 OAB 症状的患者经过检查，无法确切地知道其发病原因和病理机制，这些患者被称为特发性 OAB；另一些 OAB 患者经过检查，发现这些症状由特定的原发疾病引起，如前列腺增生合并膀胱出口梗阻，同时合并有 OAB 的症状，当膀胱出口梗阻解除后，OAB 的症状也随之缓解，这类患者被称为继发性/伴发性 OAB。

2. 按发病机制不同分类

（1）膀胱感觉过敏。

（2）非神经源性病因所致的逼尿肌不稳定。

（3）神经源性病因所致的逼尿肌反射亢进。

3. 根据影像尿动力学分类　Ⅰ型：影像尿动力检查未发现逼尿肌的不随意收缩；Ⅱ型：影像尿动力学检查发现有逼尿肌的不随意收缩，但患者可以感知收缩并能够抑制；Ⅲ型：影像尿动力检查有逼尿肌的不随意收缩，患者也可以感知收缩并且能够使括约肌收缩，但不能抑制逼尿肌收缩；Ⅳ型：影像尿动力检查有逼尿肌的不随意收缩，患者不能够感知，也不能够引起括约肌收缩和抑制逼尿肌不随意收缩。

## 603

### 如何诊断膀胱过度活动症?

正常排尿依靠健全的神经系统、正常的膀胱和括约肌功能。OAB 的发病机制涉及不同水平的中枢、外周神经和膀胱逼尿肌本身对排尿抑制作用减弱或非正常的兴奋。其他形式的储尿和排尿功能障碍也可引起膀胱逼尿肌的非抑制性收缩。因此，OAB 的正确诊断需依靠筛选性检查和选择性检查。

筛选性检查指一般患者均应完成的检查项目，包括病史（典型症状、相关症状、相关病史等）、体格检查（一般体格检查、特殊体格检查）、实验室检查（尿常规）和泌尿外科特殊检查（尿流率、泌尿系统超声检查等）。OAB 典型症状为尿频、尿急及急迫性尿失禁。排尿日记评估在诊断中亦很重要。嘱患者在治疗前后详细记录排尿情况，包括每次排尿的具体时间、排尿量、有无尿失禁及失禁量，以判定尿失禁程度及对治疗的反应等。此外还有排尿困难，性功能、排便状况不佳等。患者既往多有泌尿及男性生殖系统疾病及治疗史。月经、生育、妇科疾病及治疗史，神经系统疾病及治疗史在问诊中要引起重视。在体检中应特别注意下列几方面问题：①压力性尿失禁体征，如阴道膨出等；②神经系统体征，如鞍区感觉消失、球海绵体肌反射亢进及肛门反射亢进等；③下尿路梗阻体征，老年及儿童尤应注意；④剩余尿测定，有剩余尿者，提示可能为膀胱以下尿路梗阻；⑤尿垫试验：定时称重尿垫，可估计尿失禁程度。

选择性检查是指如果怀疑患者存在某种病变应选择性完成的检查项目，包括病原学检查、细胞学检查、KUB、IVU、泌尿系内腔镜、CT 或 MRI 检查、侵入性尿动力学检查、尿培养、血生化、血清 PSA 等。尿液检查对感觉急迫性尿失禁的病因学诊断有重要参考价值，应根据情况进行尿常规、尿液分析、尿培养、细菌学检查及脱落细胞检查。血生化（包括激素水平测定）也很重要，40 岁以上男性患者最好进行血清 PSA 测定。其次，还包括泌尿系超声检查（包括残余尿测定），尿动力学或影像尿动力学检查。其检测目的在于进一步证实 OAB，确定有无下尿路梗阻，评估逼尿肌功能，进行 OAB 的分型，但是尿动力检查不能划分逼尿肌不稳定的级别。这些特殊检查应该在①尿流率减低或剩余尿增多；②首选治疗失败或出现尿潴留；③侵袭性治疗前，对筛选检查中发现的下尿路功能障碍需进一步评估时使用。疑有泌尿或生殖系统炎症者进行尿液、前列腺液、尿道及阴道分泌物的病原学检查；疑有尿路上皮肿瘤者进行尿液细胞学检查；怀疑泌尿系其他疾病者根据具体情况行 KUB、IVU、泌尿系内腔镜、CT 或 MRI 检查。影像尿动力学检查不但能了解逼尿肌不稳定是否是产生急迫性尿失禁的原因和有无膀胱出口梗阻，还能通过同步影像形态的变化了解膀胱出口梗阻的解剖水平，因此得到患者病理生理甚至解剖形态的完整资料；有些患者虽然有明确的急迫性尿失禁症状，但尿动力学检查不能引发膀胱无抑制收缩，可考虑使用动态尿动力学检查长时间监测膀胱的功能变化，可能得到膀胱无抑制收缩的证据。

## 604

### 特发性膀胱过度活动症的治疗方法有哪些？

1. 首选治疗

（1）膀胱训练

1）延迟排尿，逐渐使每次排尿量大于 300ml。通过学习和掌握控制排尿的技能，打断精神因素的恶性循环，降低膀胱的敏感性。对于低顺应性膀胱，充盈期末逼尿肌压大于 40cmH$_2$O 的患者不宜应用。要求患者切实按计划实施治疗，做好充分的思想工作，记好排尿日记。

2）定时排尿，减少尿失禁次数，提高生活质量。适用于尿失禁严重，且难以控制者。不适于伴有严重尿频患者。

3）生物反馈治疗。

4）盆底肌训练。

5）其他行为治疗　催眠疗法。

（2）药物治疗

1）一线药物　托特罗定、曲司氯胺、索利那新。

作用机制：①通过阻断 M 受体，抑制逼尿肌收缩，改善膀胱感觉功能及抑制逼尿肌不稳定收缩可能；②对膀胱的高选择性作用，这一特性是上述药物能作为一线治疗药物的主要依据，从而使此类药物在保证了疗效的基础上，最大限度减少副作用。

2）其他可选药物

a. 其他 M 受体阻断剂　奥昔布宁、丙哌维林、普鲁苯辛等。

b. 镇静、抗焦虑药　丙咪嗪、多虑平、地西泮等。

c. 钙通道阻滞剂　维拉帕米（异搏定）、硝苯地平。

d. 前列腺素合成抑制剂　吲哚美辛（消炎痛）。

e. 其他药物　黄酮哌酯疗效不确切，中草药制剂尚缺乏可信的实验报告。

（3）改变首选治疗的指征

1）无效。

2）患者不能坚持治疗或要求更换治疗方法。

3）出现或可能出现不可耐受的副作用。

4）治疗过程中尿流率明显下降或剩余尿量明显增多。

2. 可选治疗

（1）A 型肉毒毒素膀胱逼尿肌多点注射　对严重的逼尿肌不稳定具有疗效。

（2）膀胱灌注 RTX、透明质酸酶、辣椒辣素　以上物质可参与膀胱感觉传入，灌注后降低膀胱感觉传入，对严重的膀胱感觉过敏者可试用。

（3）神经调节　骶神经电调节治疗，对部分顽固的尿频尿急及急迫性尿失禁患者有效。

（4）外科手术

1）手术指征　应严格掌握，仅适用于严重低顺应性膀胱，膀胱容量过小，且危害上尿路功能，经其他治疗无效者。

2）手术方法　逼尿肌横断术，自体膀胱扩大术，肠道膀胱扩大术，尿流改道术。

（5）针灸治疗　有资料显示，足三里、三阴交、气海、关元穴针刺有助缓解症状。

合并用药的指导原则：由于 OAB 病因不明，部分病人治疗效果不佳，在选择治疗方法时建议：①膀胱训练虽可单独施行，但与药物治疗合用更易为患者所接受；②在药物治疗中，在一线药物的基础上，根据患者的情况配合使用其他药物：对有明显神经衰弱、睡眠差及夜间尿频较重者增加镇静抗焦虑药物；对绝经后患者可试加用女性激素；对合并有轻度膀胱出口梗阻者，可与 α 受体阻断剂合用；对症状较重，尤其合并有显著逼尿肌不稳定者可配合使用 1~2 种不同治疗机制的逼尿肌收缩抑制剂；用药剂量可从较小的剂量开始，逐渐加量直到出现疗效或副作用；用药时间不宜过短，一般应持续用药 2 周后评估疗效（出现副作用者除外），直至症状完全控制后逐渐减量；③A 型肉毒毒素、RTX 等可选治疗仅在症状重、其他治疗效果不佳时考虑使用。

605

### 行为治疗对膀胱过度活动症的治疗有何意义？

膀胱行为治疗包括膀胱训练、盆底肌锻炼、尿急抑制技术（尿急策略）、自身监控（排尿日记）以及饮食和液体摄入的调节等，这些治疗手段无副作用，可以由非专业人员来完成，能有效地改善 OAB 病人的症状。早期的行为治疗主要是通过改变病人排尿形式来增加其膀胱的容量，重建膀胱的正常功能；随后行为治疗又扩展为对膀胱出口和盆底肌的调节来控制逼尿肌不稳定和尿失禁。

1. 膀胱训练　膀胱训练可以有两种形式；一种是对住院病人进行行为干预。它通过强迫病人延长排尿间期来建立正常的排尿频率，从而恢复正常的膀胱功能。另一种是前一种的改进，通常运用于门诊病人。在 20 世纪 70 年代和 80 年代早期，Frewen 对急迫性尿失禁的女性住院病人用膀胱练习结合药物治疗 7 ~ 10 天，其中对 15 ~ 77 岁的女性患者治愈率达 82%~86%。类似一项对门诊和住院混合病人的研究也显示其治愈率达 44%~90%。Frantl 等进行的膀胱训练的首次临床试验显示其对尿失禁老年女性的改善率为 57%。

2. 多种内容的行为训练　训练的主要目标是改变排尿习惯，而行为训练包括盆底肌锻炼，更多的是改变膀胱和盆底肌的生理反应。通过生物反馈或其他指导方法，病人可学会通过收缩盆底肌来抑制膀胱收缩以及其他的抑制尿急的策略。生物反馈支持的行为训练在一些临床试验中显示其对尿失禁的减少率为 76%~86%。一项对生物反馈支持的行为训练与标准药物治疗的疗效对比研究表明，生物反馈支持的行为训练在治疗急迫性尿失禁中至少与盐酸奥昔布宁具有相同的疗效。该研究还显示行为治疗组中有 96.5% 的病人希望维持目前的治疗，14.0% 的病人希望更换治疗方式；而药物治疗组中仅有 54.7% 的病人愿意继续目前的治疗，75.5% 的病人希望更换治疗方式。

3. 行为治疗的局限性　尽管行为治疗具有无副作用并且可由非专业人员操作等特点，但也存在着不少局限性。其主要的局限性在于需要病人的积极参与和配合，如果病人存在认知障碍或不愿意提供每天行为治疗的相关数据，就会大大影响其行为治疗的效果；其次医师对病人进行行为治疗的方法缺乏有效性也可影响行为治疗的应用；另外最近的一项临床试验表明单独的行为治疗对急迫性尿失禁的治愈率仅为 30%，行为治疗需与药物治疗结合才能提高其疗效。

4. 行为与药物的联合治疗　行为与药物联合治疗是提高 OAB 保守治疗疗效的有效方式。一些医师认为药物能放松膀胱从而使患者能更好地从精神上控制逼尿肌收缩。也有一些观点认为药物能抑制逼尿肌收缩，但同时需联合患者积极的行为治疗。Burgio 等对行为和药物联合治疗患有急迫性尿失禁的老年妇女的疗效进行了评价。他们根据尿失禁的类型和严重程度进行分组，并随机给予行为治疗、药物治疗和安慰剂。如果在 8 周单独治疗后病人感觉不满意，给予联合治疗。总共有 197 例≥55 岁的 OAB 女性患者参与了这项研究，有 35 例接受联合治疗，其中有 8 例经历了先行为治疗后联合治疗，27 例经历了先药物治疗后联合治疗。结果显示单独行为治疗尿失禁减少 57.5%，而联合治疗则减少 88.5%（$P = 0.034$）；单独药物治疗尿失禁减少达 72.7%，而联合治疗减少 84.3%（$P = 0.001$）。以上数据显示行为与药物联合治疗对行为或药物单独治疗效果欠佳的患者有较好的疗效。

## 606

### 治疗 OAB 的口服药物有哪些?

药物治疗容易被大多数 OAB 患者接受，因而药物治疗是 OAB 最重要和最基本的治疗手段。药物治疗的目的是降低膀胱副交感神经的兴奋性及阻断膀胱传入神经。逼尿肌的收缩通过激动胆碱 $M_1$ 受体介导，因此，抗毒蕈碱药物被广泛应用于治疗 OAB。抗胆碱药物尤其是抗毒蕈碱制剂的疗效是唯一被足够的临床实践所证明的。

1. 单纯作用抗胆碱药 托特罗定主要为 $M_2$ 受体阻断剂，有轻度 $M_3$ 受体阻断作用。研究表明托特罗定对 OAB 患者的疗效和耐受性较好，并且其疗效能被简化膀胱训练所增强。另外，托特罗定在治疗儿童 OAB 中有较好的疗效。

曲司氯胺是用于治疗伴有急迫性尿失禁症状的膀胱过度活动症的抗胆碱药物，具有抗胆碱神经末梢 $M_1$、$M_2$、$M_3$ 受体的作用，从而拮抗乙酰胆碱对人膀胱平滑肌的收缩效应。可有效降低膀胱平滑肌的紧张度，解除痉挛状态，显著增加最大膀胱容量、第一次逼尿肌收缩时的膀胱容量，提高膀胱顺应性，降低最大逼尿肌压力，有效减轻尿频、尿急及尿失禁症状，临床效能与奥昔布宁相当，而优于托特罗定。本品起效快、长期疗效优良，此外，本品仅具有抗胆碱药物的外周常见不良反应，如口干、便秘等，但不进入中枢神经系统，没有中枢神经系统毒性。

2. 混合作用抗胆碱药 奥昔布宁既是抗毒蕈碱药物又是钙离子通道阻滞剂，与 $M_1$ 和 $M_3$ 受体的亲和力较强。盐酸奥昔布宁为最新口服长效奥昔布宁抗胆碱药。主要代谢产物是 N-desethyl-oxybutynin，它仍保留奥昔布宁的原始药理特点，且作用浓度更高，因而产生较强的副作用。盐酸奥昔布宁膀胱内用药能改善其药代动力学，从而降低代谢产物的浓度，减少了药物的副作用。另外，奥昔布宁还有皮下注射型，其副作用如口干比口服药小，且相对安全有效，耐受性好。

3. 新型抗胆碱药 索非那新是新的有选择性的 $M_3$ 受体阻断剂，主要通过肝脏代谢，也有一些药物通过尿液排泄。比较托特罗定和奥昔布宁，该药的膀胱选择性高。对口服和静注索非那新后体内药物动力学的分析表明，该药的口服利用度高达88%。相比其他抗胆碱药，它具有更高更稳定的生物利用度。临床Ⅲ期试验表明，索非那新能显著改善OAB症状，显著减少24小时内尿急和急迫性尿失禁发生的平均数，减少每24小时平均排尿次数和增加每次排尿的平均排尿量，且副作用小，患者耐受性好，药物的停用率低。

达非那新　为选择性 $M_3$ 受体阻断剂，与 $M_3$ 受体亲和力是 $M_2$ 的11倍。目前正在处于临床Ⅲ期试验阶段。对达非那新的疗效、耐受性和安全性的一项多中心随机双盲评估试验表明，达非那新能显著改善OAB症状，减少排尿次数和尿急、急迫性尿失禁发生的平均次数，增加膀胱容量，且无明显中枢神经系统（主要由 $M_1$ 受体介导）和心脏（主要由 $M_2$ 受体介导）副作用。

除了上述药物，临床正在探讨的抗胆碱药还有毒蕈碱亚型拮抗剂或激动剂及外消旋奥昔布宁制剂。

## 607

### 酒石酸托特罗定治疗膀胱过度活动症的机制是什么？

托特罗定（tolterodine）是一种新型强效毒蕈碱受体阻断剂，对毒蕈碱受体具有高亲和性和专一性，用于缓解膀胱过度活动所致的尿频、尿急和紧迫性尿失禁症状。

虽然OAB的确切机制不十分清楚，我们已经证明膀胱过度活动由储尿期不能控制的逼尿肌收缩引起。膀胱逼尿肌的收缩的主要神经递质为乙酰胆碱。刺激副交感神经节后纤维后释放乙酰胆碱，并作用于膀胱平滑肌细胞上的乙酰胆碱受体（M受体）而产生平滑肌收缩。因此抗胆碱药物应能有效抑制膀胱平滑肌的收缩。托特罗定是强有力的毒蕈碱受体阻断剂，对M受体有高亲和性和专一性，作用于膀胱壁和逼尿肌上的M受体，竞争性地抑制乙酰胆碱与之结合，从而抑制膀胱的不自主收缩，达到治疗目的。托特罗定能够有效治疗特发性不稳定膀胱和逼尿肌反射亢进所致的尿频、尿急和急迫性尿失禁。托特罗定初始的推荐剂量为每次2mg，每日2次，根据患者的反应和耐受程度，剂量可下调到每次1mg，每日2次。许多文献表明托特罗定的治疗效果是肯定的。

但是在M受体的亚型中，$M_2$ 与 $M_3$ 介导逼尿肌收缩，$M_3$ 也介导唾液分泌和肠收缩。患者服药后可出现不同程度口干、排尿困难、头晕、便秘、头痛等症状。应用托特罗定可能引起视物模糊，用药期间驾驶车辆、开动机器和进行危险做业者应当小心。另外肝功能明显低下的患者，每次剂量不得超过半片（1mg）。肾功能低下的患者、自主性神经疾病患者、裂孔疝患者慎用本品。由于尿潴留的风险，膀胱出口梗阻的患者应用要注意；由于有胃滞纳的风险，患胃肠道梗阻性疾病，如幽门狭窄的患者也应避免使用。孕妇慎用本品，哺乳期间服用本品应停止哺乳。儿童禁用，对本品过敏者禁用。

### 608

## 膀胱内药物治疗膀胱过度活动症的方法有哪些？

口服药物治疗 OAB 是最重要和最基本的治疗手段，但其副作用限制了其临床应用，为减少药物副作用以及对口服药物的抵抗性，人们开始研究膀胱内药物灌注治疗 OAB。其最主要的优点是可直接向膀胱组织内提供高浓度的药物而不影响其他器官，其次有些对膀胱有效但不宜全身用药的制剂可以发挥作用。目前临床应用的膀胱内药物有 2 类，一是阻断感觉传入的药物主要是 vanilloids，包括辣椒辣素及其类似物 resiniferatoxin（RTX），另一种是阻断副交感传出的药物，主要为 A 型肉毒杆菌（BTXA）和抗胆碱药物奥昔布宁。

1. 辣椒辣素　辣椒辣素是从红辣椒中提取出来的活性成分，它通过耗竭神经肽类（如 P 物质等）特异性地阻断膀胱中无髓鞘 C 神经传入纤维，使 C 神经元脱敏。动物实验表明，正常排尿反射的传入神经是有髓鞘 Aδ 神经纤维，在脊髓损伤后逼尿肌反射亢进的动物模型中发现排尿反射的传入神经是无髓鞘 C 神经纤维。因此，辣椒辣素能通过使 C 神经元脱敏，降低膀胱感觉功能，减弱膀胱扩张引起的排尿反射，治疗神经源性膀胱逼尿肌反射亢进，而不会阻断正常的排尿反射。研究表明，辣椒辣素灌注治疗 OAB 患者膀胱痉挛次数、持续时间、冲洗液转清时间、导尿管拔除时间均减少，疼痛程度亦明显减轻。从尿流动力学检查结果看辣椒辣素灌注组患者的最大尿流率、膀胱容量、最大逼尿肌压力、剩余尿量较术前有较大改变。临床研究证明术前膀胱灌注辣椒辣素可以预防开放型前列腺切除术后出现的不稳定膀胱和膀胱痉挛性疼痛，改善膀胱功能。辣椒辣素灌注后会立即引起膀胱烧灼感及疼痛，5 分钟后逐渐缓解，尿动力学监测可见到长达 35 分钟的无抑制性收缩。辣椒辣素灌注后初期引起膀胱 P 物质及其他神经递质释放，产生初期兴奋作用，是灌注后疼痛和近期临床症状反而加重的原因。多数患者给予麻醉才能耐受。灌注后 1～2 周，有一过性症状加重，这是由于药物刺激所致。辣椒辣素的有效浓度为 0.1～2.0μ/L，文献报道治疗脊髓原因所致神经源性 OAB 患者通常用 1～2mmol/L。膀胱灌注的液体容积对疗效有重要影响，通常应 <100ml，遇小膀胱患者时灌注量 <膀胱实际容量的 1/2。辣椒辣素灌注最好在麻醉状态，有心电监护情况下进行，灌注可在诊疗室进行，对有高血压或有自主神经反射风险的脊髓完全损伤患者可在麻醉室进行。灌注时经一带有球囊的小号尿管，以 20ml/min 的速度向膀胱内注入，夹管后改变体位并保留 30 分钟后排空膀胱并移去尿管。

2. RTX　RTX 是从一种类似仙人掌的植物中提取的辣椒辣素类似物，与辣椒辣素分子结构类似。动物实验证明 RTX 也可以激活 C 纤维膜受体，减弱传入神经冲动。膀胱慢性炎症等病变可使初级传入纤维过敏并激活静止性伤害感受器，引起膀胱不稳定，产生一系列下尿路症状。RTX 同时阻断传入纤维传导非伤害性和伤害性感觉冲动，从而解除症状。动物实验研究证明 RTX 能使引起反射性排尿的小鼠膀胱容量阈值显著上升，并且增加膀胱容量。RTX 辣度为辣椒辣素的 1000 倍，所需灌注浓度小，没有辣椒辣素引起的痉挛性疼痛、耻骨上烧灼样感觉等副作用，灌注后也无辣椒辣素的近期黏膜水肿及血尿症状。RTX 无疼痛及刺激反应，灌注后直接进入"脱敏期"，迅速发挥阻滞传导的效果。排尿日记显示患者灌注次日尿频就有缓解，患者因此更愿意接受 RTX 治疗。RTX 膀胱灌注疗效好，其维持时间尚在观察中。

3. A 型肉毒杆菌（BTXA） BTXA 系出肉毒梭状芽胞杆菌产生的一种神经毒物，是神经肌肉突触前的阻断剂，能抑制胆碱能神经末梢去极化时乙酰胆碱的释放。BTXA 为高分子蛋白，由一个重链和一个轻链组成。重链与周围胆碱能神经末梢受体有高选择性结合力，使该毒素经胞饮进入突触，轻链在胞质内阻断乙酰胆碱运转，抑制其释放，使其不能通过神经肌接头引起肌肉收缩，因此产生较持久的肌肉松弛作用。但肉毒毒素在膀胱内的具体作用机制未阐明，研究表明逼尿肌内注射内毒素 A 能提高膀胱的容积及降低排尿压力，从而改善脊柱损伤或神经源性 OAB 患者的症状，且疗效持续 6 个月以上；肉毒毒素不能越过血脑脊液屏障，无中枢毒性，副作用能达到最小限度，耐受性好；它能抑制感觉神经介导的膀胱收缩，从而缓解盆腔的疼痛。另外，也有报道肉毒毒素 B 对 OAB 有效。用肉毒毒素治疗 OAB 症状存在着发生尿潴留的危险，其安全性和有效性尚有待多中心随机试验的评估。

4. 奥昔布宁 奥昔布宁为抗胆碱药，1972 年首次应用于神经源性膀胱，至今已 20 余年。口服该药可改善症状 50%～80%，尿动力学指标改善达 40%，但口干、嗜睡、头痛、恶心、颜面潮红等副作用使 50% 患者不能耐受而停药。Weese 等应用 5mg 奥昔布宁溶于无菌生理盐水 30ml，每天膀胱灌注 2～3 次，治疗 42 例难治性尿失禁患者。平均随访 18 个月，33 例患者尿失禁改善，9 例患者不能忍受每天 2～3 次膀胱灌注而退出，膀胱内灌注奥昔布宁增加了膀胱容量，降低了最大膀胱压，尿失禁次数明显减少。

De Wachter 和 Wyndaele 对膀胱内灌注奥昔布宁机制进行研究，发现膀胱内奥昔布宁对膀胱壁有直接作用，暂时减少了 C 纤维神经传入，因此改善了 OAB 症状。膀胱内灌注奥昔布宁和口服奥昔布宁疗效相当，虽无明显的不良反应，但效果不能持续足够时间，因此，人们尝试用不同的方法来增加膀胱内疗效。包括应用电离导入法让更多药物进入膀胱组织或应用羟丙基纤维素作为奥昔布宁的粘合剂，使奥昔布宁发挥作用较缓慢，延长作用时间。

作为 OAB 的二线治疗方法，膀胱内给药增加了一种 OAB 治疗的选择途径。膀胱内灌注奥昔布宁对 OAB 治疗有一定效果，但由于灌注次数等原因限制了其临床应用。辣椒辣素灌注效果确切，解除症状时间长，但由于局部疼痛等原因限制了其非麻醉状态下的应用。RTX 膀胱内灌注患者容易接受，疗效同辣椒辣素一样显著。随着研究的深入，其必定在 OAB 的治疗中占有一定的位置。

## 609

### 外科手术治疗膀胱过度活动症的方法有哪些?

OAB 的手术治疗给患者带来进一步的损伤，应用范围比较有限，应严格掌握适应证，仅适用于严重的顺应性膀胱，膀胱容量过小，且危害上尿路功能，经其他治疗无效者。主要有膀胱去神经支配术、膀胱扩大术（逼尿肌横断术、膀胱自体扩大术、肠道膀胱扩大术）和尿流改道两种方式，需注意手术前必须权衡利弊，考虑病人不适的程度、潜在的病变、一般情况，尤其是病人自己的意愿。

1. 膀胱去神经支配术　膀胱去神经支配术并不是真正意义上的去神经，而是使支配膀胱的神经离散的过程。临床上去除支配膀胱的副交感神经节后纤维非常困难。而且这项手术有很高的复发率，18~24 个月后其复发率可达 100%，此手术目前已经很少采用。

2. 膀胱扩大术　包括膀胱自体扩大术和膀胱成形术（回肠膀胱成形术、结肠膀胱成形术等），主要适用于 OAB 中小容量低顺应性膀胱的患者，其目的为增加膀胱容量及顺应性，降低膀胱内压，避免上尿路功能损害，并获得良好的贮尿功能，但是其并发症（排尿困难、尿潴留、膀胱结石、膀胱穿孔等）需引起注意。如出现排尿困难和尿潴留等并发症可以采取间隔性清洁自家导尿配合使用。

膀胱自体扩大术的手术方法是将膀胱体部的逼尿肌切开或切除，留下膀胱黏膜，形成膀胱憩室，以改善膀胱逼尿肌过度活动。对于神经源性逼尿肌过度活动的疗效比较明确。Leng 等对 69 例 OAB 行膀胱扩大术（37 例行膀胱自体扩大术，32 例行膀胱成形术）的患者进行比较，发现两者并发症（尿潴留和膀胱穿孔）发生率分别为 3% 和 20%，差异有统计学意义。

3. 尿流改道术　尿流改道术分为暂时性和永久性 2 种。而永久性尿流改道术又分为不可控性和可控性 2 种。尿流改道术较少用于 OAB 患者，但在顽固性 OAB 引起的严重盆底疼痛患者中，尿流改道术优于膀胱成形术。

## 610

### 神经调节治疗膀胱过度活动症的方法及原理是什么?

神经调节治疗包括会阴周围感觉神经刺激（通过胫骨、腓骨、阴蒂、阴茎、肛门、阴道电刺激等）和骶神经电刺激治疗。电刺激能引起肌肉的收缩、激活神经反射和调节中枢神经系统的一些功能。

以电流刺激会阴周围感觉神经可抑制排尿反射，防止膀胱不自主收缩。此方法可用于神经源性逼尿肌过度活动和特发性逼尿肌过度活动患者。通常使用较低频率（5~10Hz），较低强度（<50mA）的电刺激。治疗方法包括 4 种：慢性电刺激治疗方法、最大电刺激治疗方法（MES），干扰性电刺激治疗（IFT）和经皮神经电刺激治疗（TENS）。

骶神经根调节下泌尿系功能，电刺激骶神经根可用于尿失禁和尿潴留的治疗。骶神经电刺激是利用介入技术将一种短脉冲刺激电流连续施加于特定的骶神经（S3 或 S4），以此剥夺神经细胞本身的电生理特性，人为激活兴奋性或抑制性神经通路，干扰异常的骶神经反射弧，进而影响与调节膀胱、尿道括约肌及盆底等骶神经支配的效应器官的行为，起到"神经调理"的作用。骶神经刺激装置植入的过程如下：①通过手术切开方法将含四个电极的电极头插入 S3 或 S4 骶神经孔，并固定于骨膜；②在髂嵴下后方上臀部另取一切口放置电刺激器，连接电极与刺激器，1 周后启动刺激器；③患者可自行调节电刺激幅度至舒适的感觉水平。

## 611

### 膀胱过度活动症的治疗进展有哪些？

将来对 OAB 的治疗包括改善药物治疗和新的外科技术。现在进行研究的药物制剂是根据 OAB 的处理原则来设计的，包括作用于中枢和外周的运动系统，通过阻断易化机制，或激活抑制机制而起作用。另一途径可集中在感觉系统，或中枢或外周，通过阻断传入神经支配或通过传入通路而产生作用。新的药物治疗可在不同的水平起作用：中枢（大脑皮层、中脑或脊髓）或外周（外周感觉传入或运动传出系统）。如果目标在感觉方面，可包括 C 纤维或 Aδ 纤维，或直接作用于膀胱平滑肌本身。药理学的发展也包括服药的不同途径，不仅口服，也可包括膀胱内灌注（辣椒辣素及 RTX）或者联合。膀胱内治疗也包括将注射制剂（如 A 型肉毒毒素）直接注入逼尿肌。寻找有效的和良好耐受性的治疗 OAB 的药物的困难在于尿路选择性，对 OAB 来说，即膀胱的选择性。必须注意：实验室的膀胱选择性与临床膀胱选择性不一样，动物膀胱选择性不等同于人膀胱选择性，健康人的膀胱选择性可能与 OAB 患者的膀胱选择性不一样，所有这些均会影响临床有效的 OAB 制剂的发展。

组织工程学被认为是未来非药物治疗 OAB 的方式。其基本思路是体外培养膀胱组织，然后用于膀胱扩大术，大大地简化手术操作程序，避免了采用肠管带来的问题。另外器官特异性基因治疗膀胱过度活动正在积极研究中，可用于逆转神经源性的 OAB 症状，恢复膀胱功能。

## 612

### BPH 致膀胱过度活动症的原因是什么？如何治疗？

BPH 是老年患者的常见疾病，常表现出下尿路症状（LUTS）。BPH 症状通常被认为是膀胱出口梗阻（BOO）所致，包括贮尿期、排尿期及排尿后症状，OAB 是描述贮尿期的症候群。BPH、LUTS 和 OAB 的关系密切，其中，OAB 对患者的生活质量影响最大，主要是因为逼尿肌不稳定所致，一般认为，40%~60% 的良性前列腺梗阻性疾病或膀胱出口梗阻的患者具有逼尿肌不稳定。伴有 OAB 的 BPH 患者的 IPSS 评分通常高于不伴 OAB 的 BPH 患者。大约 30%~60% 由 BPH 导致 BOO 患者会出现 OAB 症状，而在临床上难以鉴别 BPH/LUTS 是由单纯 BOO 还是 BOO 合并 OAB 所致。

关于 BPH 出现 OAB 症状的原因目前尚不清楚。首先，BOO 可直接导致 OAB，但 BPH 患者在梗阻解除后仍有 30%~40% 存在 OAB 症状。在大鼠的 BOO 模型的研究中，当膀胱出口梗阻得到解除后，尽管增生的膀胱基层得到恢复，但仍有 20% 存在 OAB 症状，这提示 BPH 出现的原因是多因素的，可能与中枢神经系统改变有关。

关于 BPH 致 OAB 的原因，认为可能存在以下几点：①BOO 致膀胱压力升高，产生物理性刺激；②膀胱逼尿肌产生去神经变化，对副交感神经递质乙酰胆碱超敏及受体的变化；③逼尿肌的形态学变化导致局部神经生长因子增加，神经元肥大，强化骶髓排尿反射；④梗阻逼尿肌细胞肥大、缺氧，局部自由基及脂质过氧化物聚集后，细胞膜通透性增加，神经末梢及逼尿肌兴奋性增加；⑤合并盆底肌痉挛及失调性排尿，以防止逼尿肌不稳定而引起的急迫性尿失禁，结果加重梗阻和逼尿肌不稳定。

总之，BPH 产生 OAB 的原因主要可能是继发于梗阻所致的膀胱壁改变，如肥大、胶原的沉积，还与增长的年龄、相伴随的中枢神经系统改变、逼尿肌神经支配改变及局部缺血有关。

BPH 致 OAB 的治疗可依照特发性 OAB 的治疗，包括药物治疗（M 受体阻断剂、钙离子拮抗剂、钾离子开放剂、α 受体阻断剂、β 受体激动剂、抗抑郁药、前列腺素合成抑制剂、抗利尿激素类似物、平滑肌松弛剂）及行为治疗（膀胱训练、生物反馈及盆底肌训练等）的一线治疗方法和辣椒辣素膀胱灌注、神经刺激及外科手术等二线治疗方法。但同时应遵循其特殊的治疗原则：①针对膀胱出口梗阻的治疗；②根据逼尿肌收缩功能状况制定相应的 OAB 症状治疗方法：逼尿肌收缩功能正常或增强者可适当辅助使用抗 OAB 的治疗，逼尿肌收缩功能受损者慎用抗 OAB 治疗；③梗阻解除后 OAB 仍未缓解者应行进一步检查，治疗可按 OAB 处理。

## 613

### OAB 与 LUTS 有什么关系?

LUTS（lower urinary tract symptoms）指下尿路症状，一般多由膀胱出口梗阻（BOO）所致。根据国际尿控协会定义，包括贮尿期、排尿期和排尿后症状，贮尿期症状是指膀胱储尿期所产生的症状，包括尿急、尿频、夜尿、急迫性尿失禁等。为了突出贮尿期症状，膀胱过度活动症（OAB）的概念被提出。OAB 是一种提示下尿路功能障碍的症状综合征，主要是尿急、可伴或不伴有急迫性尿失禁，通常伴尿频和夜尿。这些症状提示逼尿肌过度活动，但也可能发生于其他形式的排尿或尿路功能障碍，无膀胱病理或感染的征象。BOO、LUTS 和 OAB 的关系密切，其中，OAB 对患者的生活质量影响最大，主要是因为逼尿肌不稳定所致，一般认为，40%~60% 的 BOO 病人具有逼尿肌不稳定。大约 30%~60% 由 BPH 导致 BOO 患者会出现 OAB 症状，而在临床上难以鉴别 BPH/LUTS 是由单纯 BOO 还是 BOO 合并 OAB 所致。

## 614

### 伴 OAB 症状的 BPH 如何治疗？

OAB 与 BPH 关系密切，一般认为 40%~60% 的良性前列腺梗阻性疾病或膀胱出口梗阻的病人伴有逼尿肌不稳定，而大约 30%~60% 由 BPH 导致 BOO 患者会出现 OAB 症状。对伴 OAB 症状的 BPH 进行治疗，应遵循积极治疗原发病的同时，适当采用药物治疗 OAB 症状的原则。针对 BPH 所致的 BOO，可按 BPH 的处理原则治疗，同时治疗 OAB 的方法及选择同样适用于治疗 BPH 中伴有的 OAB 症状。对 BPH 所致的 OAB，应根据逼尿肌功能状况进行治疗，逼尿肌收缩功能正常、过强或亢进者可适当辅助使用抗 OAB 的治疗；逼尿肌收缩功能受损者慎用或禁用抗 OAB 治疗，梗阻解除后仍有膀胱过度活动症者按 OAB 处理。

对 BPH 的起始治疗，不管是否合并有 OAB，α 受体阻断剂是最为常用的药物，但并非对所有具有 LUTS 症状的病人有效。应用抗胆碱药物、α 受体阻断剂等是减轻或缓解其伴随的 OAB 症状的主要治疗手段。逻辑上，联合应用 α 受体阻断剂＋胆碱受体阻断剂将可能明显减轻 LUTS 症状，并提高患者的生活质量。但同时存在反对意见认为理论上这种治疗将有加重梗阻症状及导致病人发生尿潴留的可能。在 Lee 等对 144 例 BOO 患者应用多沙唑嗪＋托特罗定的治疗观察中，对单纯的 BOO，联合用药可提高疗效；对伴有 OAB 的 BOO，单用 α 受体阻断剂可提高最大尿流率及膀胱容量，对不稳定膀胱有效，但有效者仅占 1/3；对单用 α 受体阻断剂治疗无效的伴有 OAB 的 BOO，应用胆碱受体阻断剂＋α 受体阻断剂联合治疗，其有效者达 3/4。在另一项 Athanasopoulos 等的研究中，对 50 例轻至中度 BOO 患者应用多沙唑嗪＋托特罗定治疗，联合治疗组的生活质量评分从治疗前的 525.0 上升至 628.4 分。研究显示，单用 α 受体阻断剂虽可改善膀胱不稳定的尿流动力学参数，但这种效应并不能转变为症状的改善及生活质量的提高，而联合用药不仅可提高尿流率、膀胱容量、降低膀胱的最大不稳定收缩压，更重要的是生活质量评分可出现实质性的提高，且发生尿潴留的风险降低。但是联合用药的指征尚须确立，包括梗阻的程度、残余尿量的界值，在联用抗胆碱受体阻断剂前 α 受体阻断剂需服用的时间也尚未确定。因此，对伴 OAB 症状的 BPH 的治疗，建议 α 受体阻断剂和胆碱受体阻断剂的联合应用，可改善伴有膀胱不稳定的 BPH 患者的储尿期症状，从而提高患者的生活质量，且并不影响尿流率。

对伴有明显 OAB 症状的严重 BPH 的处理较为棘手，通过尿动力学检查可以检测 BOO 是否合并 OAB，但却难以预测 BPH 术后是否会出现慢性急迫性尿失禁。AKino 等发现前列腺切除术后 7 个月仍有 53% 的膀胱功能障碍不能完全恢复，Ameda 发现前列腺切除的患者中，60% 术前有不稳定膀胱，伴有不稳定膀胱者术后发生急迫性尿失禁高达 23%。Knutson 等模拟 TURP 采用前列腺支架植入前列腺部尿道，预测伴有明显 OAB 的严重 BOO 病人在膀胱出口梗阻解除后是否会出现急迫性尿失禁，建议对前列腺支架置入后未出现急迫性尿失禁者可采用 TURP，反之采用保守治疗，并将此技术作为明显 OAB 的严重 BOO 病人术前的一项常规检查。

（赵亚昆）